O IMPERADOR
DE TODOS OS MALES

SIDDHARTHA MUKHERJEE

O imperador de todos os males

Uma biografia do câncer

Tradução
Berilo Vargas

15ª reimpressão

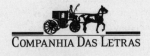
COMPANHIA DAS LETRAS

Copyright © 2010 by Siddhartha Mukherjee
Todos os direitos reservados

*Grafia atualizada segundo o Acordo Ortográfico da Língua Portuguesa de 1990,
que entrou em vigor no Brasil em 2009.*

Título original
The emperor of all maladies: a biography of cancer

Capa
Victor Burton

Foto de capa
SSPL via Getty Images

Preparação
Mariana Varella

Revisão técnica
Carlos Jardim

Índice remissivo
Luciano Marchiori

Revisão
Thaís Totino Richter
Ana Maria Barbosa

Dados Internacionais de Catalogação na Publicação (CIP)
(Câmara Brasileira do Livro, SP, Brasil)

Mukherjee, Siddhartha
    O imperador de todos os males : uma biografia do câncer /
Siddhartha Mukherjee ; tradução Berilo Vargas. — 1ª ed. — São
Paulo : Companhia das Letras, 2012.

    Título original : The Emperor of All Maladies : A Biography
of Cancer.
    Bibliografia
    ISBN 978-85-359-2006-2

    1. Agentes Antineoplásicos — História 2. Câncer — História
3. História, Século 20 4. Leucemia — História 5. Leucemia —
Quimioterapia I. Título.

11-12477   CDD-616.994

Índice para catálogo sistemático:
1. Cancêr : História   616.994

Todos os direitos desta edição reservados à
EDITORA SCHWARCZ S.A.
Rua Bandeira Paulista, 702, cj. 32
04532-002 — São Paulo — SP
Telefone: (11) 3707-3500
www.companhiadasletras.com.br
www.blogdacompanhia.com.br
facebook.com/companhiadasletras
instagram.com/companhiadasletras
twitter.com/cialetras

A Robert Sandler (1945-8),
e àqueles que vieram antes e depois dele

A doença é a zona noturna da vida, uma cidadania mais onerosa. Todos que nascem têm dupla cidadania, no reino dos sãos e no reino dos doentes. Apesar de todos preferirmos só usar o passaporte bom, mais cedo ou mais tarde nos vemos obrigados, pelo menos por um período, a nos identificarmos como cidadãos desse outro lugar.

— Susan Sontag[1]

Sumário

Nota do autor, 13

Prólogo, 17
Parte I: "A bile negra, sem ser fervida", 25
Parte II: Uma guerra impaciente, 133
Parte III: "Você vai me expulsar se eu não melhorar?", 231
Parte IV: Prevenção é a cura, 283
Parte V: "Uma versão distorcida do nosso eu normal", 393
Parte VI: Os frutos de longos esforços, 459
A guerra de Atossa, 534

Agradecimentos, 547

Notas, 549

Glossário, 603

Bibliografia selecionada, 606

Créditos das imagens, 612

Índice remissivo, 613

Em 2010, cerca de 600 mil americanos e mais de 7 milhões de seres humanos mundo afora morreram de câncer. Nos Estados Unidos, uma em cada três mulheres e um em cada dois homens desenvolvem câncer durante a vida. Um quarto de todas as doenças americanas e mais ou menos 15% de todas as mortes no mundo são atribuídas ao câncer. Em alguns países, o câncer já é a causa de morte mais comum, superando as doenças coronarianas.

Nota do autor

Este livro conta a história do câncer. É a crônica de uma doença antiga — outrora uma doença clandestina, sobre a qual se falava aos sussurros — que se metamorfoseou numa entidade letal, amplamente predominante e que muda de forma, imbuída de tal potência metafórica e política que costuma ser descrita como a peste definidora da nossa geração. É uma "biografia" no sentido mais verdadeiro da palavra — uma tentativa de penetrar a *mente* dessa doença imortal, de compreender seu comportamento, de desmistificar seu psiquismo. Mas seu principal objetivo é fazer uma pergunta que ultrapassa a biografia: a morte do câncer é concebível no futuro? É possível erradicar esta doença de nosso corpo e de nossa sociedade para sempre?

O câncer não é uma doença, mas muitas. Podemos chamar todas da mesma maneira porque compartilham uma característica fundamental: o crescimento anormal das células. Além dos pontos biológicos em comum, há pontos políticos e culturais importantes que aparecem nas várias encarnações do câncer e justificam uma narrativa unificadora. Não é possível considerar as histórias de todas as variedades da doença, mas tentei destacar os principais pontos dessa história de 4 mil anos.

Este projeto, evidentemente vasto, começou como uma tarefa muito mais modesta. No verão de 2003, tendo concluído a residência em medicina e o trabalho de pós-graduação em imunologia do câncer, comecei um treinamento avançado em medicina do câncer (oncologia) no Dana-Farber Cancer Institute, em Boston. Eu inicialmente me propusera a escrever um diário daquele ano — uma "visão das trincheiras" do tratamento do câncer. Mas essa missão logo se transformou numa viagem exploratória muito maior — uma viagem que me levou às profundezas não apenas da ciência e da medicina, mas da cultura, da história e da política, ao passado e ao futuro do câncer.

Dois personagens estão no epicentro dessa história — ambos contemporâneos, ambos idealistas, ambos filhos do boom da ciência e da tecnologia pós-guerra nos Estados Unidos, e ambos apanhados pelo turbilhão de uma busca hipnótica e obsessiva para lançar uma guerra nacional ao câncer. O primeiro é Sidney Farber, pai da quimioterapia moderna, que acidentalmente descobre um poderoso químico anticâncer em uma vitamina análoga e começa a sonhar com uma cura universal para a doença. O segundo personagem é Mary Lasker, a socialite de Manhattan de lendária energia social e política que se une a Farber em sua jornada de décadas. Mas Lasker e Farber apenas exemplificam a determinação, criatividade, imaginação e otimismo de gerações de mulheres e homens que travaram uma batalha contra o câncer por 4 mil anos. De certa forma, essa é uma história militar — em que o adversário é amorfo, intemporal e difusivo. Aqui, também, há vitórias e derrotas, campanhas após campanhas, heróis e *hybris*, sobrevivência e resiliência — e, inevitavelmente, os feridos, os condenados, os esquecidos, os mortos. No fim, o câncer emerge, como escreveu um cirurgião do século XIX no frontispício de um livro, como "o imperador de todos os males, o rei dos terrores".

Um aviso: na ciência e na medicina, onde a primazia de uma descoberta tem um peso supremo, o papel de inventor ou descobridor é atribuído por uma comunidade de cientistas e pesquisadores. Embora existam muitas histórias de descoberta e invenção neste livro, nenhuma delas estabelece qualquer reivindicação legal de primazia.

O trabalho assenta-se pesadamente sobre os ombros de outros livros, estudos, artigos de periódicos, memórias e entrevistas. Assenta-se também nas vastas contribuições de indivíduos, bibliotecas, coleções, arquivos e documentos — todos mencionados no fim do livro.

Há um agradecimento que não posso deixar para depois. Este livro não é apenas uma viagem ao passado do câncer, mas também uma viagem pessoal de amadurecimento como oncologista. Esta segunda viagem seria impossível sem os pacientes, que, mais do que todos os outros contribuintes, continuaram a me ensinar e inspirar enquanto eu escrevia. Ficarei para sempre em dívida com eles.

Essa dívida vem com responsabilidades. As histórias que aparecem aqui representam um grande desafio quando se trata de preservar a privacidade e a dignidade desses pacientes. Nos casos em que a doença já era de conhecimento público (devido a entrevistas e artigos anteriores), usei nomes verdadeiros. Nos casos que não são de conhecimento público, ou quando os entrevistados pediram sigilo, usei nomes inventados, e deliberadamente ocultei e misturei datas e identidades para dificultar o reconhecimento. Entretanto, os pacientes e os encontros são reais. Peço a todos os meus leitores que respeitem a privacidade deles.

Prólogo

Males que crescem desesperadamente
Só podem ser aliviados com mecanismos desesperados.[1]
— William Shakespeare, *Hamlet*

O câncer começa e termina nas pessoas. Em meio às abstrações científicas, às vezes esta verdade fundamental pode ser esquecida [...]. Médicos tratam doenças, mas também tratam pessoas, e esta precondição de sua existência profissional por vezes os empurra em duas direções ao mesmo tempo.[2]
— June Goodfield

Na manhã de 19 de maio de 2004, Carla Reed, de trinta anos, professora do jardim de infância em Ipswich, Massachusetts, mãe de três crianças, acordou com dor de cabeça. "Não uma dor de cabeça qualquer", ela diria mais tarde. "Mas um torpor na cabeça. O tipo de torpor que nos diz, de imediato, que há alguma coisa terrivelmente errada."

Alguma coisa terrivelmente errada vinha ocorrendo havia quase um mês. No fim de abril, Carla descobrira algumas escoriações nas costas. Tinham aparecido de repente, certa manhã, como estranhas marcas em cruz, depois aumentaram e desapareceram no mês seguinte, deixando uma grande mancha em forma de mapa. Quase imperceptivelmente, suas gengivas começaram a esbranquiçar. No começo de maio, Carla, mulher animada, cheia de energia, acostumada a ficar horas seguidas na sala de aula tomando conta de crianças de cinco ou seis anos, mal dava conta de subir um lance de escada. Certas manhãs, exausta e incapaz de manter-se em pé, ela rastejava de quatro pelos corredores para ir de um quarto a outro. Dormia intermitentemente, de doze a catorze horas por dia, e acordava sentindo-se tão cansada que tinha de arrastar-se até o sofá para voltar a dormir.

Acompanhada do marido, Carla fez duas visitas a uma clínica geral e a um enfermeiro durante essas quatro semanas, mas voltava para casa sem exames e sem um diagnóstico. Ela sentia uma dor nos ossos que ia e voltava. A médica tateava aqui e ali em busca de uma explicação. Ela sugeriu que podia ser enxaqueca, e pediu a Carla que tomasse aspirina. A aspirina piorou o sangramento nas gengivas esbranquiçadas dela.

Extrovertida, sociável e animada, Carla estava mais intrigada que preocupada quanto à dor que ia e voltava. Ela nunca havia tido nenhuma doença séria. O hospital era um lugar abstrato para Carla; nunca tinha consultado um especialista, muito menos um oncologista. Imaginou inúmeras causas para explicar seus sintomas — excesso de trabalho, depressão, dispepsia, neurose, insônia. Por fim, algo visceral manifestou-se nela — um sétimo sentido —, dizendo que alguma coisa grave e catastrófica crescia em seu corpo.

Na tarde de 19 de maio, Carla deixou os três filhos com uma vizinha e voltou sozinha à clínica, exigindo um exame de sangue. A médica pediu um hemograma. Quando o enfermeiro tirou o primeiro tubo de sangue da veia de Carla, ficou intrigado com a cor do material. Aguado, claro, diluído, o líquido extraído das veias dela nem parecia sangue.

Carla ficou o dia inteiro sem receber notícias. No mercado de peixes, na manhã seguinte, o telefone tocou.

"Precisamos tirar mais sangue", disse o enfermeiro da clínica.

"Quando devo ir?", perguntou Carla, planejando seu dia agitado. Ela se lembra de que olhou para o relógio na parede. Um pedaço de salmão de meio quilo descongelava na sacola de compras, ameaçando estragar se ficasse tempo demais fora do gelo.

No fim, são detalhes simples que formam as lembranças da doença: o relógio, o rodízio de caronas, as crianças, um tubo de sangue claro, um banho não tomado, o peixe ao sol, o tom tenso de uma voz ao telefone. Carla não se lembra direito do que o enfermeiro lhe disse, apenas de uma vaga sensação de que era algo sério. "Venha agora", ela acha que ele disse. "Venha agora."

Tomei conhecimento do caso de Carla às sete horas da manhã de 21 de maio, num trem em alta velocidade entre Kendall Square e Charles Street, em Boston. A frase que tremeluzia em meu bipe tinha a força entrecortada e impassível de uma verdadeira urgência médica: *Carla Reed/Nova paciente com leucemia/14º andar/Favor ver assim que chegar*. Enquanto o trem saía de um túnel longo e escuro, as torres de vidro do Massachusetts General Hospital de repente apareceram à minha frente, e vi as janelas dos quartos no 14º andar.

Imaginei Carla sentada num daqueles quartos, terrivelmente solitária. Lá fora, o murmúrio de uma atividade frenética provavelmente já começara. Tubos de sangue viajavam da enfermaria para os laboratórios do segundo andar. Enfermeiras carregavam amostras; estagiários coletavam informações para os relatórios da manhã; alarmes soavam; mensagens eram enviadas. Em algum canto do hospital, um microscópio tremulava, com as células do sangue de Carla aparecendo nitidamente sob as lentes.

Tenho quase certeza de que tudo aconteceu assim, porque a chegada de um paciente com leucemia aguda ainda faz um frio percorrer a espinha de todo o hospital — da oncologia até os últimos andares e os laboratórios enterrados na produndidade do porão. Leucemia é o câncer dos glóbulos brancos — o câncer numa de suas encarnações mais explosivas e violentas. Uma das enfermeiras gostava de lembrar aos pacientes que, com essa doença, "mesmo um corte causado por uma folha de papel é uma emergência".

Para um oncologista em formação, a leucemia representa uma manifestação especial do câncer. Seu ritmo, sua intensidade, sua velocidade de crescimento vertiginosa e inexorável nos levam a tomar decisões rápidas, em geral drásticas; é algo terrível de vivenciar, acompanhar e tratar. O corpo invadido pela leucemia é forçado ao seu frágil limite fisiológico — cada sistema, o coração, o pulmão, o sangue funcionam no máximo do seu desempenho. As enfermeiras preencheram para mim as lacunas da história. Os exames de sangue realizados pela médica de Carla revelaram que o número de glóbulos vermelhos estava perigosamente baixo, abaixo de um terço do normal. Em vez de glóbulos brancos normais, seu sangue estava repleto de milhões de glóbulos brancos grandes e malignos — células *blásticas*, no vocabulário médico. A médica, depois de finalmente chegar a um diagnóstico, enviara Carla para o Massachusetts General Hospital.

No corredor longo e vazio do lado de fora do quarto de Carla, no brilho antisséptico do piso recém-esfregado com água sanitária, deparei com a lista de exames a que seu sangue deveria ser submetido e repassei mentalmente a conversa que teria com ela. Percebi com tristeza que havia algo ensaiado e mecânico até mesmo na minha comiseração. Era o décimo mês da minha bolsa de pesquisa em oncologia — um programa médico imersivo para treinar especialistas em câncer — e eu me sentia como se estivesse gravitando no fundo do poço. Naqueles dez meses indescritivelmente dolorosos e difíceis, dezenas de pacientes morreram sob meus cuidados. Senti que aos poucos me acostumava à morte e à desolação — me tornava imune ao constante impacto emocional que a doença causava.

Havia sete outros oncologistas na mesma situação que eu nesse hospital. No papel, parecíamos uma excelente força: pós-graduados de cinco faculdades de medicina e de quatro hospitais-escolas, 66 anos de treinamento médico e científico, doze diplomas de pós-graduação somados. Mas nem todos aqueles anos e diplomas poderiam nos ter preparado para esse programa de treinamento. Faculdades de medicina, estágios e residências tinham sido física e emocionalmente extenuantes, porém os primeiros meses de bolsa apagaram essas lembranças, como se tudo não tivesse passado de uma brincadeira de criança, o jardim de infância do treinamento médico.

O câncer era uma presença absorvente em nossa vida. Tomava conta da imaginação; ocupava as lembranças; infiltrava-se em todas as conversas, todos os pensamentos. E se nós, médicos, mergulhávamos no câncer, nossos pacientes tinham sua vida praticamente apagada pela doença. No romance de Alexander Soljenítsin *Pavilhão de cancerosos*,[3] Pavel Nikolayevitch Rusanov, vigoroso russo de quarenta e tantos anos, descobre que tem um tumor no pescoço e é imediatamente levado para um pavilhão de câncer num hospital anônimo no gélido norte. O diagnóstico de câncer — não a enfermidade, mas o mero estigma de sua presença — torna-se uma sentença de morte para Rusanov. A doença despe-o de sua identidade. E veste-o de uma bata (costume cruel de maneira tragicômica, não menos deletério do que um macacão de prisioneiro), assumindo o controle total de seus atos. Rusanov descobre que ser diagnosticado como canceroso é entrar num gulag médico sem fronteiras, um estado ainda mais invasivo e paralisante do que aquele que deixara para trás. (Deve ter sido intenção de Soljenítsin tornar seu absurdamente totalitário hospital do câncer parecido com o absurdamente totalitário Estado fora dele, mas quando certa vez perguntei a uma mulher que sofria de um câncer cervical invasivo sobre a semelhança ela respondeu, com ironia: "Infelizmente eu não precisava de metáforas para ler o livro. O pavilhão de câncer *era* meu estado de confinamento, minha prisão".)

Como médico que aprendia a cuidar de pacientes com câncer, eu só tinha um vislumbre parcial daquele confinamento. Mas mesmo situado na periferia eu sentia seu poder — a forte e insistente atração gravitacional que arrasta tudo e todos para a órbita do câncer. Um colega, cuja bolsa de pesquisa tinha acabado de terminar, puxou-me de lado na minha primeira semana para dar um conselho. "Eles chamam isso de programa imersivo de tratamento", ele disse, baixando a voz. "Mas imersão significa afogamento. Não permita que ele tome conta de tudo o que você faz. Viva também fora do hospital. Vai precisar disso, ou será engolido."

Porém, era impossível não ser engolido. No estacionamento do hospital, uma fria caixa de concreto banhada por holofotes de neon, eu passava o resto das minhas noites, depois de ciclos de total incoerência, com o rádio do carro crepitando inexpressivamente ao fundo, enquanto tentava, compulsivamente, reconstruir os fatos do dia. As histórias de meus pacientes me consumiam, e eu era perseguido pelas decisões que tomava. *Valia a pena seguir com mais uma sessão de quimioterapia num farmacêutico de 66 anos que sofria de um câncer de pulmão contra o qual nenhum outro medicamento fizera efeito? Seria melhor tentar uma combinação de remédios já testada e poderosa numa mulher de 26 anos que padecia da doença de Hodgkin e correr o risco de torná-la estéril, ou optar por uma combinação mais experimental, que talvez evitasse esse resultado? Será que uma senhora hispânica, mãe de três filhos, com câncer de cólon, deveria ser inscrita num novo procedimento clínico se ela mal conseguia ler a linguagem formal e inescrutável do formulário de consentimento?*

Mergulhado no gerenciamento diário do câncer, eu só conseguia ver a vida e a sorte de meus pacientes representadas em detalhes intensamente coloridos, como numa TV com a função contraste desregulada. Não conseguia me afastar da tela. Sabia, por instinto, que essas experiências eram parte de uma batalha muito maior contra o câncer, mas seus contornos estavam fora do meu alcance. Eu tinha uma fome de novato por história, mas também uma incapacidade de novato de visualizá-la.

Mas ao emergir da estranha desolação daqueles dois anos de pesquisa, as perguntas a respeito da história maior do câncer zuniam à minha volta: Há quanto tempo existe o câncer? Quais sãos as origens de nossa batalha contra essa doença? Ou como os pacientes costumam perguntar: Em que pé estamos na guerra contra o câncer? Como chegamos a este ponto? Haverá um fim? É mesmo possível vencer esta guerra?

Este livro nasceu da tentativa de responder a essas perguntas. Mergulhei fundo na história do câncer para dar forma à doença contra a qual eu lutava e que sempre mudava de forma. Usei o passado para explicar o presente. O isolamento e a raiva de uma mulher de 35 anos, no estágio III do câncer de mama, tinham ecos antigos em Atossa, a rainha persa que enfaixava a mama doente para ocultá-la até que um dia, num acesso de fúria niilista e presciente, teria mandado um escravo extirpá-la com uma faca.[4] O desejo manifestado por uma paciente de amputar o estômago tomado pelo câncer — "sem deixar nada", como dizia — fazia lembrar William Halsted, cirurgião perfeccionista do século XIX que desbastava o câncer com operações cada vez maiores e mais desfiguradoras, na esperança de que quanto mais cortasse maior seria a possibilidade de cura.

Por baixo dessas interceptações médicas, culturais e metafóricas do câncer ao longo dos séculos desenvolvia-se a compreensão biológica da doença — uma compreensão que se metamorfoseara, por vezes radicalmente, de uma década para outra. O câncer, como agora sabemos, é uma doença causada pelo crescimento descontrolado de uma única célula. Esse crescimento é deflagrado por mutações — mudanças no DNA que afetam especificamente os genes estimuladores do crescimento ilimitado das células. Numa célula normal, poderosos circuitos genéticos regulam sua divisão e sua morte. Numa célula cancerosa, esses circuitos foram rompidos, e a célula libertada não consegue parar de crescer.

Que um mecanismo aparentemente simples — crescimento celular sem barreiras — possa estar no âmago dessa doença grotesca e multifacetada é uma prova do insondável poder do crescimento celular. A divisão da célula permite nosso crescimento, nossa adaptação, nossa recuperação e nossa correção como organismos — numa palavra, permite que vivamos. Quando distorcida e descontrolada, ela permite que a célula cresça, desenvolva-se, adapte-se, recupere-se e corrija-se — que viva à custa da nossa vida. As células cancerosas podem crescer mais rapidamente, adaptar-se melhor. São versões mais perfeitas de nós mesmos.

O segredo do combate ao câncer, portanto, está em encontrar meios de impedir que essas mutações ocorram em células suscetíveis ou descobrir meios de eliminar as células mutantes sem comprometer o crescimento normal. A concisão dessa declaração camufla a enormidade da tarefa. Crescimento maligno e crescimento normal são tão entrelaçados geneticamente que separá-los pode ser o desafio científico mais importante que nossa espécie tem diante de si. O câncer está incrustado no nosso genoma: os genes que desencadeiam a divisão normal das células não são estranhos ao nosso corpo, mas versões mutantes e distorcidas dos mesmos genes que desempenham funções celulares vitais. E o câncer está estampado em nossa sociedade: à medida que nossa expectativa de vida aumenta, como espécie, inevitavelmente deflagra-se o crescimento maligno das células (as mutações nos genes do câncer se acumulam com o envelhecimento; portanto, o câncer está intrinsecamente relacionado à idade). Se buscamos a imortalidade, num sentido muito perverso a célula cancerosa também busca.

De que forma exatamente uma geração futura poderá aprender a separar os fios entrelaçados do crescimento normal dos fios do crescimento maligno ainda é um mistério. ("O universo", como gostava de dizer o biólogo J. B. S. Haldane no século passado, "não apenas é mais estranho do que supomos, mas mais estranho do que *podemos* supor"[5] — e assim é a trajetória da ciência.) Uma coisa é certa: a história, seja qual for seu desfecho, terá traços indeléveis do passado. Será uma história de inventividade, resistência e perseverança contra o que um escritor chamou de o mais "implacável e traiçoeiro inimigo", entre todas as doenças humanas. Mas será também uma história de orgulho, arrogância, paternalismo, equívocos, falsas esperanças e exageros, tudo isso usado contra uma doença que, há apenas três décadas, era amplamente tida como "curável" dentro de poucos anos.

No espartano quarto de hospital ventilado com ar esterilizado, Carla travava sua batalha particular contra o câncer. Quando cheguei, estava sentada na cama, com ar peculiarmente calmo, uma professora que tomava notas. ("Mas que notas?", ela se perguntaria mais tarde. "Eu apenas escrevia e reescrevia os mesmos pensamentos.") Sua mãe, com olhos vermelhos de choro, recém-chegada num voo noturno, entrou no quarto precipitadamente e depois se sentou, calada, numa cadeira junto à janela, balançando-se vigorosamente. O ruído das atividades em volta de Carla tornou-se quase um borrão: enfermeiras entravam e saíam com fluidos, estagiários usavam máscaras e aventais, antibióticos pendurados em suportes eram injetados em suas veias.

Expliquei-lhe a situação da melhor forma que pude. Seu dia seria repleto de exames, uma correria de um laboratório para outro. Eu ia extrair uma amostra de medula óssea. Mais exames seriam feitos por patologistas. Mas os exames preliminares sugeriam que Carla tinha leucemia linfoblástica aguda (ou leucemia linfoide aguda). É um tipo de câncer muito comum em crianças, mas raro em adultos. E geralmente — fiz uma pausa, para dar ênfase, erguendo os olhos — é curável.

Curável. Carla balançou a cabeça ao ouvir essa palavra. Perguntas inevitáveis pairaram no quarto. Curável como? Quais eram suas chances de sobreviver? Quanto tempo duraria o tratamento? Eu lhe disse quais eram as chances. Uma vez confirmado o diagnóstico, o tratamento quimioterápico começaria imediatamente, por mais de um ano. Sua possibilidade de cura era de aproximadamente 30%, um pouco menos que uma em três.

Conversamos durante uma hora, talvez mais. Eram 9h30. A cidade embaixo de nós agitava-se, totalmente desperta. A porta fechou-se atrás de mim quando saí, e uma rajada de vento me empurrou para fora, trancando Carla lá dentro.

PARTE I
"A BILE NEGRA, SEM SER FERVIDA"

Para resolver um problema desta natureza, o segredo é raciocinar de trás para a frente. É uma proeza da maior utilidade, mas as pessoas não costumam praticá-la.

— Sherlock Holmes, em *Um estudo em vermelho*,
de sir Arthur Conan Doyle[1]

"Supuração do sangue"

> *Médicos de grande fama*
> *Foram chamados às pressas; mas ao chegar*
> *Responderam, enquanto recebiam seus honorários:*
> *"Esta doença não tem cura".*
>
> — Hilaire Belloc [1]

> *Aliviar seus efeitos é uma tarefa diária, curá-la, uma ardente esperança.*
>
> — William Castle,[2] descrevendo a leucemia em 1950

Num úmido laboratório de seis metros de comprimento por quatro de largura, em Boston, numa manhã de dezembro de 1947, um homem chamado Sidney Farber aguardava com impaciência a chegada de um pacote de Nova York.[3] O "laboratório" era pouco mais do que um armário de químico, um quarto mal ventilado enterrado num porão do Children's Hospital, já quase numa ruazinha dos fundos. A poucos metros de distância, os pavilhões médicos do hospital lentamente despertavam para o trabalho. Crianças de camisola branca mexiam-se inquietas em pequenos beliches de ferro forjado. Médicos e enfermeiros andavam, muito ocupados, de quarto em quarto, conferindo tabelas, redigindo ordens e distribuindo remédios. Mas o laboratório de Farber era apático e vazio, uma cova desnuda de produtos químicos e jarros de vidro ligada ao hospital por uma série de gélidos corredores. O forte cheiro de formalina usada para embalsamar flutuava pelo ar. Não havia pacientes nos quartos, apenas corpos e tecidos de pacientes trazidos através de túneis para autópsias e exames. Farber era patologista. Seu trabalho consistia em dissecar espécimes, realizar autópsias, identificar células e diagnosticar doenças, mas nunca em tratar pacientes.

A especialidade de Farber era patologia pediátrica, o estudo de doenças infantis. Passara quase vinte anos nesses quartos subterrâneos de olho obsessivamente grudado no microscópio e galgando os degraus acadêmicos até chegar a chefe da patologia do hospital.[4] Mas a patologia tornava-se para Faber uma forma de medicina disjuntiva, uma disciplina mais preocupada com os mortos do que com os vivos. Ele agora se impacientava por contemplar as doenças sempre de uma posição lateral, sem jamais tocar num — ou tratar um — paciente vivo. Cansara-se de tecidos e células. Sentia-se preso numa armadilha, embalsamado em seu próprio gabinete de vidro.

E por isso Faber tinha decidido fazer uma drástica mudança profissional. Em vez de contemplar de olhos semicerrados espécimes inertes sob suas lentes, achou que talvez pudesse pular para o outro lado do microscópio. Tentaria usar o conhecimento adquirido com seus espécimes patológicos para inventar novas intervenções terapêuticas. O pacote de Nova York continha frascos de um produto químico em forma de cristal chamado aminopterina. Fora despachado para seu laboratório em Boston com a vaga esperança de que pudesse deter o crescimento da leucemia em crianças.

Se Farber tivesse perguntado a qualquer dos pediatras que circulavam pelos pavilhões acima dele sobre a probabilidade de desenvolver um remédio contra a leucemia, eles o teriam aconselhado a não perder tempo tentando. A leucemia infantil tinha fascinado, confundido e frustrado médicos por mais de um século. A doença fora analisada, classificada, subclassificada e subdividida meticulosamente: nos bolorentos livros de capa de couro das prateleiras das livrarias do Children's Hospital — *Patologia*, de Anderson, ou *Patologia de doenças internas*, de Boyd — havia páginas e páginas cobertas com imagens de células leucêmicas e suplementadas com primorosas taxonomias para descrever as células. Não obstante, todo esse conhecimento servia apenas para aumentar a sensação de impotência da medicina. A doença transformara-se num objeto de fascínio sem sentido — um boneco de museu de cera —, estudado e fotografado com riqueza de detalhes, mas sem que houvesse qualquer progresso terapêutico ou prático. "Ela dava aos médicos muito assunto para discutir nas reuniões", comentou um oncologista. "Mas não ajudava em nada os pacientes."[5] Um paciente com leucemia aguda foi levado para o hospital em meio a grande agitação, seu caso foi discutido em sessões médicas com grandiosidade professoral e — como observou secamente uma revista de medicina em 1966 — "depois de receber um diagnóstico e uma transfusão de sangue, foi despachado para morrer em casa".[6]

O estudo da leucemia atolara-se num clima de confusão e desespero desde a descoberta da doença. Em 19 de março de 1845, um médico escocês, John Bennett, descrevera o caso inusitado de um calceteiro de 28 anos com um inchaço misterioso no baço. "Tinha a pele escura", escreveu Bennett, "e em geral era saudável e sóbrio; diz ele que vinte meses atrás foi afetado por uma grande letargia quando fazia qualquer esforço, que continua até hoje. Em junho passado, notou um tumor do lado direito do abdômen, que aumentou gradualmente de tamanho até quatro meses atrás, quando parou de crescer."[7]

O tumor do calceteiro talvez tivesse atingido sua fase final, estacionária, mas os problemas constitucionais do jovem apenas cresciam. Nas semanas seguintes, o paciente de Bennett mergulhou numa espiral de sintomas — febres, sangramentos, súbitos acessos de dor abdominal — gradualmente de início, depois a intervalos menores, com maior rapidez, em surtos. Em pouco tempo o calceteiro estava à beira da morte, com outros tumores inchados brotando nas axilas, na virilha e no pescoço. Durante a autópsia, poucas semanas mais tarde, Bennett convenceu-se de ter encontrado a causa dos sintomas. O sangue do seu paciente estava totalmente entupido de células brancas. (As células brancas, principal ingrediente do pus, costumam sinalizar a resposta a uma infecção, e Bennett concluiu que o calceteiro sucumbira a uma delas.) "Este caso me parece particularmente valioso", ele escreveu, confiante, "pois servirá para demonstrar a existência de verdadeiro pus, que se forma universalmente dentro do sistema vascular."*

Seria uma explicação perfeitamente satisfatória, se Bennett tivesse descoberto a causa do pus. Durante a necropsia, ele estudou cuidadosamente o corpo, vasculhando tecidos e órgãos em busca de sinais de abscesso ou ferimento. Mas nenhuma outra marca de infecção foi encontrada. O sangue tinha aparentemente se estragado — supurado — sozinho, convertido-se espontaneamente em pus. "Supuração do sangue",[8] foi como Bennett definiu o caso. E deixou-o para lá.

Bennett estava enganado, é claro, no que dizia respeito à "supuração" espontânea do sangue. Pouco mais de quatro meses depois de ter descrito a doença do calceteiro, um pesquisador alemão de 24 anos, Rudolf Virchow, publicou, de maneira independente, um relatório médico sobre um caso extraordinariamente parecido com o de Bennett.[9] A paciente de Virchow era uma cozinheira de cinquenta e tantos anos. Glóbulos brancos tinham se multiplicado explosivamente em seu sangue, formando colônias de células de aspecto denso e esponjoso em seu baço. Na autópsia, os patologistas provavelmente nem precisaram de microscópio para distinguir a grossa e leitosa camada de glóbulos brancos que flutuava sobre as células vermelhas.

Virchow, que tinha conhecimento do caso de Bennett, não conseguia acreditar na teoria dele. Argumentava que o sangue não tinha motivo nenhum para transformar-se, impetuosamente, em qualquer outra coisa. Além disso, os sintomas inusitados o perturbavam: que dizer do baço imensamente aumentado? E da ausência de ferimento ou fonte de pus no corpo? Virchow pôs-se a imaginar se o próprio sangue não seria anormal. Incapaz de encontrar uma explicação unificadora e buscando um nome para essa doença, Virchow acabou se decidindo por *weisses Blut*[10] — sangue branco —, nada mais do que a descrição literal dos milhões de glóbulos brancos que vira ao microscópio. Em 1847, substituiu o nome por um de sonoridade mais acadêmica: "leucemia" — de *leukos*, palavra grega para "branco".

---

* Embora a ligação entre micro-organismos e infecção ainda não estivesse estabelecida na época, a ligação entre pus — purulência — e sépsis, febre e morte, em geral como consequência de um abscesso ou ferimento, era bem conhecida de Bennett. [Todas as notas são do autor.]

Dar novo nome à doença — do floreado "supuração do sangue" para o insípido *weisses Blut* — dificilmente passa por um ato de genialidade científica, mas teve profundo impacto na compreensão da leucemia. Uma doença, no momento da sua descoberta, é uma ideia frágil, uma flor de estufa — profunda e desproporcionalmente influenciada por nomes e classificações. (Mais de um século depois, no começo dos anos 1980, outra mudança de nome[11] — de *gay related immune deficiency* (GRID, *deficiência imunológica relacionada a gays*) para *acquired immuno deficiency syndrome* (aids, *síndrome da imunodeficiência adquirida*) — representaria uma virada épica na compreensão dessa doença.)* Como Bennett, Virchow não compreendeu a leucemia. Mas, diferentemente dele, não fingiu compreender. Sua compreensão está inteiramente na negação. Ao apagar do quadro-negro todas as conjecturas, ele limpou o campo do pensamento.

A humildade do nome (e a subjacente humildade de sua compreensão da causa) resumia a atitude de Virchow para com a medicina.[12] Como jovem professor da Universidade de Würzburg, a obra dele não se limitou a dar nome à leucemia. Patologista por formação, lançou um projeto que o ocuparia pelo resto da vida: descrever doenças humanas em termos celulares simples.

Foi um projeto nascido da frustração. Virchow ingressou na medicina no começo dos anos 1840, quando quase todas as doenças eram atribuídas aos efeitos de alguma força invisível: miasmas, neuroses, humores nocivos e histerias. Perplexo com o que não conseguia ver, voltou-se, com afã revolucionário, para o que conseguia ver: células no microscópio. Em 1838, Matthias Schleiden, botânico, e Theodor Schwann, psicólogo, ambos trabalhando na Alemanha, tinham afirmado que todos os organismos vivos eram formados por blocos fundamentais de construção chamados células. Tomando emprestada essa ideia e ampliando-a, Virchow resolveu criar uma "teoria celular" da biologia humana, baseando-a em dois princípios fundamentais. Primeiro, o de que os corpos humanos (como os dos animais e das plantas) são feitos de células. Segundo, o de que as células só podem surgir de outras células — *omnis cellula e cellula*, nas palavras dele.

---

* A identificação do HIV como patógeno e a rápida disseminação do vírus ao redor do mundo logo levariam por água abaixo a observação inicial — e culturalmente enviesada — de que o vírus tinha "predileção" pelos homossexuais masculinos.

Os dois princípios talvez parecessem simplistas, mas permitiram a Virchow propor uma hipótese de crucial importância sobre a natureza do crescimento humano. Se as células nascem apenas de outras células, então o crescimento só poderia ocorrer de duas maneiras: pelo aumento do número ou pelo aumento do tamanho delas. Virchow deu a esses modos os nomes de hiperplasia e hipertrofia. Na hipertrofia, o *número* de células não mudava: em vez disso, cada célula individual simplesmente aumentava de tamanho — como um balão que infla. *Hiperplasia*, por contraste, era o crescimento resultante do aumento do número de células. Todo tecido humano em crescimento poderia ser descrito em termos de hipertrofia e hiperplasia. Em animais adultos, gordura e músculo em geral crescem por hipertrofia. Diferentemente, o fígado, o sangue, o intestino e a pele crescem por hiperplasia — células se tornam células que se tornam mais células, *omnis cellula e cellula e cellula*.

Essa explicação era convincente e levou a uma nova compreensão não apenas do crescimento normal, mas também do crescimento patológico. Como o crescimento normal, o crescimento patológico também poderia ser alcançado por hipertrofia e hiperplasia. Quando o músculo do coração é obrigado a fazer força contra uma saída arterial bloqueada, ele em geral se adapta tornando cada célula muscular maior para gerar mais força, o que acaba resultando num coração tão grande que já não consegue funcionar normalmente — hipertrofia patológica.

Inversamente, e de grande importância para esta história, Virchow logo se deparou com a mais importante das doenças relativas à hiperplasia patológica — o câncer. Observando o crescimento patológico ao microscópio, Virchow descobriu um crescimento incontrolável das células — hiperplasia em sua forma extrema. Enquanto Virchow examinava a arquitetura do câncer, o crescimento muitas vezes parecia adquirir vida própria, como se as células estivessem possuídas de um novo e misterioso ímpeto de crescer. Aquilo não era apenas o crescimento ordinário, mas o crescimento redefinido, o crescimento quase numa forma nova. Com certa previdência (muito embora ignorasse o mecanismo), Virchow chamou-o de *neo*plasia — crescimento novo, inexplicável e distorcido — uma palavra que ecoaria pela história do câncer.*

---

* Virchow não inventou a palavra, embora tenha elaborado uma descrição compreensível de neoplasia.

Quando Virchow morreu, em 1902, uma nova teoria do câncer lentamente se aglutinara a partir dessas observações. O câncer era uma doença de hiperplasia patológica, na qual as células adquiriam uma vontade autônoma de dividir-se. Essa aberrante e descontrolada divisão celular criava massas de tecido (tumores) que invadiam órgãos e destruíam tecidos normais. Esses tumores também poderiam espalhar-se de um lugar para outro, causando um afloramento da doença — chamado metástase — em lugares distantes, como os ossos, o cérebro ou os pulmões. O câncer apresentava-se de diversas formas — câncer de mama, estômago, pele, câncer cervical, leucemias e linfomas. Mas todas essas doenças estavam profundamente conectadas no nível celular. Em todos os casos, as células tinham adquirido a mesma característica: divisão celular patológica incontrolável.

Com essa compreensão, os patologistas que estudavam a obra de Virchow voltaram, num movimento circular, para a leucemia no fim dos anos 1880. A leucemia, então, não era uma supuração do sangue, mas uma *neoplasia* do sangue. A fantasia inicial de Bennett tinha germinado um campo inteiro de ficções entre os cientistas, que pesquisaram (e acabaram encontrando) todos os tipos de parasitas e bactérias invisíveis nas células leucêmicas.[13] Mas a partir do momento que deixaram de procurar causas infecciosas e voltaram a focar suas lentes na doença, os patologistas descobriram as óbvias analogias entre as células da leucemia e as células de outras formas de câncer. A leucemia era uma proliferação maligna de glóbulos brancos no sangue. Era câncer em forma derretida, líquida.

Assim, o estudo da leucemia subitamente alcançou clareza e seguiu em frente. Pelo fim dos anos 1900, estava claro que a doença se apresentava de diversas formas. Podia ser crônica e indolente, aos poucos sufocando a medula óssea e o baço, como no caso original de Virchow (posteriormente chamada de leucemia crônica). Ou podia ser aguda e violenta, quase outra doença em sua personalidade, com lampejos mercuriais de febre, surtos paroxísticos de sangramento e um crescimento espantosamente rápido das células — como no paciente de Bennett.

Essa segunda versão da doença, chamada leucemia aguda, vinha em dois subtipos, dependendo do tipo de célula cancerosa envolvido. Os glóbulos brancos normais do sangue podem ser amplamente divididos em dois grupos — células mieloides ou células linfoides. A leucemia mieloide aguda (LMA) era um câncer das células *mieloides*. A leucemia linfoblástica aguda (LLA) era um câncer das células *linfoides* imaturas. (O câncer em células linfoides maduras é chamado de linfoma.)

Nas crianças, a leucemia mais comum era a LLA, sempre fulminante e letal. Em 1860, um aluno de Virchow, Michael Anton Biermer, descreveu o primeiro caso conhecido dessa forma de leucemia infantil.[14] Maria Speyer, de cinco anos, menina animada, brincalhona e cheia de energia, filha de um carpinteiro de Würzburg, foi levada inicialmente à clínica porque se tornara apática na escola e desenvolvera hematomas na pele. Na manhã seguinte, seu pescoço enrijeceu, ela teve febre, e Biermer foi chamado para uma consulta em casa. Aquela noite, ele tirou sangue das veias de Maria, examinou a mancha ao microscópio sob a luz de vela e descobriu milhões de células leucêmicas. A menina dormiu intermitentemente até tarde da noite. No fim da tarde do dia seguinte, enquanto Biermer, muito agitado, mostrava aos colegas os espécimes de um "*exquisit Fall von Leukämie*" (um caso de leucemia aguda), Maria vomitou sangue e entrou em coma. Quando Biermer chegou à casa dela aquela noite, a criança já tinha morrido, horas antes. Dos primeiros sintomas ao diagnóstico e à morte, a doença galopante, inexorável, não durara mais de três dias.[15]

Apesar de nem de longe tão agressiva como a leucemia de Maria Speyer, a doença de Carla também era surpreendente. Adultos têm em média cerca de 5 mil glóbulos brancos por microlitro de sangue. O dela continha 90 mil células por microlitro — quase vinte vezes o nível normal. Noventa e cinco por cento dessas células eram blásticas — células linfoides malignas produzidas em ritmo frenético, mas incapazes de amadurecer e tornar-se linfócitos plenamente desenvolvidos. Na leucemia linfoblástica aguda, como em outros cânceres, a superprodução de células combina-se com uma misteriosa interrupção do amadurecimento normal das células. Células linfoides são, portanto, produzidas em excesso, mas, incapazes de amadurecer, não podem cumprir suas funções normais de combate aos micróbios. Carla padecia de pobreza imunológica a despeito da abundância.

Os glóbulos brancos do sangue são produzidos na medula óssea. A biópsia da medula de Carla, que vi ao microscópio na manhã seguinte ao nosso primeiro encontro, era profundamente anormal. Apesar de amorfa em sua superfície, a medula óssea é um tecido altamente organizado — um órgão, na verdade —, que produz sangue em adultos. As biópsias de medula óssea costumam conter espículas ósseas e, dentro delas, "ilhas" de células sanguíneas em crescimento — viveiros para a gênese de novas células sanguíneas. Na medula óssea de Carla, essa organização fora totalmente destruída. Lâmina após lâmina de células blásticas malignas ocupavam o espaço medular, eliminando qualquer anatomia e arquitetura, sem deixar espaço para a gênese do sangue.

Carla estava à beira de um abismo fisiológico. Sua contagem de glóbulos vermelhos caíra tanto que o sangue era incapaz de transportar todo o seu suprimento de oxigênio (as dores de cabeça foram, retroativamente, os primeiros sinais de falta de oxigênio). Suas plaquetas, as células responsáveis pela coagulação do sangue, caíram para perto de zero, causando as manchas.

O tratamento exigiria extraordinária destreza. Ela precisaria de quimioterapia, para matar a leucemia, mas, como efeito colateral, a quimioterapia dizimaria todas as células sanguíneas normais remanescentes. Teríamos que levar Carla para um pouco mais perto do abismo na tentativa de resgatá-la. Para ela, a única saída era ir mais fundo na doença.

Sidney Farber nasceu em Buffalo, Nova York, em 1903, um ano depois da morte de Virchow em Berlim. Seu pai, Simon Farber, que fora barqueiro na Polônia, emigrara para os Estados Unidos no fim do século XIX e trabalhava numa agência de seguros. A família vivia em circunstâncias modestas, na parte leste da cidade, numa comunidade judaica coesa, insular, de economia quase sempre insuficiente, composta por lojistas, operários de fábrica, contadores e vendedores ambulantes. Pressionados implacavelmente para ter êxito na vida, os jovens Farber eram obrigados a apresentar alto rendimento na escola. Falava-se iídiche no andar de cima, mas só alemão e inglês eram permitidos no térreo. O velho Farber geralmente levava para casa livros didáticos e os espalhava sobre a mesa de jantar, esperando que cada filho escolhesse um, estudasse a fundo seu conteúdo e depois lhe apresentasse um relatório pormenorizado do que aprendera.

Sidney, o terceiro de catorze filhos, progrediu nesse ambiente de altas aspirações. Estudou biologia e filosofia na faculdade e formou-se na Universidade de Buffalo em 1923, tocando violino em concertos para financiar sua educação universitária. Fluente em alemão, estudou medicina em Heidelberg e Freiburg e, tendo se sobressaído na língua, encontrou vaga na faculdade de medicina de Harvard, em Boston, como estudante do segundo ano. (A trajetória circular de Nova York para Boston, passando por Heidelberg, não era incomum. Em meados dos anos 1920, era quase impossível para estudantes judeus encontrar vaga nas faculdades de medicina dos Estados Unidos — e com frequência tinham êxito na Europa, até mesmo na Alemanha, antes de voltar para estudar medicina no país onde nasceram.) Farber chegou a Harvard como intruso. Seus colegas achavam-no arrogante e insuportável, mas, reaprendendo lições que já sabia, ele deve ter sofrido muito naqueles anos. Era formal, preciso, meticuloso, de aparência e maneirismos engomados, ostentando um ar autoritário. Foi imediatamente apelidado de Sid Quatro Botões, pela tendência a vestir ternos formais na sala de aula.

Farber completou seu curso avançado de patologia no fim dos anos 1920 e tornou-se o primeiro patologista a trabalhar em tempo integral no Children's Hospital em Boston.[16] Escreveu um maravilhoso estudo sobre a classificação de tumores em crianças e um livro didático, *The postmortem examination*, em geral considerado um clássico nessa área. Em meados dos anos 1930, ele estava firmemente estabelecido nas ruazinhas de trás do hospital, como destacado patologista — "médico dos mortos".

Apesar disso, a fome de tratar pacientes ainda impulsionava Farber. Sentado em seu laboratório do subsolo, no verão de 1947, ele teve uma única e inspirada ideia: escolheu, entre todos os cânceres, dedicar sua atenção a uma de suas variantes mais estranhas e desoladoras — a leucemia infantil. Para compreender o câncer em sua completude, ele raciocinava, é preciso começar pela base da sua complexidade, por seu subsolo. E, a despeito de suas muitas idiossincrasias, a leucemia tinha uma característica singularmente sedutora: podia ser medida.

A ciência começa com contas. Para compreender um fenômeno, o cientista deve em primeiro lugar descrevê-lo; para descrevê-lo com objetividade, precisa medi-lo. Se quisessem transformar a medicina do câncer numa ciência rigorosa, seria necessário, de alguma forma, contar o câncer — medi-lo de maneira confiável e reproduzível.

Nisso, a leucemia era diferente de quase todos os outros tipos de câncer. Num mundo antes da tomografia computadorizada e da ressonância magnética, quantificar a mudança de tamanho de um sólido tumor interno no pulmão ou na mama era praticamente impossível sem cirurgia; não se pode medir o que não se pode ver. Mas a leucemia, flutuando livremente no sangue, poderia ser medida tão facilmente como as células sanguíneas — tirando-se uma amostra de sangue ou de medula óssea para examinar ao microscópio.

Se a leucemia pudesse ser contada, concluiu Farber, então qualquer intervenção — um produto químico injetado no sangue para circular, digamos — poderia ter sua potência avaliada para pacientes vivos. Ele seria capaz de ver as células crescerem ou morrerem no sangue e usá-las para medir o sucesso ou fracasso de uma droga. Poderia fazer uma "experiência" com câncer.

Esse pensamento tomou conta de Farber. Nos anos 1940 e 1950, a ideia de usar modelos simples para compreender fenômenos complexos eletrizava jovens biólogos. A melhor maneira de compreender a complexidade era montá-la a partir da base. Organismos unicelulares, como a bactéria, revelariam o funcionamento de animais imensos e multicelulares, como os seres humanos. "O que é verdade para E. coli [uma bactéria microscópica]", declarou o bioquímico francês Jacques Monod em tom pomposo, em 1954, "tem que ser verdade para elefantes."[17]

Para Farber, a leucemia resumia esse paradigma biológico. Daquele ser simples e atípico ele poderia extrapolar para o mundo muito mais complexo de outros cânceres; a bactéria o ensinaria a pensar sobre o elefante. Ele era, por natureza, um pensador rápido e geralmente impulsivo. E, nesse caso, deu um salto rápido e instintivo. O pacote de Nova York esperava-o em seu laboratório naquela manhã de dezembro. Ao abri-lo e tirar os frascos de produtos químicos, ele mal percebeu que abria uma forma inteiramente nova de pensar sobre o câncer.

Um monstro mais insaciável do que a guilhotina

A importância médica da leucemia sempre foi desproporcional à sua incidência [...] A rigor, os problemas encontrados no tratamento sistêmico da leucemia indicavam as direções gerais que a pesquisa do câncer, em sua totalidade, estava seguindo.[1]
— Jonathan Tucker, *Ellie: a Child's Fight Against Leukemia*

Houve alguns êxitos no tratamento do câncer disseminado [...] Quase sempre era uma questão de ver o tumor crescer e o paciente progressivamente diminuir.[2]
— John Laszlo, *The Cure of Childhood Leukemia: into the Age of Miracles*

O pacote de produtos químicos de Sidney Farber chegou num momento particularmente decisivo na história da medicina. No fim dos anos 1940, uma profusão de descobertas farmacêuticas ocorria nos laboratórios e clínicas do país.[3] A mais icônica dessas novas drogas era o antibiótico. A penicilina, esse precioso produto químico que teve de ser extraído até a última gota durante a Segunda Guerra Mundial (em 1939, a droga era extraída da urina de pacientes que tinham recebido tratamento, para preservar as últimas moléculas), era, já no começo dos anos 1950, produzida em tonéis de milhares de litros.[4] Em 1942, quando Merck despachou sua primeira leva de penicilina — apenas cinco gramas e meio da droga —, essa quantidade representava metade de todo o estoque de antibiótico dos Estados Unidos.[5] Dez anos mais tarde, a penicilina era produzida em massa com tanta eficácia que seu preço caíra para quatro centavos a dose, um oitavo do custo de meio galão de leite.[6]

Novos antibióticos seguiram os passos da penicilina: o cloranfenicol em 1947,[7] a tetraciclina em 1948.[8] No inverno de 1949, quando outro antibiótico miraculoso, a estreptomicina, foi purificado a partir de um monte de mofo de uma granja, a revista *Time* estampou com destaque na capa a frase *Os remédios estão em nosso quintal*.[9] Num prédio de tijolos numa extremidade do Children's Hospital, no quintal de Farber, um microbiologista chamado John Enders cultivava o vírus da pólio em garrafas de plástico, passo inicial que culminaria com o desenvolvimento das vacinas de Sabin e Salk contra a poliomielite.[10] Novas drogas apareceram a uma velocidade estonteante: em 1950, mais de metade dos remédios usados normalmente pelos médicos era desconhecida na década anterior.[11]

Talvez ainda mais significativas do que essas drogas miraculosas, mudanças na saúde e na higiene públicas tinham alterado drasticamente a fisionomia nacional das doenças. A febre tifoide, doença infecciosa cujo espiral mortal seria capaz de dizimar distritos inteiros em poucas semanas, desapareceu quando o abastecimento de água de várias cidades foi purgado em imensas campanhas municipais.[12] Mesmo a tuberculose, a infame "peste branca" do século XIX, desaparecia, com sua incidência caindo para menos da metade entre 1910 e 1940 graças, em grande parte, aos avanços no saneamento e a campanhas de higiene pública.[13] A expectativa de vida dos americanos subiu de 47 para 68 anos em meio século, um salto maior em longevidade do que aquele que fora dado em inúmeros séculos anteriores.[14]

As amplas vitórias da medicina do pós-guerra ilustravam a poderosa e transformadora capacidade da ciência e da tecnologia na vida americana. Hospitais proliferaram — entre 1945 e 1960, quase mil hospitais foram inaugurados no país;[15] entre 1935 e 1952, o número de pacientes admitidos mais do que dobrou, passando de 7 milhões para 17 milhões por ano. E com o aparecimento da assistência médica veio a concomitante expectativa da cura. Como observou um estudante: "Quando um médico precisa dizer a um paciente que não existe remédio específico para o seu caso, [o paciente] é capaz de sentir-se insultado, ou de duvidar que aquele médico esteja atualizado".[16]

Nas novas e saneadas cidades suburbanas, uma jovem geração sonhava com curas, com uma existência livre de doenças. Embalados pela ideia da durabilidade da vida, eles se lançaram ao consumo de bens duráveis:[17] Studebakers do tamanho de barcos, ternos de viscose, televisores, rádios, casas de veraneio, títulos de clubes de golfe, churrasqueiras, máquinas de lavar. Em Levittown, vasta área residencial suburbana erguida num campo de batatas em Long Island — uma simbólica utopia —, "doenças" ocupavam o terceiro lugar na lista de "preocupações", bem atrás de "finanças" e "criação dos filhos".[18] A rigor, criar filhos tornava-se preocupação nacional em níveis inéditos. A fertilidade teve um aumento constante:[19] em 1957, uma criança nascia a cada sete segundos nos Estados Unidos. A "sociedade afluente"[20] da frase cunhada pelo economista John Galbraith também se via como eternamente jovem, com a garantia adicional de saúde eterna — a sociedade invencível.

Mas, de todas as doenças, o câncer era a que se recusava a adaptar o passo a essa marcha do progresso. Se um tumor fosse estritamente local (isto é, confinado a um órgão ou parte do corpo, a ponto de poder ser removido por um cirurgião), havia chance de cura. A extirpação, como o procedimento passou a ser chamado, era um legado dos dramáticos avanços da cirurgia no século XIX. Um solitário caroço maligno na mama, digamos, podia ser removido por mastectomia radical, realizada, pioneiramente, pelo grande cirurgião William Halsted, no hospital Johns Hopkins, nos anos 1890. Com a descoberta dos raios X no começo dos anos 1900, a radiação também podia ser usada para matar células tumorais em pontos localizados.

Mas, cientificamente, o câncer continuava sendo uma caixa-preta, uma entidade misteriosa que era melhor cortar fora em bloco do que tratar com algum entendimento médico mais profundo. Para curar o câncer (se isso era possível), os médicos dispunham apenas de duas estratégias: extirpar o tumor cirurgicamente ou destruí-lo com radiação — uma escolha entre o raio quente e a faca fria.

Em maio de 1937, quase exatamente uma década antes de Farber dar início a suas experiências com produtos químicos, a revista *Fortune* publicou o que dizia ser uma "investigação panorâmica" da medicina do câncer. A reportagem estava longe de ser tranquilizadora:

O fato mais alarmante é que não foi adotado nenhum novo *princípio* de tratamento, seja de cura ou prevenção [...] Os *métodos* de tratamento tornaram-se mais eficientes e humanos. A cirurgia bruta, sem anestesia ou assepsia, foi substituída pela moderna cirurgia indolor, com seus notáveis refinamentos técnicos. Cáusticos que queimaram a pele de gerações de pacientes de câncer tornaram-se obsoletos com o advento da radiação com raios X e rádio [...] Mas o fato é que a "cura" do câncer ainda depende de apenas dois princípios — remoção ou destruição do tecido doente [o primeiro por cirurgia; o último por raios X]. Não existe outra maneira comprovada.[21]

O artigo da *Fortune* trazia o título "Câncer: a grande escuridão", e a "escuridão" sugerida pelo autor era tanto política como médica. A medicina do câncer estava presa na mesmice não apenas pela profundidade dos mistérios médicos que a cercavam, mas também pelo sistemático abandono da pesquisa do câncer:

Não há mais de vinte fundos nos Estados Unidos dedicados à pesquisa fundamental do câncer. Seu capital varia de cerca de quinhentos a mais de 2 milhões de dólares, mas sua capitalização agregada certamente não passa dos 5 milhões de dólares [...] O público gasta com prazer um terço desse montante numa tarde para assistir a um importante jogo de futebol americano.

A estagnação dos fundos para pesquisa contrastava nitidamente com a rápida proeminência adquirida pela própria doença. O câncer com certeza esteve presente e pôde ser observado nos Estados Unidos do século XIX, mas em boa parte escondera-se à sombra de doenças muito mais notórias. Em 1899, quando Roswell Park, importante cirurgião de Buffalo, afirmou que o câncer algum dia passaria a varíola, a febre tifoide e a tuberculose e se tornaria a principal causa de morte no país,[22] seus comentários foram interpretados como uma "surpreendente profecia", resultado das especulações hiperbólicas de um homem que, no fim das contas, passava os dias e as noites operando pacientes de câncer. Mas, no fim da década, os comentários de Park eram cada vez menos surpreendentes e mais proféticos. A febre tifoide, fora alguns surtos episódicos, tornava-se raridade. A varíola estava em declínio: em 1949, desapareceu completamente dos Estados Unidos.[23] Enquanto isso, o câncer já superava outras doenças, galgando os degraus da escada dos assassinos. Entre 1900 e 1916, a mortalidade relacionada ao câncer cresceu 29,8%, desbancando a tuberculose como causa de morte.[24] Em 1926, o câncer se tornara o segundo assassino mais comum do país, logo atrás das doenças do coração.[25]

O artigo "Câncer: a grande escuridão" não estava sozinho na defesa de uma resposta nacional coordenada à doença. Em maio daquele ano, a revista *Life* trouxe sua própria avaliação sobre a pesquisa do câncer, que transmitiu o mesmo senso de urgência.[26] O *New York Times* publicou duas reportagens sobre o aumento da incidência da doença, em abril e junho. Quando o câncer apareceu nas páginas da *Time*, em julho de 1937, o interesse pelo que se chamava então de "problema do câncer" era como uma doença violentamente contagiosa na mídia.[27]

Propostas para organizar uma resposta nacional sistemática ao câncer surgiam e eram abandonadas a certo ritmo nos Estados Unidos desde o começo dos anos 1900. Em 1907, um grupo de cirurgiões especializados em câncer reunira-se no Hotel New Willard, em Washington, para criar uma organização que fizesse lobby no Congresso pela liberação de mais dinheiro para a pesquisa da doença. Em 1910, a Associação Americana de Pesquisa do Câncer tinha convencido o presidente Taft a propor ao Congresso a criação de um laboratório nacional dedicado à pesquisa do câncer.[28] Mas, apesar do interesse inicial pelo plano, depois de algumas tentativas esporádicas os esforços em Washington não foram adiante, em grande parte por falta de apoio político.

No fim dos anos 1920, uma década depois que a proposta de Taft foi posta de lado, a pesquisa do câncer encontrou um novo e inesperado defensor — Matthew Neely, tenaz e entusiástico ex-advogado de Fairmont, na Virgínia Ocidental, que cumpria o seu primeiro mandato no Senado. Apesar de ter relativamente pouca experiência na política da ciência, Neely notara o significativo aumento na mortalidade provocada pelo câncer na década anterior — de 70 mil homens e mulheres em 1911 para 115 mil em 1927.[29] Neely pediu ao Congresso que anunciasse uma "recompensa" de 5 milhões de dólares por qualquer "informação que levasse à interrupção do câncer em seres humanos".[30]

Era uma estratégia inculta — o equivalente científico de pendurar uma fotografia de rosto inteiro no escritório do xerife — e provocou uma resposta inculta. Em poucas semanas, o gabinete de Neely em Washington foi inundado por milhares de cartas de charlatães e curandeiros apresentando todos os remédios imagináveis para o câncer:[31] bálsamos, tônicos, unguentos, lenços untados, pomadas e água benta. O Congresso, exasperado com a reação, finalmente autorizou 50 mil dólares para o Projeto de Lei de Controle do Câncer, de Neely, reduzindo a verba de maneira quase cômica para apenas 1% do valor solicitado.

Em 1937, o infatigável Neely, reeleito para o Senado, lançou outra campanha para deflagrar um ataque nacional contra o câncer, dessa vez com o senador Homer Bone e o deputado Warren Magnuson. Àquela altura, o câncer crescera consideravelmente perante a opinião pública. Os artigos da *Fortune* e da *Time* tinham provocado ansiedade e insatisfação, e os políticos estavam ansiosos para dar uma resposta concreta. Em junho, uma reunião conjunta do Senado e da Câmara foi realizada para preparar uma legislação que tratasse do assunto.[32] Depois das audiências iniciais, o projeto de lei percorreu rapidamente o Congresso e foi aprovado por unanimidade na sessão conjunta de 23 de julho de 1937. Duas semanas depois, em 5 de agosto, o presidente Roosevelt assinou a Lei do Instituto Nacional do Câncer (NCI, em inglês).

A lei criou uma nova unidade científica dentro do Instituto Nacional de Saúde (NIH, em inglês), destinada a coordenar a pesquisa e o ensino sobre o câncer.* Um conselho consultivo de cientistas do instituto foi montado a partir de universidades e hospitais.[33] Um espaço laboratorial dotado do que havia de mais avançado, com salões, corredores e salas de conferência resplandecentes, foi construído entre arcadas e jardins verdejantes, na área suburbana de Bethesda, a poucos quilômetros da capital. "O país organiza suas forças para vencer o câncer, o maior flagelo que já afligiu a raça humana",[34] anunciou, confiante, o senador Bone, enquanto começava a cavar o terreno para a cons-

---

* Em 1944, o Instituto Nacional do Câncer se tornou subsidiário do Instituto Nacional de Saúde. Isso prenunciou a criação de outros institutos focados no estudo de doenças nas décadas seguintes.

trução, em 3 de outubro de 1938. Depois de quase vinte anos de esforços quase sempre infrutíferos, uma resposta nacional organizada ao câncer parecia, finalmente, encaminhada.

Foi um passo ousado e corajoso na direção certa — mas no momento errado. No começo do inverno de 1938, poucos meses depois da inauguração do NCI em Bethesda, a batalha contra o câncer foi eclipsada pelos tremores de uma guerra de outra espécie. Em novembro, tropas nazistas lançaram um pogrom nacional contra judeus na Alemanha, confinando milhares deles em campos de concentração. No fim do inverno, conflitos militares tinham estourado pela Ásia e pela Europa, preparando o terreno para a Segunda Guerra Mundial. Em 1939, essas escaramuças se inflamaram, e em dezembro de 1941 os Estados Unidos foram inextricavelmente arrastados para a conflagração mundial.

A guerra forçou uma dramática reorganização de prioridades. O U. S. Marine Hospital, de Baltimore, que o NCI esperava converter num centro clínico do câncer, foi freneticamente transformado em hospital de guerra.[35] O dinheiro do financiamento de pesquisas científicas foi desviado para projetos diretamente relacionados à guerra. Cientistas, lobistas, médicos, cirurgiões saíram do radar da opinião pública — "geralmente em silêncio", como disse um pesquisador, e "sua contribuição resumia-se, quase sempre, aos obituários".[36]

Um obituário poderia ter sido escrito para o próprio Instituto Nacional do Câncer. Os fundos que o Congresso prometera para uma "resposta programática ao câncer"[37] jamais se materializaram, e o NCI definhou no abandono. Equipado com as instalações mais modernas imagináveis nos anos 1940, o reluzente campus do instituto tornou-se uma cidade-fantasma científica. Um cientista descrevia-o, em tom de pilhéria, como um "lugarzinho legal e sossegado no campo".[38] E completava: "Naquele tempo, era gostoso tirar um cochilo junto aos janelões ensolarados".*

O clamor social contra o câncer também emudeceu. Depois de um breve período de destaque na imprensa, a doença voltou a tornar-se o grande inominável, a doença sobre a qual se falava aos sussurros e jamais publicamente. No começo dos anos 1950, Fanny Rosenow, sobrevivente de câncer de mama, ligou para o *New York Times* a fim de publicar um anúncio de um grupo de

---

* Em 1946-7, Neely e o senador Claude Pepper[39] apresentaram o terceiro projeto de uma lei nacional do câncer, que foi derrotado no Congresso por uma pequena margem de votos em 1947.

apoio a mulheres com câncer de mama.[40] Rosenow foi transferida, enigmaticamente, para o editor da coluna social do jornal. Quando lhe perguntou se podia colocar o anúncio, houve uma longa pausa. "Desculpe, senhora Rosenow, mas o *Times* não publica a palavra *mama*, nem a palavra *câncer*, em suas páginas.

"Talvez a senhora possa dizer que haverá uma reunião sobre doenças do tórax", sugeriu o editor.

Rosenow desligou, enojada.

Quando Farber entrou no mundo do câncer, em 1947, o clamor público da década anterior se dissipara. O câncer voltara a ser uma doença politicamente ignorada. Nos arejados pavilhões do Children's Hospital, médicos e pacientes travavam suas batalhas privadas contra o câncer. Nos túneis do subsolo, Farber travava uma batalha ainda mais privada com seus produtos químicos e suas experiências.

O isolamento foi a chave do sucesso inicial de Farber. Protegido dos refletores da atenção pública, ele investigava uma pequena e obscura peça do quebra-cabeça. A leucemia era uma doença órfã, abandonada pelos clínicos de medicina interna, que não dispunham de remédios contra ela e não podiam operar o sangue. "Em certo sentido, a leucemia", como disse um médico, "não era [sequer] câncer antes da Segunda Guerra Mundial."[41] Situava-se na zona limítrofe das doenças, um pária espreitando entre disciplinas e departamentos — não muito diferente do próprio Farber.

Se a leucemia "pertencia" a algum lugar, era à hematologia, o estudo do sangue normal.[42] Se houvesse cura, pensava Farber, seria descoberta no estudo do sangue. Se ele pudesse descobrir como as células sanguíneas *normais* eram geradas, então, fazendo o caminho inverso, talvez pudesse achar um meio de bloquear o crescimento das células anormais, leucêmicas. Sua estratégia, portanto, consistia em abordar a doença partindo do normal para o anormal — confrontar o câncer andando para trás.

Boa parte do que Farber sabia sobre o sangue normal fora aprendida com George Minot. Um aristocrata magro e calvo, de olhar claro e intenso, Minot dirigia um laboratório num prédio de tijolos com colunas, perto da avenida Harrison, em Boston, a poucos quilômetros do vasto complexo hospitalar da avenida Longwood que incluía o Children's Hospital. Como muitos hematologistas de Harvard, ele tinha estudado algum tempo com Minot nos anos 1920, antes de ingressar na equipe do Children's Hospital.

Cada década tem o seu enigma hematológico próprio, e o da época de Minot era a anemia perniciosa. Anemia é uma deficiência dos glóbulos vermelhos do sangue, e sua forma mais comum é causada pela deficiência de ferro, nutriente crucial para a formação desse elemento. Mas a "anemia perniciosa", rara variante que Minot estudou, não era causada por deficiência de ferro (a rigor, o nome vem da sua intransigência ao tratamento padrão de anemia ligada ao ferro). Dando aos pacientes poções cada vez mais macabras — 225 g de fígado de galinha,[43] hambúrgueres malpassados, estômago de porco cru e até suco gástrico regurgitado[44] de um dos seus alunos (temperado com manteiga, limão e salsa)[45] —, Minot e sua equipe de pesquisadores[46] mostraram, definitivamente, em 1926,[47] que a anemia perniciosa era causada pela falta de um micronutriente crucial, formado por uma única molécula, posteriormente identificado como vitamina B_{12}. Em 1934, Minot e dois colegas[48] receberam o prêmio Nobel por seu trabalho pioneiro. Minot tinha mostrado também que a substituição de uma única molécula poderia restaurar a normalidade do sangue nessa complexa doença hematológica. O sangue era um órgão cuja atividade podia ser "ligada" e "desligada" por interruptores moleculares.

Havia outra forma de anemia nutricional que o grupo de Minot não estudara, uma anemia igualmente "perniciosa" — embora no senso moral da palavra. A 12 mil quilômetros de distância, nas fábricas de tecidos de Bombaim[49] (de propriedade de comerciantes ingleses e administradas por seus brutais capatazes), os salários eram tão baixos que os operários viviam na pobreza mais abjeta, desnutridos e sem nenhum tipo de assistência médica. Quando médicos ingleses examinaram esses operários nos anos 1920 para estudar os efeitos da subnutrição crônica, descobriram que muitos deles, em especial mulheres depois do parto, estavam gravemente anêmicos. (Esse era outro tipo de fascínio a que o colonialismo não resistia: criar condições de miséria numa população, depois submetê-la a experiências sociais ou médicas.)

Em 1928, uma jovem médica inglesa chamada Lucy Wills, recém-saída da Faculdade de Medicina para Mulheres de Londres, arranjou dinheiro de uma fundação para ir a Bombaim estudar essa anemia.[50] Wills era um caso raro entre os hematologistas, uma mulher aventureira guiada por uma curiosidade tão forte que se dispôs a viajar a um país distante para decifrar uma misteriosa anemia por capricho. Ela conhecia o trabalho de Minot. Mas diferentemente da anemia que ele estudara, ela descobriu que a de Bombaim não poderia ser controlada com as poções dele ou com vitamina B_{12}. Para sua surpresa, verificou que poderia curá-la com *marmite*, uma pasta escura de fermento muito popular na época entre os adeptos da alimentação saudável na Inglaterra e na Austrália. Wills não conseguiu determinar qual era o nutriente químico vital do *marmite*. Chamou-o de "fator Wills".[51]

O fator Wills não era outra coisa senão ácido fólico ou folato, substância semelhante à vitamina encontrada em frutas e hortaliças (e em abundância no *marmite*). As células, quando se dividem, precisam fazer cópias do DNA — a substância química que contém todas as suas informações genéticas. O ácido fólico é essencial para a construção do DNA, sendo, portanto, vital para a divisão celular. Como as células sanguíneas são produzidas ao ritmo de divisão celular provavelmente mais assustador do corpo humano — mais de 300 bilhões de células por dia —, a gênese do sangue depende, particularmente, do ácido fólico. Na falta dele (em homens e mulheres privados de hortaliças, como em Bombaim), a produção de novas células sanguíneas na medula celular é suspensa. Milhões de células quase maduras são expelidas, formando um engarrafamento como produtos largados numa linha de montagem. A medula óssea torna-se uma fábrica deficiente, uma fábrica biológica malnutrida, estranhamente parecida com as fábricas de tecidos de Bombaim.

Esses vínculos — entre vitaminas, medula óssea e sangue normal — mantiveram Farber ocupado no começo do verão de 1946. A rigor, sua primeira experiência clínica, inspirada por essa conexão, resultou num erro terrível. Lucy Wills tinha observado que o ácido fólico, se administrado em pacientes privados de nutrientes, poderia restaurar a gênese do sangue. Farber se indagou se administrar ácido fólico em crianças com leucemia também não restauraria a normalidade do sangue. Seguindo essa tênue trilha, obteve ácido fólico, recrutou um grupo de crianças com leucemia e pôs-se a injetar-lhes ácido fólico.

Nos meses que se seguiram, Farber descobriu que o ácido fólico, longe de deter o avanço da leucemia, na verdade o acelerava. Num paciente, a contagem de glóbulos brancos quase dobrou. Noutro, as células leucêmicas explodiram na corrente sanguínea, levando minúsculas partículas de células malignas a se infiltrar na pele. Farber suspendeu a experiência de imediato. Chamou esse fenômeno de aceleração, evocando um objeto perigoso em queda livre galopando para o seu próprio fim.[52]

Pediatras do Children's Hospital ficariam furiosos com o experimento de Farber. Os folatos análogos não apenas aceleravam a leucemia como também a morte das crianças. Faber, contudo, ficou intrigado. Se o ácido fólico acelerava a produção de células leucêmicas, o que aconteceria se ele pudesse cortar seu suprimento com outra droga — um *anti*folato? Poderia uma substância química que bloqueasse o crescimento das células brancas interromper a leucemia?

As observações de Minot e Wills começaram a se encaixar num quadro nebuloso. Se a medula óssea era, de fato, uma movimentada fábrica de células, então a medula de uma pessoa com leucemia era essa fábrica em atividade excessivamente intensa, uma insana unidade de fabricação de células cancerosas. Minot e Wills tinham *ligado* a linha de produção da medula óssea ao acrescentar nutrientes ao corpo. Mas será que a medula poderia ser *desligada* reprimindo-se o suprimento de nutrientes? Seria possível recriar terapeuticamente a anemia dos operários das fábricas de Bombaim nas unidades médicas de Boston?

Em suas longas caminhadas do laboratório no subsolo do Children's Hospital à casa na rua Amory, em Brookline, Farber pensava incessantemente numa droga desse tipo.[53] O jantar, na sala de madeira escura da casa, geralmente era disperso, mecânico. Sua mulher, Norma, música e escritora, falava de ópera e poesia; Sidney, de autópsias, experiências e pacientes. Ao voltar para o hospital à noite, com o som do piano em que Norma praticava escala ainda em seus ouvidos, a perspectiva de um produto químico contra o câncer o perseguia. Ele o imaginava de modo palpável, visível, com fanático entusiasmo. Mas não sabia o que era ou como chamá-lo. A palavra *quimioterapia*, no sentido que tem hoje para nós, nunca fora usada para remédios contra o câncer.* Os aprimorados equipamentos e materiais de "antivitaminas" com que Farber sonhava tão vividamente em suas fantasias não existiam.

---

* Em 1910, em Nova York, William B. Coley, James Ewing e Ernest Codman trataram sarcomas ósseos com uma mistura de toxinas bacterianas — a chamada toxina de Coley. Coley observou respostas ocasionais, mas sua imprevisibilidade, provavelmente causada por estimulação imune, nunca atraiu por completo a atenção dos oncologistas e cirurgiões.

O suprimento de ácido fólico usado por Farber em sua primeira e desastrosa experiência viera do laboratório de um velho amigo, o químico Yellapragada Subbarao (também transliterado como SubbaRow) — ou Yella, como a maioria dos colegas o chamava. Yella era um pioneiro em muitos sentidos, um médico que se especializara em fisiologia celular, um químico que fora parar na biologia por acidente. Suas andanças científicas tinham sido pressagiadas por andanças físicas mais desesperadas e aventureiras. Ele chegara a Boston em 1923, sem um tostão no bolso e despreparado, tendo concluído o curso de medicina na Índia e conseguido uma bolsa para a faculdade de medicina tropical de Harvard.[54] Yella descobriu que o clima em Boston estava longe de ser tropical. Incapaz de achar emprego como médico no inverno frio e tempestuoso (não tinha licença para praticar medicina nos Estados Unidos), ele foi trabalhar no turno da noite do Brigham and Women's Hospital, abrindo portas, trocando lençóis e limpando urinóis.

A proximidade da medicina valeu a pena. Subbarao fez amizades e relações no hospital, e passou a trabalhar de dia como pesquisador na divisão de bioquímica. Seu projeto inicial envolvia a purificação de moléculas de células vivas e sua dissecação para determinar a composição — em essência, a realização de uma "autópsia" bioquímica das células. A abordagem exigia mais persistência do que imaginação, mas produziu notáveis dividendos. Subbarao purificou uma molécula chamada ATP, fonte de energia de todos os seres vivos (ATP contém a "energia" química da célula), e outra molécula chamada creatina, uma proteína encontrada em células musculares. Qualquer dessas conquistas deveria ter bastado para lhe garantir uma cadeira de professor em Harvard. Mas Subbarao era estrangeiro, um vegetariano solitário, noctívago, que falava com sotaque carregado, morava num apartamento de um quarto no centro da cidade e só fazia amizade com outros noctívagos solitários como Farber. Em 1940, sem estabilidade ou reconhecimento, Yella ingressou no Lederle, laboratório farmacêutico no norte do estado de Nova York, de propriedade da empresa American Cyanamid, onde lhe pediram que realizasse um grupo de sínteses químicas.

No Lederle, Yella Subbarao logo reformulou sua antiga estratégia e concentrou-se em fazer versões sintéticas dos produtos químicos naturais que tinha encontrado nas células, na esperança de usá-las como suplementos nutricionais. Nos anos 1920, outra empresa farmacêutica, a Eli Lilly, tinha ganhado uma fortuna vendendo uma forma concentrada de vitamina B_{12}, o nutriente ausente nos casos de anemia perniciosa.[55] Subbarao resolveu concentrar sua atenção em outra anemia, a negligenciada anemia por deficiência de folato. Mas em 1946, depois de muitas tentativas frustradas de extrair o produto químico do fígado de porco, ele mudou de tática e começou a sintetizar ácido fólico a partir da estaca zero, com a ajuda de uma equipe de cientistas que incluía Harriet Kilte, jovem química do Lederle.[56]

As reações químicas para obter o ácido fólico geraram um bônus acidental. Como as reações tinham várias etapas intermediárias, Subbarao e Kilte puderam criar variantes do ácido fólico com pequenas alterações na receita. Essas variantes — mímicas moleculares estreitamente aparentadas — tinham propriedades que desafiavam o senso comum. Enzimas e receptores nas células costumam funcionar pelo reconhecimento das moléculas que usam sua estrutura química. Mas uma estrutura molecular que serve de isca, que quase reproduz a molécula natural, pode se unir ao receptor ou à enzima e bloquear sua ação, como uma chave falsa que obstrui uma fechadura. Algumas das mímicas moleculares de Yella poderiam, portanto, comportar-se como *antagonistas* do ácido fólico.

Eram essas, precisamente, as antivitaminas que Farber tanto fantasiara. Ele escreveu a Kilte e Subbarao perguntando-lhes se poderia usar seus antagonistas do ácido fólico em pacientes com leucemia. Subbarao concordou. No fim do verão de 1947, o primeiro pacote de antifolato partiu dos laboratórios Lederle em Nova York e chegou ao laboratório de Farber.

O desafio de Farber

Ao longo dos séculos, quem sofre dessa doença foi submetido a quase todas as formas concebíveis de experiência. Os campos e florestas, a farmácia e o templo foram saqueados em busca de algum tipo de alívio para essa doença intratável. Quase nenhum animal escapou de dar a sua contribuição, fosse com pele ou pelo, dente ou unha, timo ou tireoide, fígado ou baço, na vã busca de alívio.[1]

— William Bainbridge

A busca de uma maneira de erradicar esse flagelo [...] fica por conta da investigação intermitente e incidental e da pesquisa não coordenada.[2]

— *The Washington Post*, 1946

Dez quilômetros e meio ao sul dos hospitais de Longwood, em Boston, a cidade de Dorchester é um típico subúrbio que se alastrou da Nova Inglaterra, um triângulo encravado entre as áreas industriais a oeste e as baías verde-acinzentadas do Atlântico a leste. No fim dos anos 1940, levas de imigrantes judeus e irlandeses — construtores navais, ferreiros, engenheiros de ferrovias, pescadores e operários de fábrica — se estabeleceram em Dorchester, ocupando filas de casas de tijolo e sarrafo, que serpenteavam ladeira acima pela avenida Blue Hill. Dorchester reinventou-se como a quintessência do subúrbio familiar, com parques e playgrounds à beira do rio, um campo de golfe, uma igreja e uma sinagoga. Domingo à tarde, famílias iam para o Franklin Park andar pelas trilhas arborizadas ou contemplar avestruzes, ursos polares e tigres no zoológico.

Em 16 de agosto de 1947, numa casa em frente ao zoológico, o filho de um construtor naval dos estaleiros de Boston ficou misteriosamente doente, com uma febre baixa que ia e vinha sem seguir um padrão por um período de duas semanas, acompanhada de crescente letargia e palidez. Robert Sandler tinha dois anos.[3] Seu irmão gêmeo, Elliott, era uma criança ativa e angelical de saúde perfeita.

Dez dias depois da primeira febre, a doença de Robert piorou significativamente. A temperatura subiu. A tez passou de rosada para um branco leitoso fantasmagórico. Ele foi levado para o Children's Hospital em Boston. Seu baço, órgão do tamanho de um punho (em geral difícil de apalpar sob as costelas) que armazena e produz sangue, estava visivelmente aumentado, pesado como um saco cheio. Uma gota de sangue ao microscópio de Farber revelou a identidade da doença: bilhões de células blásticas leucêmicas linfoides imaturas dividiam-se freneticamente, com os cromossomos condensando-se e descondensando-se como pequenos punhos que se abriam e fechavam.

Sandler chegou ao Children's Hospital apenas algumas semanas depois que Farber recebeu seu primeiro pacote do Lederle. Em 6 de setembro de 1947, começou a injetar no menino ácido pteroil-aspártico ou PAA, o primeiro dos antifolatos do Lederle.[4] (Autorização para realizar uma experiência clínica com remédio — mesmo um remédio tóxico — não costumava ser exigida. Os pais eram, vez por outra, superficialmente informados sobre a experiência; as crianças quase nunca eram informadas ou consultadas. O código de Nuremberg sobre experiências humanas, que exige consentimento voluntário explícito dos pacientes, foi esboçado em 9 de agosto de 1947, menos de um mês antes da experiência com PAA. É difícil imaginar que Farber, em Boston, tivesse ouvido falar na exigência desse código de consentimento.)

O PAA teve pouco efeito. Ao longo do mês seguinte, Sandler tornou-se cada vez mais letárgico. Passou a mancar, como resultado da pressão das células leucêmicas em sua medula espinhal. Apareceram dores nas juntas, além de outras dores fortes e migratórias. Então, as células leucêmicas infiltraram um dos ossos da coxa, causando fratura e provocando uma dor excruciante, indescritível. Em dezembro, o caso parecia perdido. A ponta do baço de Sandler, mais densa do que as próprias células leucêmicas, caiu sobre a bacia. Ele estava retraído, apático, inchado e pálido, à beira da morte.

Em 28 de dezembro, entretanto, Farber recebeu uma nova versão de antifolato de Subbarao e Kilte, aminopterina, substância química com uma pequena mudança na estrutura do PAA. Farber pegou a droga logo que ela chegou e começou a injetá-la no menino, esperando, no máximo, que o câncer regredisse um pouco.

A resposta foi significativa. A contagem de células brancas, que aumentara astronomicamente — 10 mil em setembro, 20 mil em novembro, quase 70 mil em dezembro —, de repente parou de subir e manteve-se num patamar. Então, o que foi ainda mais notável, a contagem começou, de fato, a cair; as células blásticas leucêmicas gradualmente diminuiram, até quase desaparecer. No Ano-Novo, a contagem tinha caído para quase 1/6 do valor mais alto alcançado, chegando perto do nível normal. O câncer não desaparecera — ao microscópio, ainda eram glóbulos brancos malignos —, mas se acalmara temporariamente, congelado num impasse hematológico, no gélido inverno bostoniano.

Em 13 de janeiro de 1948, Sandler voltou à clínica, andando por conta própria pela primeira vez em dois meses. O baço e o fígado tinham diminuído tão espetacularmente que suas roupas, como notou Farber, ficaram "frouxas no abdômen". O sangramento parou. Seu apetite tornou-se voraz, como se ele tentasse compensar os seis meses de refeições perdidas. Em fevereiro, Farber notou que ele estava tão ágil, nutrido e ativo como o irmão gêmeo. Por um breve instante, Robert e Elliott Sandler voltaram a parecer idênticos.

O retrocesso da leucemia de Sandler — sem precedentes na história — lançou Farber num turbilhão de atividades. No começo do inverno de 1948, havia mais crianças em sua clínica: um menino de três anos, levado com a garganta inflamada, uma menina de dois anos e meio com caroços na cabeça e no pescoço, todos mais tarde diagnosticados com leucemia linfoblástica aguda. Inundado de antifolatos de Yella e com pacientes que deles precisavam desesperadamente, Farber convocou mais médicos para ajudá-lo: um hematologista chamado Louis Diamond e um grupo de assistentes, formado por James Wolff, Robert Mercer e Robert Sylvester.

Farber tinha deixado os diretores do Children's Hospital furiosos com sua primeira experiência clínica. Com esta, a segunda, ele os deixou enlouquecidos. Os funcionários do hospital decidiram tirar todos os internos de pediatria da unidade de quimioterapia (eles achavam que a atmosfera nas enfermarias com pacientes de leucemia era desesperada e experimental demais, e, portanto, imprópria para o aprendizado médico) — em suma, deixando para Farber e seus assistentes a tarefa de cuidar sozinhos dos pacientes.[5] Crianças com câncer, como observou um cirurgião, costumavam ser "enfiadas nos recessos mais distantes das enfermarias".[6] Estavam em seu leito de morte, de qualquer maneira, diziam os pediatras: não seria mais bondoso e nobre, insistiam alguns, simplesmente "deixá-los morrer em paz"?[7] Quando um clínico sugeriu que os novos "químicos" de Farber fossem usados em crianças com leucemia apenas como último recurso, Farber, recordando-se de seu trabalho anterior como patologista, gritou de volta: "A essa altura, o único produto químico de que precisariam seria fluido de embalsamamento".[8]

Farber equipou um quarto dos fundos de um pavilhão perto dos banheiros, improvisando uma clínica. Sua pequena equipe foi abrigada em diferentes espaços não utilizados do departamento de patologia[9] — em quartos dos fundos, poços de escada e escritórios vazios. O apoio institucional era mínimo. Seus assistentes afiavam as próprias agulhas para medula óssea, prática tão antiquada quanto exigir de um cirurgião que amolasse suas facas num esmeril.[10] A equipe de Farber acompanhava a doença nos pacientes com meticulosa atenção para os detalhes: cada contagem de sangue, cada transfusão, cada febre era anotada. Se a leucemia seria derrotada, Farber queria que cada minuto dessa batalha fosse registrado para a posteridade — mesmo que ninguém mais estivesse disposto a assistir à luta.

Naquele inverno de 1948, um frio rigoroso e desolador atingiu Boston. Nevascas obrigaram a clínica de Farber a paralisar suas atividades. A estreita estrada de asfalto para a avenida Longwood ficou coberta com uma camada de gelo fina e lamacenta, e o subsolo, mal aquecido mesmo no outono, tornou-se insuportavelmente frio. Ficou impossível aplicar doses diárias de antifolato, e a equipe de Farber começou a fazê-lo apenas três vezes por semana. Em fevereiro, quando as tempestades amainaram, as injeções diárias foram retomadas.

Enquanto isso, notícias das experiências de Farber com a leucemia infantil começavam a espalhar-se, e uma lenta fila de crianças chegava à clínica. Caso a caso, um padrão surpreendente foi surgindo: os antifolatos eram capazes de baixar a contagem de células leucêmicas, às vezes até o seu completo desaparecimento — pelo menos por um tempo. Houve outros recuos de sintomas tão espetaculares quanto o de Sandler. Dois meninos tratados com aminopterina voltaram para a escola.[11] Outra criança, uma menina de dois anos e meio, começou a "brincar e correr" depois de sete meses de cama.[12] A normalidade do sangue quase devolvia uma normalidade fugaz e momentânea à infância.

Mas havia sempre o mesmo problema. Depois de dois meses de recuo dos sintomas, o câncer inevitavelmente regressava, inutilizando até mesmo as drogas mais potentes de Yella. As células voltavam na medula óssea, a seguir irrompiam no sangue, e nem mesmo os antifolatos mais ativos conseguiam interromper seu crescimento. Robert Sandler morreu em 1948, tendo respondido ao tratamento por apenas alguns meses.

Apesar disso, mesmo quando temporária, a remissão era verdadeira — e histórica. Em abril de 1948, já havia dados suficientes para preparar um artigo preliminar destinado ao *New England Journal of Medicine*.[13] A equipe tinha tratado dezesseis pacientes, dos quais dez reagiram. Cinco crianças — mais ou menos 1/3 do grupo inicial — viveram mais quatro meses ou até mesmo seis depois do diagnóstico. Quando se tratava de leucemia, seis meses de sobrevivência era uma eternidade.

O artigo de Farber, publicado em 3 de junho de 1948, estendia-se por sete páginas repletas de tabelas, figuras, fotografias tiradas ao microscópio, valores de laboratório e contagem de sangue. A linguagem era engravatada, formal, objetiva e científica. Apesar disso, como os grandes artigos médicos, é impossível parar de ler. E, como todo bom romance, é eterno: ler esse artigo hoje é ser lançado nos bastidores da tumultuosa vida de uma clínica de Boston, os pacientes pendurados à vida por um fio, enquanto Farber e seus assistentes se esforçam por encontrar novas drogas contra uma doença terrível que desaparece e volta. Era uma trama com começo, meio e, infelizmente, fim.

O artigo foi recebido, como recorda um cientista, "com ceticismo, descrença e horror".[14] Mas para Farber o estudo continha uma mensagem irresistível: o câncer, mesmo em sua forma mais agressiva, tinha sido tratado com um remédio, uma substância química. Em seis meses, entre 1947 e 1948, ele viu uma porta abrir-se — de forma breve e tentadora — que depois voltou a fechar-se hermeticamente. E por essa porta ele vislumbrou uma possibilidade incandescente. O desaparecimento de um agressivo câncer sistêmico, por intermédio de drogas químicas, não tinha precedente na história do câncer. No verão de 1948, quando realizou a biópsia da medula óssea de uma criança com leucemia depois de tratamento com aminopterina, um assistente de Farber mal pôde acreditar nos resultados. "A medula óssea parecia tão normal", ele escreveu, "que era possível sonhar com a cura."[15]

E, portanto, Farber sonhou. Sonhou com células malignas mortas por drogas especificamente anticâncer; com células normais que se regeneravam e reclamavam de volta seus espaços fisiológicos; com uma série de antagonistas sistêmicos capazes de dizimar células malignas; com a "cura" da leucemia por meio de substâncias químicas; com a aplicação posterior de sua experiência com produtos químicos e leucemia a formas mais comuns de câncer. Estava lançado o desafio para a medicina do câncer. Cabia a uma geração inteira de médicos e cientistas aceitá-lo.

Uma peste privada

Revelamo-nos nas metáforas que escolhemos para representar o cosmo em miniatura.[1]

— Stephen Jay Gould

Assim, há mais de 3 mil anos, a doença é conhecida da profissão médica. E por mais de 3 mil anos a humanidade bate à porta da profissão médica pedindo uma "cura".[2]

— *Fortune*, maio de 1937

Agora é a vez de o câncer ocupar a vaga da enfermidade que entra sem pedir licença.[3]

— Susan Sontag

Tendemos a pensar no câncer como doença moderna porque suas metáforas são modernas. É uma doença de superprodução, de crescimento fulminante — crescimento impossível de parar, inclinado sobre o abismo do descontrole. A biologia moderna nos encoraja a imaginar a célula como uma máquina molecular. O câncer é essa máquina incapaz de saciar o comando inicial (crescer), que se transforma num autômato indestrutível, autoimpulsionado.

A noção do câncer como aflição que pertence, paradigmaticamente, ao século xx lembra, como afirmou Susan Sontag de forma tão dogmática em seu livro *Doença como metáfora*, outra doença que também já foi considerada paradigmática de uma época: a tuberculose no século xix. Ambas, observou Sontag com mordacidade, eram consideradas "algo obsceno — no sentido original da palavra: de mau agouro, abominável, repugnante aos sentidos". Ambas exaurem a vitalidade; ambas prolongam o encontro com a morte; em ambos os casos, *morrer*, mais do que *morte*, define a doença.

Mas, apesar das metáforas paralelas, a tuberculose pertence a outro século. O "mal dos peitos" (ou tísica) era o romantismo vitoriano elevado ao seu extremo patológico — febril, inexorável, arquejante e obsessivo. Era a doença dos poetas: John Keats fechando-se silenciosamente em direção à morte num pequeno quarto junto à escadaria da Trinità dei Monti, em Roma, ou Byron, romântico obsessivo, que se imaginava morrendo da doença para impressionar a amante.[4] "A morte e a enfermidade são muitas vezes belas, como [...] o brilho febril da tuberculose",[5] escreveu Thoreau em 1852. Em *A montanha mágica*, de Thomas Mann, esse "esplendor febril" libera uma força criativa exaltada em suas vítimas — uma força esclarecedora, edificante, catártica, que também parece carregada da essência de sua era.

O câncer, diferentemente, está carregado de imagens mais contemporâneas. A célula cancerosa é uma individualista desesperada, "em todos os sentidos imagináveis, uma inconformada",[6] de acordo com o cirurgião e escritor Shervin Nuland. A palavra *metástase*, usada para descrever a migração do câncer de um lugar para outro, é uma curiosa mistura de *meta* e *stasis* — "além da imobilidade", em latim —, um estado sem âncoras, parcialmente instável, que captura a instabilidade peculiar da modernidade. Se a tuberculose outrora matava suas vítimas por evisceração patológica (o bacilo da tuberculose aos poucos torna oco o pulmão), o câncer nos asfixia invadindo nossos tecidos com células em excesso; é o significado oposto ao da tuberculose — a patologia do excesso. O câncer é uma doença expansionista; invade os tecidos, estabelece colônias em paisagens hostis, buscando "refúgio" num órgão e depois emigrando para outro. Vive desesperada, inventiva, feroz, territorial, astuciosa e defensivamente — por vezes como se *nos* ensinasse a sobreviver. Enfrentar o câncer é encontrar uma espécie alternativa, talvez mais adaptada à sobrevivência do que nós mesmos.

Esta imagem — do câncer como nosso desesperado, malévolo e contemporâneo menecma — é tão perturbadora por ser pelo menos parcialmente verdadeira. Uma célula cancerosa é uma espantosa perversão da célula normal. O câncer é um invasor e colonizador fenomenalmente bem-sucedido em parte porque explora as mesmas características que *nos* tornam bem-sucedidos como espécie ou organismo.

Como a célula normal, a célula cancerosa depende do crescimento no sentido mais básico e elementar: a divisão de uma célula para formar duas. Nos tecidos normais, esse processo é primorosamente regulado, de tal maneira que o crescimento é estimulado por sinais específicos e contido por outros sinais. No câncer, o crescimento desenfreado dá origem a gerações e gerações de células. Os biólogos costumam usar a palavra *clone* para descrever células que compartilham um ancestral genético. Agora sabemos que o câncer é uma doença clonal. Quase todo tipo de câncer conhecido nasce de uma célula ancestral que, tendo adquirido a capacidade ilimitada de divisão e sobrevivência celular, dá origem a um número ilimitado de descendentes — a *omnis cellula e cellula e cellula* de Virchow repetida ao infinito.

Mas o câncer não é apenas uma doença clonal; é uma doença que *evolui* clonalmente. Se o crescimento ocorresse sem evolução, as células cancerosas não seriam dotadas da poderosa capacidade de invadir, sobreviver e entrar em metástase. Toda geração de células cancerosas cria um pequeno número de células geneticamente diferentes dos pais. Quando uma droga quimioterápica ou um sistema imunológico ataca o câncer, aparecem clones mutantes que podem resistir e atacar. As células cancerosas mais aptas sobrevivem. O melancólico e inexorável ciclo de mutação, seleção e crescimento exagerado produz células mais e mais aptas a sobreviver e crescer. Em alguns casos, as mutações aceleram a aquisição de outras mutações. Essa instabilidade genética, como uma loucura grave, apenas dá mais ímpeto para a geração de clones mutantes. Assim, o câncer aproveita-se da lógica fundamental da evolução como qualquer outra doença. Se nós, como espécie, somos o produto final da seleção darwiniana, essa doença impressionante que espreita dentro de nós também é.

Essas seduções metafóricas podem nos levar longe, mas elas são inevitáveis num assunto como o câncer. Ao escrever este livro, comecei imaginando meu projeto como uma "história" do câncer. Mas aos poucos senti que era como se eu não pudesse evitar escrever não sobre *algo*, mas sobre *alguém*. Meu assunto diário metamorfoseou-se em algo que parecia um indivíduo — uma enigmática, talvez um tanto desordenada, imagem num espelho. Não se tratava tanto da história médica de uma doença como de algo mais pessoal, mais visceral: sua biografia.

Como todo biógrafo tem de enfrentar o nascimento do biografado, voltamos agora ao início: onde "nasceu" o câncer? Qual é sua idade? Quem foi o primeiro a registrá-lo como doença?

Em 1862, Edwin Smith — personagem incomum, especialista, mascate, falsificador de antiguidades e egiptólogo amador — comprou (ou roubou, como dizem alguns) um papiro de cinco metros de comprimento de um vendedor de antiguidades em Luxor, Egito.[7] O papiro estava em péssimas condições, com páginas amarelecidas, quebradiças, escritas manualmente em egípcio. Acredita-se, agora, que datam do século VII a.C. e são a transcrição de um manuscrito de 2500 a.C. O copista — um plagiador, apressadíssimo — cometeu erros ao copiar e fez algumas correções com tinta vermelha na margem das páginas.

Hoje, julga-se que o papiro traduzido em 1930 contém os ensinamentos de Imhotep, grande médico egípcio que viveu em torno de 2625 a.C. Imhotep, um dos poucos egípcios do Antigo Império de que temos notícia que não pertencia à família real, era um homem do Renascimento no centro de um amplo renascimento egípcio.[8] Como vizir na corte do rei Djozer, ele interessou-se por neurocirurgia, arriscou-se na arquitetura e fez incursões em astrologia e astronomia. Mesmo os gregos, ao depararem com seu intelecto impetuoso e veemente quando marchavam pelo Egito séculos depois, classificaram-no como um feiticeiro antigo e fundiram-no com seu próprio deus médico, Asclépio.

A característica mais surpreendente do papiro de Smith não está na magia nem na religião, mas na ausência de magia e religião. Num mundo mergulhado em feitiços, encantamentos e simpatias, Imhotep escreveu sobre ossos quebrados e vértebras deslocadas com um vocabulário objetivo, esterilizado, científico, como se redigisse um texto didático moderno. Os 48 casos do papiro — fraturas de mão, abscessos na pele, ossos despedaçados do crânio — são tratados como enfermidades médicas, e não como fenômenos ocultos, cada um com seu próprio glossário anatômico, seu diagnóstico, seu sumário e seu prognóstico.

E é à luz dos lampejos esclarecedores de um cirurgião antigo que o câncer aparece pela primeira vez como uma doença distinta. Ao descrever o caso 45, Imhotep aconselha:

Se você examina [um caso] de massas salientes no peito e descobre que elas se espalharam pelo peito; se põe a mão sobre [o] peito [e] acha [as massas] frias, sem aumento de temperatura; elas não têm granulações, não contêm líquido em seu interior, não apresentam perda de líquido, e ainda assim são salientes ao toque, você pode dizer: "Este é um caso de massas salientes contra o qual tenho de lutar [...] Tumores salientes no peito correspondem à existência de inchaços grandes, espalhados e duros; tocá-los é como tocar uma bola de papel de presente; também podem ser comparados à fruta *hemat* verde, que é dura e fria ao tato".

Uma "massa saliente no peito" — fria, dura, densa como uma fruta e espalhando-se insidiosamente debaixo da pele; dificilmente haveria uma descrição mais vívida do câncer de mama. Cada caso descrito no papiro era acompanhado de uma discussão concisa dos tratamentos, ainda que apenas paliativos: leite derramado nos ouvidos de pacientes neurocirúrgicos, cataplasmas para feridas, bálsamos para queimaduras. Mas, com relação ao caso 45, ele mantém um silêncio atípico. Na seção intitulada "Terapia", ele apresenta apenas uma frase: "Não existe".

Com essa admissão de impotência, o câncer praticamente desapareceu da história da medicina antiga. Outras doenças repetiram-se cíclica e violentamente pelo planeta, deixando atrás de si suas pegadas crípticas em lendas e documentos. Uma peste avassaladora — provavelmente tifo — consumiu a cidade portuária de Avaris em 1715 a.C., dizimando a população.[9] A varíola explodiu vulcanicamente em bolsões, deixando suas cicatrizes características na face de Ramsés V no século XII a.C.[10] A tuberculose ia e voltava no vale do rio Indo, como suas enchentes sazonais.[11] Mas se o câncer existiu nos interstícios dessas epidemias colossais, existiu em silêncio, não deixando vestígio nenhum na literatura médica — ou em qualquer outro tipo de literatura.

Mais de dois milênios transcorreram da descrição de Imhotep até que voltássemos a ouvir falar do câncer. E, mais uma vez, é uma doença revestida de silêncio, motivo de vergonha pessoal. Em sua difusa *História*, escrita por volta de 440 a.C., o historiador grego Heródoto registra o caso de Atossa, rainha da Pérsia, que foi subitamente acometida de uma doença incomum.[12] Atossa era filha de Ciro e mulher de Dario, imperadores aquemênidas de lendária brutalidade que se sucederam e governaram um vasto pedaço de terra, da Lídia, no mar Mediterrâneo, à Babilônia, no Golfo Pérsico. No meio do seu reinado, Atossa descobriu um caroço que lhe sangrava no peito, provavelmente provocado por uma forma particularmente malévola de câncer de mama chamada de inflamatório (no câncer de mama inflamatório, células malignas invadem as glândulas linfáticas da mama, provocando a formação de uma massa vermelha e aumentada).

Se Atossa quisesse, todo um cortejo de médicos, da Babilônia à Grécia, teria acudido ao leito da enferma para tratá-la. Em vez disso, mergulhou numa solidão feroz e impenetrável. Vivia enrolada em lençóis, numa quarentena voluntária, envergonhada demais para buscar o conselho de seus próprios médicos. Os médicos de Dario talvez tenham tentado tratá-la, mas sem resultado. Finalmente, um escravo grego chamado Democedes convenceu-a a permitir que ele extirpasse o tumor.

Logo depois dessa operação, Atossa desaparece misteriosamente do texto de Heródoto. Para ele, não passa de uma pequena guinada na trama. Não sabemos se o tumor reincidiu ou como e quando ela morreu, mas o procedimento deu certo, pelo menos temporariamente. Atossa viveu, graças a Democedes. E esse alívio da dor e da doença lançou-a num frenesi de gratidão e ambição territorial. Dario planejava uma campanha contra Cítia, na fronteira oriental do seu império. Estimulada por Democedes, que queria voltar para sua Grécia natal, Atossa suplicou ao marido que fizesse sua campanha na direção oeste, e as guerras que se seguiram entre gregos e persas representariam momentos decisivos nos primórdios da história do Ocidente. Foi o tumor de Atossa, portanto, que lançou mil navios ao mar. O câncer, mesmo como doença clandestina, deixou suas impressões digitais no mundo antigo.

Mas Heródoto e Imhotep são contadores de histórias, e, como todas as histórias, as deles têm falhas e inconsistências. Os "cânceres" que relatam podem ter sido neoplasias ou talvez descrevessem nebulosamente abscessos, úlceras, verrugas ou sinais de nascença. Os únicos casos inegáveis de câncer na história são aqueles em que o tecido maligno foi, de alguma forma, preservado. E para nos encontrarmos, face a face, com um desses cânceres — fitarmos realmente a doença antiga em seus olhos — precisamos fazer uma viagem a um cemitério de mil anos, numa remota e arenosa planície da ponta meridional do Peru.

A planície fica no extremo setentrional do deserto do Atacama, faixa seca e desolada de 950 km de extensão à sombra a sotavento da gigantesca dobra dos Andes que se estende do sul do Peru ao Chile. Varrido continuamente por um vento quente e seco, o terreno não vê chuva desde que se começou a fazer registros históricos. É difícil imaginar que a vida humana algum dia tenha florescido ali, mas floresceu. Espalham-se pela planície centenas de túmulos — buracos pequenos e rasos abertos no barro e cuidadosamente forrados com pedra. Ao longo dos séculos, cães, tempestades e profanadores de túmulos têm aberto essas covas rasas, exumando a história.

Os túmulos contêm os restos mumificados de membros da tribo chiribaya. Os Chiribaya não fizeram nenhum esforço para preservar os mortos, mas o clima é quase providencialmente perfeito para a mumificação. O barro decoa a água e os fluidos do corpo por baixo, e o vento seca os tecidos por cima. Os corpos, em geral sentados, são dessa forma rapidamente congelados no tempo e no espaço.

Em 1990, um desses grandes e ressequidos cemitérios contendo cerca de 140 corpos chamou a atenção de Arthur Aufderheide, professor da Universidade de Minnesota, em Duluth. Aufderheide é formado em patologia, mas sua especialidade é *paleo*patologia, estudo de espécimes antigos. Suas autópsias, diferentemente das de Farber, não são realizadas em pacientes que viveram até recentemente, mas nos restos mumificados encontrados em sítios arqueológicos. Ele guarda esses espécimes humanos em pequenas vasilhas de leite esterilizadas, numa câmara abobadada em Minnesota. Há cerca de 5 mil pedaços de tecido, numerosas biópsias e centenas de esqueletos fragmentados em seu gabinete.

No sítio arqueológico dos Chiribaya, Aufderheide montou uma mesa de dissecação improvisada e realizou 140 autópsias ao longo de algumas semanas.[13] Um dos corpos propiciou uma descoberta extraordinária. A múmia era de uma mulher jovem, de trinta e poucos anos, que estava sentada, com os dedos recurvados, numa cova rasa de barro. Quando Aufderheide a examinou, seus dedos apalparam uma dura "massa bulbosa" no antebraço esquerdo. As finas dobras de pele, notavelmente preservadas, cederam à pressão dessa massa, que estava intacta e cravada de espículas de osso. Tratava-se, sem dúvida alguma, de um tumor ósseo maligno, um osteossarcoma, um câncer mumificado de mil anos de idade. Aufderheide suspeita que o tumor tenha rompido a pele enquanto ela ainda vivia. Osteossarcomas, mesmo pequenos, podem ser intensamente dolorosos. A dor que a mulher sofreu, ele suspeita, deve ter sido insuportavelmente forte.

Aufderheide não foi o único paleobiólogo a descobrir cânceres em espécimes mumificados. (Tumores ósseos, por formarem tecido endurecido e calcificado, têm muito mais probabilidade de sobreviver durante séculos e são mais bem preservados.) "Há outros cânceres encontrados em múmias em que o tecido maligno foi preservado. O mais antigo deles é um câncer abdominal de Dakhlesh, no Egito, de cerca de quatrocentos anos depois de Cristo", ele disse. Em outros casos, os paleopatologistas não encontraram tumores propriamente, mas sinais deixados por eles no corpo. Alguns esqueletos estão crivados de pequenos buracos causados pelo câncer no crânio ou nos ossos do ombro, todos oriundos de pele metastásica ou de câncer de mama. Em 1914, uma equipe[14] de arqueólogos encontrou uma múmia egípcia de 2 mil anos nas catacumbas alexandrinas, com um tumor invadindo o osso da bacia. Louis Leakey, o antropologista que desenterrou alguns dos mais antigos esqueletos humanos que se conhece, também descobriu um maxilar datado de 2 milhões de anos atrás, de um sítio arqueológico vizinho, que traz os sinais de uma forma peculiar de linfoma encontrada endemicamente na África meridional (apesar de a origem desse tumor nunca ter sido confirmada patologicamente).[15] Se essa descoberta representa de fato uma marca antiga de malignidade, então o câncer, longe de ser uma doença "moderna", é uma das doenças mais antigas já vistas num espécime humano — muito provavelmente a *mais* antiga.

A descoberta mais notável, entretanto, não é a de que o câncer existia num passado distante, mas a de que ele era fugidiamente raro. Quando perguntei a Aufderheide a esse respeito, ele riu. "A história inicial do câncer", disse, "é que há muito pouca história do câncer."[16] Os mesopotâmios conheciam suas enxa-

64

quecas; os egípcios tinham uma palavra para abscesso. Uma doença parecida com a lepra, *tsaraàt*, é mencionada no livro do Levítico.[17] Os Vedas hindus têm um termo médico para edema e uma deusa dedicada especificamente à varíola. A tuberculose era tão onipresente e familiar na vida dos antigos que — como o gelo e os esquimós — existem palavras distintas para cada manifestação dela. Mas mesmo os cânceres comuns, como o de mama, o de pulmão e o de próstata, destacam-se pela ausência. Com poucas exceções, na grande extensão da história médica não existe um livro ou um deus para o câncer.

Essa ausência tem muitas razões. O câncer é uma doença relacionada com a idade — às vezes exponencialmente. O risco de câncer de mama, por exemplo, é de cerca de um em quatrocentos numa mulher de trinta anos e aumenta de um para nove numa de setenta.[18] Nas sociedades mais antigas, as pessoas não viviam o suficiente para desenvolver câncer. Homens e mulheres eram consumidos bem antes por tuberculose, hidropsia, cólera, varíola, lepra, peste ou pneumonia. Se o câncer já existia, ficou submerso no mar de outras doenças, manifestando-se apenas quando todas as outras *cessavam*. A rigor, o aparecimento do câncer no mundo é produto de uma dupla negativa: ele só se torna comum quando todas as outras doenças mortais são combatidas. Médicos do século XIX costumavam associar o câncer à civilização: o câncer, eles pensavam, era causado pela correria da vida moderna, que de alguma forma estimulava o crescimento patológico no corpo. A associação era correta, porém a causalidade não: a civilização não é a causa do câncer, mas, ao prolongar a vida humana, ela o *desvela*.

A longevidade, embora com certeza o fator que mais contribuiu para o predomínio do câncer no começo do século XX, não foi provavelmente o único. Nossa capacidade de detectar o câncer cada vez mais cedo e de lhe atribuir mortes com precisão, também aumentou espetacularmente no século passado. A morte de uma criança com leucemia nos anos 1850 poderia ser atribuída a um abscesso ou infecção (ou, como diria Bennett, a uma "supuração do sangue"). E as técnicas de cirurgia, biópsia e autópsia aguçaram ainda mais a nossa capacidade de diagnosticar o câncer. A introdução da mamografia, para detectar o câncer de mama mais cedo em sua evolução, aumentou drasticamente sua incidência — resultado aparentemente paradoxal, que faz todo sentido quando nos damos conta de que os raios X permitem que tumores sejam diagnosticados em seus estágios iniciais.

Por fim, mudanças na estrutura da vida moderna alteraram radicalmente o espectro dos cânceres — aumentando a incidência de alguns, diminuindo a incidência de outros. O câncer de estômago, por exemplo, predominou em certas populações até o fim do século XIX. Isso provavelmente foi provocado por carcinogênicos encontrados em reagentes e conservantes usados no preparo de picles e exacerbado pela infecção endêmica e contagiosa de uma bactéria causadora do câncer de estômago. Com o advento dos modernos processos de refrigeração (e possivelmente com as mudanças na higiene pública que reduziram os índices de infecção endêmica), a epidemia de câncer de estômago parece ter diminuído. Em contraste, a incidência do câncer de pulmão em homens aumentou espetacularmente nos anos 1950, como resultado do aumento do consumo de cigarro no começo do século XX. Nas mulheres, grupo que começou a fumar nos anos 1950, a incidência do câncer de pulmão ainda não atingiu o ápice.

A consequência dessas alterações demográficas e epidemiológicas foi e ainda é enorme. Em 1900, como observou Roswell Park, a tuberculose era, de longe, a causa de morte mais comum nos Estados Unidos. Logo atrás da tuberculose vinham a pneumonia (William Osler, o famoso médico da Johns Hopkins University, chamou-a de "capitão dos homens da morte"),[19] a diarreia e a gastrenterite. O câncer ainda ocupava um distante sétimo lugar.[20] No começo dos anos 1940, o câncer tinha passado à frente, ocupando o segundo lugar da lista, imediatamente depois das doenças cardíacas.[21] Nesse mesmo período, a expectativa de vida dos americanos aumentou 26 anos.[22] A proporção de pessoas com mais de sessenta anos — a idade em que a maioria dos cânceres começa a atacar — quase dobrou.

Mas, apesar da raridade dos cânceres na Antiguidade, é impossível esquecer o tumor que crescia no osso da múmia de uma mulher de 35 anos encontrada por Aufderheide. A massa olha para nós insolentemente. A mulher deve ter se espantado diante da dor terrível que lhe acometia o osso e da saliência que crescia lentamente em seu braço. É difícil olhar para o tumor e não ter a sensação de que acabamos de ver um poderoso monstro em sua infância.

Onkos

A bile negra, sem ser fervida, causa cânceres.[1]

— Galeno, 130 d.C.

Não aprendemos nada, portanto, sobre a causa real do câncer e sua verdadeira natureza. Estamos onde os gregos estavam.[2]

— Francis Carter Wood, em 1914

É bile ruim. São os maus hábitos. São os maus chefes. São os genes ruins.[3]

— Mel Greaves, *Cancer: the Evolutionary Legacy*, 2000

Em certo sentido, a doença só passa a existir quando decidimos de comum acordo que ela existe — percebendo-a, dando-lhe nome e respondendo a ela.[4]

— C. E. Rosenberg

Até um monstro antigo precisa de um nome. Nomear uma doença é descrever certa condição de sofrimento — é um ato literário antes de ser um ato médico. Um paciente, bem antes de tornar-se objeto de exame médico, é, de início, simplesmente um contador de histórias, um narrador de sofrimentos — um viajante que visitou o reino da doença. Para aliviar uma enfermidade é preciso, portanto, começar confessando sua história.

Os nomes de doenças antigas são histórias condensadas. O tifo, uma enfermidade tempestuosa, com febres erráticas, vaporosas, veio do grego *tuphon*, o pai dos ventos — palavra que também deu origem ao moderno *tufão*. *Influenza* veio do latim *influentia*, porque os médicos imaginavam que as epidemias cíclicas de gripe eram influenciadas por estrelas e planetas, que giravam ora perto, ora longe da Terra. Tuberculose veio do latim *tuber*, referindo-se a gânglios aumentados que lembravam pequenas hortaliças. A tuberculose linfática era chamada de *scrofula*, da palavra latina para "leitão", evocando a imagem um tanto mórbida de uma cadeia de glândulas dispostas em linha como um grupo de leitões mamando.

Foi na época de Hipócrates, por volta de 400 a.C., que um termo para câncer apareceu pela primeira vez na literatura médica: *karkinos*, da palavra grega para "caranguejo". O tumor, com os vasos sanguíneos inchados à sua volta, fez Hipócrates pensar num caranguejo enterrado na areia com as patas abertas em círculo. A imagem era peculiar (poucos cânceres, a rigor, se parecem com caranguejos), mas também vívida. Escritores que vieram depois, tanto médicos como pacientes, acrescentaram detalhes.[5] Para alguns, a superfície endurecida e desbotada do tumor lembrava a dura carapaça do corpo do caranguejo. Outros sentiam o animal mexer-se sob a carne, como se a doença se espalhasse furtivamente pelo corpo. Para outros, ainda, a súbita pontada de dor produzida pela doença era como se estivessem presos nas tenazes de um caranguejo.

Outra palavra grega está ligada à história do câncer — *onkos*, usada para descrever tumores e de onde a oncologia tirou seu nome, era o termo utilizado para denominar uma massa, uma carga ou mais comumente um fardo; o câncer era imaginado como um peso carregado pelo corpo. Na tragédia grega, a mesma palavra designava a máscara que com frequência era "carregada" por um personagem para denotar a carga psíquica suportada por ele.

Mas, embora essas metáforas vívidas tenham seu efeito em nossa compreensão contemporânea do câncer, o que Hipócrates chamou de *karkinos* e a doença que agora conhecemos como câncer eram coisas muito diferentes. Os *karkinos* de Hipócrates eram quase sempre tumores grandes, superficiais, facilmente visíveis a olho nu: cânceres da mama, de pele, de mandíbula, de pescoço e de língua. Mesmo a distinção entre tumores malignos e não malignos provavelmente escapou a Hipócrates: seus *karkinos* incluíam todas as formas imagináveis de inchaço — nódulos, carbúnculos, pólipos, protuberâncias, tubérculos, pústulas e glândulas —, caroços amontoados indiscriminadamente na mesma categoria patológica.

Os gregos não tinham microscópio. Nunca lhes ocorreu que pudesse existir uma entidade chamada célula, menos ainda que pudessem ver uma, e a ideia de que o *karkinos* era um crescimento descontrolado de células não poderia jamais ter lhes passado pela cabeça. Estavam preocupados com a mecânica dos fluidos — com rodas hidráulicas, pistões, válvulas, câmaras, comportas —, e iniciaram uma revolução na ciência hidráulica a partir da irrigação e da abertura de canais até culminar com a descoberta por Arquimedes de suas leis epônimas na banheira. Essa preocupação com hidráulica também se estendeu pela medicina e pela patologia gregas. Para explicar a doença — qualquer uma — Hipócrates concebeu uma primorosa doutrina baseada em fluidos e volumes, que aplicava livremente à pneumonia, ao furúnculo, à disenteria e à hemorroida. O corpo humano, segundo propôs Hipócrates, era composto de quatro fluidos cardeais chamados humores: sangue, bile negra, bile amarela e fleuma. Cada fluido tinha sua cor (vermelha, negra, amarela e branca), sua viscosidade e seu caráter essencial. No corpo normal, esses quatro fluidos mantinham um equilíbrio perfeito, apesar de precário. Na doença, o equilíbrio era desfeito pelo excesso de um dos fluidos.

O médico Claudius Galeno, prolífico escritor e influente médico grego que clinicou entre os romanos por volta de 160 d.C., levou a teoria humoral de Hipócrates a seu ponto máximo. Como o grego, Galeno pôs-se a classificar todas as doenças em termos de excesso de fluidos. Inflamação — um inchaço rubro, quente e doloroso — foi atribuída à superabundância de sangue. Tubérculos, pústulas, catarros e linfonodos — todos eles frios, grudentos e brancos — eram excessos de fleuma. Icterícia era o transbordamento da bile amarela. Para o câncer, Galeno reservou o mais malévolo e inquietante dos quatro humores: a bile negra, o líquido oleoso e viscoso também responsável pela depressão. (*Melancolia*, o nome medieval para depressão, vem do nome grego para *melas*, "negra", e *khole*, "bile". A depressão e o câncer, a doença psíquica e a doença física da bile negra estavam, portanto, intrinsecamente entrelaçadas.) Galeno sugeriu que o câncer era bile negra "aprisionada" — bile estática incapaz de sair do lugar e portanto congelada numa massa opaca. "A bile negra, sem ser fervida, causa câncer", escreveu o cirurgião inglês Thomas Gale sobre a teoria de Galeno no século XVI, "e, se o humor for ácido, produz ulceração; por isso, esses tumores são de cor mais negra".[6]

Essa descrição breve e vívida teria profundo impacto no futuro da oncologia — de modo muito mais amplo do que talvez tivesse imaginado Galeno. O câncer, segundo sugeria a teoria galênica, era resultado de um estado maligno *sistêmico*, uma superdose interna de bile negra. Os tumores eram apenas afloramentos de disfunções corporais arraigadas, um desequilíbrio fisiológico que atacara todo o corpo. Certa vez, opinando sobre o câncer, Hipócrates dissera que era "melhor não o tratar, porque assim os pacientes vivem por mais tempo".[7] Cinco séculos depois, Galeno explicou as reflexões aforísticas do mestre num fantástico ataque de conjectura fisiológica. O problema de tratar o câncer cirurgicamente, sugeriu, era que a bile negra estava em toda parte, tão inevitável e penetrante como qualquer líquido. Podia-se extirpar o câncer, mas a bile voltaria a fluir, como a seiva que se infiltra nos galhos de uma árvore.

Galeno morreu em Roma em 199 d.C., porém sua influência na medicina perdurou ao longo dos séculos. A teoria do câncer como bile negra era tão metaforicamente sedutora que se agarrava, com tenacidade, à mente dos médicos. A remoção cirúrgica de tumores — solução local para um problema sistêmico — era vista como tolice. Gerações de cirurgiões acrescentaram uma série de observações às de Galeno, solidificando a teoria ainda mais. "Não se deixe influenciar por ninguém, oferecendo-se para operar",[8] escreveu o cirurgião John Arderne, em meados do século XIV. "Quem o fizer apenas cairá em desgraça." Leonard Bertipaglia, talvez o cirurgião mais influente do século XV, também fez sua admoestação: "Aqueles que pretenderem curar o câncer cortando-o, içando-o e extirpando-o apenas transformam um câncer não ulceroso em ulceroso [...] Em toda a minha experiência clínica, nunca vi um câncer curado por incisão, nem sei de ninguém que tenha visto".[9]

Involuntariamente, Galeno talvez tenha feito um favor às futuras vítimas do câncer — pelo menos temporário. Na ausência de anestésicos e antibióticos, a maioria das operações cirúrgicas realizadas na sala úmida de uma clínica medieval — ou, mais caracteristicamente, na sala dos fundos de uma barbearia, com faca enferrujada e tiras de couro para contenção — era um desastre, um risco de vida. O cirurgião Ambroise Paré, do século XVI, descreveu tumores chamuscados com ferro de soldar aquecido na brasa ou cauterizados quimicamente com pasta de ácido sulfúrico.[10] Mesmo um pequeno corte na pele, tratado dessa maneira, poderia supurar rápido, transformando-se em infecção letal. Os tumores em geral sangravam profusamente ao mais leve estímulo.

Lorenz Heister, médico alemão do século XVIII, descreveu uma mastectomia em sua clínica como se fosse um ritual de sacrifício:

> Muitas mulheres são capazes de suportar a operação com a maior coragem, quase sem gemer. Outras, porém, fazem tanto barulho que chegam a desanimar até mesmo o cirurgião mais destemido, atrapalhando a operação. Para realizá-la, o cirurgião precisa ser decidido e não se deixar perturbar pelos gritos do paciente.[11]

Não é de surpreender que, em vez de se arriscarem com cirurgiões "destemidos", a maioria dos pacientes preferisse colocar o destino nas mãos de Galeno e tentar remédios sistêmicos para purgar a bile negra. Com isso, o boticário logo viu sua loja repleta de remédios contra o câncer:[12] extrato de chumbo e de arsênico, presa de porco do mato, pulmão de raposa, raspa de marfim, mamona descascada, coral branco moído, ipecacuanha, sena e alguns purgativos e laxantes. Havia álcool e extrato de ópio para as dores intratáveis. No século XVII, uma pasta de olho de caranguejo, ao preço de cinco xelins a libra, era popular — combater fogo com fogo. Pomadas e unguentos tornaram-se cada vez mais extravagantes com o passar dos séculos: esterco de cabra, rãs, pé de corvo, erva-doce, fígado de tartaruga, passes, águas bentas ou a compressão do tumor com placas de chumbo.

Apesar do conselho de Galeno, um pequeno tumor ocasional ainda era cirurgicamente extirpado. (Mesmo ele, segundo consta, fazia essas operações, provavelmente por razões estéticas ou paliativas.) Mas a ideia da remoção cirúrgica do câncer como tratamento curativo só era levada em conta nas circunstâncias mais extremas. Quando remédios e operações fracassavam, os médicos recorriam ao único tratamento estabelecido para o câncer, tomado de empréstimo dos ensinamentos de Galeno: uma intricada série de rituais de sangramento e purgação para espremer os humores do corpo, como se fosse uma esponja cheia de líquido.

Humores que desaparecem

Carcaças supliciadas não servem para anatomia.[1]
—John Donne

No inverno de 1533, um estudante de Bruxelas, Andreas Vesalius, de dezoito anos, chegou à Universidade de Paris para aprender a anatomia e a patologia de Galeno, e começar a praticar cirurgia. Para surpresa e frustração de Vesalius, as aulas de anatomia na universidade eram ridiculamente bagunçadas. A escola não dispunha de espaço próprio para dissecação. O subsolo do Hospital Dieu, onde se realizavam as demonstrações de anatomia, era um espaço teatralmente macabro, no qual instrutores despedaçavam cadáveres em decomposição, enquanto cães roíam ossos e bebiam os líquidos que gotejavam. "Fora os oito músculos do abdômen, mutilados e na ordem errada, ninguém jamais me mostrou um músculo nem nenhum osso, menos ainda a série de nervos, veias e artérias",[2] escreveu Vesalius numa carta. Sem um mapa dos órgãos humanos que os orientasse, nada mais restava aos cirurgiões senão cortar corpos, como marinheiros mandados ao mar sem mapa — os cegos guiando os doentes.

Frustrado com essas dissecações improvisadas, Vesalius resolveu criar seu próprio mapa anatômico. Para isso precisava de espécimes, e começou a vasculhar os cemitérios de Paris em busca de ossos e corpos.[3] Em Montfaucon, deparou com o enorme cadafalso da cidade de Paris, onde os corpos de prisioneiros insignificantes em geral eram deixados pendurados. A poucos quilômetros de distância, no Cemitério dos Inocentes, os esqueletos das vítimas da Grande Peste jaziam, parcialmente expostos em seus túmulos, desgastados até os ossos.

O cadafalso e o cemitério — as lojas de conveniência para o anatomista medieval — forneceram espécime atrás de espécime para Vesalius, e ele os invadia compulsivamente, em algumas ocasiões voltando duas vezes por dia para cortar pedaços pendurados em correntes e contrabandeá-los para sua câmara de dissecação. A anatomia ganhou vida para ele nesse medonho mundo dos mortos. Em 1538, em colaboração com artistas do estúdio de Ticiano, Vesalius começou a publicar minuciosos desenhos em lâminas e livros — primorosas e delicadas gravações representando o trajeto de artérias e veias, mapeando nervos e nódulos linfáticos. Em algumas lâminas, ele arrancava camadas de tecido, expondo os delicados planos cirúrgicos que havia por baixo. Em outro desenho, fatiava o cérebro em seções horizontais — um aparelho humano de tomografia computadorizada, séculos antes da época da tomografia computadorizada — para mostrar a relação entre as cisternas e os ventrículos.

O projeto anatômico de Vesalius tinha começado como exercício puramente intelectual, mas logo foi desviado para uma necessidade pragmática. A teoria humoral galênica das doenças — segundo a qual todas as enfermidades são acumulações patológicas dos quatro fluidos cardeais — exigia que os pacientes fossem sangrados e purgados, para espremer do corpo os humores culpados. Porém para que a sangria tivesse êxito era preciso que fosse realizada em lugares específicos do corpo. Se o paciente precisasse ser sangrado profilaticamente (isto é, para *evitar* doenças), a purificação era realizada longe do possível foco de doença, para que os humores fossem desviados dela. Mas se o paciente precisasse ser sangrado terapeuticamente — para *curar* uma doença existente — a sangria teria de ser feita nos vasos próximos que *conduziam* ao local da doença.

Para esclarecer essa já nebulosa teoria, Galeno tomara emprestada uma expressão igualmente nebulosa de Hipócrates, κατ' ἴξιν — "diretamente a", em grego —, para descrever o isolamento dos vasos que levavam "diretamente aos" tumores. Mas a terminologia galênica tinha lançado os médicos em mais confusão. Que diabos Galeno queria dizer, perguntavam-se eles, com "diretamente a"? Que vasos levavam "diretamente a" um tumor ou órgão, e que vasos levavam para fora? As instruções tornaram-se um emaranhado de mal-entendidos. Na ausência de um mapa anatômico sistemático — ou seja, sem o estabelecimento da normalidade — era impossível compreender a anatomia anormal.

Vesalius decidiu resolver o problema desenhando sistematicamente cada vaso e nervo do corpo, produzindo um mapa anatômico para cirurgiões. "Enquanto explicava a opinião dos divinos Hipócrates e Galeno", ele escreveu numa carta, "delineei as veias num gráfico, achando que assim seria mais fácil explicar o que Hipócrates entendia pela expressão κατ' ι'ξιν, pois você sabe quanta divergência e controvérsia houve a respeito da flebotomia, mesmo entre os instruídos."[4]

Uma vez iniciado o projeto, Vesalius descobriu que não poderia parar. "Meu desenho das veias agradou de tal maneira aos professores e estudantes de medicina que me pediram um diagrama das artérias e também dos nervos [...] Eu não poderia desapontá-los." O corpo era infinitamente interligado: veias corriam paralelas a nervos, nervos estavam conectados à medula espinhal, a medula ao cérebro, e assim por diante. A anatomia só poderia ser capturada em sua totalidade, e logo o projeto se tornou tão colossal e complexo que teve de ser terceirizado, para que outros ilustradores ajudassem a completá-lo.

Por mais que Vesalius se aplicasse ao estudo do corpo, jamais encontrou a bile negra de Galeno. A palavra autópsia vem do grego "ver com os próprios olhos"; como aprendeu a ver com os próprios olhos, Vesalius não podia mais forçar as visões míticas de Galeno a se adaptarem à sua própria. O sistema linfático transportava um líquido claro e aquoso; os vasos sanguíneos, como era de se esperar, estavam cheios de sangue. A bile amarela ficava no fígado, mas a bile negra — a mensageira lodosa do câncer e da depressão para Galeno — não podia ser encontrada em nenhum lugar.

Vesalius se viu em uma posição complicada. Ele vinha de uma tradição baseada na erudição de Galeno; estudou, editou e republicou os livros dele. Mas a bile negra — o centro resplandecente da fisiologia de Galeno — não estava em nenhum lugar. Vesalius protegeu sua descoberta. Sentindo-se culpado, acumulou Galeno, morto havia tanto tempo, de mais elogios. Mas, empírico até a medula, refletiu nos desenhos exatamente a sua maneira de ver as coisas, para que outros tirassem suas conclusões. Não havia bile negra. Vesalius começara seu projeto anatômico para salvar a teoria de Galeno, mas acabara sepultando-a em silêncio.

Em 1793, Matthew Baillie, anatomista de Londres, publicou um texto didático chamado *The Morbid Anatomy of Some of the Most Important Parts of the Human Body* [A anatomia mórbida de algumas das partes mais importantes do corpo humano]. O livro de Baillie, escrito para cirurgiões e anatomistas, era o reverso do projeto de Vesalius: se Vesalius tinha feito o mapa da anatomia "normal", Baillie fez o mapa do corpo em sua condição doente, "anormal". Era o estudo de Vesalius lido com lentes invertidas. As fantásticas especulações de Galeno sobre doenças corriam ainda mais riscos aqui. A bile negra talvez não existisse em ampla quantidade no tecido normal, mas os tumores deviam estar afogados nela. Nada, porém, foi encontrado. Baillie descreveu cânceres de pulmão ("do tamanho de uma laranja"),[5] de estômago ("de aparência esponjosa")[6] e de testículos ("uma úlcera nojenta e profunda")[7] e apresentou nítidas gravuras desses tumores. Mas não encontrou em parte nenhuma os canais de bile — nem mesmo nos tumores do tamanho de laranjas ou nas cavidades das "úlceras nojentas e profundas". Se a rede de fluidos invisíveis de Galeno existisse, tinha de ser fora dos tumores, fora do mundo patológico, fora dos limites da investigação anatômica normal — em suma, fora da ciência médica. Como Vesalius, Baillie desenhou a anatomia e o câncer do jeito que os viu. Por fim, os vívidos canais da bile negra, os humores nos tumores, que se agarraram à mente de médicos e pacientes ao longo de tantos séculos, desapareceram.

"Remota comiseração"

> *No tratamento do câncer, é preciso observar que não se pode deposi-*
> *tar muita confiança, ou confiança nenhuma, em remédios internos,*
> *e que não existe nada além da separação completa da parte afetada.*[1]
> — *A Dictionary of Practical Surgery*, 1836

Morbid Anatomy [Anatomia mórbida], de Matthew Baillie, lançou os alicerces intelectuais para a extração cirúrgica de tumores. Se a bile negra não existia, como Baillie descobrira, então remover o câncer cirurgicamente poderia livrar o corpo da doença. Mas a cirurgia como disciplina ainda não estava pronta para esse tipo de operação. Nos anos 1760, um cirurgião escocês, John Hunter, tio materno de Baillie, começara a remover tumores dos pacientes numa clínica em Londres, num calmo desafio aos ensinamentos de Galeno. Mas os aprimorados estudos de Hunter — a princípio realizados em animais e cadáveres, num sombrio zoológico em sua própria casa — enfrentavam um obstáculo importante. Ele podia agilmente alcançar os tumores e, se fossem "móveis" (como chamava os cânceres superficiais), arrancá-los sem perturbar a frágil arquitetura dos tecidos inferiores. "Se apenas uma parte do tumor for móvel", escreveu Hunter, "ela também pode ser removida com segurança. Mas é preciso muito cuidado para saber se essas partes podem ser adequadamente atingidas, pois é comum nos enganarmos."[2]

Essa última frase era crucial. Ainda que de maneira grosseira, Hunter começara a classificar os tumores por "estágios". Tumores móveis costumavam ser de primeiro estágio, cânceres locais. Tumores imóveis eram adiantados, invasivos e mesmo metastáticos (a palavra metástase refere-se à disseminação sistêmica de um tumor para outros órgãos). Hunter concluiu que só valia a pena remover cirurgicamente os cânceres móveis. Para as formas mais adiantadas, ele aconselhava um remédio honesto, apesar de assustador, que lembrava Imhotep: "remota comiseração".*

Hunter era um anatomista impecável, mas sua mente cirúrgica não estava muito adiante de sua mão. Homem impulsivo e inquieto, cheio de energia, capaz de dormir apenas quatro horas por noite, Hunter praticara suas habilidades cirúrgicas incansavelmente em cadáveres de todos os recantos do reino animal — macacos, tubarões, morsas, faisões, ursos e patos. Mas, diante de pacientes humanos vivos, ficava paralisado. Mesmo que trabalhasse a uma velocidade de tirar o fôlego, tendo drogado seu paciente com álcool e ópio até quase deixá-lo inconsciente, o salto dos cadáveres frios e sem sangue para pacientes vivos era cheio de riscos. Como se não bastasse a dor *durante* a cirurgia, a ameaça de infecções *depois* agigantava-se. Os que sobreviviam ao trauma aterrador da mesa de operação geralmente morriam de maneira ainda mais miserável, na própria cama, logo depois.

No breve período de 1846 a 1867, duas descobertas afastaram de vez essas incertezas que pairavam sobre a cirurgia, permitindo a cirurgiões voltarem aos ousados procedimentos que Hunter tentara aperfeiçoar em Londres.

A primeira dessas descobertas, a anestesia, foi apresentada publicamente em 1846, num anfiteatro cirúrgico lotado do Massachusetts General Hospital, a menos de quinze quilômetros de onde se localizaria o laboratório de Sidney Farber um século depois. Aproximadamente às dez horas da manhã de 16 de outubro, um grupo de médicos se reuniu na sala no centro do hospital. Um

---

* Hunter usou esse termo tanto para descrever o câncer metastático — remotamente disseminado — como para argumentar que a terapia era inútil.

dentista de Boston, William Morton, mostrou um pequeno vaporizador de vidro, contendo cerca de 1/4 de éter, encaixado num inalador. Abriu o bocal e pediu a um paciente, Edward Abbott, tipógrafo, que inspirasse o vapor. Enquanto Abbott caía num sono profundo, Morton andou até o centro do anfiteatro e, com algumas pancadas rápidas, fez agilmente uma pequena incisão no pescoço dele, e costurou um vaso sanguíneo inchado, malformado (descrito como "tumor", juntando na mesma palavra inchaços malignos e benignos), com um ponto. Quando Abbott acordou, poucos minutos depois, disse: "Não senti dor em momento nenhum, apesar de saber que a operação estava sendo feita".[3]

Anestesia — a dissociação da dor da cirurgia — permitia aos cirurgiões realizar longas operações, que por vezes duravam horas. Mas o problema da infecção pós-cirúrgica persistia. Até meados do século XIX, essas infecções eram comuns e letais, porém sua causa permanecia um mistério. "Deve ser algum princípio sutil contido [no ferimento]", concluiu um cirurgião em 1819, "que nos escapa à vista."[4]

Em 1865, um cirurgião escocês chamado Joseph Lister fez uma conjectura inusitada sobre a maneira de neutralizar esse "princípio sutil" que espreitava, furtivamente, por trás do ferimento. Lister partiu de uma observação clínica: os ferimentos abertos e expostos ao ar rapidamente se tornavam gangrenosos, enquanto os ferimentos fechados em geral continuavam limpos e não infectados. Nas alas pós-cirúrgicas da enfermaria de Glasgow, Lister vira, repetidamente, uma margem vermelha e inflamada começar a espalhar-se a partir do ferimento, e era como se a pele apodrecesse de dentro para fora, geralmente seguida de febre, pus e uma morte rápida (uma genuína "supuração").

Lister pensou numa experiência distante, aparentemente não relacionada. Em Paris, Louis Pasteur, o grande químico francês, tinha mostrado que caldo de carne exposto ao ar logo se tornava turvo e começava a fermentar, ao passo que caldo de carne num vidro esterelizado à vácuo continuava claro. Baseado nessas observações, Pasteur fizera uma afirmação audaciosa: a turbidez era causada pelo crescimento de micro-organismos invisíveis — bactérias — que tinham caído do ar dentro do caldo. Lister levou ainda mais longe o raciocínio de Pasteur. Um ferimento aberto — mistura de sangue coagulado e carne nua — era, afinal de contas, uma variação humana do caldo de Pasteur, uma placa de Petri natural para o crescimento de bactérias. Poderiam as bactérias que tinham caído nas culturas de Pasteur na França terem caído também nos ferimentos dos pacientes de Lister na Escócia?

Lister então deu mais um salto lógico inspirado. Se as infecções pós-cirúrgicas eram causadas por bactérias, então talvez um processo antibacteriano ou químico pudesse conter essas infecções. "Ocorreu-me", ele escreveu em suas anotações clínicas, "que a decomposição na parte machucada poderia ser evitada sem excluir o ar, aplicando-se como curativo algum material capaz de destruir a vida das partículas flutuantes."[5]

Na cidade vizinha de Carlisle, Lister tinha visto limparem água de esgoto com um líquido barato e de cheiro adocicado que continha ácido carbólico. Então, pôs-se a aplicar pasta de ácido carbólico em ferimentos depois da cirurgia. (O fato de aplicar um produto que se usava para limpar esgotos em seus pacientes não lhe pareceu nem um pouco inusitado.)

Em agosto de 1867, um menino de treze anos que cortara seriamente o braço quando operava uma máquina numa feira em Glasgow deu entrada na enfermaria de Lister.[6] O ferimento estava aberto e sujo — o ambiente propício para uma gangrena. Mas, em vez de amputar-lhe o braço, Lister experimentou unguento de ácido carbólico, esperando manter o braço vivo e livre de infecção. A ferida chegou à beira de uma terrível infecção, ameaçando transformar-se num abscesso. Mas Lister persistiu, intensificando as aplicações de ácido em pasta. Por algumas semanas, todo o esforço parecia inútil. Mas, de repente, como a chama na ponta de uma corda, a ferida começou a secar. Um mês depois, quando as cataplasmas foram retiradas, a pele estava totalmente curada.

Não demorou muito para que a invenção de Lister fosse incorporada à frente avançada da cirurgia de câncer. Em junho de 1867, Lister removeu um tumor de mama de sua irmã, Isabella Pim, usando uma mesa de jantar como mesa de operação, éter como anestésico e ácido carbólico como antisséptico.[7] Ela sobreviveu sem infecção (embora viesse a morrer de metástase do fígado três anos depois). Poucos meses mais tarde, Lister realizou uma extensa amputação em outro paciente com câncer, provavelmente um sarcoma na coxa.[8] Em meados dos anos 1870, Lister fazia operações rotineiras de câncer de mama e estendera a prática da cirurgia aos linfonodos do peito comprometidos pelo câncer.

Antissepsia e anestesia foram avanços tecnológicos irmãos que libertaram a cirurgia da crisálida medieval que a constrangia. Armada com éter e sabão carbólico, uma nova geração de cirurgiões arremessou-se em direção aos impossivelmente complexos procedimentos anatômicos que Hunter e seus colegas tinham realizado em cadáveres. Um século incandescente na área da cirurgia do câncer teve início: entre 1850 e 1950, cirurgiões investiram audaciosamente contra o câncer abrindo o corpo e removendo tumores.

O prolífico cirurgião vienense Theodor Billroth foi emblemático dessa era. Nascido em 1821, Billroth estudou música e cirurgia com verve quase semelhante. (As profissões ainda andam de mãos dadas, de vez em quando. Ambas levam a habilidade manual a seus limites; ambas amadurecem com a prática e a idade; ambas dependem de presteza, precisão e polegares opostos.) Em 1867, como professor em Berlim, Billroth lançou um estudo sistemático de métodos para abrir o abdômen humano e remover massas malignas. Até sua época, a mortalidade depois da cirurgia abdominal era grande. Sua abordagem era meticulosa e formal: durante quase uma década, ele fez muitas cirurgias só para abrir e fechar o abdômen de animais e cadáveres humanos, estabelecendo *rotas* de entrada seguras. No começo dos anos 1880, ele definira essas rotas. "O trajeto até agora já é prova suficiente de que a operação é possível",[9] escreveu. "Nosso próximo cuidado, e o tema de nossos próximos estudos, deve ser determinar as indicações e desenvolver a técnica que sirvam para todos os tipos de casos. Espero que tenhamos dado um bom passo adiante, para oferecer segurança a pessoas infelizes, até agora tidas como incuráveis."

No Allgemeines Krankenhaus, hospital-escola de Viena onde foi nomeado professor, Billroth e seus alunos começaram a dominar e usar uma variedade de técnicas para remover tumores de estômago, cólon, ovário e esôfago, esperando livrar o corpo do câncer. A mudança de exploração para cura criou um desafio imprevisto. A tarefa do cirurgião de câncer era remover tecidos malignos, deixando tecidos e órgãos sadios intactos. Mas essa tarefa, como Billroth não demorou a descobrir, exigia um espírito criativo quase divino.

Desde a época de Vesalius, a cirurgia estava imersa no estudo da anatomia natural. Mas o câncer desobedecia e desvirtuava os limites anatômicos naturais com tanta frequência que limites não naturais tiveram de ser criados para contê-lo. Para remover a extremidade mais distante do centro de um estômago tomado pelo câncer, por exemplo, Billroth tinha de conectar a bolsa que restava depois da cirurgia a um pedaço próximo do intestino delgado. Para remover toda a metade inferior do estômago, ele precisava prender o restante a um pedaço do distante jejuno. Em meados dos anos 1890, Billroth tinha operado 41 pacientes com carcinoma gástrico usando essas novas reconfigurações anatômicas. Dezenove sobreviveram à cirurgia.[10]

Esses procedimentos representaram avanços importantes no tratamento do câncer. No começo do século XX, muitos cânceres restritos a uma área (ou seja, tumores primários sem lesões metastáticas) já podiam ser removidos por cirurgia. Eles incluíam câncer uterino e ovariano, câncer de mama e de próstata, câncer de cólon e de pulmão. Se os tumores fossem removidos antes de invadirem outros órgãos, as operações levavam à cura de uma fração significativa de pacientes.

Apesar desses notáveis avanços, alguns cânceres — mesmo quando aparentemente restritos a uma área — voltavam depois da cirurgia, levando a uma segunda ou terceira tentativa de amputar os tumores. Cirurgiões voltavam à mesa de operação e cortavam, e cortavam de novo, como se participassem de um jogo de gato e rato, enquanto o câncer lentamente penetrava no corpo humano, pedaço a pedaço.[11]

Mas e se o câncer inteiro pudesse ser arrancado pela raiz em seu estágio inicial usando a cirurgia mais definitiva imaginável? E se o câncer, incurável por meio de cirurgia local convencional, pudesse ser curado mediante uma operação radical, agressiva, que arrancasse suas raízes tão completamente, tão exaustivamente, que não restasse nenhum traço? Numa era seduzida pela potência e criatividade dos cirurgiões, a ideia da faca do cirurgião extraindo o câncer pela raiz vinha imbuída de promessas e de assombro. Desabaria sobre o já frágil e irascível mundo da oncologia como fogos de artifício jogados num monte de pólvora.

Uma ideia radical

> *O professor que abençoa a ocasião*
> *Que lhe permite explicar algo profundo*
> *Aproxima-se de mim e me orienta com prazer:*
> *"Ampute o seio".*
> *"Desculpe", digo-lhe com tristeza,*
> *"mas eu tinha esquecido a operação."*[1]
>
> — Rodolfo Figueroa

> *Acabou: ela está vestida, desce da mesa de um modo gentil e delicado, procura James, então, virando-se para o cirurgião e os alunos, faz uma reverência — e numa voz baixa e clara pede desculpas, como se tivesse se portado mal. Os alunos — todos nós — choram como crianças: o cirurgião a agasalha.*[2]
>
> — John Brown descrevendo uma mastectomia no século XIX

William Stewart Halsted, cujo nome ficaria para sempre ligado ao conceito de cirurgia "radical", não pediu essa distinção.[3] Ela lhe foi entregue quase sem que houvesse um pedido, como um bisturi posto em silêncio na mão estendida de um cirurgião. Halsted não inventou a cirurgia radical. Herdou a ideia de seus antecessores e a conduziu à sua extrema e lógica perfeição — e acabou tendo-a inextricavelmente ligada a seu nome.

Halsted nasceu em 1852, filho de um abastado comerciante de roupas de Nova York. Terminou o secundário na Phillips Academy, em Andover, e frequentou Yale, onde suas aptidões atléticas, mais do que seus feitos acadêmicos, chamaram a atenção de professores e mentores. Ingressou no mundo da cirurgia quase por acidente, frequentando a faculdade de medicina não pelo desejo de ser cirurgião, mas porque não conseguia imaginar-se como aprendiz de comerciante no negócio do pai. Em 1874, matriculou-se na faculdade de médicos e cirurgiões da Columbia. Sentiu-se imediatamente fascinado por anatomia. Esse fascínio, como muitos outros interesses de Halsted em anos posteriores — cães de raça, cavalos, toalhas de mesa engomadas, camisas de linho, sapatos de couro parisienses e imaculadas suturas cirúrgicas —, logo se tornou obsessão. Ele devorou livros didáticos de anatomia e, depois de esgotá-los, passou a estudar pacientes de carne e osso com a mesma fome insaciável.

Em meados dos anos 1870, Halsted foi aprovado num exame de admissão para estagiário de cirurgia em Bellevue, hospital de Nova York que fervilhava de pacientes cirúrgicos. Ele dividia seu tempo entre a faculdade de medicina e a clínica, viajando quilômetros por Nova York entre Bellevue e Columbia. Compreensivelmente, na época em que concluiu a faculdade, já tinha sofrido um colapso nervoso. Recuperou-se em algumas semanas em Block Island; depois, sacudindo a poeira, retomou os estudos com a mesma energia e o mesmo entusiasmo. Esse padrão — de esforço heroico, olímpico, até a beira da impossibilidade física, em geral seguido de um quase colapso — seria a marca registrada da abordagem de Halsted em quase todos os desafios que enfrentou. E deixaria uma marca igualmente distinta em sua atitude em relação à cirurgia, a formação cirúrgica — e o câncer.

Halsted ingressou na cirurgia num momento de transição histórica. Sangria, ventosa, lixívia e purgação eram procedimentos comuns. Uma mulher com convulsões e febre decorrentes de infecção pós-cirúrgica foi tratada com tentativas de cirurgia ainda mais bárbaras: "Abri um grande orifício em cada braço", escreveu o cirurgião que a operou nos anos 1850, com um entusiasmo narcisístico, "cortei as artérias temporais e deixei o sangue fluir livremente de todos os lugares ao mesmo tempo, decidido a sangrá-la até que as convulsões parassem".[4] Outro médico, prescrevendo um remédio para câncer de pulmão, escreveu: "Pequenas sangrias dão alívio temporário, muito embora, é claro, não possam ser repetidas com frequência".[5] Em Bellevue, os internos corriam com "baldes de pus",[6] derramando pelos corredores líquidos corporais expelidos pelos pacientes. Suturas cirúrgicas eram feitas com tripa de animal, aguçadas com cuspe e deixadas penduradas nas incisões. Cirurgiões andavam com seus bisturis balançando nos bolsos. Se um instrumento caísse no piso manchado de sangue, era sacudido para limpar a poeira e guardado de novo no bolso — ou dentro do corpo do paciente na mesa de operação.

Em outubro de 1877, deixando para trás esse medonho mundo médico de purgações, sangrias, baldes de pus e charlatães, Halsted viajou à Europa para visitar as clínicas de Londres, Paris, Berlim, Viena e Leipzig, para onde jovens cirurgiões americanos costumavam ser enviados a fim de aprender refinadas técnicas cirúrgicas europeias.[7] O momento foi bem escolhido: Halsted chegou à Europa quando a cirurgia de câncer acabava de sair de sua crisálida. Nos barrocos anfiteatros cirúrgicos do Allgemeines Krankenhaus, em Viena, Theodor Billroth ensinava a seus alunos novas técnicas para dissecar o estômago (a completa remoção cirúrgica do câncer, dizia aos alunos, estava apenas a "um audacioso passo" de distância).[8] Em Halle, a algumas centenas de quilômetros de Viena, o cirurgião alemão Richard von Volkmann desenvolvia uma técnica de operar câncer de mama. Halsted conheceu os gigantes da cirurgia europeia: Hans Chiari, que desconstruíra meticulosamente a anatomia do fígado; Anton Wolfler, que estudara com Billroth e aprendia a dissecar a glândula tireoide.

Para Halsted, essa viagem tumultuosa por Berlim, Halle, Zurique, Londres e Viena foi um batismo intelectual. Quando voltou a clinicar em Nova York no começo dos anos 1880, rodopiavam-lhe na mente as ideias que encontrara na viagem: os sprays carbólicos de Lister, as primeiras tentativas de Volkmann de operar o câncer e as miraculosas operações abdominais de Billroth. Estimulado e inspirado, Halsted lançou-se ao trabalho, operando pacientes no Roosevelt Hospital, na faculdade de médicos e cirurgiões da Columbia, em Bellevue e no Chambers Hospital. Destemido, inventivo e ousado, sua confiança em seu trabalho com as mãos floresceu. Em 1882, ele removeu a vesícula biliar infeccionada da mãe numa mesa de cozinha, realizando, com êxito, uma das primeiras operações desse gênero nos Estados Unidos.[9] Chamado com urgência para ver a irmã, que sangrava muito depois do parto, ele extraiu seu próprio sangue e o transfundiu nela. (Halsted nada sabia de tipos sanguíneos, mas felizmente o seu e o da irmã eram perfeitamente compatíveis.)

Em 1884, no auge da carreira em Nova York, Halsted leu um artigo em que se descrevia o uso de um novo anestésico cirúrgico chamado cocaína. Em Halle, na clínica de Volkmann, ele vira cirurgiões alemães realizarem operações usando essa droga; era barata, acessível, sem riscos e fácil de dosar — o hambúrguer da anestesia cirúrgica. Sua curiosidade experimental foi despertada. Halsted pôs-se a injetar a droga em si mesmo, testando-a antes de usá-la para entorpecer pacientes em suas ambiciosas cirurgias. Descobriu que ela produzia muito mais do que um entorpecimento temporário: ampliava seu instinto de infatigabilidade; associava-se simultaneamente à sua já maníaca energia. Sua mente se tornou, como disse um observador, "cada vez mais clara, sem sensação nenhuma de fadiga, e sem desejo ou capacidade de dormir".[10] Ele tinha, ao que parecia, superado todas as imperfeições mortais: a necessidade de dormir, a exaustão e o niilismo. Sua personalidade irrequieta encontrara o páreo farmacológico perfeito.

Pelos cinco anos que se seguiram, Halsted manteve uma prodigiosa carreira de jovem cirurgião em Nova York, apesar da feroz e crescente dependência da cocaína. Conseguiu com esforço exercer algum controle sobre o vício mediante heroica abnegação e disciplina. (À noite, consta que deixava um frasco selado de cocaína à cabeceira da cama, testando sua força de vontade com a presença constante da droga ao alcance da mão.) Mas tinha frequentes e violentas recaídas, incapaz de vencer de uma vez o hábito. Ingressou voluntariamente no centro de reabilitação Butler, em Providence, onde foi tratado com morfina para curar o vício da cocaína — em essência, trocar uma dependência química por outra. Em 1889, ainda oscilando entre as duas drogas altamente viciantes (e, não obstante, ainda espantosamente produtivo em sua clínica cirúrgica em Nova York), ele foi recrutado para o recém-construído hospital Johns Hopkins pelo renomado médico William Welch — em parte para inaugurar um novo departamento cirúrgico, em parte para tirá-lo do seu mundo nova-iorquino de isolamento, excesso de trabalho e dependência química.

Esperava-se que o Hopkins mudasse Halsted, e mudou. Sociável e extrovertido em sua vida antiga, ele se retirou bruscamente para um império enclausurado e privado, onde as coisas eram controladas, limpas e perfeitas. Lançou um impressionante programa de treinamento para jovens residentes de cirurgia, que os transformaria em sua própria imagem — uma iniciação sobre-humana numa profissão sobre-humana que ressaltava o heroísmo, a abnegação, a aplicação e a infatigabilidade ("Pode-se alegar que esse aprendizado é longo demais, que os jovens cirurgiões ficarão exaustos", ele escreveu em 1904, mas "esses cargos não são destinados àqueles que logo se cansam do estudo de sua profissão.") Casou-se com Caroline Hampton, sua ex-enfermeira-chefe, e foram morar numa vasta mansão de três andares no alto de uma colina ("fria como pedra e de modo geral inabitável",[11] como a descreveu um dos seus alunos), cada um vivendo num andar separado. Sem filhos, socialmente desajeitados e notoriamente reclusos, os Halsted criavam cavalos puro-sangue e bassês de raça. Ele ainda era viciado em morfina, mas tomava a droga em doses tão controladas e seguindo uma rotina tão estrita que nem mesmo os alunos mais próximos suspeitavam disso. O casal evitava cuidadosamente a sociedade de Baltimore. Quando uma visita chegava à mansão da colina sem avisar, a empregada tinha ordem para informar que eles não estavam em casa.

Com o mundo à sua volta apagado e silenciado por essa rotina e esse ritmo, Halsted resolveu atacar o câncer de mama com inexorável energia. Na clínica de Volkmann, em Halle, ele vira médicos alemães realizarem cirurgias cada vez mais meticulosas e agressivas para remover tumores da mama. Mas Volkmann, como Halsted sabia, estava num beco sem saída. Muito embora as cirurgias fossem cada vez mais extensas e exaustivas, o câncer de mama podia reincidir, aparecendo novamente meses ou até anos depois da operação.

Qual era a causa da recaída? No St. Luke Hospital, em Londres, nos anos 1860, o cirurgião inglês Charles Moore também tinha observado essas irritantes reaparições locais. Frustrado por repetidos fracassos, Moore pusera-se a registrar a anatomia de cada recaída, assinalando a área do tumor original, o limite preciso da cirurgia e o local de reaparição do câncer, desenhando pequenos pontos negros num diagrama da mama — criando uma espécie de alvo da reaparição do câncer. E, para surpresa de Moore, ponto a ponto, surgiu um padrão. As reaparições acumulavam-se exatamente em volta dos limites da cirurgia original, como se minúsculos restos de câncer tivessem sido deixados para trás e voltado a crescer. "O câncer mamário requer a extirpação cuidadosa do *órgão inteiro*",[12] concluiu Moore. "A reaparição local do câncer se deve ao crescimento contínuo de fragmentos do tumor principal."

A hipótese de Moore tinha um corolário óbvio. Se o câncer mamário reaparecia por causa da inadequação das excisões cirúrgicas originais, mais tecidos da mama deveriam ser removidos durante a operação inicial. Como o problema eram os *limites* da extirpação, por que não estender tais limites? Moore argumentava que os cirurgiões, tentando poupar as mulheres da desfiguração (e de uma cirurgia em que geralmente havia risco de vida), exercitavam uma "bondade equivocada",[13] permitindo que o câncer se livrasse de seu bisturi. Na Alemanha, Halsted tinha visto Volkmann remover não apenas a mama, mas um músculo fino, em forma de leque, espalhado abaixo da mama, chamado peitoral menor, na esperança de "limpar" os fragmentos menores do câncer remanescente.

Halsted levou essa linha de raciocínio à inevitável etapa seguinte. Volkmann topara com um muro; Halsted escavaria para seguir em frente. Em vez de tirar o peitoral menor, que tinha função modesta, decidiu ir ainda mais fundo na cavidade torácica, cortando o peitoral maior, o grande e saliente músculo responsável pelo movimento do ombro e da mão. Halsted não foi o único a adotar a inovação: Willy Meyer, cirurgião que operava em Nova York, chegou, independentemente, à mesma operação nos anos 1890. Halsted deu a esse procedimento o nome de "mastectomia radical", usando a palavra *radical* no sentido latino original de "raiz"; ele queria desenraizar o câncer de sua fonte.

Mas Halsted, evidentemente desdenhoso da "bondade equivocada", não limitou sua audácia ao peitoral maior. Quando o câncer reincidiu, mesmo depois da mastectomia radical, ele começou a cortar mais fundo no peito. Em 1898, a mastectomia de Halsted tinha dado uma guinada que ele chamou de "ainda mais radical". Ele começou a talhar a clavícula, alcançando um pequeno agrupamento de linfonodos que fica por baixo. "Limpamos ou tiramos a fossa supraclavicular, com pouquíssimas exceções",[14] ele anunciou numa conferência sobre cirurgia, reforçando a noção de que o tratamento do câncer de mama com cirurgia conservadora, não radical, deixava o peito de alguma forma "sujo".

No Hopkins, os aplicados alunos de Halsted corriam para ultrapassar o mestre com seus próprios bisturis.[15] Joseph Bloodgood, um dos primeiros residentes de cirurgia de Halsted, começara a cortar ainda mais fundo no pescoço para evacuar uma série de glândulas acima da clavícula. Harvey Cushing, outro aprendiz promissor, até "limpou o mediastino anterior", os profundos linfonodos enterrados dentro do peito. "É provável", observou Halsted, "que removamos, num futuro próximo, todo o conteúdo do mediastino numa de nossas operações primárias."[16] Desenrolava-se ali uma maratona macabra. Halsted e seus discípulos preferiam tirar todo o conteúdo do corpo a ter de enfrentar uma reincidência do câncer. Na Europa, um cirurgião tirou três costelas e outras partes da caixa torácica e amputou um ombro e a clavícula de uma mulher com câncer de mama.[17]

Halsted reconhecia a "punição física" de sua operação; a gigantesca mastectomia desfigurava, permanentemente, o corpo de suas pacientes. Com o peitoral maior extraído, os ombros caíam para dentro, como se encolhidos perpetuamente, impossibilitando o braço de mover-se para a frente ou para o lado. A remoção dos linfonodos na axila geralmente atrapalhava o fluxo de linfa, deixando o braço inchado com o líquido acumulado, como uma pata de elefante, enfermidade que ele chamava, vividamente, de "elefantíase cirúrgica".[18] A recuperação da cirurgia em geral levava meses, até anos. Mas ainda assim Halsted aceitava todas essas consequências, como se fossem os ferimentos inevitáveis de uma batalha total. "A paciente era uma mulher jovem, que eu detestei desfigurar", ele escreveu com genuína preocupação, ao descrever uma operação que se estendeu até o pescoço, realizada nos anos 1890. Há qualquer coisa de terno, quase paternal, em suas anotações cirúrgicas, com resultados rabiscados ao lado de reminiscências pessoais. "Bom uso do braço. Pode cortar madeira com ele. Nenhuma inflamação", ele escreveu, ao concluir um caso. "Casada, quatro filhos", escreveu à margem de outro relato.

Mas será que a mastectomia de Halsted salvou vidas? A cirurgia radical *curava* mesmo o câncer? A jovem mulher que ele detestou desfigurar teria ganhado alguma coisa com aquela cirurgia?

Antes de responder a essas perguntas, vale a pena entender o ambiente em que a mastectomia radical floresceu. Nos anos 1870, quando Halsten partiu para a Europa a fim de aprender com os grandes mestres, a cirurgia era uma disciplina que acabara de sair da adolescência. Por volta de 1898, ela se transformou numa profissão valorizada pela autoconfiança, uma disciplina tão impressionada com suas próprias capacidades técnicas que os grandes cirurgiões se viam, descaradamente, como atrações teatrais. A sala de operações era chamada de teatro de operação, e a cirurgia era uma representação elaborada, geralmente assistida por uma tensa e muda plateia de observadores de uma grande abertura na parte superior do teatro. Ver Halsted operar, escreveu um observador em 1898, era assistir "ao desempenho de um artista que lembrava muito o trabalho paciente e minucioso de um entalhador veneziano ou florentino, ou de um mestre mosaicista".[19] Halsted aceitava de bom grado os desafios técnicos da operação, geralmente combinando os casos mais difíceis com os mais fáceis de curar: "Sei que sou inclinado à grandeza [de um tumor]",[20] ele escreveu, desafiando o câncer a duelar com seu bisturi.

Mas o êxito técnico imediato da cirurgia não permitia prever seu êxito de longo prazo, sua capacidade de diminuir a reaparição do câncer. A mastectomia de Halsted talvez fosse a operação de um mestre mosaicista florentino, mesmo com a precisão de entalhe de Halsted, porém não era suficiente. Para determinar se Halsted tinha de fato curado o câncer de mama seria preciso acompanhar não a sobrevivência imediata, ou mesmo a sobrevivência por cinco ou dez meses, mas a sobrevivência por cinco ou dez *anos*.

O procedimento precisava ser submetido a teste clínico. Assim, em meados dos anos 1890, no auge de sua carreira de cirurgião, Halsted pôs-se a colecionar estatísticas de longo prazo para mostrar que sua operação era a melhor escolha. Àquela altura, a mastectomia radical já tinha mais de dez anos. Halsted tinha operado mulheres e extraído tumores em número suficiente para criar o que chamou de "armazém do câncer"[21] em Hopkins.

É quase certo que Halsted tivesse razão quanto à teoria da cirurgia radical: atacar até mesmo os cânceres menores com cirurgia local agressiva era a melhor maneira de obter a cura. Mas havia um grave erro conceitual. Imagine uma população na qual o câncer de mama ocorra a uma taxa de incidência fixa, digamos 1% ao ano. Os tumores, entretanto, desde o início demonstram uma variedade de comportamentos. Em algumas mulheres, na época em que a doença é diagnosticada, o tumor já se espalhou para fora da mama: há câncer metastático nos ossos, pulmões e fígado. Em outras, o câncer confina-se à mama, ou à mama e alguns nódulos; é uma doença verdadeiramente local.

Coloque Halsted agora, com seu bisturi e suas suturas, no meio dessa população, pronto para realizar sua mastectomia radical em qualquer mulher com câncer de mama. Sua capacidade de curar pacientes com câncer de mama depende, evidentemente, do tipo de câncer — do estágio do câncer de mama — que ele tem diante de si. A mulher com câncer metastático não vai ser curada pela mastectomia radical, por mais agressivo e meticuloso que seja Halsted ao extirpar o tumor da mama: seu câncer já não é um problema local. Em contraste, a mulher com câncer menor, confinado, *beneficia-se* da operação — mas para ela um procedimento bem menos agressivo, uma mastectomia local, daria o mesmo resultado. A mastectomia de Halsted é, portanto, peculiarmente inadequada em ambos os casos; subestima o alvo no primeiro, e o superestima no segundo. Nos dois exemplos, as mulheres são forçadas a operações indiscriminadas, desfiguradoras e mórbidas — mais do que o necessário e antes da hora para a mulher com câncer de mama local e menos do que o necessário e tarde demais para a mulher com câncer metastático.

Em 19 de abril de 1898,[22] Halsted compareceu à conferência anual da Associação Americana de Cirurgia em Nova Orleans. No segundo dia, perante uma plateia de cirurgiões muda e ansiosa, ele se dirigiu à tribuna armado de números e tabelas para apresentar seus dados aguardados com grande expectativa. À primeira vista, suas observações eram impressionantes: as mastectomias por ele realizadas tinham suplantado as de todos os outros cirurgiões, em termos de redução de reincidência local. Em Baltimore, Halsted baixara a taxa de recidiva local para uma percentagem mínima, um avanço espetacular em relação aos números de Volkmann ou Billroth. Como tinha prometido, Halsted aparentemente exterminara o câncer em sua raiz.

Mas um exame atento mostrava que as raízes persistiam. A promessa da cura verdadeira de um câncer de mama foi decepcionante. Das 76 pacientes tratadas com "método radical", apenas quarenta sobreviveram mais de três anos. Trinta e seis, ou quase metade do número original, tinham morrido nos três primeiros anos depois da cirurgia — consumidas por uma doença que supostamente fora "erradicada" do corpo.

Mas Halsted e seus alunos continuaram inabaláveis. Em vez de procurarem responder à pergunta real levantada pelos dados — a mastectomia radical tinha, de fato, prolongado a vida? —, agarraram-se a suas teorias com mais firmeza. O cirurgião deveria "operar o pescoço em todos os casos",[23] ressaltou Halsted em Nova Orleans. "Limpamos ou tiramos a fossa supraclavicular, com pouquíssimas exceções." Onde outros talvez tivessem encontrado motivos para cautela, Halsted via apenas oportunidades: "Não entendo por que o envolvimento do pescoço teria de ser, por si mesmo, mais sério do que a [região] axilar. Pode-se limpar o pescoço tão completamente quanto a axila".

No verão de 1907, Halsted apresentou mais dados à Associação Americana de Cirurgia em Washington, DC. Ele dividiu suas pacientes em três grupos, levando em conta a difusão do câncer antes da cirurgia para os linfonodos da axila ou do pescoço. Quando mostrou suas tabelas de sobrevida, um padrão tornou-se claríssimo. Das sessenta pacientes com nódulos na axila ou no pescoço não afetados pelo câncer, 45 delas, um número substancial, foram curadas do câncer em cinco anos. Das quarenta pacientes com esses nódulos, apenas três sobreviveram.[24]

A sobrevivência definitiva ao câncer de mama, em suma, pouco tinha a ver com a amplitude da operação que o cirurgião realizara na mama; dependia da amplitude da difusão do câncer antes da cirurgia. Como disse George Crile, um dos mais veementes críticos da cirurgia radical: "Se a doença está tão avançada que é preciso tirar os músculos para extrair o tumor, é porque ela já se espalhou pelo corpo"[25] — tornando toda a operação controversa.

Porém, se Halsted quase se deu conta disso em 1907, o fato é que se recusou com a mesma ênfase a assumir o fato. Voltou ao hábito dos aforismos cediços. "Mas, mesmo sem as provas que oferecemos, acho que cabe ao cirurgião realizar em muitos casos a operação supraclavicular",[26] ele aconselhou num artigo. A essa altura, o cenário perpetuamente mutável do câncer de mama começara a cansá-lo Experiências, tabelas e gráficos nunca foram seu forte; era cirurgião, não contador. "É verdade especialmente no que diz respeito ao câncer de mama", ele escreveu, "que o cirurgião interessado em apresentar as melhores estatísticas pode, de forma perfeitamente honesta, oferecê-las."[27] Essa declaração, quase vulgar para os padrões de Halsted, exemplifica a crescente relutância em submeter sua própria operação à prova. Sabia, por instinto, que chegara ao outro extremo da sua compreensão dessa doença que mudava de forma e estava constantemente escapando de seu alcance.

O artigo de 1907 seria a última e mais completa discussão de Halsted a propósito do câncer de mama. O que ele queria eram novos horizontes anatômicos abertos, onde pudesse praticar em paz seus procedimentos tecnicamente brilhantes, e não debates sobre como medir e medir de novo as bordas cirúrgicas. Ele, que nunca foi muito bom em lidar com pacientes, retirou-se completamente para sua erma sala de operação, e para a vasta e fria biblioteca de sua mansão. Já tinha passado para outros órgãos — o tórax, a tireoide, as grandes artérias —, onde continuou a fazer brilhantes inovações cirúrgicas. Mas nunca mais escreveu outra análise doutoral da majestosa e imperfeita operação que levava seu nome.

Entre 1891 e 1907 — nos dezesseis agitados anos que se estenderam da frágil estreia da mastectomia radical em Baltimore até suas aparições no centro do palco de vastas conferências cirúrgicas pelo país —, a busca da cura do câncer deu um grande salto para a frente e um salto igualmente grande para trás. Halsted provara, sem deixar dúvida, que cirurgias grandes e meticulosas de câncer de mama eram tecnicamente possíveis. Essas operações poderiam reduzir de forma drástica o risco da reaparição local de uma doença mortífera. Mas o que Halsted não conseguiu provar, apesar de seus tenazes esforços, era muito mais revelador. Depois de quase duas décadas de coleta de dados, em que foi elevada, elogiada, analisada repetidamente em conferências após conferências, a superioridade da cirurgia radical na "cura" do câncer ainda assentava em terreno inseguro. O maior número de cirurgias não se traduzira em cirurgias mais eficazes.

Apesar disso, nem toda essa incerteza impediu que outros cirurgiões operassem com a mesma agressividade. O "radicalismo" tornou-se obsessão psicológica, penetrando profundamente na cirurgia do câncer. Até a palavra "radical" era uma sedutora armadilha conceitual. Halsted a usara no sentido latino de "raiz", porque sua operação destinava-se a desenterrar as raízes profundas do câncer. Mas radical também queria dizer "agressiva", "inovadora" e "ousada", e era esse sentido que deixava marcas na imaginação dos pacientes. Que homem ou mulher, diante de um câncer, escolheria conscientemente a cirurgia não radical ou "conservadora"?

De fato, o radicalismo tornou-se essencial não apenas no modo como os cirurgiões viam o câncer, mas em como imaginavam a si próprios. "Sem protesto nenhum de qualquer outra parte e nada que atrapalhasse seu caminho, a prática da cirurgia radical", escreveu um cirurgião, "logo se fossilizou em dogma."[28] Quando a cirurgia heroica deixava de corresponder às expectativas, alguns cirurgiões começaram a recusar qualquer responsabilidade pela cura.

"Não há dúvida de que, se operada da maneira adequada, a enfermidade poderia ser curada localmente, e esse era o único ponto pelo qual o cirurgião devia assumir responsabilidade",[29] um discípulo de Halsted anunciou numa conferência em Baltimore em 1931. O melhor que um cirurgião poderia fazer, em outras palavras, era realizar a operação mais perfeita do ponto de vista técnico. Curar o câncer era problema dos outros.

Essa trajetória rumo a operações cada vez mais agressivas e ousadas — "quanto mais radical, melhor"[30] — refletia o rumo geral do pensamento cirúrgico do começo dos anos 1930. Em Nova York, o cirurgião Alexander Brunschwig inventou uma operação para câncer cervical, chamada "exenteração pélvica completa", tão tenaz e exaustiva que mesmo o cirurgião mais halstediano precisava de uma pausa para descansar e mudar de posição.[31] O nova-iorquino George Pack foi apelidado de Pack the Knife[32] (por causa da popular canção "Mack the knife"), como se o cirurgião e seu instrumento favorito tivessem se fundido na mesma criatura, formando uma espécie de centauro macabro.

A cura agora era uma possibilidade muito distante. "Mesmo no sentido mais amplo", escreveu um cirurgião inglês em 1929, "a medida de operabilidade depende da pergunta 'A lesão é removível?', e não da pergunta 'A remoção da lesão vai curar o paciente?'."[33] Os cirurgiões em geral se consideravam sortudos se seus pacientes pelo menos sobrevivessem a essas operações. "Há um velho provérbio árabe", escreveu um grupo de cirurgiões ao fim de uma discussão particularmente assustadora sobre câncer de estômago em 1933, "segundo o qual não é médico aquele que não mata muitos pacientes. O cirurgião que opera carcinoma do estômago deve ter isso sempre em mente."[34]

Chegar a essa espécie de lógica — o juramento hipocrático virado de cabeça para baixo — requer um desespero terminal ou um otimismo terminal. Nos anos 1930, o pêndulo da cirurgia do câncer oscilava desesperadamente entre esses dois pontos. Halsted, Brunschwig e Pack persistiram em suas operações gigantescas por acreditarem, genuinamente, que podiam aliviar os temidos sintomas do câncer. Mas faltava-lhes a prova formal, e à medida que avançavam no promontório isolado de suas próprias crenças, as provas se tornaram irrelevantes, e as experiências, impossíveis de conduzir. Quanto mais ardentemente os cirurgiões acreditavam no bem inerente de suas operações, mais difícil ficava submetê-las a um teste científico formal. Assim, a cirurgia radical baixou as cortinas da lógica radical em redor de si mesma por quase um século.

A sedução e o glamour da cirurgia radical eclipsaram avanços cruciais em procedimentos cirúrgicos menos radicais para o câncer, que se desenvolviam na penumbra. Os alunos de Halsted espalharam-se a fim de inventar novos procedimentos para extirpar cânceres. A cada um foi "destinado" um órgão. Era tão suprema a confiança de Halsted em seu programa de treinamento de cirurgia heroica que para ele seus alunos eram capazes de enfrentar e aniquilar o câncer em qualquer órgão. Em 1897, tendo interceptado um jovem residente de cirurgia, Hugh Hampton Young, num corredor do Hopkins, Halsted pediu-lhe que chefiasse o novo departamento de cirurgia urológica. Young respondeu que não sabia coisa alguma de cirurgia urológica. "Sei que não sabe nada", respondeu Halsted, secamente, "mas achamos que pode aprender"[35] — e continuou andando.

Inspirado pela confiança de Halsted, Young aprofundou-se no estudo da cirurgia de cânceres urológicos — cânceres de próstata, rim e bexiga. Em 1904, com Halsted como assistente,[36] Young desenvolveu com sucesso uma operação para o câncer de próstata que consistia em extirpar toda a glândula. Embora chamada de prostatectomia radical, na tradição de Halsted, a cirurgia de Hampton era relativamente conservadora. Ele não removia músculos, linfonodos ou osso. Reteve a noção de remoção do órgão em bloco e da cirurgia radical, mas não chegava a evacuar toda a pelve ou extirpar a uretra ou a bexiga. (Uma modificação desse procedimento ainda é usada para remover câncer de próstata localizado e cura uma quantidade substancial de pacientes com esses tumores.)

Harvey Cushing, aluno de Halsted e principal residente de cirurgia, concentrou-se no cérebro. No começo do século XX, ele tinha encontrado formas engenhosas de extrair cirurgicamente tumores cerebrais, incluindo os notórios glioblastomas — tumores tão entrelaçados de vasos sanguíneos que podem sangrar a qualquer minuto, e meningiomas envoltos como bainhas em torno de estruturas vitais do cérebro. Como Young, Cushing herdou a técnica de entalhadura cirúrgica de Halsted — "a lenta separação do cérebro do tumor, trabalhando ora aqui, ora ali, deixando pequenas compressas achatadas de algodão quente retorcido para controlar o escoamento"[37] —, mas não a queda de Halsted pela cirurgia radical. Na verdade, Cushing achava as operações radicais de tumor cerebral não apenas difíceis, mas inconcebíveis: mesmo que quisesse, um cirurgião não conseguiria extirpar o órgão inteiro.

Em 1933, no Barnes Hospital,[38] em St. Louis, outro cirurgião inovador, Evarts Graham, foi pioneiro numa operação para remover o pulmão atingido pelo câncer juntando duas operações usadas para extirpar pulmões com tuberculose. Graham também reteve o espírito essencial da cirurgia halstediana: a meticulosa excisão do órgão em bloco e o corte de amplas margens em torno do tumor para impedir a reaparição local. Mas tentou escapar de suas ciladas. Resistindo à tentação de extirpar cada vez mais tecido — linfonodos no tórax, grandes vasos sanguíneos ou a aponeurose adjacente em torno da traqueia e do esôfago —, ele removia apenas o pulmão, mantendo o espécime o mais intacto possível.

Apesar disso, obcecados com a teoria halstediana e incapazes de enxergar além de seus domínios, cirurgiões recriminavam severamente essas tentativas de cirurgia não radical. Um procedimento cirúrgico[39] que não tentasse suprimir o câncer do corpo era ridicularizado como "operação provisória". Entregar-se a isso era sucumbir ao velho defeito da "bondade equivocada" que uma geração de cirurgiões tinha tão zelosamente tentado banir.

O tubo e a luz fraca

Encontramos [no exame de raios X] a cura para a doença.[1]

— Charles Allen, 1901

Como ilustração [do poder destrutivo dos raios X], lembremo-nos de que quase todos os pioneiros que trabalhavam nos laboratórios médicos de raios X nos Estados Unidos morreram de câncer induzido por queimaduras.[2]

— The Washington Post, 1945

No fim de outubro de 1895, poucos meses depois de Halsted ter apresentado a mastectomia radical em Baltimore, Wilhelm Roentgen, palestrante do Instituto Würzburg, na Alemanha, trabalhava com um tubo de elétrons — um tubo de vácuo que dispara elétrons de um eletrodo para outro — quando percebeu um estranho vazamento. A energia radiante era poderosa e invisível, capaz de penetrar camadas de papelão enegrecido e produzir uma fosforescência branca numa tela de bário acidentalmente deixada num banco da sala.[3]

Roentgen levou às pressas sua mulher, Anna, ao laboratório e pôs a mão dela entre a fonte dos raios e a placa fotográfica. Os raios atravessaram a mão e projetaram a silhueta dos ossos e de sua aliança de casamento na placa fotográfica — a anatomia interna de uma mão, como se fosse vista através de lentes mágicas. "Vi minha morte", disse Anna — mas o marido viu algo mais: uma forma de energia radiante tão poderosa que era capaz de atravessar a maioria dos tecidos vivos. Roentgen deu a essa forma o nome de raios X.

De início, achava-se que os raios X fossem uma peculiaridade artificial de energia produzida por tubos de elétrons. Mas em 1896, poucos meses depois da descoberta de Roentgen, Henri Becquerel, químico francês que conhecia o trabalho de Roentgen, descobriu que certos materiais naturais — entre os quais o urânio — emitiam, autonomamente, seus próprios raios invisíveis com propriedades semelhantes às dos raios X. Em Paris, Pierre e Marie Curie, jovem casal de físico-químicos amigos de Becquerel, começaram a vasculhar o mundo natural à procura de fontes químicas de raios X ainda mais poderosas. Pierre e Marie (então Marie Sklodowska, pobre imigrante polonesa que vivia numa água-furtada em Paris) se conheceram na Sorbonne e foram atraídos um para o outro pelo interesse comum por magnetismo. Em meados dos anos 1880, Pierre Curie tinha usado minúsculos cristais de quartzo para fazer um instrumento chamado eletrômetro, capaz de medir doses muito fracas de energia. Usando esse aparelho, Marie tinha mostrado que mesmo quantidades minúsculas de radiação emitidas por minério de urânio podiam ser medidas com rigor. Com seu novo instrumento de medição da radioatividade, Marie e Pierre começaram a procurar novas fontes de raios X. Com a medição, outra monumental viagem de descobrimento científico teve início.

Num resíduo de minério chamado uraninita, uma lama negra que vem das florestas turfosas de Joachimsthal na atual República Tcheca, os Curie encontraram o primeiro sinal de um novo elemento — muitas vezes mais radioativo do que o urânio. Eles destilaram a borra lamacenta para capturar a fonte radioativa em sua forma mais pura. Em toneladas de uraninita, quatrocentas toneladas de água de lavagem e centenas de baldes de dejetos de lama destilada, eles finalmente obtiveram 1/10 de grama do novo elemento, em 1902. O metal situava-se no limite da tabela periódica, emitindo raios X com intensidade tão febril que brilhava com uma hipnótica luz azul no escuro, consumindo a si mesmo. Instável, era uma estranha quimera, entre matéria e energia — matéria se decompondo em energia. Marie Curie deu ao novo elemento o nome de rádio, da palavra grega para "luz".

O rádio, em virtude de sua potência, revelou uma nova e inesperada propriedade dos raios X: ele podia não apenas transportar energia radiante através de tecidos humanos, mas também depositar energia *dentro* desses tecidos. Roentgen pôde fotografar a mão da mulher por causa da primeira propriedade: os raios X atravessaram a carne e o osso e deixaram uma sombra do tecido no filme. Já as mãos de Marie Curie ficaram com o doloroso legado do segundo efeito: tendo destilado uraninita até a milionésima parte durante semanas na busca de uma radioatividade cada vez mais pura, a pele da palma de sua mão começou a ficar irritada e descascar em camadas enegrecidas, como se o tecido tivesse sido queimado de dentro para fora. Poucos miligramas de rádio deixados num frasco no bolso de Pierre queimaram o grosso *tweed* de seu colete, produzindo uma cicatriz permanente em seu peito. Um homem que fez demonstrações "mágicas"[4] numa feira pública com uma máquina de rádio mal isolada e desprotegida ficou com os lábios inchados e empolados, e suas unhas e bochechas caíram. A queimadura da radiação penetraria a medula óssea de Marie Curie, que ficou permanentemente anêmica.

Os biólogos levariam décadas para decifrar plenamente o mecanismo que atuava por trás desses efeitos, mas a variedade de tecidos danificados — pele, lábios, sangue, gengivas e unhas — já fornecia uma pista importante: o rádio atacava o DNA. O DNA é uma molécula imutável extremamente resistente à maioria das reações químicas, pois sua tarefa é manter a estabilidade das informações genéticas. Mas os raios X podem destruir hélices de DNA ou gerar substâncias químicas tóxicas que o corroem. As células respondem a esse estrago morrendo ou, mais frequentemente, parando de dividir-se. Os raios X, portanto, matam principalmente as células que se proliferam com rapidez no corpo: células da pele, das unhas, da gengiva e do sangue.

Essa capacidade que os raios X têm de matar seletivamente células que se dividiam com rapidez não passou despercebida — em especial para os pesquisadores do câncer. Em 1896, pouco mais de um ano depois de Roentgen ter descoberto os raios X, um estudante de medicina de Chicago, Emil Grubbe, de 21 anos, teve a inspirada ideia de usar raios X para tratar o câncer.[5] Exibicionista, aventureiro e ferozmente inventivo, Grubbe trabalhara numa fábrica em Chicago que produzia tubos de vácuo de raios X e tinha construído um tubo grosseiro para suas próprias experiências. Tendo visto operários expostos a raios X com a pele e as unhas descascando — suas próprias mãos começaram a rachar e inchar devido às repetidas exposições —, Grubbe imediatamente estendeu a lógica da morte dessas células aos tumores.

Em 29 de março de 1896, numa fábrica de tubos da rua Halsted (o nome nada tem a ver com o cirurgião Halsted) em Chicago, Grubbe começou a bombardear com radiação Rose Lee, senhora idosa que padecia de câncer de mama, usando um tubo de raios X improvisado. O câncer de Lee tinha reaparecido depois de uma mastectomia, e o tumor surgira como uma massa dolorosa em seu peito. Ela fora levada a Grubbe como último recurso, mais para satisfazer a curiosidade experimental dele do que para oferecer qualquer benefício clínico à paciente. Grubbe procurou na fábrica alguma coisa que servisse para lhe cobrir o resto do peito e, não achando nenhuma placa de metal, envolveu o peito de Lee num papel alumínio que encontrou no fundo de uma caixa de chá chinês. Expôs o câncer à radiação todas as noites, durante dezoito dias consecutivos. O tratamento era doloroso, mas de alguma forma teve resultado. O tumor na mama de Lee ulcerou, contraiu-se e diminuiu de tamanho, produzindo a primeira reação local documentada da história da terapia com raios X. Poucos meses depois do tratamento inicial, entretanto, Lee sentiu vertigem e náusea. O câncer se espalhara para a espinha dorsal, para o cérebro e para o fígado, e ela morreu logo depois. Grubbe tropeçara em outro importante ponto: os raios X só poderiam ser usados para tratar o câncer localmente, não tendo efeito em tumores metastáticos.*

Animado com a resposta, ainda que temporária, Grubbe começou a usar a terapia de raios X para tratar dezenas de outros pacientes com tumores locais. Um novo ramo de medicina do câncer, a oncologia radioativa, tinha nascido, e clínicas de raios X surgiram na Europa e nos Estados Unidos. Ao fim dos anos 1900, menos de uma década após a descoberta de Roentgen, médicos ficavam extasiados com a possibilidade de curar o câncer com a radiação. "Acho que este tratamento é uma cura definitiva para todas as formas de câncer",[6] observou um médico de Chicago em 1901. "Não saberia dizer quais são suas limitações."

Com a descoberta do rádio pelos Curie em 1902, os cirurgiões podiam emitir descargas de energia mil vezes mais poderosas contra os tumores. Con-

---

* Áreas em metástase podem ser tratadas ocasionalmente com raios X, embora com taxa de sucesso limitada.

ferências e associações sobre terapias com alta dose de radiação foram organizadas com grande alvoroço. O rádio era inoculado em fios de ouro e costurado em tumores, para produzir doses locais ainda mais altas de raios X. Cirurgiões implantavam tabletes de radônio em tumores abdominais. Nos anos 1930 e 1940, os Estados Unidos tinham tanto rádio que sua venda era anunciada para leigos nas últimas páginas dos jornais.[7] A tecnologia do tubo de vácuo progredira paralelamente, e versões desses tubos podiam emitir formas potentes de energia de raios X em tecidos cancerosos.

A terapia de radiação lançou a medicina do câncer na era atômica — era repleta tanto de promessas como de perigos. Certamente, o vocabulário, as imagens e as metáforas traziam o forte simbolismo do poder atômico lançado contra o câncer. Havia *ciclotrons, raios de supervoltagem, aceleradores lineares* e *radiação de nêutrons*. Recomendaram a um homem que pensasse na sua terapia de raios X como "milhões de pequenas balas de energia".[8] Outro relato de um tratamento com radiação está imbuído do frisson e do horror de uma viagem espacial.

> O paciente é posto numa maca dentro de uma câmara de oxigênio. Enquanto uma equipe de seis médicos, enfermeiras e técnicos flutua em torno da câmara, o radiologista posiciona um betatron. Técnicos fecham uma portinhola da câmara e jogam oxigênio dentro. Após quinze minutos de intensa pressão [...] o radiologista liga o betatron e dispara radiação contra o tumor. Terminado o tratamento, o paciente passa por um processo de descompressão, como se tivesse feito um mergulho profundo no mar, e é levado para a sala de recuperação.[9]

Enfiados em câmaras, levados e trazidos através de portinholas, rodeados, e monitorados por circuitos fechados de televisão, pressurizados, oxigenados, descomprimidos e mandados de volta para salas de recuperação, os pacientes suportavam a difícil terapia de radiação como se fosse uma bênção invisível.

E, para certas formas de câncer, era. Como a cirurgia, a radiação era notavelmente eficaz na eliminação de cânceres confinados a certas áreas. Tumores de mama eram pulverizados com raios X. Caroços de linfoma desapareciam. Uma mulher com tumor no cérebro acordou de um coma de um ano de duração para assistir a uma partida de basquete.[10]

Mas, como a cirurgia, a medicina radioativa também lutava contra suas próprias limitações. Emil Grubbe já tinha deparado com o primeiro desses limites em seus tratamentos experimentais: como os raios X só podiam ser direcionados localmente, o uso da radiação no caso de cânceres metastáticos era limitado.* Doses duplas ou quádruplas de energia radiante não se traduziam em mais curas. Em vez disso, a irradiação indiscriminada cegava e marcava os pacientes com cicatrizes e queimaduras provocadas por doses que ultrapassavam os limites de tolerabilidade.

O segundo limite era muito mais insidioso: a radiação *causava* câncer. O próprio efeito dos raios X matando células que se dividem rapidamente — por causa do DNA danificado — também criava mutações causadoras de câncer nos genes. Nos anos 1910, logo depois que os Curie descobriram o rádio, uma empresa de Nova Jersey, a U. S. Radium, começou a misturar rádio com tinta para criar um produto chamado Undark — tinta contendo rádio que emitia uma luz esverdeada à noite. Apesar de ciente dos muitos efeitos nocivos do rádio, a U. S. Radium promovia a venda de Undark em mostradores de relógio, vangloriando-se do objeto que brilhava no escuro. A pintura de relógios era um processo preciso e artesanal, ofício que empregava preferencialmente mulheres jovens, com mãos firmes e ágeis. Elas eram encorajadas a usar a tinta sem nenhuma precaução e a molhar com frequência os pincéis com a língua, para que os números ficassem mais nítidos.[11]

Operários que lidavam com rádio logo começaram a queixar-se de dor no maxilar, fadiga e problemas epidérmicos e dentários. No fim dos anos 1920, investigações médicas revelaram que os ossos do maxilar desses operários tinha necrosado, a língua fora ferida pela radiação e muitos se tornaram cronicamente anêmicos (sinal de dano grave na medula óssea). Alguns, submetidos a aparelhos de medição de radioatividade, brilhavam por causa dela. Nas décadas seguintes, dezenas de tumores induzidos por rádio surgiram nesses operários — sarcomas e leucemias, tumores nos ossos, na língua e no pescoço. Em 1927, um grupo de cinco mulheres gravemente afetadas em Nova Jersey — chamadas coletivamente pela mídia de "*Radium girls*" — moveu uma ação contra a U. S. Radium. Nenhuma tinha desenvolvido câncer àquela altura; todas sofriam os efeitos mais agudos da toxicidade do rádio — necrose do

---

* Em alguns casos, a radiação pode ser usada para controlar ou mitigar os tumores metastáticos, mas raramente consegue curar o paciente nessas circunstâncias.

maxilar, da pele e dos dentes. Um ano depois, o caso foi resolvido extrajudicialmente, com o pagamento de uma indenização de 10 mil dólares para cada uma e 600 dólares anuais para cobrir despesas médicas e de manutenção. A "indenização" não foi totalmente paga. Muitas *Radium girls*, fracas demais até mesmo para levantar a mão e fazer um juramento no tribunal, morreram de leucemia e outros cânceres logo depois que o caso foi resolvido.

Marie Curie morreu de leucemia em 1934.[12] Emil Grubbe, que fora exposto a raios X mais fracos, também sucumbiu aos efeitos posteriores da radiação crônica. Em meados dos anos 1940, os dedos de Grubbe foram amputados um a um, para remover ossos necrosados e gangrenados, e seu rosto foi cortado por repetidas operações para remover tumores induzidos pela radiação e verrugas pré-malignas.[13] Em 1960, aos oitenta anos de idade, morreu em Chicago, com múltiplas formas de câncer espalhadas pelo corpo.

A complexa interseção entre radiação e câncer — cura do câncer em alguns casos, causa de câncer em outros — amorteceu o entusiasmo inicial dos especialistas. A radiação era uma faca poderosamente invisível — mas ainda assim uma faca, que, por mais ágil e penetrante que seja, tem utilidade limitada na batalha contra o câncer. Era necessária uma terapia mais seletiva, em especial para os cânceres não localizados.

Em 1932, Willy Meyer, o cirurgião de Nova York que tinha inventado a mastectomia radical concomitantemente com Halsted, foi convidado para falar na reunião anual da Associação Americana de Cirurgia. Gravemente doente e acamado, Meyer sabia que não teria condições de comparecer, mas enviou um breve discurso, de seis parágrafos, para ser lido diante da plateia de cirurgiões. A carta reconhecia que a medicina do câncer tinha alcançado o fim da linha, e que por isso era preciso tomar um novo rumo. "Se um tratamento sistêmico biológico posterior fosse feito em todos os casos", escreveu Meyer, "[...] acreditamos que a maioria desses pacientes permaneceria curada depois de uma operação radical adequadamente realizada."[14]

Meyer tinha compreendido um importante princípio do câncer. Mesmo quando local, ele está inevitavelmente à espera de uma oportunidade para expandir-se além do seu confinamento. Quando os pacientes procuram o médico, a doença em geral já fugiu de qualquer controle cirúrgico, espalhando-se

pelo corpo exatamente como a bile negra que Galeno visualizara tão vividamente quase 2 mil anos antes.

Na verdade, Galeno parecia ter razão no fim das contas — da mesma forma
acidental, aforística, que Demócrito estava certo a respeito do átomo ou que
Erasmo conjecturara sobre o big bang séculos antes da descoberta das galáxias.
A verdadeira causa do câncer, é claro, tinha escapado a Galeno. Não havia
bile negra entupindo o corpo e borbulhando em tumores. Mas ele capturara,
de maneira alegórica, algo essencial a respeito dessa doença em sua metáfora imaginosa e visceral. O câncer *era* com frequência uma doença humoral.
Como um caranguejo sempre em movimento, podia enterrar-se, passando por
canais invisíveis de um órgão para outro. Era uma doença "sistêmica", exatamente como Galeno um dia percebera.

Tingir e extinguir

Quem não tem formação em química ou medicina talvez não perceba quão difícil é a questão do tratamento de câncer. É quase — não tanto, mas quase — tão difícil como descobrir um agente capaz de dissolver a orelha esquerda, por exemplo, e deixar a orelha direita intacta. Tão pequena é a diferença entre a célula cancerosa e seu ancestral normal.[1]

— William Woglom

A vida é... um evento químico.[2]

— Paul Ehrlich, quando aluno, 1870

Uma doença sistemática exige uma cura sistemática — mas que tipo de terapia sistêmica poderia curar o câncer? Será que uma droga, como um cirurgião microscópico, poderia realizar uma mastectomia farmacológica definitiva, poupando tecidos normais ao mesmo tempo que destruía células cancerosas? Willy Meyer não foi o único a sonhar com esse tipo mágico de terapia — gerações de médicos antes dele também fantasiaram esse produto químico. Como poderia uma droga que flui pelo corpo atacar especificamente um órgão doente?

Especificidade se refere ao potencial que tem qualquer remédio de discriminar o alvo a que se destina de seu hospedeiro. Matar uma célula cancerosa numa proveta não é tarefa particularmente difícil: no mundo químico abundam venenos malévolos que, mesmo em quantidades infinitesimais, podem despachar uma célula cancerosa em minutos. O problema é encontrar um veneno *seletivo* — uma droga que mate o câncer sem aniquilar o paciente. Terapia sistêmica sem especificidade é uma bomba indiscriminada. Para que um "veneno anticâncer" se tornasse uma droga útil, como Meyer sabia, era preciso que fosse um bisturi muito especial: cortante o suficiente para matar o câncer, mas seletiva o bastante para poupar o paciente.

A procura desses venenos específicos e sistêmicos para o câncer foi precipitada pela busca de um tipo bem diferente de substância química. A história começa com o colonialismo e seu principal butim: o algodão. Em meados dos anos 1850, enquanto navios da Índia e do Egito descarregavam fardos de algodão em portos ingleses, a manufatura de tecidos de algodão floresceu, tornando-se um negócio espetacularmente bem-sucedido na Inglaterra, uma indústria grande o suficiente para sustentar uma série de indústrias subsidiárias. Uma vasta rede de algodoarias brotou na bacia industrial do centro do país, estendendo-se por Glasgow, Lancashire e Manchester. As exportações de têxteis agora dominavam a economia britânica. Entre 1851 e 1857, a exportação de tecidos de algodão da Inglaterra mais do que quadruplicou — passando de 6 milhões para 27 milhões de peças por ano.[3] Em 1784, esses produtos tinham representado apenas 6% do total das exportações britânicas. Por volta dos anos 1850, a proporção atingira os 50%.[4]

O rápido crescimento da manufatura de tecidos de algodão deflagrou a rápida expansão do tingimento de roupas, mas as duas indústrias — a da roupa e a da cor — andavam em estranho descompasso tecnológico. Tingir, diferentemente de fabricar, ainda era uma ocupação pré-industrial. Tinturas para roupa tinham de ser extraídas de fontes vegetais perecíveis — o carmim ferrugem da garança turca, o azul-escuro da planta índigo —, mediante processos antiquados que exigiam paciência, expertise e constante supervisão.[5] Estampar tecidos com tinturas coloridas (para produzir a popular chita,[6] por exemplo) era ainda mais trabalhoso — requerendo espessantes, fixadores, solventes em múltiplas fases e, com frequência, semanas de trabalho dos tintureiros. A indústria têxtil precisava, portanto, de químicos profissionais para dissolver seus branqueadores e purificadores, para supervisionar a extração de corantes e para descobrir maneiras de fixar corantes no tecido. Uma nova disciplina chamada química prática, dedicada a sintetizar produtos para a tintura têxtil, logo se desenvolveu nas escolas politécnicas e nos institutos de Londres.

Em 1856, William Perkin, de dezoito anos, estudante de um desses institutos, deparou com o que logo se tornaria o santo graal dessa indústria: um corante barato que poderia ser inteiramente fabricado. Num laboratório improvisado em seu apartamento no East End de Londres ("metade de um quarto pequeno mas comprido, com algumas prateleiras para garrafas e uma mesa"),[7] Perkin fervia ácido nítrico e benzeno em frascos de vidro contrabandeados quando precipitou uma reação inesperada. Uma substância química formara-se dentro dos tubos, da cor de violetas pálidas e esmagadas. Numa era obcecada pela fabricação de corantes, qualquer produto químico colorido era visto como possível corante — e a imersão rápida de um pedaço de algodão no frasco revelou que era capaz de tingir algodão. Além disso, essa nova substância não branqueava ou desbotava. Perkin chamou-a de anilina malva.

Sua descoberta foi uma dádiva dos céus para a indústria têxtil. A anilina malva era barata e não perecível — muito mais fácil de produzir e armazenar do que os corantes vegetais. Como Perkin logo descobriu, seu composto parental podia agir como elemento de base molecular para outros corantes, um esqueleto químico sobre o qual se poderia pendurar uma grande variedade de cadeias laterais para produzir um amplo leque de cores vívidas. Na metade dos anos 1860, uma onda de novos corantes sintéticos, em tons de lilás, azul, magenta, água-marinha, vermelho e púrpura, inundou as fábricas de tecidos da Europa. Em 1857, Perkin, que mal completara dezenove anos, foi conduzido à Sociedade Química de Londres como sócio pleno, um dos mais jovens a receber tal honraria.

A anilina malva foi descoberta na Inglaterra, mas os fabricantes de corante alcançaram o auge de sua produção na Alemanha. No fim dos anos 1850, a Alemanha, país em rápido processo de industrialização, desejava ardentemente competir nos mercados de tecidos da Europa e da América. Mas, diferentemente da Inglaterra, quase não tinha acesso a corantes naturais: na época em que entrou na briga para conquistar colônias, o mundo já tinha sido dividido em muitas partes, e praticamente não sobrara nada. Os fabricantes de roupas alemães entregaram-se, portanto, ao desenvolvimento de corantes artificiais, na esperança de incorporar-se a uma indústria que por pouco não tinham abandonado como causa perdida no passado.

A fabricação de corantes na Inglaterra tornou-se rapidamente um negócio de produtos químicos de grande complexidade. Na Alemanha — aguilhoada pela indústria têxtil, beneficiada por subsídios nacionais e impulsionada pelo amplo crescimento econômico —, a indústria química conheceu um crescimento ainda mais colossal. Em 1883, a produção no país de alizarina, corante químico vermelho brilhante que imitava o carmim, chegou a 12 mil toneladas, superando a quantidade produzida pela fábrica de Perkin em Londres.[8] Os químicos alemães correram para produzir as substâncias mais vivas, mais fortes e mais baratas, e forçaram sua entrada nas fábricas de tecidos de toda a Europa. Em meados dos anos 1880, a Alemanha estava à frente da corrida armamentista dos produtos químicos (que pressagiava a mais terrível corrida armamentista militar), tornando-se "o celeiro de corantes" da Europa.

De início, os químicos da indústria têxtil alemã viviam inteiramente à sombra da indústria de corantes. Animados pelos próprios êxitos, começaram a sintetizar não apenas corantes e solventes, mas um universo de novas moléculas: fenóis, álcoois, brometos, alcaloides, alizarinas e amidas, substâncias jamais encontradas na natureza. Pelo fim dos anos 1870, os químicos da Alemanha tinham sintetizado tantas moléculas que não sabiam o que fazer com elas. "A química aplicada" tornara-se quase uma caricatura de si mesma: uma indústria em busca de utilidade prática para os produtos que ela tinha corrido para inventar.

As interações iniciais entre a química sintética e a medicina tinham sido, em grande parte, decepcionantes. Gideon Harvey, médico do século XVII, disse certa vez que os químicos eram "o que há de mais insolente, ignorante, arrogante e prepotente na humanidade".[9] A animosidade e o desdém recíprocos entre as duas disciplinas persistiram. Em 1849, August Hofmann, professor de William Perkin no Royal College, reconhecera com tristeza o abismo existente entre a medicina e a química: "Nenhum desses compostos encontrou até agora uma aplicação na vida. Ainda não conseguimos utilizá-los [...] para curar doenças".[10]

Mas até Hofmann sabia que a fronteira entre o mundo sintético e o mundo natural desabava inevitavelmente. Em 1828, um cientista de Berlim chamado Friedrich Wöhler provocara uma tempestade metafísica na ciência ao ferver cianato de amônio, um simples sal inorgânico, e criar ureia, substância química produzida pelos rins.[11] A experiência de Wöhler — aparentemente trivial — teve enormes implicações. A ureia era uma substância química "natural", ao passo que seu precursor era um sal inorgânico. O fato de ser possível criar tão facilmente num frasco uma substância química produzida por organismos naturais ameaçava derrubar todo o conceito de organismos vivos: durante séculos supunha-se que a química dos organismos vivos estava imbuída de uma propriedade mística qualquer, uma essência vital que não poderia ser reproduzida em laboratório (teoria chamada vitalismo). A experiência de Wöhler demoliu o vitalismo. A química orgânica e a inorgânica, como ele demonstrou, eram intercambiáveis. Biologia era química: talvez o próprio corpo humano não fosse diferente de um saco de produtos químicos reagindo ativamente — uma proveta com braços, pernas, olhos, cérebro e alma.

Com a morte do vitalismo, a extensão dessa lógica para a medicina era inevitável. Se as substâncias químicas da vida eram sintetizáveis em laboratório, será que funcionariam em sistemas vivos? Se a biologia e a química eram tão intercambiáveis, será que uma molécula produzida num frasco afetaria o funcionamento de um organismo biológico?

Wöhler era médico, e tentou passar do mundo da química para o mundo da medicina com seus alunos e colaboradores. Mas suas moléculas sintéticas ainda eram simples demais — meros esboços de química, onde havia necessidade de moléculas muito mais complexas para intervir em células vivas.

Porém, essas substâncias químicas multifacetadas já existiam: os laboratórios das fábricas de corantes de Frankfurt estavam repletos delas. Para lançar essa ponte interdisciplinar entre a biologia e a química, Wöhler só precisava fazer uma curta visita, de um dia, do seu laboratório em Göttingen para os laboratórios de Frankfurt. Mas nem Wöhler nem seus alunos conseguiram fazer essa última conexão. O vasto grupo de moléculas guardadas ociosamente nas prateleiras de químicos alemães que trabalhavam para a indústria têxtil, os precursores de uma revolução na medicina, poderia, muito bem, estar em outro continente.

Somente cinquenta anos depois da experiência de Wöhler com a ureia os produtos da indústria de corantes finalmente fizeram contato físico com as células vivas. Em 1878, em Leipzig, um estudante de medicina, Paul Ehrlich, de 24 anos, propôs o uso de corantes de tecido — anilina e seus derivativos coloridos — para colorir tecidos animais.[12] No máximo, Ehrlich esperava que os corantes pudessem tingir os tecidos para facilitar a microscopia. Mas, para seu espanto, estavam longe de ser agentes escurecedores indiscriminados. Os derivativos da anilina manchavam apenas partes das células, delineando a silhueta de certas estruturas e deixando outras intactas. Os corantes pareciam capazes de distinguir entre as substâncias químicas escondidas no interior da célula.

A especificidade molecular, resumida tão vividamente naquela reação entre um corante e uma célula, começou a perseguir Ehrlich. Em 1882, trabalhando com Robert Koch, ele descobriu outro corante químico, dessa vez para microbactérias, organismos que Koch tinha percebido que causavam a tuberculose.[13] Poucos anos depois, Ehrlich descobriu que certas toxinas, injetadas em animais, podiam gerar "antitoxinas" que confinavam e desativavam venenos com extraordinária especificidade (essas antitoxinas seriam posteriormente identificadas como anticorpos). Ele purificou um potente soro contra a toxina da difteria a partir do sangue de cavalos, depois foi prepará-lo em baldes no Instituto para Pesquisa e Teste de Soros, em Steglitz, e mais tarde abriu seu próprio laboratório, em Frankfurt.

Mas quanto mais amplamente Ehrlich explorava o mundo da biologia, mais era levado de volta à sua ideia original. O universo biológico estava repleto de moléculas que escolhiam seus parceiros como fechaduras inteligentes projetadas para servir a uma chave: toxinas coladas inseparavelmente a antitoxinas, corantes que destacavam apenas determinadas partes das células, corantes químicos capazes de captar uma classe de germes numa mistura de células. Se a biologia era um primoroso jogo de mistura e casamento de produtos químicos, raciocinou Ehrlich, o que ocorreria se algumas substâncias químicas pudessem distinguir células bacterianas de células animais — e matar as primeiras sem tocar as hospedeiras?

Na volta de uma conferência tarde da noite, no apinhado compartimento de um trem noturno de Frankfurt para Berlim, Ehrlich escreveu, animado, para dois colegas cientistas:

Ocorreu-me que [...] deve ser possível encontrar substâncias artificiais que curam certas doenças verdadeira e especificamente, e não são apenas paliativos que agem de forma positiva num ou noutro sintoma. [...] Essas substâncias curativas — a priori — têm que destruir diretamente os micróbios responsáveis pela doença; não por "ação à distância", mas apenas quando o composto químico é fixado pelos parasitas, que só podem ser mortos se o composto químico tiver uma relação particular, uma afinidade específica, com eles.[14]

Àquela altura, os outros ocupantes do compartimento do trem de Ehrlich já tinham caído no sono. Mas sua retórica foi uma das mais importantes ideias da medicina em sua forma destilada, primordial. A "quimioterapia", o uso de substâncias químicas específicas para curar o corpo doente, nasceu, conceitualmente, naquela noite.

Ehrlich pôs-se a procurar suas "substâncias curativas" num lugar conhecido: a arca do tesouro dos produtos químicos da indústria de corantes que tinham sido tão cruciais para suas primeiras experiências biológicas. Seu laboratório estava agora situado perto das prósperas fábricas de corante de Frankfurt — a Frankfurter Anilinfarben-Fabrik e a Leopold Cassella Company —, e ele podia obter corantes químicos e derivados dando uma curta caminhada pelo vale.[15] Com milhares de compostos à sua disposição, Ehrlich iniciou uma série de experiências para testar os efeitos biológicos em animais.

Ele começou com uma caçada a substâncias antimicrobianas, em parte porque já sabia que os corantes químicos podiam unir células bacterianas de forma firme e específica. Infectou camundongos e coelhos com o *Trypanosoma brucei*, parasita responsável pela temível doença do sono, depois injetou nos animais derivados químicos para determinar se algum deles seria capaz de deter a infecção. Após testarem centenas de substâncias, Ehrlich e seus colaboradores encontraram seu primeiro antibiótico: um brilhante corante derivado, cor de rubi, que chamaram de trypan vermelho. Era um nome — uma doença justaposta com um corante — que capturava quase um século de história médica.

Animado com a descoberta, Ehrlich realizou uma série de experiências químicas. Um universo de química biológica abriu-se diante dele: moléculas com propriedades peculiares, um cosmo governado por regras idiossincráticas. Alguns compostos passavam de precursores a drogas ativas na corrente sanguínea; outros se transformavam, ao contrário, de drogas ativas em moléculas inativas. Alguns eram expelidos na urina; outros iam parar na bile ou se desfaziam imediatamente no sangue. Uma molécula podia sobreviver durante dias num animal, mas seu primo químico — uma variante produzida por algumas poucas moléculas essenciais — podia desaparecer do corpo em minutos.

Em 19 de abril de 1910, no superlotado Congresso de Medicina Interna em Wiesbaden, Ehrlich anunciou que tinha descoberto outra molécula com "afinidade específica" — um sucesso.[16] A nova droga, chamada misteriosamente de composto 606, era eficaz contra um micróbio notório, o *Treponema pallidum*, causador da sífilis. Na época de Ehrlich, a sífilis — a "moléstia secreta" do século XVIII na Europa — era uma doença chocante, uma epidemia para os tabloides.[17] Ehrlich sabia que uma droga antissifilítica seria uma sensação imediata e estava preparado para isso. O composto 606 tinha sido testado secretamente em pacientes nos pavilhões hospitalares de São Petersburgo, depois testado de novo em pacientes com neurossífilis no Magdeburg Hospital — sempre com notável sucesso. Uma fábrica gigantesca, fundada pela Hoechst Chemical Works, já estava sendo construída para produzi-lo para uso comercial.

O êxito de Ehrlich com o trypan vermelho e o composto 606 (que ele batizou de salvarsan, a partir da palavra *salvação*) mostrou que as doenças eram apenas fechaduras patológicas à espera de serem encontradas pelas moléculas certas. A fila de doenças potencialmente curáveis agora se estendia interminavelmente diante dele. Ehrlich chamava suas drogas de "balas mágicas" — *balas* pela capacidade de matar e *mágicas* pela especificidade. Era uma frase com qualquer coisa de antigo, de alquímico, que ressoaria insistentemente pelo futuro da oncologia.

As balas mágicas de Ehrlich precisavam derrubar um último alvo: o câncer. A sífilis era uma doença bacteriana, a tripanossomíase era uma doença parasitária. Ehrlich avançava lentamente rumo ao seu objetivo final: a célula maligna *humana*. Entre 1904 e 1908, ele armou vários projetos aprimorados para descobrir uma droga anticâncer usando seu vasto arsenal de substâncias químicas. Tentou amidas, anilinas, derivados de sulfamida, arsênicos, brometos e álcoois para matar células cancerosas. Nada funcionou. Descobriu que aquilo que era veneno para células cancerosas era inevitavelmente veneno para células normais. Desanimado, tentou estratégias ainda mais fantásticas. Pensou em privar células de sarcoma de metabolitos, ou levá-las à morte usando células-iscas (estratégia que pressagiou os derivados antifolatos de Subbarao de quase cinquenta anos depois). Mas a busca da droga anticâncer definitiva, seletiva, revelou-se inútil. Suas balas farmacológicas, longe de serem mágicas, eram insuficientemente seletivas ou fracas demais.

Em 1908, logo depois que Ehrlich recebeu o prêmio Nobel pela descoberta do princípio de afinidade específica, o kaiser Guilherme da Alemanha convidou-o para uma audiência privada em seu palácio. O kaiser também buscava conselhos: conhecido hipocondríaco atacado por várias doenças reais e imaginárias, ele queria saber se Ehrlich estava prestes a descobrir uma droga anticâncer.[18]

Ehrlich se esquivou. A célula cancerosa, explicou, era algo fundamentalmente diferente da célula bacteriana. A afinidade específica baseava-se, paradoxalmente, não em "afinidade", mas em seu oposto — a diferença. As substâncias químicas de Ehrlich tinham êxito contra bactérias porque as enzimas bacterianas eram radicalmente diferentes das enzimas humanas. Com o câncer, era a *similaridade* da célula cancerosa com a célula humana normal que o tornava quase impossível de alvejar.

Ehrlich prosseguiu nessa linha, quase como se pensasse consigo mesmo. Ele dava voltas ao redor de algo profundo, uma ideia que precisava amadurecer: para atingir a célula anormal, era preciso decifrar a biologia da normal. Décadas depois de seu primeiro encontro com a anilina, ele tinha voltado mais uma vez à especificidade, ao código de barras da biologia oculto dentro de cada célula viva.

As ideias de Ehrlich de nada serviram para o kaiser. Ele quase não tinha interesse por artigos desconsolados, sem fim à vista, e interrompeu a audiência.

Em 1915, Erlich teve uma crise de tuberculose, doença que provavelmente adquirira em seu tempo no laboratório de Koch. Foi recuperar-se em Bad Homburg, cidade-spa famosa pelos banhos curativos. De seu quarto, com vista para as distantes planícies, ele assistia com amargura à entrada de seu país na Primeira Guerra Mundial. As fábricas de corantes que outrora forneciam substâncias terapêuticas — entre elas Bayer e Hoechst — passaram a produzir em grande escala substâncias químicas precursoras da guerra de gases. Um gás particularmente tóxico era um líquido descolorido, muito quente, produzido reagindo o solvente tiodiglicol (intermediário do corante) com ácido hidrocólico fervendo. O cheiro do gás era único: dizia-se que lembrava mostarda, alho queimado ou raiz-forte moída no fogo, e ficaria conhecido como gás mostarda.

Na brumosa noite de 12 de julho de 1917, dois anos depois da morte de Ehrlich, uma salva de artilharia, com projéteis marcados por pequenas cruzes amarelas, caiu sobre as tropas inglesas estacionadas perto da pequena cidade belga de Ypres. O líquido das bombas logo evaporou, com uma "grossa nuvem verde-amarelada cobrindo o céu",[19] como mais tarde a descreveria um soldado, depois se difundiu pelo ar frio da noite. Os homens que dormiam em barracas e trincheiras acordaram com um cheiro acre nauseante, do qual se lembrariam pelas próximas décadas: o odor picante de raiz-forte espalhava-se pelos campos de calcário. Em poucos segundos, os soldados correram em busca de refúgio, tossindo e espirrando na lama, os cegos tropeçando nos mortos. O gás mostarda difundia-se através de couro e borracha, impregnando camadas de tecido. Pairou como uma névoa tóxica sobre o campo de batalha durante dias, até que os mortos passaram a exalar um cheiro de mostarda. Numa única noite, o gás feriu ou matou 2 mil soldados. Num só ano, deixou em sua esteira milhares de mortos.

Os efeitos agudos mas de curto prazo do nitrogênio mostarda — complicações respiratórias, pele queimada, bolhas, cegueira — foram tão imensamente monstruosos que não se deu a devida atenção aos efeitos de longo prazo. Em 1919, um casal de patologistas americanos, Edward e Helen Krumbhaar, analisou os efeitos do bombardeio de Ypres sobre os poucos sobreviventes.[20] Descobriu que eles tinham uma incomum enfermidade da medula óssea. As células que normalmente formam o sangue tinham parado de funcionar; a medula óssea, numa estranha mímica do campo de batalha, bombardeado e queimado, tinha ficado marcada. Os homens estavam anêmicos e precisavam de transfusão de sangue, geralmente uma por mês. Contraíam infecções com facilidade. A contagem de seus glóbulos brancos costumava ficar em níveis abaixo do normal.

Num mundo menos preocupado com outros horrores, a notícia talvez tivesse interessado os médicos dedicados ao câncer. Esse produto químico tinha, afinal de contas, atingido a medula óssea e eliminado apenas certas populações de células — tinha uma afinidade específica. Mas histórias de horror assolavam a Europa em 1919, e esta não parecia mais digna de atenção do que outra qualquer. Os Krumbhaar publicaram seu artigo num periódico médico de segundo escalão e ele foi rapidamente esquecido na amnésia geral da guerra.

Os químicos da época da guerra voltaram a seus laboratórios para inventar novas substâncias destinadas a outras batalhas, e os herdeiros do legado de Ehrlich foram procurar produtos químicos específicos em outra parte. Afinal, o que eles procuravam era uma bala mágica que livrasse o corpo do câncer, não um gás tóxico que deixasse as vítimas quase mortas, cegas, queimadas e permanentemente anêmicas. O fato de que suas balas acabariam surgindo dessas mesmas armas químicas parecia uma perversão da afinidade específica, uma distorção macabra do sonho de Ehrlich.

Veneno na atmosfera

E se esta mistura não funcionar? [...]
E se for veneno [...]?[1]
— *Romeu e Julieta*

Devemos portanto envenenar a atmosfera do primeiro ato de tal maneira que nenhuma pessoa decente há de querer assistir à peça até o fim.[2]
— James Watson, falando a respeito da quimioterapia, 1975

Todo remédio, disse certa vez Paracelso, médico do século XVI, é veneno disfarçado.[3] A quimioterapia do câncer, consumida pela feroz obsessão de eliminar a célula cancerosa, tem suas raízes na lógica contrária: todo veneno pode ser um remédio disfarçado.

Em 2 de dezembro de 1943, mais de 25 anos depois que as bombas com cruzes amarelas caíram sobre Ypres, uma esquadrilha de aviões da Luftwaffe sobrevoou um grupo de navios americanos parados num porto perto de Bari, no sul da Itália, e disparou uma salva de bombas.[4] Os navios pegaram fogo imediatamente. Sem que nem mesmo a própria tripulação soubesse, um dos navios da frota, o *John Harvey*, guardava setenta toneladas de gás mostarda para possível uso. Quando o *Harvey* explodiu, a carga tóxica foi para os ares. A rigor, os Aliados tinham bombardeado a si próprios.

O raide alemão foi um êxito inesperado e terrível. Pescadores e moradores da área do porto de Bari começaram a queixar-se do cheiro de alho queimado e de raiz-forte espalhado pela brisa. Homens sujos, lambuzados de óleo, na maioria jovens marinheiros americanos, foram retirados da água sentindo dores e dominados pelo terror, incapazes de abrir os olhos inchados. Receberam chá e foram enrolados em mantas, o que serviu apenas para prender o gás mais perto do corpo. Dos 617 homens socorridos, 83 morreram na primeira semana.[5] O gás difundiu-se rapidamente pelo porto de Bari, causando um arco de devastação. Quase mil homens e mulheres morreram de complicações nos meses seguintes.

O "incidente" de Bari, como os jornais o chamaram na época, foi um terrível constrangimento para os Aliados. Os soldados e marinheiros feridos foram levados às pressas para os Estados Unidos, e médicos-investigadores foram levados secretamente para fazer a autópsia dos civis mortos. As autópsias revelaram o que os Krumbhaar já tinham observado. Nos homens e mulheres que sobreviveram ao bombardeio, mas morreram depois em consequência dos ferimentos, os glóbulos brancos tinham praticamente desaparecido do sangue, e a medula óssea estava queimada e destruída. O gás tinha atingido especificamente as células da medula óssea — uma grotesca paródia molecular das substâncias químicas curativas de Ehrlich.

O caso provocou um esforço acelerado para investigar gases bélicos e seus efeitos em soldados. Uma unidade secreta, chamada Unidade de Guerra Química (abrigada no Escritório de Pesquisa e Desenvolvimento Científico da época da guerra) foi criada para estudar gases bélicos. Contratos para pesquisas de diversos compostos tóxicos foram distribuídos por instituições de pesquisa em todo o país. O contrato para nitrogênio mostarda coube a dois cientistas, Louis Goodman e Albert Gilman, da Universidade Yale.

Goodman e Gilman não estavam interessados nas propriedades "vesicantes"[6] do gás mostarda — sua capacidade de queimar pele e membranas. O que os cativava era o efeito Krumbhaar — a capacidade que o gás tem de dizimar células brancas. Será que esse efeito, ou um primo estiolado seu, não poderia ser utilizado num ambiente controlado, num hospital, em doses pequenas e monitoradas, para atacar glóbulos brancos *malignos*?

Para testar o conceito, Gilman e Goodman começaram pelo estudo de animais. Injetado intravenosamente em coelhos e camundongos, o mostarda fez os glóbulos brancos normais do sangue e da medula óssea praticamente desaparecerem, sem produzir as terríveis ações vesicantes, dissociando os dois efeitos farmacológicos. Animados, passaram para os estudos com seres humanos, concentrando-se naturalmente em linfomas — cânceres das glândulas linfáticas. Em 1942, no Memorial Hospital de Nova York, eles convenceram seu colaborador Gustav Lindskog a tratar um prateador nova-iorquino de 48 anos que padecia de linfoma com dez doses intravenosas contínuas de mostarda. Foi uma experiência isolada, mas funcionou. Em homens, como em camundongos, a droga funcionava miraculosamente. As glândulas inchadas desapareceram. Clínicos descreveram o fenômeno como um misterioso "abrandamento" do câncer, como se a dura carapaça do câncer, que Galeno descrevera tão vividamente quase 2 mil anos antes, derretesse.

Mas as reações foram acompanhadas, inevitavelmente, de recaídas. Os tumores abrandados endureciam de novo e reapareciam — da mesma forma que as leucemias de Farber sumiam e depois reapareciam violentamente. Obrigados a manter segredo durante os anos de guerra, Goodman e Gilman só publicaram suas descobertas em 1946, meses antes de o artigo de Farber sobre antifolatos aparecer na imprensa.

Poucas centenas de quilômetros ao sul de Yale, no laboratório da Burroughs Wellcome, em Nova York, o bioquímico George Hitchings também adotara o método de Ehrlich para descobrir moléculas com a capacidade específica de matar células cancerosas.[7] Mas, em vez de começar pelos venenos conhecidos (como o gás mostarda), Hitchings examinava cuidadosamente substâncias químicas desconhecidas. Seu primeiro alvo foi o DNA, uma molécula sobre a qual, na época, só se sabia que era essencial para a divisão celular. (Cientistas levariam mais uma década para identificar com exatidão o papel do DNA como transportador de genes na célula.) A abordagem de Hitchings foi amplamente desprezada por cientistas acadêmicos, que diziam que ele atirava para todo lado. "Os cientistas do mundo acadêmico mantinham-se a desdenhosa distância desse tipo de atividade", lembrou um colega de Hitchings. "Eles argumentavam que seria prematuro tentar a quimioterapia sem a necessária base de conhecimento científico sobre bioquímica, fisiologia e farmacologia. Na verdade, o campo manteve-se estéril por mais ou menos 35 anos depois do trabalho de Ehrlich."[8]

Em 1944, a busca de Hitchings ainda não tinha chegado a lugar nenhum. Placas bacterianas acumulavam-se à sua volta como um jardim bolorento e decrépito, sem sinal da droga prometida. Quase por instinto, ele contratou uma jovem assistente chamada Gertrude Elion, cujo futuro parecia ainda mais incerto do que o de Hitchings. Filha de imigrantes lituanos, nascida com um precoce intelecto científico e uma fome de conhecimento químico, ela fez mestrado em química na Universidade de Nova York em 1941, ao mesmo tempo que lecionava ciência no segundo grau durante o dia e realizava sua pesquisa para a tese à noite e nos fins de semana. Apesar de altamente qualificada, talentosa e motivada, ela não conseguira emprego num laboratório acadêmico. Frustrada com as repetidas rejeições, encontrara trabalho como supervisora de produtos num supermercado. Quando Hitchings encontrou Trudy Elion, que logo se tornaria uma das maiores inovadoras na química sintética de sua geração (e prêmio Nobel), ela trabalhava num laboratório de alimentos em Nova York, testando a acidez do picles e a cor das gemas de ovo usadas em maionese.

Salva de uma vida de picles e maionese, Gertrude Elion migrou para a química sintética. Como Hitchings, ela começou procurando substâncias químicas que pudessem bloquear o crescimento bacteriano mediante a inibição do DNA — mas logo deu sua própria guinada estratégica. Em vez de peneirar montes de substâncias desconhecidas aleatoriamente, Elion concentrou-se numa classe de compostos, a das chamadas purinas.[9] As purinas eram moléculas aneladas com um núcleo de seis átomos de carbono que, sabia-se, estavam envolvidas na fabricação do DNA. Elion pensou em acrescentar várias cadeias químicas secundárias a cada um dos seis átomos de carbono para produzir dezenas de variantes da purina.

A coleção de novas moléculas de Elion era um estranho carrossel de bestas. Uma molécula — 2,6-diaminopiridina — era tóxica demais mesmo para animais. Outra tinha cheiro de alho. Muitas eram instáveis, inúteis, ou as duas coisas. Mas em 1951, Elion descobriu uma molécula variante chamada 6-mercaptopurina, ou 6-MP.

Não tendo funcionado em alguns testes preliminares em animais (a droga é estranhamente tóxica aos cães), a 6-MP quase foi abandonada. Mas o êxito do gás mostarda como eliminador de células cancerosas fortaleceu a confiança dos primeiros médicos que usavam a quimioterapia. Em 1948, Cornelius "Dusty" Rhoads, antigo oficial do Exército, deixou o cargo de chefe da Unidade de Guerra Química para se tornar diretor do Memorial Sloan-Kettering Cancer Center, consolidando, com isso, a conexão entre a guerra química do campo de batalha com a guerra química do corpo. Rhoads manteve ativa colaboração entre o laboratório de Hitching e Elion na Burroughs Wellcome e o Memorial Hospital. Meses depois de ser testada nas células de uma placa de Petri, a 6-MP foi liberada para testes em pacientes humanos.

Previsivelmente, o primeiro alvo foi a leucemia linfoblástica aguda — o raro tumor que ocupava o centro das atenções da oncologia. No começo dos anos 1950, dois médicos-cientistas, Joseph Burchenal e Mary Lois Murphy, fizeram um teste clínico usando 6-MP em crianças com LLA.[10] Hematologista de formação, Burchenal perdera a mãe, no começo da infância, para o sarcoma osteogênico, câncer ósseo assustadoramente agressivo que se espalhara pelos pulmões. Burchenal seguia com a maior atenção o desenvolvimento de antifolatos para a leucemia. Durante breve período no Exército dos Estados Unidos, ele também deparara com os estudos de Goodman e Gilman sobre nitrogênio mostarda. Em 1948, seguira Rhoads até Nova York, para o recém-fundado Memorial Hospital, e, tendo tomado conhecimento dos incríveis resultados obtidos por Farber com a aminopterina, viajara a Boston para ver pessoalmente a notável remissão.

De volta a Nova York, Burchenal e Murphy ficaram espantados com as remissões igualmente rápidas produzidas pela 6-MP. As células leucêmicas tremulavam e desapareciam da medula óssea e do sangue, em geral depois de poucos dias de tratamento. Mas, como as remissões de Boston, essas eram desoladoramente temporárias, durando apenas algumas semanas. Como no caso dos antifolatos, havia apenas uma ilusão fugidia de cura.

A generosidade do show business

O nome "Jimmy" é palavra conhecida de todos na Nova Inglaterra [...] um apelido para o garoto que mora ao lado.[1]
— The Children's Cancer Research Foundation: the House That "Jimmy" Built

Fiz uma longa viagem, estive num país estranho e vi a escuridão bem de perto.[2]
— Thomas Wolfe

Ainda que oscilantes e pouco expressivas, as remissões da leucemia em Boston e Nova York prenderam a atenção de Farber. Se a leucemia linfoblástica, uma das formas de câncer mais letais, podia ser contida por duas substâncias químicas distintas (mesmo que só por um mês ou dois), talvez um princípio mais profundo estivesse envolvido. Talvez uma série desses venenos estivesse escondida no mundo da química — venenos perfeitamente projetados para eliminar células cancerosas e poupar células normais. Essa pequena ideia insistia em bater à sua mente enquanto ele andava para cima e para baixo pelas enfermarias todas as noites, tomando notas e examinando manchas até altas horas. Talvez ele tivesse deparado com um princípio ainda mais provocador — o de que o câncer poderia ser curado com produtos químicos.

Mas como descobrir essas incríveis substâncias químicas? Seu trabalho em Boston era, claramente, pequeno demais. Como criar uma plataforma mais poderosa que o impelisse rumo à cura da leucemia infantil — e depois do câncer em geral?

Os cientistas costumam estudar o passado com a obsessão de historiadores, porque poucas outras profissões dependem tanto dele. Cada experiência é uma conversa com uma experiência anterior, cada nova teoria é uma refutação das teorias antigas. Farber estudava o passado compulsivamente — e o episódio que mais o fascinava era a história da campanha nacional contra a poliomielite. Como estudante em Harvard nos anos 1920, ele vira epidemias de pólio assolarem a cidade, deixando na esteira levas de crianças paralíticas. Na fase aguda da doença, o vírus pode paralisar o diafragma, tornando quase impossível respirar. Mesmo uma década depois, em meados dos anos 1930, o único tratamento para a poliomielite era o uso de um respirador artificial conhecido como "pulmão de ferro".[3] Enquanto Farber fazia a ronda como residente do Children's Hospital, os pulmões de ferro bufavam continuamente ao fundo, com crianças suspensas dentro desses temíveis aparelhos, geralmente semanas a fio. A suspensão dos pacientes nesses pulmões de ferro simbolizava o estado de paralisia da pesquisa da poliomielite. Pouco se sabia da natureza do vírus ou da biologia da infecção, e campanhas para controlar a difusão da doença eram mal divulgadas e em geral ignoradas pelo público.

Essa pesquisa foi arrancada de sua letargia por Franklin Roosevelt em 1937.[4] Vítima de uma epidemia anterior, paralisado da cintura para baixo, Roosevelt fundara um hospital e centro de pesquisa chamado Fundação Warm Springs, na Georgia, em 1927. De início, seus conselheiros políticos tentaram distanciar a imagem dele da doença. (Um presidente paralítico tentando tirar um país da depressão era considerado desastroso em termos de imagem; as aparições públicas de Roosevelt eram, portanto, cuidadosamente orquestradas para mostrá-lo apenas da cintura para cima.) Mas reeleito por assombrosa margem de votos em 1936, um Roosevelt desafiador e renascido voltou à sua causa original e criou a Fundação Nacional da Paralisia Infantil, um grupo lobista para levar adiante a pesquisa e dar publicidade à poliomielite.

A fundação, a maior associação da história americana dedicada a essa doença, deu vida à pesquisa da pólio. Um ano depois de sua criação, o ator Eddie Cantor criou a campanha Marcha dos Centavos — um esforço nacional maciço e altamente coordenado para levantar fundos, pelo qual se pedia a cada cidadão que enviasse a Roosevelt um centavo em apoio da pesquisa da poliomielite e da divulgação do que se sabia a respeito dela. Celebridades de Hollywood, estrelas da Broadway e personalidades do rádio logo se juntaram à causa, e a resposta foi impressionante. Em poucas semanas, 2,680 milhões de moedas de um centavo de dólar chegaram à Casa Branca.[5] Pôsteres foram amplamente distribuídos, e a pesquisa da pólio foi inundada com dinheiro e atenção pública. No fim dos anos 1940, financiado em parte por essas campanhas, John Enders já quase conseguira cultivar o vírus da pólio em seu laboratório, e Sabin e Salk, baseando-se no trabalho de Enders, estavam bem adiantados na preparação das primeiras vacinas contra a doença.

Farber sonhava com uma campanha similar para a leucemia, ou talvez para o câncer em geral. Sua ideia era que uma fundação de combate ao câncer infantil encabeçasse o esforço. Mas ele precisava de um aliado que o ajudasse a criar a fundação — de preferência alguém de fora do hospital, onde ele tinha poucos aliados.

Farber não precisou procurar muito. No começo de maio de 1947, quando ainda estava no meio de sua experiência com aminopterina, um grupo de homens do Variety Club, da Nova Inglaterra, chefiado por Bill Koster, visitou seu laboratório.

Fundado em 1927 na Filadélfia por um grupo de pessoas do show business — produtores, diretores, atores, comediantes e proprietários de cinema —, o Variety Club tinha sido concebido nos moldes dos *dining clubs* de Nova York e Londres. Mas em 1928, apenas um ano depois de inaugurado, o Variety adotara uma agenda social mais ativa. No inverno de 1928, com a cidade à beira do abismo da Depressão, uma mulher abandonara o filho na porta do Cine Sheridan Square. Um bilhete preso à criança dizia:

> Por favor, cuidem do meu bebê. Seu nome é Catherine. Não posso mais cuidar dela. Tenho mais oito. Meu marido está desempregado. Ela nasceu no dia de Ação de Graças.

Sempre ouvi falar da bondade do show business e rezo a Deus para que cuidem dela.[6]

O melodrama cinematográfico do episódio e o apelo sentido à "bondade do show business" causaram uma forte impressão entre os sócios do incipiente clube. O Variety adotou uma menina órfã e pagou por sua criação e educação. Ela recebeu o nome de Catherine Variety Sheridan — Variety em homenagem ao clube e Sheridan por causa do cinema em que foi encontrada.

A história de Catherine Sheridan foi amplamente noticiada pela imprensa e deu mais exposição na mídia ao clube do que seus sócios jamais tinham imaginado. Lançado à atenção pública como organização filantrópica, o Variety fez do bem-estar das crianças seu projeto. No fim dos anos 1940, quando o súbito crescimento econômico do cinema depois da guerra levou ainda mais dinheiro aos cofres do clube, novas filiais brotaram em cidades país afora. A história de Catherine Sheridan e sua fotografia foram impressas e publicadas em escritórios do Variety em todo o território nacional. Catherine Sheridan tornou-se mascote não oficial do clube.

O influxo de atenção e dinheiro públicos também levou a uma busca por outros projetos de caridade para crianças. A visita de Koster ao Children's Hospital em Boston era uma missão exploratória para descobrir outro projeto dessa natureza. Ele foi conduzido aos laboratórios e clínicas de médicos conceituados dentro do hospital. Quando pediu a Louis Diamond, chefe de hematologia do hospital, que lhe sugerisse uma doação, Diamond respondeu com cautela característica: "Eu preciso de um novo microscópio".[7]

Em contraste, quando passou pelo escritório de Farber, Koster encontrou um cientista apaixonado, eloquente, com uma visão ampla — um verdadeiro messias. Farber não queria um microscópio; ele tinha um plano audacioso que cativou o investidor. Koster pediu ao clube que o ajudasse a criar um novo fundo para construir um imenso hospital dedicado à pesquisa do câncer infantil.

Farber e Koster lançaram-se ao trabalho imediatamente. No começo de 1948, fundaram uma organização chamada Fundo de Pesquisa do Câncer Infantil para dar início à pesquisa e ao apoio do tratamento do câncer em crianças. Em março de 1948, organizaram uma rifa para levantar dinheiro e conseguiram 45 456 dólares — quantia impressionante para começar, mas ainda menos do que Farber e Koster desejavam.[8] A pesquisa do câncer, eles achavam, precisava de uma mensagem mais eficaz, uma estratégia para a fama. Em certo momento naquela primavera, Koster, lembrando-se do êxito com Sheridan, teve a inspirada ideia de encontrar uma "mascote" para o fundo de pesquisa de Farber — uma Catherine Sheridan do câncer. Os dois vasculharam enfermarias cheias de crianças e a clínica de Farber à procura de uma que servisse de propaganda para levantar fundos junto ao público.

Não era uma missão promissora. Farber tratava muitas crianças com aminopterina, e as camas nas enfermarias do andar superior estavam lotadas de pacientes sofrendo — crianças desidratadas e com náuseas em consequência da quimioterapia, que mal conseguiam manter a cabeça e o corpo em posição vertical e que não podiam ser exibidas publicamente como mascotes otimistas do tratamento do câncer. Examinando nervosamente as listas de pacientes, Farber e Koster descobriram uma única criança saudável o bastante para transmitir a mensagem — um menino magro, angelical, louro, de olhos azuis, chamado Einar Gustafson, que não tinha leucemia, mas estava sendo tratado de uma rara espécie de linfoma no intestino.

Gustafson era calmo e sério, um menino precoce e seguro de si que viera de New Sweden, no Maine.[9] Seus avós eram imigrantes suecos, e ele vivia numa plantação de batatas e frequentava uma escola que só tinha uma sala. No fim do verão de 1947, logo depois da estação do mirtilo, ele se queixara de uma dor insistente que lhe torcia o estômago. Médicos de Lewiston, suspeitando de apendicite, tinham operado seu apêndice, mas acabaram encontrando o linfoma. O índice de sobrevivência dessa doença era muito baixo, de 10%. Julgando que a quimioterapia tivesse uma pequena chance de salvá-lo, os médicos enviaram Gustafson a Boston para ser tratado por Farber.

Einar Gustafson, porém, era um nome difícil de pronunciar. Farber e Koster rebatizaram-no de Jimmy.

Koster não perdeu tempo com Jimmy. Em 22 de maio de 1948, numa noite quente de sábado no nordeste do país, Ralph Edwards, apresentador do programa de rádio *Truth or Consequences,* interrompeu sua transmissão costumeira da Califórnia e ligou para uma emissora de rádio em Boston.[10] "Parte da função de *Truth or Consequences*", começou Edward, "é levar esse velho jogo de salão às pessoas que não podem vir ao programa [...] Hoje vamos levá-los até um camaradinha chamado Jimmy."

Não diremos seu sobrenome, porque ele é exatamente igual a outros milhares de meninos e meninas em casas e hospitais de todo o país. Jimmy sofre de câncer. Ele é ótimo sujeito e, apesar de não conseguir entender por que não está lá fora brincando com os outros meninos, ele adora beisebol e segue com atenção cada movimento do seu time, o Boston Braves. Agora, graças à mágica do rádio, vamos atravessar toda a extensão dos Estados Unidos e levar vocês para junto da cama de Jimmy numa das grandes cidades americanas, Boston, Massachusetts, e para um dos maiores hospitais americanos, o Children's Hospital de Boston, cuja equipe faz um trabalho extraordinário na pesquisa do câncer. Até agora, Jimmy não sabe nada a nosso respeito [...] Jimmy, por favor.

Então, em meio ao crepitar da estática, ouviu-se a voz de Jimmy.

Jimmy: Oi.
Edwards: Olá, Jimmy. Aqui é Ralph Edwards, do programa de rádio *Truth or Consequences*. Ouvi dizer que você gosta de beisebol. É verdade?
Jimmy: Sim, é meu esporte preferido.
Edwards: Seu esporte preferido! Quem você acha que vai ganhar este ano?
Jimmy: O Boston Braves, espero.

Depois de mais alguns gracejos, Edwards começou com o "jogo de salão" que tinha prometido.

Edwards: Você já conheceu Phil Masi?
Jimmy: Não.
Phil Masi (*entrando*): Olá, Jimmy. Sou Phil Masi.
Edwards: Como? Quem é, Jimmy?
Jimmy (*sem fôlego*): *Phil Masi*!
Edwards: Onde é que ele está?
Jimmy: No meu quarto!
Edwards: Quem diria? Bem aí no seu quarto no hospital — Phil Masi, de Berlin, Illinois! Quem é o melhor rebatedor de *home runs* do time, Jimmy?
Jimmy: Jeff Heath.
(*Heath entra no quarto*)

Edwards: Quem é agora, Jimmy?
Jimmy: Jeff... Heath.

Jimmy perde o fôlego quando os jogadores do Braves, levando camisetas, bolas assinadas, ingressos para jogos e bonés, entram em fila no quarto: Eddie Stanky, Bob Elliott, Earl Torgeson, Johnny Sain, Alvin Dark, Jim Russell, Tommy Homes. Um piano é arrastado para dentro. Os Braves, acompanhados por Jimmy, que canta alto e fora do tom, com entusiasmo, dão início à canção:

Levem-me para ver o jogo,
Levem-me com a multidão.
Comprem-me amendoim e salgadinhos,
Nem ligo se nunca mais voltar

A multidão no estúdio de Edwards vibra, alguns comentando a sutileza do último verso, outros à beira das lágrimas. No fim da transmissão, a ligação com Boston foi desfeita. Edwards fez uma pausa e disse, baixando a voz:

Agora ouça, pessoal. Jimmy não está ouvindo, está? Não podemos usar nenhuma fotografia ou o nome completo, ou ele saberia. Vamos fazer Jimmy e milhares de meninos e meninas que sofrem de câncer felizes contribuindo com a pesquisa para ajudar a descobrir uma cura para o câncer infantil. Porque, ao pesquisar essa doença nas crianças, automaticamente ajudaremos os adultos e a eliminaremos no início.

Sabemos que uma coisa que o pequeno Jimmy deseja ardentemente é um aparelho de TV para assistir às partidas de beisebol. Se vocês e seus amigos mandarem moedas de 25 centavos e de um dólar e cédulas de dez dólares hoje à noite para Jimmy, para o Fundo de Pesquisa do Câncer Infantil, e contribuirmos com mais de 200 mil dólares para essa boa causa, garantiremos que ele terá sua TV.

A transmissão de Edwards durou oito minutos. Jimmy pronunciou doze frases e cantou uma canção. A palavra *legal* foi usada cinco vezes. Pouco se falou do câncer: a doença espreitou ao fundo, não mencionável, um fantasma no quarto de hospital. A resposta dos ouvintes foi espantosa. Mesmo antes de os Braves deixarem o quarto do garoto aquela noite, doadores já tinham começado a formar fila na frente do saguão do Children's Hospital. A caixa de correio de Jimmy foi inundada de postais e cartas, alguns endereçados simplesmente a "Jimmy, Boston, Massachusetts".[11] Houve quem mandasse cédulas junto com as cartas, ou até mesmo cheques; crianças enviavam moedas de dez e de 25 centavos. O Braves também fez sua contribuição. Em maio de 1948, a marca dos 20 mil dólares estabelecida por Koster tinha sido ultrapassada; mais de 231 mil dólares foram recebidos no total. Centenas de latas vermelhas e brancas de doações para o Fundo Jimmy foram colocadas na entrada de jogos de beisebol. Latas passavam de mão em mão nos cinemas para angariar moedas de dez e 25 centavos. Jogadores da liga infantil, com uniforme de beisebol, batiam de porta em porta, de lata na mão, nas noites quentes de verão. Nas pequenas cidades da Nova Inglaterra, havia "Dias do Jimmy". O prometido aparelho de TV — em preto e branco, com tela de doze polegadas e uma caixa de madeira — chegou e foi montado num banco branco entre leitos de hospital.

No mundo da pesquisa médica, que em 1948 crescia e consumia dinheiro rapidamente, os 231 mil dólares levantados pelo Fundo Jimmy eram uma quantia impressionante, mas ainda assim modesta — suficiente para construir alguns andares num novo prédio em Boston, mas não para construir um edifício nacional de pesquisa contra o câncer. Para que se tenha ideia, apenas dez anos depois o Projeto Manhattan consumiria 74 milhões de dólares no Centro Los Alamos e 1,1 bilhão em Oak Ridge.[12] Em 1948, os americanos gastaram mais de 126 milhões só com coca-cola.[13]

Mas medir a genialidade da campanha com Jimmy em dólares e centavos é ignorar o mais importante. Para Farber, o Fundo Jimmy foi uma experiência inicial — a construção de outro modelo. A operação contra o câncer, como ele descobriu, era muito parecida com uma campanha política: precisava de ícones, mascotes, imagens, slogans — das estratégias da publicidade, tanto quanto das ferramentas da ciência. Para que qualquer doença ganhe destaque político, é preciso que seja comercializada, da mesma maneira que uma campanha política. Uma doença precisa ser transformada politicamente antes de ser transformada cientificamente.

Se os antifolatos de Farber foram sua primeira descoberta na oncologia, essa verdade essencial foi a segunda. Deflagrou uma transformação sísmica em sua carreira, que superaria em muito sua transformação de patologista em um especialista em leucemia. Essa segunda transformação — de clínico em promotor da pesquisa do câncer — refletia a transformação do próprio câncer. A emergência do câncer de seu subsolo para a luz ofuscante da publicidade mudaria o rumo desta história. É uma metamorfose que está no coração deste livro.

A casa que Jimmy construiu

Etimologicamente, "paciente" quer dizer "sofredor". O que mais se teme não é o sofrimento em si, mas o sofrimento degradante.[1]
— Susan Sontag, *Doença como metáfora*

O objetivo de Sidney Farber são apenas os "casos perdidos".[2]
— *Medical World News*, 25 de novembro de 1966

Houve uma época em que Sidney Farber fazia piadas sobre o tamanho do seu laboratório. "Um assistente e 10 mil camundongos",[3] dizia. Toda a sua vida de médico poderia ter sido medida em números de um só algarismo. Um quarto, do tamanho de um armário de químico, enfiado no subsolo de um hospital. Uma droga, a aminopterina, que às vezes estendia, por breve período, a vida de uma criança com leucemia. Uma remissão em cinco, a mais longa delas com duração inferior a um ano.

Nos primeiros meses de 1951, entretanto, o trabalho de Farber crescia exponencialmente, ultrapassando os limites de seu velho laboratório. Sua clínica para pacientes de ambulatório, repleta de pais e filhos, teve de ser transferida para fora do hospital, ocupando uma sede mais ampla num edifício de apartamentos residenciais, na esquina da rua Binney com a avenida Longwood. Mas mesmo essa nova clínica logo ficou superlotada. As enfermarias para pacientes internados do Children's Hospital também enchiam rapidamente. Pelo fato de Farber ser visto como intruso por muitos pediatras do hospital, conseguir mais espaço dentro dele estava fora de cogitação. "A maioria dos médicos achava-o arrogante e inflexível", lembra um trabalhador voluntário do hospital.[4] "No Children's Hospital, mesmo que houvesse espaço para alguns dos seus pacientes, não havia espaço para seu ego."

Isolado e raivoso, Farber se entregou de corpo e alma à tarefa de levantar fundos. Ele precisava de um prédio inteiro para abrigar todos os seus pacientes. Frustrado em seus esforços para estimular a faculdade de medicina a construir um novo centro de câncer para crianças, ele lançou seu próprio empreendimento. Construiria um hospital diante do hospital.

Animado com o êxito da arrecadação de fundos, Farber criou iniciativas ainda maiores em busca de dinheiro para pesquisa, lançando mão de um reluzente séquito de estrelas de Hollywood, chefes políticos, celebridades do esporte e pessoas que sabiam ganhar dinheiro em geral. Em 1953, quando os Braves trocaram Boston por Milwaukee, Farber e Koster conseguiram convencer o Red Sox a fazer do Fundo Jimmy sua "caridade" oficial.[5]

Farber logo encontrou outro recruta famoso: Ted Williams — jovem jogador com glamour de estrela de cinema —, que acabara de servir na Guerra da Coreia. Em agosto de 1953, o Fundo Jimmy planejou uma festa chamada "Bem-vindo de volta para casa, Ted",[6] espetacular golpe publicitário para arrecadar dinheiro, com um jantar a cem dólares o prato, que levantou 130 mil dólares. No fim do ano, Williams já era um visitante regular da clínica de Farber, geralmente seguido por um batalhão de fotógrafos de tabloides em busca de fotos do grande jogador com um jovem paciente.

O Fundo Jimmy tornou-se um nome e uma causa conhecidos. Um grande e branco cofre para doações (em forma de uma enorme bola de beisebol) foi instalado diante do Hotel Statler. Anúncios do Fundo de Pesquisa do Câncer Infantil foram exibidos em outdoors pela cidade de Boston. Incontáveis vasilhas vermelhas e brancas para coleta de dinheiro — chamadas "latas de Jimmy" — brotaram à porta dos cinemas. Fundos entravam de fontes grandes e pequenas: 100 mil dólares do INC, 5 mil dólares de um evento social em Boston, 111 dólares de uma barraca de limonada, alguns dólares de um circo em New Hampshire.[7]

No começo do verão de 1952, o novo prédio de Farber, um grande e sólido cubo assentado na esquina da rua Binney, perto da avenida Longwood, estava quase pronto. Era econômico, funcional e moderno — conscientemente distinto das colunas de mármore e das gárgulas dos hospitais à sua volta. A mão obsessiva de Farber era visível nos detalhes. Produto dos anos 1930, ele era instintivamente frugal ("Pode-se tirar uma criança da Depressão, mas não se pode tirar a Depressão de uma criança",[8] gostava de dizer Leonard Lauder, referindo-se à sua geração), mas com a clínica Farber usou todos os recursos à sua disposição. As amplas escadas de cimento que conduziam ao vestíbulo frontal — com inclinação de apenas uma polegada, para que as crianças pudessem subir com facilidade — eram aquecidas a vapor para combater as brutais nevascas de Boston, que por pouco não pararam a obra cinco invernos antes.

No andar superior, a limpa e bem iluminada sala de espera tinha carrosséis e caixas cheias de brinquedos. Um trem elétrico de brinquedo, instalado numa "montanha" de pedra, movia-se com estrépito nos trilhos. Um aparelho de televisão foi incrustado na face da montanha. "Se uma menininha gostasse demais de uma boneca", informou a revista *Time* em 1952, "podia ficar com ela; havia mais bonecas no lugar de onde aquela tinha vindo."[9] Havia uma biblioteca com centenas de livros, três cavalos de balanço e duas bicicletas. Em vez dos costumeiros retratos de professores mortos, que assombravam os corredores dos hospitais vizinhos, Farber encomendou a um artista pinturas em tamanho natural de personagens de contos de fadas — Branca de Neve, Pinóquio e Grilo Falante. Era a Disney World misturada com a Cancerlândia.

O esplendor e as trombetas podiam induzir um visitante casual a supor que Farber tinha quase descoberto a cura da leucemia, e a nova clínica era a sua marcha triunfal. Mas na verdade seu objetivo — a cura da leucemia — ainda não tinha sido atingido. Seu grupo de Boston tinha acrescentado outra droga, um esteroide, à sua terapia antileucêmica, e graças à assídua combinação de esteroides e antifolatos, o intervalo entre as remissões tinha sido espichado vários meses. Mas, apesar da terapia mais agressiva, as células leucêmicas acabavam desenvolvendo resistência e reapareciam, quase sempre com fúria. As crianças que brincavam com bonecas e trenzinhos nas salas iluminadas do térreo eram inevitavelmente levadas de volta para as melancólicas enfermarias do hospital, delirantes ou comatosas, e em agonia terminal.

Uma mulher, cujo filho com câncer foi tratado na clínica de Farber no começo dos anos 1950, escreveu:

Quando descubro que quase todas as crianças que vejo estão condenadas a morrer em poucos meses, não paro de espantar-me com a atmosfera de alegria que geralmente predomina. É verdade que, a um exame mais cuidadoso, os olhos dos pais parecem ter um brilho de lágrimas vertidas e não vertidas. A aparência robusta de algumas crianças, como descobri, deve-se a uma das drogas contra a leucemia, que produz o inchaço do corpo. E há crianças com cicatrizes, crianças com horríveis inflamações em diferentes partes do corpo, crianças que perderam um braço ou uma perna, crianças com a cabeça raspada, pálidas e débeis, claramente em consequência de recente cirurgia, crianças que mancam ou andam em cadeira de rodas, crianças que tossem e crianças muito magras.[10]

De fato, quanto mais de perto se olhasse, maior o choque da realidade. Instalado em seu novo e arejado prédio, com dezenas de assistentes girando à sua volta, Farber devia sentir-se perseguido por esse fato inescapável. Ele estava preso à sua própria sala de espera, à procura de outra droga que desse mais alguns meses de remissão a suas crianças. Seus pacientes — depois de galgarem as elegantes escadas do consultório, depois de pularem à vontade no carrossel musical e mergulharem no brilho cartunesco daquela felicidade — morreriam, inexoravelmente, vítimas dos mesmos tipos de câncer que os matavam em 1947.

Para Farber, contudo, o intervalo cada vez maior entre as remissões significava outra coisa: ele precisava ampliar seus esforços para lançar uma batalha organizada contra a leucemia. "A leucemia aguda", escreveu em 1953, "responde em um grau mais acentuado que qualquer outro câncer [...] às novas substâncias químicas que foram desenvolvidas nos últimos poucos anos. Seu uso levou ao prolongamento da vida, à melhora dos sintomas e ao retorno a uma vida mais feliz e até mesmo normal por semanas e até meses."[11]

Farber precisava de meios para estimular e financiar o esforço de encontrar drogas antileucêmicas ainda mais potentes. "Estamos progredindo o mais rápido possível", escreveu em outra carta — mas não rápido o bastante para ele. O dinheiro que arrecadara em Boston havia se reduzido a "uma quantia perturbadoramente pequena",[12] escreveu. Ele precisava de uma campanha e de uma plataforma maiores e talvez de uma visão mais ampla do câncer. Ele era maior que a casa que Jimmy construira.

PARTE II
UMA GUERRA IMPACIENTE

Existem dois pecados capitais, dos quais todos os outros derivam: impaciência e indolência. Por causa da impaciência os homens foram expulsos do paraíso, por causa da indolência eles não voltam. Mas talvez só exista um pecado capital: a impaciência. Por causa da impaciência eles foram expulsos, por causa dela eles não voltam.[1]

— Franz Kafka

Os 325 mil pacientes que vão morrer de câncer este ano não podem esperar, nem é necessário, que resolvamos definitivamente todos os problemas de pesquisa básica para fazer grandes avanços na cura do câncer. A história da medicina está repleta de exemplos de curas obtidas anos, décadas, mesmo séculos antes de seu mecanismo de ação ser compreendido.[2]

— Sidney Farber

Por que não tentamos vencer o câncer no aniversário de duzentos anos dos Estados Unidos? Que feriado teríamos!

— Pôster publicado no *New York Times* pelos laskeritas, em dezembro de 1969

"Eles formam uma sociedade"

Isso mostra por que poucos pesquisadores ocupam posições de formulação de estratégias políticas na administração pública. Seu treinamento voltado para o detalhe produz uma visão de cabresto, e a aplicação proveitosa do progresso científico requer homens de ampla perspectiva.[1]

— Michael Shimkin

Sei que parte da comunidade científica fica alarmada com a possibilidade de que a escolha do câncer como [...] objeto de iniciativa presidencial direta de alguma forma leve ao desmantelamento dos Institutos Nacionais de Saúde. Não penso assim. [...] Estamos em guerra com um inimigo insidioso e inclemente. Estamos certos ao exigir ação clara e decisiva — em lugar das intermináveis reuniões de comitês, das infindáveis análises e das desgastadas justificativas do statu quo.[2]

— Lister Hill

Em 1831, Alexis de Tocqueville, o aristocrata francês, viajou pelos Estados Unidos e ficou espantado com a obsessiva energia organizacional dos cidadãos. "Americanos de todas as idades, de todas as condições, de todas as tendências formam constantemente associações [...] de mil tipos — religiosas, morais, sérias, fúteis, gerais ou restritas, enormes ou diminutas",[3] escreveu.

Americanos fazem associações para oferecer diversão, fundar seminários, construir albergues, erguer igrejas, divulgar livros, enviar missionários aos antípodas [...] Se o objetivo é inculcar alguma verdade ou estimular um sentimento pelo encorajamento de um grande exemplo, eles formam uma sociedade.

Mais de um século depois da viagem de Tocqueville pelos Estados Unidos, Farber, enquanto tentava transformar a situação do câncer, instintivamente captou a verdade que havia na observação do aristocrata francês. Se mudanças visionárias eram forjadas com mais êxito por grupos de cidadãos reunidos em sociedades, então Farber precisava de uma coalizão dessa natureza para lançar um ataque nacional contra o câncer. Essa viagem ele não poderia começar nem terminar sozinho. Precisava de uma força colossal por trás — uma força que ultrapassasse o Fundo Jimmy em influência, organização e recursos financeiros. O dinheiro de verdade, assim como o poder de transformar de verdade, ainda estava sob controle do Congresso. Mas abrir os vastos cofres federais significava pôr em ação a enorme força de uma sociedade de cidadãos. E Farber sabia que fazer lobby nessa escala estava além de sua capacidade.

Havia, ele sabia, uma pessoa com a energia, os recursos e a paixão para levar adiante esse projeto: uma combativa nova-iorquina que tinha declarado que sua missão pessoal era transformar a geografia da saúde americana por meio da formação de grupos, do lobby e da ação política. Rica, politicamente hábil e bem relacionada, ela almoçava com os Rockefeller, dançava com os Truman, jantava com os Kennedy e tratava Lady Bird Johnson pelo primeiro nome. Farber tinha ouvido falar nela por intermédio de seus amigos e doadores em Boston. Esbarrara com ela em suas primeiras investidas políticas em Washington. Seu penteado e seu sorriso confiante eram tão facilmente reconhecíveis nos círculos políticos de Washington como nos salões de Nova York. Igualmente reconhecível era seu nome: Mary Woodard Lasker.

Mary Woodard nasceu em Watertown, Wisconsin, em 1900. Seu pai, Frank Woodard, foi um banqueiro muito bem-sucedido em uma cidade pequena. A mãe, Sara Johnson, imigrou da Irlanda nos anos 1880, foi trabalhar como vendedora na loja de departamentos Carson's em Chicago e teve rápida ascensão profissional, tornando-se uma das vendedoras mais bem pagas da loja. A arte de vender, como Lasker escreveria mais tarde, era "um talento natural" de sua mãe. Ela deixaria seu trabalho na loja de departamentos para fazer lobby para iniciativas filantrópicas e projetos públicos — vender ideias em vez de roupas. Ela era, como disse Lasker certa vez, "uma mulher capaz de vender [...] qualquer coisa que quisesse".[4]

O aprendizado de Mary Lasker na arte da venda se iniciou por volta dos anos 1920, quando, tendo se formado na faculdade Radcliffe, encontrou seu primeiro emprego vendendo pinturas europeias, com comissão, para uma galeria de Nova York — profissão impiedosa que envolvia ao mesmo tempo manobras sociais e apurado tino comercial. Em meados dos anos 1930, Lasker deixou a galeria para lançar um projeto empresarial chamado Hollywood Patterns, que vendia moldes de vestidos para cadeias de lojas. Mais uma vez, bons instintos e momento oportuno casaram-se perfeitamente. À medida que as mulheres ingressavam na força de trabalho em números cada vez maiores nos anos 1940, as roupas profissionais de Lasker, produzidas em massa, encontraram amplo mercado. Ela saiu da Depressão e da guerra financeiramente rejuvenescida. No fim dos anos 1940, era uma mulher de negócios extraordinariamente poderosa, acessório permanente da sociedade nova-iorquina, e uma estrela social em ascensão.

Em 1939, Mary Woodard conheceu Albert Lasker, de sessenta anos, presidente da Lord and Thomas, empresa publicitária de Chicago.[5] Albert Lasker, como Mary Woodard, era tido por muitos como um gênio intuitivo em sua profissão. Na Lord and Thomas, ele inventara e aperfeiçoara uma estratégia publicitária que chamou de "arte da venda impressa".[6] Um anúncio bem-sucedido, afirmava Lasker, não era apenas um conglomerado de jingles e imagens destinadas a convencer consumidores a comprar um objeto: era uma obra-prima de redação publicitária que dizia ao consumidor *por que* comprar um produto. Publicidade era apenas um veículo para transmitir informação e raciocínio, e para que o público percebesse seu impacto a informação precisava ser destilada em sua forma essencial. Cada uma das amplamente bem-sucedidas campanhas publicitárias de Lasker — para laranjas Sunkist, pasta de dentes Pepsodent e cigarros Luke Strike, entre tantas — salientava essa estratégia. Com o tempo, uma variante dessa ideia do anúncio como lubrificante da informação e da necessidade de destilar informações em iconografia elementar deixaria profunda e duradoura marca na campanha contra o câncer.

Mary e Albert viveram um romance rápido, um namoro tumultuoso, e se casaram quinze meses depois de se conhecerem[7] — Mary pela segunda vez, Albert pela terceira. Ela tinha quarenta anos. Rica, graciosa e empreendedora, lançou-se na busca de sua própria causa filantrópica — reconstituindo a conversão da mãe de mulher de negócios em ativista pública. No caso de Mary, essa busca logo se voltou para dentro, para sua vida pessoal. Numa ocasião, ela acordara de uma doença aterradora — provavelmente um acesso quase fatal de disenteria bacteriana ou pneumonia — febril e confusa, e entreouvira um amigo da família dizer à mãe que ela provavelmente não sobreviveria: "Sara, acho que você jamais conseguirá criá-la".

Noutra, ela acompanhara sua mãe numa visita à lavadeira da família em Watertown, Wisconsin. A mulher se recuperava de uma cirurgia — mastectomias radicais nas duas mamas. Lasker entrara num barraco escuro onde havia um beliche baixo, pequeno, enquanto sete crianças corriam de um lado para outro, e ficara chocada com a desolação e a miséria da cena. A ideia de ter as mamas extraídas para conter o câncer — "Extraídas?", Lasker perguntara à mãe, inquisitivamente — confundira-a e prendera sua atenção. A lavadeira sobrevivera: "O câncer", conclui Lasker, "pode ser cruel, mas não precisa ser fatal".

Na terceira, ela era uma estudante adolescente, confinada na enfermaria para vítimas de gripe durante a epidemia de 1918. A letal gripe espanhola alastrava-se furiosamente, dizimando cidades grandes e pequenas. Lasker sobrevivera, mas a gripe matara centenas de milhares de americanos aquele ano e quase 50 milhões no mundo inteiro, tornando-se a pandemia mais mortífera da história.

Um fio comum une essas lembranças: a devastação da doença — sempre tão próxima e ameaçadora — e a capacidade ocasional da medicina, ainda não plenamente cumprida, de transformar vidas. Lasker pensou em desencadear o poder da pesquisa médica para combater doenças — um poder que, ela achava, ainda permanecia em grande parte inexplorado. Em 1939, o ano em que conheceu Albert, sua vida voltou a entrar em choque com a doença: em Wisconsin, sua mãe sofreu um ataque cardíaco e um derrame que a deixou paralítica e incapacitada. Lasker escreveu uma carta ao chefe da Associação Médica Americana perguntando sobre o tratamento. Ficou estarrecida — e mais uma vez furiosa — com a falta de conhecimento e com o potencial inexplorado da medicina: "Achei absurdo. Outras doenças podiam ser tratadas [...] A sulfamida já existia. As deficiências vitamínicas podiam ser corrigidas, como nos casos de escorbuto e pelagra. E achei que não havia uma razão aceitável para os senhores não fazerem algo com relação ao derrame, porque nem todo mundo morre de derrame [...] deve haver algum elemento influindo".

Em 1940, depois de uma longa e malograda convalescença, a mãe de Lasker morreu em Watertown. A morte da mãe fez a ira e a indignação que cresciam dentro de Mary havia décadas explodir. Ela encontrara sua missão. "Sou contra ataques cardíacos e câncer", diria mais tarde a um repórter. "Da mesma forma que se é contra o pecado."[8] Mary Lasker decidiu erradicar as enfermidades como muitos decidem erradicar o pecado: pela evangelização. Se as pessoas não acreditavam na importância de uma estratégia nacional contra doenças, ela as *converteria*, usando todos os meios ao seu dispor.

A primeira pessoa que ela converteu foi o marido. Dando-se conta do comprometimento de Mary com a ideia, Albert Lasker tornou-se seu parceiro, consultor, estrategista, conspirador. "Há fundos ilimitados", disse-lhe ele. "Vou lhe mostrar como consegui-los." Essa ideia — de transformar o panorama da pesquisa médica nos Estados Unidos fazendo lobby político e levantando fundos numa escala sem precedentes — a eletrizou. Os Lasker eram socialites profissionais, da mesma forma que se pode ser cientista profissional ou atleta profissional; eram extraordinários formadores de redes, lobistas, pessoas sociáveis, conversadores, convencedores, epistológrafos, promotores de coquetéis, negociadores, esnobes. Arregimentar recursos — e, mais importante, arregimentar *amigos* — era algo instilado em seu sangue, e a profundidade e a amplitude de suas relações sociais lhes permitiam penetrar fundo na mente — e no bolso — de doadores privados e do governo.

"Se uma pasta de dente [...] merecia publicidade ao nível de 2, 3 ou 4 milhões de dólares por ano", disse Mary, "então a pesquisa contra doenças que mutilam e incapacitam pessoas nos Estados Unidos e no resto do mundo merece centenas de milhões de dólares."[9] Dentro de poucos anos, ela se transformou, como disse a revista *Business Week*, na "fada madrinha da pesquisa médica".[10]

* * *

A "fada madrinha" irrompeu no mundo da pesquisa do câncer certa manhã com a força de um tufão inesperado. Em abril de 1943, Mary Lasker visitou o escritório do dr. Clarence Cook Little, diretor da Sociedade Americana para o Controle do Câncer (ASCC, em inglês) em Nova York.[11] Lasker tinha interesse em saber exatamente o que a sociedade fazia para o progresso da pesquisa do câncer e de que maneira sua fundação poderia ajudar.

A visita a deixou gelada.[12] A sociedade, uma organização profissional de médicos e alguns cientistas, era pouco impulsiva e moribunda, um clube social fossilizado de Manhattan. De seu pequeno orçamento anual de cerca de 250 mil dólares, gastava uma quantia ainda mais perfunctória com programas de pesquisa.[13] O levantamento de fundos era terceirizado por uma organização chamada Women's Field Army, cujas voluntárias não tinham representante na diretoria da ASCC. Para os Lasker, acostumados a espetaculares guerras-relâmpago publicitárias e à plena atenção da mídia — a "arte da venda impressa" —, a iniciativa pareceu casual, ineficaz, sem imaginação e amadora. Lasker foi bastante crítica: "Médicos", ela escreveu, "não são administradores de grandes somas de dinheiro. Com frequência são, na verdade, pequenos comerciantes [...] pequenos profissionais"[14] — homens a quem, obviamente, falta uma visão sistemática do câncer. Ela fez uma doação de 5 mil dólares para a ASCC e prometeu voltar.

Lasker rapidamente começou a trabalhar por conta própria. Sua mais alta prioridade era fazer do câncer uma grande causa pública. Evitando os jornais e as revistas de destaque, ela começou pelo veículo de comunicação que, no seu entendimento, atingiria mais fundo as trincheiras da psicologia coletiva americana: o *Reader's Digest*. Em outubro de 1943, Lasker convenceu um amigo que trabalhava no *Digest* a publicar uma série de artigos sobre o rastreamento e a detecção do câncer.[15] Dentro de poucas semanas, os artigos provocaram um dilúvio de postais, telegramas e bilhetes na redação da revista, geralmente acompanhados de pequenas quantias de dinheiro, histórias e fotografias pessoais. Um soldado consternado com a morte da mãe mandou sua pequena contribuição: "Minha mãe morreu de câncer poucos anos atrás [...] Vivemos em trincheiras no teatro de guerra do Pacífico, mas gostaríamos de ajudar".[16] Uma estudante cujo avô morrera de câncer enviou uma nota de um dólar. Nos meses seguintes, o *Digest* recebeu milhares de cartas e 300 mil dólares em doações, quantia que superava o orçamento anual da ASCC.[17]

Animada com a resposta, Lasker passou a dedicar-se inteiramente a reformar a cambaleante ASCC, na esperança maior de reviver o cambaleante esforço contra o câncer. Em 1949, um amigo lhe escreveu: "Pode-se lançar um ataque em duas frentes contra a ignorância do país quanto à realidade da saúde: um programa de longo alcance, que conte com a cooperação conjunta de profissionais e leigos [...] e um grupo de pressão de alcance mais imediato".[18] A ASCC, nesse caso, precisaria ser transformada num desses "grupos de pressão de alcance mais imediato". Albert Lasker, que ingressara na diretoria da ASCC, chamou Elmer Foote, publicitário, para ingressar na sociedade e modernizar sua organização.[19] Foote, tão horrorizado com o embolorado funcionamento da associação quanto os Lasker, traçou um plano de ação imediata: transformaria o moribundo clube social num grupo lobista altamente organizado. O mandato exigia homens de ação: empresários, produtores de cinema, publicitários, executivos da indústria farmacêutica, advogados — amigos e contatos escolhidos na ampla rede social dos Lasker —, em vez de biólogos, epidemiologistas, pesquisadores e médicos. Em 1945, o número de profissionais de fora da área médica na direção da ASCC tinha aumentado amplamente, expulsando os antigos membros. O "grupo laico", como era chamado, mudou o nome da organização para Sociedade Americana de Câncer (ACS, em inglês).[20]

De modo sutil mas perceptível, o tom da sociedade também mudou. Sob o comando de Little, a ASCC desperdiçara suas energias preparando memorandos insuportavelmente minuciosos sobre normas para cuidar de câncer a serem seguidas por profissionais da medicina. (Como quase não havia tratamento a oferecer, esses memorandos não eram particularmente proveitosos.) Sob o comando dos Lasker, como era de prever, campanhas de publicidade e de arrecadação de fundos começaram a dominar a pauta. Num só ano, ela produziu 9 milhões de peças educativas, 50 mil pôsteres, 1,5 milhão de adesivos de janela, 165 mil caixas coletoras de moedas, 12 mil cartazes para publicidade em veículos de transporte público, 3 mil vitrines.[21] O Women's Field Army — o "Clube de Jardinagem Feminino",[22] como um sócio de Lasker observou com mordacidade — foi aos poucos afastado e substituído por uma intensa e azeitada máquina de levantar fundos. As doações dispararam: 832 mil dólares em 1944, 4,292 milhões em 1945, 12,045 milhões em 1947.

O dinheiro e a mudança de visibilidade promoveram conflitos inevitáveis entre sócios antigos e novos. Clarence Little, presidente da ASCC que outrora acolhera Lasker no grupo, viu-se cada vez mais marginalizado pelo grupo laico. Ele queixou-se de que os lobistas e arrecadadores de fundos eram "desatinados, encrenqueiros e agressivos"[23] — mas era tarde demais. Na reunião anual da sociedade em 1945, depois de um amargo confronto com o grupo laico, ele foi obrigado a renunciar.

Com Little deposto e a direção substituída, Foote e Lasker se soltaram. Os estatutos e a constituição da sociedade foram reescritos com rapidez quase vingativa para se adequarem à tomada de poder, salientando, mais uma vez, suas atividades de lobby e arrecadação de fundos.[24] Num telegrama para Mary Lasker, Jim Adams, presidente da Standard Corporation (e um dos principais incentivadores do grupo laico), expôs as novas regras, provavelmente o mais inusitado conjunto de cláusulas já adotado por uma organização científica: "O Comitê não deve incluir mais do que quatro membros profissionais e científicos. O diretor executivo deve ser leigo".[25]

Nessas duas frases, Adams sintetizou a extraordinária mudança que ocorrera na ASCC. A sociedade era agora uma causa avassaladora, de alto risco, encabeçada por um bando de ativistas "laicos" ferozes, dedicados a conseguir dinheiro e publicidade para a pesquisa médica. Lasker estava no centro desse empreendimento cooperativo, como sua força nuclear, sua abelha rainha. Coletivamente, os ativistas começaram a ser chamados de "laskeritas" pela imprensa. Foi um nome que adotaram com orgulho.

Em cinco anos, Mary Lasker tinha trazido a sociedade de volta do mundo dos mortos. Seu "grupo de pressão de alcance mais imediato" funcionava a todo vapor. Os laskeritas agora tinham um alvo de longo alcance: o Congresso. Se conseguissem respaldo federal para a guerra contra o câncer, a escala e o escopo de sua campanha seriam multiplicados astronomicamente.

"Você foi, provavelmente, a primeira pessoa a perceber que a guerra contra o câncer tem de ser travada primeiro no plenário do Congresso para poder continuar nos laboratórios e hospitais",[26] escreveu, certa vez, a ativista Rose Kushner, que sofria de câncer de mama, a Mary Lasker, com admiração. Lasker, mais sagaz, compreendeu uma verdade ainda mais essencial: que a luta no laboratório tinha de *começar* antes de ser levada ao Congresso. Ela precisava de mais um aliado: alguém do mundo da ciência para dar início a uma batalha em defesa do financiamento da ciência. A guerra contra o câncer precisava de um patrocinador científico de boa-fé no meio daqueles publicitários e lobistas — um médico de verdade, que legitimasse os marqueteiros. A pessoa em questão teria que compreender as prioridades políticas dos laskeritas quase por instinto, para em seguida apoiá-los com inquestionável e impecável autoridade científica. Idealmente, deveria estar mergulhada na pesquisa do câncer, mas ainda assim disposta a emergir para ocupar a arena nacional. O homem — talvez o único — capaz de preencher esses requisitos era Sidney Farber.

A rigor, suas necessidades eram perfeitamente congruentes: Farber precisava de um lobista político com tanta urgência quanto os laskeritas precisavam de um estrategista científico. Foi como o encontro de dois viajantes perdidos que levavam consigo metade de um mapa.

Farber e Mary Lasker conheceram-se em Washington, no fim dos anos 1940, não muito depois de ele ter conquistado fama nacional com seus antifolatos. No inverno de 1948, poucos meses após o artigo de Farber sobre o tema ter sido publicado, John Heller, diretor do NCI, escreveu a Lasker apresentando-lhe a ideia da quimioterapia e o médico que tinha imaginado o tratamento em Boston. Lasker ficou encantada com a possibilidade de uma substância química que poderia curar o câncer de imediato ("uma penicilina para o câncer",[27] como o oncologista Dusty Rhoades do Memorial Hospital gostava de dizer). No começo dos anos 1950, ela já se correspondia regularmente com Farber a respeito dessas drogas.[28] Farber respondia com longas, pormenorizadas e sinuosas cartas — "tratados científicos",[29] como as chamava —, instruindo-a sobre seus progressos em Boston.

Para Farber, a florescente relação com Lasker tinha uma qualidade antisséptica, esclarecedora — "uma catarse", como dizia. Ele descarregou seus conhecimentos científicos sobre ela; porém, mais importante ainda, descarregou suas ambições científicas e políticas, que via refletidas, até mesmo ampliadas, nos olhos dela. Em meados dos anos 1950, o âmbito de suas cartas se alargara consideravelmente: Farber e Lasker aventavam abertamente a possibilidade de lançar um ataque total e coordenado contra o câncer. "Um padrão organizacional desenvolve-se a um ritmo muito mais rápido do que imaginei",[30] escreveu Farber. Ele falava de suas visitas a Washington para tentar reorganizar o Instituto Nacional do Câncer e fazer dele uma força mais potente e direcionada contra a doença.

Lasker já era "frequentadora regular do Capitólio",[31] como disse um médico — seu rosto, com o cabelo frisado e laqueado, o terno cinza e as pérolas, que eram sua marca registrada, estavam presentes em todos os comitês e grupos ligados à saúde pública. Farber também se tornava um "frequentador regular". Vestido a caráter para o papel num terno escuro imaculado, com óculos de intelectual quase sempre na ponta do nariz, ele correspondia perfeitamente à ideia que os congressistas faziam do médico-cientista. Tinha a "vitalidade de um evangelista" para a ciência, disse um observador. "Ponha um tamborim em suas mãos" e ele começará de imediato a trabalhar.[32]

Ao tamborim evangelizador de Farber, Lasker acrescentou seus próprios atabaques de entusiasmo. Ela falava e escrevia com paixão e confiança sobre a causa, ressaltando pontos que considerava importantes com citações e perguntas. De volta a Nova York, contratou um séquito de assessores para vasculhar jornais e revistas e recortar artigos que se referissem ao câncer mesmo de passagem — recortes que ela lia, em cujas margens fazia anotações com uma letra pequena e firme, e que distribuía para outros laskeritas todas as semanas.

"Escrevi-lhe tantas vezes naquilo que vai se tornando minha técnica favorita — a telepatia", escreveu Farber a Lasker, afetuosamente. "Mas essas cartas nunca são postas no correio."[33] À medida que a relação se transformava em familiaridade, e a familiaridade em amizade, Farber e Lasker formavam uma parceria sinérgica que se estenderia por décadas. Nos anos 1950, Faber começou a usar a palavra *cruzada* para descrever a campanha contra o câncer. O termo era profundamente simbólico. Para Sidney Farber, assim como para Mary Lasker, a campanha contra o câncer de fato se transformava numa "cruzada", uma batalha científica imbuída de uma intensidade tão fanática que só uma metáfora religiosa seria capaz de captar a essência. Era como se tivessem tropeçado na visão fixa e inabalável de uma cura — e não se detivessem diante de nada para arrastar um país relutante na direção dela.

Os novos amigos da quimioterapia

A morte de um homem é como a queda de um país poderoso
Que tivesse valentes exércitos, capitães e profetas,
E ricos portos e navios em todos os mares
Mas já não socorrerá nenhuma cidade sitiada
Não fará nenhuma aliança.[1]

— Czeslaw Milosz, "A queda"

Comecei recentemente a perceber que acontecimentos fora do âmbito da ciência, como os coquetéis de Mary Lasker ou o Fundo Jimmy de Sidney Farber, tinham algo a ver com o estabelecimento da política científica.[2]

— Robert Morison

Em 1951, quando Farber e Lasker se comunicavam com "telepática" intensidade sobre a campanha contra o câncer, um acontecimento seminal alterou drasticamente o tom e a urgência de seus esforços. Albert Lasker padecia de uma enfermidade diagnosticada como câncer de cólon. Cirurgiões de Nova York tentaram heroicamente remover o tumor, mas os linfonodos do intestino estavam amplamente envolvidos e havia pouco a ser feito cirurgicamente. Em fevereiro de 1952, Albert foi confinado no hospital, chocado com o diagnóstico e à espera da morte.[3]

Esse irônico acontecimento não poderia escapar aos laskeritas. Em seus anúncios do fim dos anos 1940 para conscientizar o país, eles insistiam que um em cada quatro americanos sucumbiria ao câncer. Albert agora era o "um em cada quatro" — vítima da própria doença que tinha tentado vencer. "Parece um tanto injusto", escreveu um de seus amigos íntimos de Chicago (atenuando imensamente a verdade), "que alguém que fez tanto como você fez para levar o trabalho adiante tenha que sofrer com a doença."[4]

Em sua volumosa coleção de documentos — quase oitocentas caixas repletas de reminiscências, cartas, notas e entrevistas —, Mary Lasker deixou poucos sinais de sua reação a essa tragédia aterradora. Apesar de obcecada por doenças, ela guardou peculiar silêncio sobre sua corporeidade, sobre a vulgaridade da morte. Há vislumbres ocasionais de intimidade e sofrimento: suas visitas ao Harkness Pavilion em Nova York para ver Albert degenerar em coma e cartas para oncologistas — incluindo Farber — indagando sobre uma droga que servisse como último recurso. Nos meses que antecederam a morte do marido, essas cartas adquiriram um tom maníaco, insistente. A metástase se estendera ao fígado, e ela buscava, discreta mas insistentemente, qualquer terapia, por mais improvável que fosse, para deter o avanço da doença. Porém, na ampla maioria dos casos, houve silêncio — um silêncio impenetrável, denso e solitário. Mary Lasker preferiu afundar sozinha no abismo da melancolia.

Albert Lasker morreu às oito da manhã de 30 de maio de 1952.[5] Houve uma pequena cerimônia fúnebre privada na residência do casal, em Nova York. Em seu obituário, o *Times* comentou: "Ele foi mais do que um filantropo, pois compartilhou não apenas sua substância, mas sua experiência, sua capacidade e sua força".

Mary Lasker aos poucos voltou à vida pública depois da morte do marido. Retomou sua rotina de arrecadação de fundos, bailes e beneficência. Seu calendário social voltou a ficar lotado: bailes para fundações médicas, uma festa de despedida para Harry Truman, um evento social destinado a arrecadar fundos para a artrite. Ela parecia tranquila, mas apaixonada e ativa — ardendo como um meteoro na atmosfera rarefeita de Nova York.

Porém, a pessoa que voltou à sociedade de Nova York em 1953 era visceralmente diferente da mulher que a deixara um ano antes. Algo se rompera e endurecera dentro dela. À sombra da morte de Albert, a campanha contra o câncer de Mary Lasker adquiriu um tom mais urgente e obstinado. Ela já não procurava uma estratégia para *divulgar* a cruzada contra o câncer; buscava uma estratégia para *dirigi-la*. "Estamos em guerra contra um inimigo inexorável e insidioso",[6] diria posteriormente um amigo, o senador Lister Hill — e uma guerra dessa magnitude exige compromisso incansável, total, impávido. A praticidade não deve apenas inspirar a ciência; deve *invadi-la*. Para combater o câncer, os laskeritas queriam uma agência radicalmente reestruturada, um NCI reconstruído desde os alicerces, livre de seus excessos burocráticos, poderosamente financiado, supervisionado com rigor — um instituto comprometido com metas que avançasse decisivamente na busca da cura para o câncer. A campanha nacional contra o câncer, na opinião de Mary Lasker, tornara-se *ad hoc*, difusa e abstrata. Para rejuvenescer, precisava do legado de Albert Lasker: uma estratégia bem orientada com um propósito firme, como se faz no mundo dos negócios e da publicidade.

A vida de Farber também entrou em choque com o câncer — uma colisão que ele talvez tivesse pressagiado durante uma década. No fim dos anos 1940, Farber sofrera de uma misteriosa e crônica doença inflamatória do intestino — provavelmente colite ulcerosa, debilitante enfermidade pré-cancerosa que predispõe o cólon e o duto biliar ao câncer. Em meados dos anos 1950 (não se sabe com precisão a data), Farber foi operado para remover o cólon inflamado no Mount Auburn Hospital, em Boston, tendo, muito provavelmente, escolhido o pequeno e privado hospital de Cambridge, do outro lado do rio Charles, para ocultar o diagnóstico e a cirurgia dos colegas e amigos no campus de Longwood. É provável também que algo mais do que "pré-câncer" tenha sido descoberto com a cirurgia — pois, em anos posteriores, Mary Lasker se referia a Farber como "sobrevivente do câncer", sem jamais divulgar a natureza desse câncer. Orgulhoso, comedido e reticente — sempre relutando em misturar sua batalha pessoal contra o câncer com *a* batalha —, Farber também se recusou a discutir publicamente seu caso particular. (Thomas Farber, seu filho, também resolveu não discutir o assunto. "Nunca vou confirmar ou negar", ele disse, muito embora reconhecesse que seu pai viveu "à sombra de uma doença nos últimos anos" — declaração ambígua que prefiro respeitar.) A única coisa que restou da operação do cólon foi uma bolsa de colostomia. Farber a escondia habilmente sob a camisa de punhos brancos e o terno de quatro botões em suas rondas hospitalares.

Embora envolto em segredo e discrição, o encontro de Farber com o câncer também alterou fundamentalmente o tom e a urgência de sua campanha. Como no caso de Lasker, o câncer deixou de ser uma abstração; ele sentira sua sombra passar raspando sobre sua cabeça. Não é preciso, ele escreveu, "que resolvamos definitivamente todos os problemas da pesquisa básica para fazer grandes avanços na cura do câncer. A história da medicina está repleta de exemplos de curas obtidas anos, décadas, mesmo séculos antes de seu mecanismo de ação ser compreendido". "Os 325 mil pacientes que vão morrer de câncer este ano não podem esperar", insistia. Nem ele e Mary Lasker.

Mary Lasker sabia que os riscos desse esforço eram enormes: a estratégia contra o câncer proposta pelos laskeritas ia de encontro ao modelo dominante na pesquisa biomédica nos anos 1950. O principal arquiteto do modelo predominante era um engenheiro alto, macilento, formado pelo MIT, chamado Vannevar Bush, que fora diretor do Escritório de Pesquisa e Desenvolvimento Científico (OSRD, em inglês). Criado em 1941, o OSRD desempenhara papel crucial durante os anos de guerra, em grande parte por ter canalizado a inventividade americana para a criação de novas tecnologias militares de guerra. Para obter esse resultado, a agência recrutara cientistas da área de pesquisa básica para fazer "pesquisa programática". A pesquisa básica — a investigação difusa e aberta de questões fundamentais — era um luxo dos tempos de paz. A guerra exigia algo urgente, com objetivos mais claros. Era preciso fabricar novas armas e inventar tecnologias para ajudar os soldados no campo de batalha. Essa era uma luta cada vez mais permeada de tecnologia militar — uma "guerra de bruxos", como os jornais a chamavam — e era necessário um núcleo de cientistas para ajudar os Estados Unidos a vencê-la.

Os "bruxos" tinham realizado impressionante mágica tecnológica. Físicos criaram o sonar, o radar, as bombas com sensores e os tanques anfíbios. Químicos produziram armas terrivelmente eficientes e letais, incluindo os gases bélicos. Biólogos estudaram os efeitos da sobrevivência em altitudes elevadas e da ingestão da água do mar. Até matemáticos, os arcebispos do mistério, tinham sido convocados a fim de decifrar códigos secretos para as Forças Armadas.

A joia inquestionável da coroa desse esforço dirigido foi, é claro, a bomba atômica, produto do Projeto Manhattan dirigido pelo OSRD. Em 7 de agosto de 1945, na manhã seguinte ao bombardeio de Hiroshima, o *New York Times* comoveu-se com o extraordinário êxito do projeto:

> Professores universitários, que se opõem à organização, ao planejamento e à orientação da pesquisa ao estilo dos laboratórios industriais [...] agora têm assunto para refletir. Uma pesquisa da mais alta importância foi realizada, em nome do Exército, usando-se exatamente os meios adotados nos laboratórios industriais. Resultado final: em três anos deu-se ao mundo um invento que teria levado talvez meio século para ser desenvolvido se tivéssemos que confiar apenas em cientistas vedetes que trabalham sozinhos [...] Um problema foi proposto e resolvido com trabalho de equipe, planejamento, orientação competente, e não pelo simples desejo de satisfazer a curiosidade.[7]

O tom congratulatório desse editorial captou o sentimento geral com relação à ciência que tomara conta do país. O Projeto Manhattan tinha subvertido o modelo predominante de descoberta científica. A bomba fora projetada, como disse o *Times* em tom de troça, não por professores universitários "vedetes" andando de um lado para o outro em seus tweeds em busca de verdades obscuras (impulsionados pelo "simples desejo de satisfazer a curiosidade"), mas por uma equipe de elite de pesquisadores despachados para realizar uma missão concreta. Do projeto surgira um novo modelo de governança científica — a pesquisa impulsionada por mandatos, cronogramas e objetivos específicos (ciência de "ataque frontal", para usar as palavras de um cientista) — que tinha produzido o notável boom tecnológico durante a guerra.

Mas Vannevar Bush não estava convencido. Num relatório de influência profunda que enviou ao presidente Truman, com o título "Ciência, a fronteira interminável",[8] publicado pela primeira vez em 1945, Bush tinha apresentado uma visão da pesquisa no pós-guerra que virara de cabeça para baixo seu próprio modelo do tempo da guerra. "A pesquisa básica", escreveu Bush,

> é realizada sem fins práticos em vista. Ela resulta no conhecimento geral, na compreensão da natureza e de suas leis. Esse conhecimento geral nos fornece os meios para responder a um grande número de importantes problemas práticos,

muito embora talvez não nos dê uma resposta específica completa para nenhum deles [...] A pesquisa básica leva ao conhecimento. Ela fornece capital científico. Cria o fundo de onde se devem extrair as aplicações práticas do conhecimento [...] a pesquisa básica é o marca-passo do progresso tecnológico. No século XIX, a criatividade mecânica dos ianques, baseada em grande medida nas descobertas fundamentais de cientistas europeus, foi capaz de imprimir avanço significativo nas artes técnicas. A situação agora é diferente. Um país que dependa de outros para seu conhecimento científico de base será sempre lento em seu progresso industrial e fraco em sua posição competitiva no comércio mundial, seja qual for sua capacidade mecânica.

A pesquisa orientada, com objetivos específicos — a ciência "programática" — *cause célèbre* durante os anos de guerra, afirmava Bush, não era um modelo sustentável para o futuro da ciência americana. No entendimento de Bush, mesmo o amplamente louvado Projeto Manhattan sintetizava as virtudes da investigação básica. É verdade que a bomba fora produto da "criatividade mecânica" dos ianques. Mas essa criatividade apoiava-se nos ombros de descobertas científicas sobre a natureza fundamental do átomo e a energia nele contida — pesquisa realizada, notavelmente, sem nenhum mandato especial para produzir qualquer coisa parecida com a bomba atômica. Sem dúvida a bomba ganhara vida fisicamente em Los Alamos, mas, intelectualmente falando, era produto da física e da química anteriores à guerra e firmemente enraizadas na Europa. O produto nacional mais representativo da ciência americana do tempo da guerra era, pelo menos filosoficamente, importado.

Uma lição que Bush aprendera de tudo isso era que as estratégias com objetivo definido, tão proveitosas em tempo de guerra, teriam uso limitado em períodos de paz. Ataques frontais eram úteis na batalha, mas a ciência do pós-guerra não poderia ser produzida por decreto. Por isso ele defendia um modelo radicalmente invertido de desenvolvimento científico, no qual pesquisadores tivessem plena autonomia em suas explorações e a investigação aberta tivesse prioridade.

O plano teve profunda e duradoura influência em Washington. A Fundação Nacional de Ciência (NSF, em inglês), criada em 1950, tinha como objetivo explícito estimular a autonomia científica, tornando-se, com o tempo, aquilo que um historiador chamou de verdadeira "encarnação do grande projeto [de

Bush] para reconciliar dinheiro do governo e independência científica".[9] Uma nova cultura de pesquisa — "pesquisa de longo prazo, básica, em vez de projetos claramente focalizados para o tratamento e a prevenção de doenças"[10] — proliferou-se rapidamente na NSF e, em seguida, no NCI.

Para os laskeritas, era o presságio de um conflito profundo. Em seu modo de pensar, a guerra contra o câncer exigia justamente esse tipo de foco e de compromisso não diluído alcançado com tanta eficácia em Los Alamos. A Segunda Guerra Mundial tinha claramente sobrecarregado a pesquisa médica com novos problemas e soluções; tinha provocado o desenvolvimento de técnicas de reanimação, pesquisas sobre sangue e plasma congelados e sobre o papel de esteroides adrenais no choque e no fluxo sanguíneo cerebral e cardíaco. Nunca na história da medicina, como disse A. N. Richards, presidente do Conselho de Pesquisa Médica, tinha havido "uma coordenação tão grande de trabalho médico científico".[11]

Esse senso de objetivo comum e de coordenação estimulava os laskeritas: eles queriam um Projeto Manhattan para o câncer. Cada dia mais sentiam que já não era preciso esperar que as questões fundamentais do câncer fossem resolvidas para que se lançasse um ataque geral. Afinal de contas, Farber abrira caminho com suas primeiras experiências a respeito da leucemia praticamente sem ter ideia de como a aminopterina funcionava nas células normais, quanto mais nas células cancerosas. Oliver Heaviside, matemático inglês dos anos 1920, certa vez escreveu, em tom de piada, sobre um cientista refletindo à mesa do jantar: "Será que devo recusar a comida porque não sei como funciona o sistema digestivo?".[12] À pergunta formulada por Heaviside, Farber poderia ter acrescentado uma de sua própria autoria: Será que devo me recusar a atacar o câncer só porque não compreendo seus mecanismos celulares básicos?

Outros cientistas ecoaram essa frustração. Stanley Reimann, patologista da Filadélfia conhecido por sua franqueza, escreveu: "Os que trabalham com o câncer não devem medir esforços para organizar sua pesquisa com objetivos em vista, não apenas por serem 'interessantes', mas porque vão ajudar na solução do problema do câncer".[13] O culto da investigação aberta, sem objetivo fixo, impulsionada pela curiosidade, que Bush fomentara — o culto da ciência "interessante" — fossilizara-se em dogma. Para combater o câncer, o dogma precisava ser derrubado.

O primeiro e mais importante passo nesse sentido foi a criação de uma unidade focada na descoberta de drogas contra o câncer. Em 1954, depois de um furioso surto de lobby político pelos laskeritas, o Senado autorizou o NCI a preparar um programa para encontrar drogas quimioterápicas de uma forma mais orientada e objetiva. Em 1955, essa iniciativa, chamada Centro de Serviço Nacional de Quimioterapia do Câncer (CCNSC, em inglês), já estava em pleno funcionamento.[14] Entre 1954 e 1964, essa unidade testou 82 700 substâncias químicas sintéticas, 115 mil produtos de fermentação e 17 200 derivados de plantas, e tratou de quase 1 milhão de camundongos por ano com diversas substâncias para encontrar a droga ideal.

Farber estava em êxtase, mas impaciente. "O entusiasmo [...] desses novos amigos da quimioterapia é animador e parece assentado em alicerces genuínos", ele escreveu a Lasker em 1955. "Apesar disso, parece assustadoramente lento. Às vezes é cansativo ver mais e mais homens que ingressaram no programa reviverem a alegria de descobrir a América."[15]

Enquanto isso, Farber intensificava seus esforços para desenvolver novas drogas em Boston. Nos anos 1940, a microbióloga Selman Waksman tinha, sistematicamente, vasculhado o mundo das bactérias do solo e purificado uma série impressionante de antibióticos. (Como o fungo *Penicillium*, que produz a penicilina, as bactérias também produzem antibióticos para travar uma guerra química contra outros micróbios.) Um desses antibióticos vinha de um micróbio em forma de bastão chamado *Actinomyces*.[16] Waksman chamou-o de actinomicina D. Descobriu-se depois que a actinomicina D, enorme molécula que lembrava uma antiga estátua grega, com um pequeno torso sem cabeça e duas asas abertas, funciona atando e danificando o DNA. Tinha potencial para matar células bacterianas, mas infelizmente matava também células humanas, o que limitava seu uso como agente antibacteriano.[17]

Mas um veneno celular é sempre capaz de comover um oncologista. No verão de 1954, Farber convenceu Waksman a enviar-lhe alguns antibióticos, incluindo actinomicina D, para "reformatá-los" como agentes antitumorais, testando as drogas numa série de tumores em camundongos. Farber descobriu que a actinomicina D era notavelmente eficaz nesses animais. Bastaram poucas doses para dissolver cânceres como leucemia, linfoma e câncer de mama.

"Hesita-se em chamá-los de curas", escreveu Farber, cheio de esperança, "mas é difícil classificá-los como qualquer outra coisa."

Encorajado pelas "curas" em animais, em 1955 ele lançou uma série de experiências para avaliar a eficácia da droga em seres humanos. A actinomicina D não produzia efeito nenhum em leucemias infantis. Impávido, Farber usou a droga em 275 crianças com uma variedade de cânceres: linfomas, sarcomas de fígado, miosarcomas e tumores neuroblásticos. A experiência era um pesadelo farmacêutico. A actinomicina D era tão tóxica que precisava ser muito diluída em soluções salinas; se vazasse das veias, mesmo em quantidades minúsculas, a pele em redor ficava necrosada e escura. Em crianças com veias pequenas, a droga geralmente era aplicada através de cânula intravenosa inserida no couro cabeludo.

A forma de câncer que respondeu a essas tentativas foi o tumor de Wilms, rara variedade do câncer de rim. Em geral detectado em crianças muito novas, era tratado normalmente pela remoção cirúrgica do órgão afetado. A remoção era acompanhada por radiação com raios X da loja renal. Mas nem todos os casos de tumor de Wilms podiam ser tratados com o uso de terapia local. Numa percentagem de casos, quando o tumor era detectado, já havia metástase, geralmente nos pulmões. Rebeldes ao tratamento ali, os tumores de Wilms costumavam ser bombardeados com raios X e uma combinação de drogas, mas quase não se tinha esperança de uma resposta sustentada.

Farber descobriu que a actinomicina D, administrada na veia, inibia poderosamente o crescimento dessas metástases no pulmão, produzindo, com frequência, remissões que duravam meses. Intrigado, ele seguiu em frente. Se os raios X e a actinomicina D podiam atacar independentemente as metástases dos tumores de Wilms, que tal combinar os dois agentes? Em 1958, ele chamou um casal de radiologistas, Giulio D'Angio e Audrey Evans, e um oncologista chamado Donald Pinkel para trabalhar no projeto. Dentro de poucos meses, a equipe tinha confirmado que os raios X e a actinomicina D eram notavelmente sinérgicos, um multiplicando o efeito tóxico do outro. Crianças com câncer metastático, quando tratadas com um regime combinado, costumavam reagir rapidamente. "Em cerca de três semanas pulmões infestados de tumores de Wilms metastáticos ficavam totalmente limpos",[18] lembra D'Angio. "Imagine a excitação daqueles dias, quando se podia dizer, pela primeira vez, com justificada confiança, 'Podemos dar um jeito nisso'."

O entusiasmo provocado por essas descobertas era contagiante. Apesar de a combinação de raios X e quimioterapia nem sempre resultar em curas duradouras, o tumor de Wilms foi o primeiro tumor sólido metastático a reagir à quimioterapia. Farber tinha conseguido dar o salto, que por tanto tempo tentara, do mundo dos cânceres líquidos para o dos tumores sólidos.

No fim dos anos 1950, Farber transbordava de uma espécie de otimismo feroz. Apesar disso, quem visitasse a clínica do Fundo Jimmy em meados daquela década talvez testemunhasse uma realidade mais complexa e matizada. Para Sonja Goldstein, cujo filho de dois anos, David, foi tratado com quimioterapia para combater um tumor de Wilms em 1956, a clínica parecia perpetuamente suspensa entre dois polos — ao mesmo tempo "maravilhosos e trágicos [...] deprimentes e esperançosos de maneira que não era possível expressar".[19] Ao entrar na enfermaria, Goldstein escreveria depois,

> sinto uma corrente de emoção profunda, um sentimento (persistente, apesar de sempre frustrado) de estar à beira de uma descoberta que me deixa quase esperançosa.
>
> Entramos num grande saguão, decorado com um trem de papelão numa das paredes. No meio há um sinal de trânsito, aparentemente autêntico, que acende a luz verde, vermelha ou amarela. Pode-se entrar na locomotiva e tocar o sino. No outro extremo da sala há uma bomba de gasolina em tamanho natural, que registra a quantidade vendida e o preço a pagar [...] Minha primeira impressão é a de uma atividade presunçosa, tão intensa que lembra um ninho de cobras.

Era como um ninho de cobras — mas era um ninho de câncer, um lugar cheio de agitação, esperança e desespero. Uma garota chamada Jenny, de cerca de quatro anos, brincava com giz de cera em um canto. Sua mãe, uma mulher atraente e com os nervos à flor da pele a mantinha sob vigília constante, segurando a filha com a mesma intensidade de seu olhar quando a menina parava para escolher outra cor. Nenhuma atividade era inocente ali; tudo podia ser um sinal, um sintoma, um presságio. Goldstein percebeu que Jenny "tem leucemia e está no hospital porque apresentou icterícia. Seus olhos ainda estão amarelados" — um indicativo de falência do fígado. Ela, como muitas das crianças naquela ala, pouco sabia sobre a gravidade da doença. A única preocupação de Jenny era uma chaleira de alumínio à qual era muito apegada.

> Sentada num carrinho está uma menininha, que à primeira vista parece ter o olho inchado [...] Lucy, de dois anos, sofre de uma forma de câncer que se espalha para a área atrás dos olhos e provoca hemorragia. Não é uma criança muito bonita e choraminga quase sem parar nesse primeiro dia. Assim como Debbie, uma criança de quatro anos de aparência angelical, cujo rosto branco se contrai de sofrimento. Tem o mesmo tipo de tumor de Lucy — um neuroblastoma. Num quarto, sozinho, está Teddy. Levo dias para ter coragem de entrar, pois, esquelético e cego, ele tem uma coisa horrível no rosto. Seu tumor, que começa atrás da orelha, invadiu um lado da cabeça e anulou suas feições. Ele é alimentado por um tubo na narina e está consciente.

Em toda a enfermaria, havia pequenas invenções e improvisações, geralmente de autoria do próprio Farber. Como as crianças ficavam exaustas demais para andar, carrinhos de madeira eram espalhados pela sala, para que os pacientes pudessem se movimentar com alguma liberdade. Suportes de injeção para sessões de quimioterapia eram presos aos carrinhos para que as aplicações pudessem ser feitas a qualquer hora do dia. "Para mim", escreveu Goldstein, "uma das cenas mais patéticas que vi foi uma criança dentro do carrinho com a perna ou o braço enfaixados para segurar a agulha na veia e um suporte alto com uma bureta. A impressão geral que ficava era a de um barco com mastro mas sem vela, flutuando desesperadamente num mar bravio e inexplorado."

Todas as noites, Farber ia às enfermarias, empurrando vigorosamente seu próprio barco a vela através desse mar bravio e inexplorado. Detinha-se em cada leito, tomava notas e discutia o caso, geralmente dando instruções bruscas aos berros, como era sua característica. Ia acompanhado de um séquito: residentes, enfermeiros, assistentes sociais, psiquiatras, nutricionistas e farmacêuticos. O câncer, repetia sempre, era uma doença total — uma moléstia que agarrava o paciente não apenas pelo lado físico, mas também pelo psíquico, pelo social e pelo emocional. Só uma ação multidisciplinar teria chance de vencer a doença. Ele dava a esse conceito o nome de "cuidado total".

Mas apesar de todos os esforços para oferecer "cuidado total", a morte espreitava implacavelmente as enfermarias. No inverno de 1956, poucas semanas após a chegada de David, uma onda de mortes atingiu a clínica de Farber. Betty, uma criança com leucemia, foi a primeira. A seguir Jenny, a menininha de quatro anos com sua chaleira de alumínio. Teddy, com retinoblastoma, foi o próximo. Uma semana depois, Axel, outra criança com leucemia, sangrou até morrer, com uma hemorragia na boca. Goldstein comentou:

> A morte ganha aspecto, forma e rotina. Pais saem dos quartos dos filhos, como talvez fizessem periodicamente, durante dias, para descansar um pouco. Uma enfermeira os leva ao pequeno consultório do médico; ele entra e fecha a porta. Depois, uma enfermeira traz café. Mais tarde, ela entrega aos pais um grande saco marrom contendo objetos pessoais. Poucos minutos depois, quando passeamos, percebemos outra cama vazia. *Fim.*

No outono de 1956, depois de uma longa e contundente batalha, o filho de Sonja, David Goldstein, de três anos, morreu de metástase na clínica do Fundo Jimmy, após passar as últimas horas de vida delirando e gemendo sob a máscara de oxigênio. Sonja Goldstein deixou o hospital carregando seu saco marrom contendo as relíquias do filho.

Mas Farber prosseguiu, inabalável. O arsenal de quimioterapia, esvaziado havia séculos, estava repleto de novas drogas. As possibilidades abertas por essas descobertas eram enormes: permutas e combinações de remédios, variações em doses e horários, tentativas com regimes de duas, três, quatro drogas. Havia, pelo menos em princípio, a capacidade de tratar novamente o câncer com uma droga se outra falhasse ou de tentar uma combinação seguida por outra. Isso, dizia Farber a si mesmo, com hipnótica convicção, não era o fim. Era apenas o começo de um ataque total.

Em seu leito de hospital no 14º andar, Carla Reed ainda estava "em isolamento" — confinada num quarto frio e estéril, onde até mesmo as moléculas de ar atravessavam dezenas de filtros. O cheiro de sabão antisséptico impregnava suas roupas. Uma televisão de vez em quando tremeluzia. A comida vinha numa bandeja com nomes intrépidos, otimistas — salada de batata suculenta, frango à Kiev —, mas era como se tudo tivesse sido fervido e tostado até quase perder totalmente o gosto. (A rigor, tinha; o alimento era esterilizado antes de entrar no quarto.) O marido de Carla, engenheiro de informática, vinha todas as tardes sentar-se ao lado da cama. Ginny, a mãe, passava os dias balançando-se mecanicamente numa cadeira, tal como a encontrei na primeira manhã. Quando os filhos de Carla apareciam, com máscaras e luvas, ela chorava em silêncio, virando o rosto para a janela.

Para Carla, o isolamento físico daqueles dias tornou-se a metáfora mal disfarçada de uma solidão muito mais profunda e feroz, uma quarentena psicológica ainda mais dolorosa do que o próprio confinamento. "Naquelas duas primeiras semanas, fechei-me em uma pessoa diferente", ela disse.

> A pessoa que entrou no quarto e a pessoa que saiu eram diferentes. Eu não parava de pensar nas minhas chances de sobreviver a tudo aquilo. Quarenta por cento. Repetia esse número à noite para mim mesma. Pouco menos da metade. Ficava acordada olhando para o teto e pensando: O que é 40%? O que acontece 40% das vezes? Tenho 36 anos — 40% de noventa. Se alguém me oferecesse 40% de chance num jogo, eu arriscaria?

Na manhã seguinte à chegada de Carla ao hospital, entrei em seu quarto com resmas de papel. Eram formulários de consentimento para a quimioterapia, que nos permitiriam começar de imediato a injetar venenos em seu corpo para matar células cancerosas.

A quimioterapia viria em três fases. A primeira duraria cerca de um mês. Esperava-se que as drogas — em vista de sua rápida sucessão — pusessem a leucemia em remissão duradoura. Elas certamente matariam também células brancas. Sua contagem de glóbulos brancos desabaria em queda livre, até zerar. Durante alguns dias críticos, ela viveria num dos estados mais vulneráveis que a medicina moderna é capaz de produzir: um corpo sem sistema imunológico, indefeso diante do ambiente que o cerca.

Se a leucemia entrasse em remissão, então "consolidaríamos" e intensificaríamos essa remissão por vários meses. Isso significava mais quimioterapia, porém em doses menores, ministradas a intervalos maiores. Ela poderia sair do hospital e voltar para casa, retornando toda semana para mais quimioterapia. A consolidação e a intensificação durariam oito semanas adicionais.

A pior parte, talvez, deixei para o fim. A leucemia linfoblástica aguda tem uma terrível propensão a esconder-se no cérebro. A quimioterapia intravenosa que eu daria a Carla, por mais potente que fosse, simplesmente não poderia penetrar as cisternas e os ventrículos que envolviam seu cérebro. A barreira de sangue desse órgão o tornava um "refúgio" (termo infeliz, que sugere que seu próprio corpo poderia ser cúmplice do câncer) para as células leucêmicas. Para atingir essas regiões, as drogas precisariam ser injetadas diretamente no fluido espinhal de Carla, através de uma série de punções espinhais. Tratamento de radiação do cérebro inteiro — raios X altamente penetrantes ministrados através do crânio — também seria usado profilaticamente contra o crescimento do câncer em seu cérebro. E haveria mais sessões de quimioterapia, por um período de dois anos, a fim de "manter" a remissão, se chegássemos nela.

Indução. Intensificação. Manutenção. Cura. Uma seta a lápis conectando os quatro pontos em uma folha de papel em branco. Carla consentiu.

Quando mencionei a avalanche de drogas quimioterápicas que seriam usadas nos próximos dois anos para tratá-la, ela repetiu os nomes suavemente, de forma quase inaudível, como uma criança que descobre um nome difícil de pronunciar: "Ciclofosfamida, citarabina, prednisona, asparaginase, adriamicina, tioguanina, vincristina, 6-mercaptopurina, metotrexato".

Açougue

Estudos aleatórios de rastreamento são enfadonhos. Leva-se um tempo enorme para chegar a uma resposta, e só com projetos de larga escala pode-se responder essas questões. [Mas] não há outra opção que se compare a essa.[1]
— H. J. Koning, *Anais da oncologia*, 2003

Os melhores [médicos] parecem ter um sexto sentido para a doença. Sentem sua presença, sabem que ela está ali, percebem sua gravidade antes que qualquer processo intelectual possa defini-la, catalogá-la e expressá-la em palavras. Os pacientes sentem o mesmo com relação ao médico: que ele é atencioso, alerta, disposto; que se preocupa. Nenhum aluno de medicina deveria deixar de observar esses encontros. De todos os momentos da medicina, este é o mais repleto de drama, de sentimento, de história.[2]
— Michael LaCombe, *Anais da medicina interna*, 1993

Foi em Bethesda, no mesmo instituto que fora comparado a um clube de golfe suburbano nos anos 1940, que o novo arsenal da oncologia foi utilizado em pacientes vivos.

Em abril de 1955, no meio de uma úmida primavera em Maryland, um pesquisador recém-contratado pelo Instituto Nacional do Câncer, chamado Emil Freireich, entrou no seu novo escritório no prédio de tijolinhos vermelhos do centro clínico e descobriu, para sua irritação, que alguém escrevera errado seu nome na porta, com as últimas cinco letras cortadas. A placa dizia EMIL FREI, MD. "Meu primeiro pensamento, é claro, foi: não é típico do governo?"[3]

Não foi um erro. No escritório, Freireich encontrou um jovem alto e magro que se identificou como Emil Frei. O escritório de Freireich, com o nome escrito corretamente, ficava ao lado.

Apesar dos nomes, os dois Emil eram personagens bem diferentes. Freireich — com apenas trinta anos e recém-saído de uma bolsa de estudo em hematologia na Universidade de Boston — era barulhento, esquentado e aventureiro. Falava rápido, de modo quase sempre explosivo e com voz alta, geralmente seguida de uma estrondosa gargalhada ainda mais expressiva. Tinha sido interno na agitada "Enfermaria 45" do Hospital do Condado de Cook em Chicago — e um incômodo tão grande para as autoridades que fora liberado do contrato antes do prazo costumeiro. Em Boston, Freireich trabalhara com Chester Keefer, um dos colegas de Minot que posteriormente encabeçaria a produção de penicilina durante a Segunda Guerra Mundial. Antibióticos, ácido fólico, vitaminas e antifolatos estavam incrustados na alma de Freireich. Ele admirava intensamente Farber — não apenas o cientista meticuloso e acadêmico, mas o homem irreverente, impulsivo, imponente, capaz de enfrentar seus inimigos com a mesma rapidez com que seduzia seus benfeitores. "Nunca vi Freireich num estado de espírito moderado",[4] diria Frei, posteriormente.

Se Freireich fosse personagem de filme, precisaria de alguém que lhe servisse de parceiro cinematográfico, um Laurel para seu Hardy, ou um Felix para seu Oscar. O homem alto e magro que o recebeu à porta do NCI aquela tarde de julho era esse coadjuvante. Enquanto Freireich era brusco e barulhento, impulsivo até o exagero e veemente em todos os detalhes, Frei era sereno, controlado e cauteloso, um equilibrado negociador que preferia trabalhar nos bastidores. Emil Frei — conhecido da maioria dos colegas pelo apelido de Tom — fora estudante de arte em St. Louis nos anos 1930. Frequentara a faculdade de medicina quase como se a ideia lhe tivesse ocorrido de última hora no fim dos anos 1940, servira na Marinha na Guerra da Coreia e voltara a St. Louis como residente. Era simpático, educado e cuidadoso — homem de poucas e escolhidas palavras. Vê-lo cuidar de crianças gravemente enfermas e dos pais nervosos e impacientes era ver um campeão de natação deslizar pela água — tão perito na arte que nem se podia vê-la.

A pessoa responsável por levar os dois Emil para Bethesda foi Gordon Zubrod, o novo diretor do centro clínico do NCI.[5] Intelectual, ponderado e imponente, clínico e cientista conhecido pela régia compostura, Zubrod chegara ao Instituto Nacional do Câncer depois de passar quase uma década desenvolvendo drogas contra a malária durante a Segunda Guerra Mundial, experiência essa que teria profunda influência em seu interesse pelo desenvolvimento de testes clínicos para o câncer.

O principal interesse de Zubrod era a leucemia infantil — o câncer que Farber pusera na linha de frente da investigação clínica. Mas o diretor do NCI sabia que lutar contra a leucemia era lutar contra sua ferocidade e fragilidade, sua caprichosa e vulcânica imprevisibilidade. Drogas poderiam ser testadas, mas primeiro era preciso manter a criança viva. Delegante quintessencial — um Eisenhower da pesquisa do câncer, como Freireich o chamou certa vez —, Zubrod rapidamente recrutou dois jovens médicos para manter a linha de frente das enfermarias: Freireich e Frei, recém-saídos de suas respectivas bolsas de estudo em Boston e St. Louis. Frei atravessou os campos dirigindo um velho Stubebacker para se juntar a Zubrod. Freireich chegou poucas semanas depois, num dilapidado Oldsmobile com tudo o que possuía, mais a mulher grávida e a filha de nove meses.[6]

Poderia, facilmente, ter sido a receita do desastre — mas funcionou. Desde o começo, os dois Emil descobriram que tinham uma sinergia rara. Sua colaboração era reflexo de uma profunda linha divisória intelectual que passava pelo fronte da oncologia: a divergência entre a precaução excessivamente moderada e a experimentação ousada. Sempre que Freireich insistia demais num lado do sustentáculo experimental — em geral levando seus pacientes e a si mesmo à beira do desastre —, Frei puxava-o de volta para garantir que as terapias novas, quixotescas, em geral profundamente tóxicas, fossem contrabalançadas pela cautela. As batalhas de Frei e Freireich logo se tornaram emblemáticas das brigas dentro do NCI. "O trabalho de Frei naquele tempo", lembrava um pesquisador, "era evitar que Freireich se metesse em encrenca."[7]

* * *

Zubrod tinha seus próprios projetos para evitar problemas na pesquisa da leucemia. À medida que novas drogas, combinações e experiências proliferavam, ele temia que instituições fossem prejudicadas por interesses conflitantes, discutindo a respeito de pacientes e protocolos, brigando entre si, quando deveriam, na verdade, combater o câncer. Burchenal em Nova York, Farber em Boston, James Holland em Roswell Park e dois Emil no NCI — todos eles ardiam de impaciência para realizar testes clínicos. E como a LLA era doença rara, todo paciente se tornava um precioso recurso para a realização de estudos clínicos sobre a leucemia. A fim de evitar conflitos, Zubrod propôs que um "consórcio" de pesquisadores fosse criado para compartilhar pacientes, testes, dados e conhecimento.[8]

A proposta alterou o cenário. "O modelo de grupo cooperativo de Zubrod deu vida à medicina do câncer", lembra Robert Mayer (que mais tarde seria presidente de um desses grupos). "Pela primeira vez, um oncologista acadêmico sentia-se parte de uma comunidade. Não era mais um pária, não era mais o homem que receitava venenos numa sala no subsolo do hospital."[9] A primeira reunião do grupo, presidida por Farber, foi um êxito retumbante. Os pesquisadores concordaram em realizar uma série de estudos clínicos coletivos, chamados de protocolos, logo que fosse possível.

Em seguida Zubrod pôs-se a organizar o processo a ser seguido na realização dos testes. Estudos clínicos sobre o câncer, ele afirmava, até então tinham sido constrangedoramente caóticos e desorganizados. Os oncologistas precisavam imitar as melhores experiências da medicina. E, para aprender a conduzir testes clínicos objetivos, imparciais e modernos, precisavam estudar a história do desenvolvimento dos antibióticos.

Nos anos 1940, quando novos antibióticos começaram a aparecer no horizonte, os médicos se viram diante de um dilema importante: como testar objetivamente a eficácia de qualquer nova droga? No Conselho de Pesquisa Médica da Grã-Bretanha, a questão adquirira um tom particularmente urgente e rancoroso. A descoberta da estreptomicina, nova droga antimicrobiana, no começo dos anos 1940, tinha provocado uma onda de otimismo com relação à possibilidade de cura da tuberculose. A estreptomicina matava as microbactérias causadoras da tuberculose em placas de Petri, mas sua eficácia em seres humanos era desconhecida. Os estoques da droga eram criticamente escassos, e os médicos se digladiavam para usar ainda que fossem alguns miligramas no tratamento de diversas outras doenças. A fim de racionar a estreptomicina, tornava-se necessário um experimento objetivo para determinar sua eficácia na tuberculose humana.

Mas que tipo de experimento? Um estatístico inglês chamado Bradford Hill (ele mesmo vítima da tuberculose no passado) propôs uma solução extraordinária. Começou por reconhecer que os médicos seriam as pessoas menos confiáveis para realizar esse experimento sem se deixar influenciar pela parcialidade inerente. Todo experimento biológico requer um grupo de controle — indivíduos não tratados que serviriam como comparação para determinar a eficácia de um tratamento. Mas, quando não supervisionados, os médicos inevitavelmente (mesmo sem se dar conta) escolheriam de antemão certos tipos de paciente, depois julgariam os efeitos de uma droga nessa população de forma distorcida usando critérios subjetivos, acumulando viés sobre viés.

A solução proposta por Hill era eliminar essa tendenciosidade escolhendo *aleatoriamente*[10] os pacientes para tratamento com estreptomicina e com placebo. Ao escolher aleatoriamente pacientes, qualquer parcialidade dos médicos na seleção seria dissipada. A neutralidade prevaleceria — e com isso uma hipótese poderia ser submetida a teste rigoroso.

O estudo clínico aleatório foi um sucesso. O uso da estreptomicina mostrou claramente uma reação positiva em relação ao uso do placebo, elevando o antibiótico como um novo remédio contra a tuberculose. Mas, talvez ainda mais importante, o que foi enaltecido permanentemente foi a novidade metodológica de Hill. Para os médicos-cientistas, o estudo clínico aleatório tornou-se o meio mais rigoroso de avaliar a eficácia de qualquer intervenção da maneira menos tendenciosa.

Zubrod sentiu-se inspirado pelos primeiros estudos clínicos antimicrobianos. Ele usara esses princípios no fim dos anos 1940 para testar antimaláricos, e propôs que servissem como base dos princípios a serem seguidos pelo NCI em seus novos protocolos. Os estudos clínicos do NCI seriam sistemáticos: cada um seria uma peça crucial de lógica ou hipótese e produziria uma resposta afirmativa ou negativa. Os estudos seriam sequenciais: as lições de um estudo levariam ao próximo, e assim por diante — uma marcha inexorável de progresso até que a leucemia fosse curada. Os estudos clínicos seriam objetivos, aleatórios se possível, com critérios claros e imparciais para distribuir pacientes e avaliar respostas.

A metodologia dos estudos clínicos não foi a única lição poderosa que Zubrod, Frei e Freireich aprenderam com o mundo antimicrobiano. "A analogia da resistência da droga a antibióticos foi motivo de profunda reflexão",[11] disse Freireich. Como Farber e Burchenal tinham descoberto em Boston e em Nova York, para sua decepção, a leucemia tratada com uma só droga inevitavelmente se tornava resistente a ela, resultando em respostas vacilantes, passageiras, seguidas de arrasadoras recaídas.

A situação lembrava a da tuberculose. Como as células cancerosas, as microbactérias — os germes que causam a tuberculose — também se tornavam resistentes a antibióticos se fossem usados isoladamente. As bactérias que sobreviviam a regimes de uma só droga se dividiam, se multiplicavam, passavam por mutações e adquiriam resistência, o que tornava inútil a droga original. Para acabar com essa resistência, os médicos que tratavam a tuberculose tinham passado a usar uma guerra-relâmpago de antibióticos — três ou quatro combinados, como um denso cobertor farmacêutico destinado a impedir a divisão celular e a evitar a resistência bacteriana, e extinguir a infecção da forma mais definitiva possível.

Mas será que duas ou três drogas poderiam ser testadas simultaneamente contra o câncer — ou eram tão tóxicas que matariam os pacientes instantaneamente? Enquanto Freireich, Frei e Zubrod estudavam a crescente lista de drogas contra a leucemia, a ideia de combiná-las tornava-se cada vez mais clara: o combate à leucemia talvez envolvesse a união de duas ou mais drogas.

O primeiro protocolo foi realizado para testar doses diferentes do metotrexato de Farber em combinação com a 6-mercaptopurina de Burchenal, as duas drogas antileucêmicas mais ativas.[12] Três hospitais concordaram em participar: o NCI, o Roosevelt Park e o Children's Hospital de Buffalo, Nova York. Os objetivos do estudo clínico eram deliberadamente simples. Um grupo seria tratado com intensa dosagem de metotrexato, enquanto o outro com dosagens mais suaves e menos intensas. Oitenta e quatro pacientes foram inscritos. No dia da chegada, os pais das crianças receberam envelopes brancos fechados informando o que cada um receberia de acordo com a distribuição aleatória da pesquisa.

Apesar dos múltiplos centros e dos inúmeros egos envolvidos, o estudo transcorreu de forma surpreendentemente tranquila. As toxicidades se multiplicaram; o regime de duas drogas mal foi tolerado. Mas o grupo intensivo apresentou melhor resultado, com respostas mais longas e duradouras. Entretanto, o regime estava longe de ser uma cura: mesmo as crianças tratadas dessa maneira logo sofreram recaídas e morreram dentro de um ano.

O Protocolo I estabeleceu um importante precedente. O modelo de Zubrod e Farber, de um grupo cooperativo contra o câncer, finalmente entrara em ação. Dezenas de médicos, enfermeiras e pacientes nos três hospitais se uniram para seguir um único protocolo e tratar um grupo de pacientes — e cada um, suspendendo suas próprias idiossincrasias, seguiu as instruções perfeitamente. "Esse trabalho é um dos primeiros estudos comparativos na quimioterapia de doença neoplásica maligna",[13] comentou Frei. Num mundo de estratégias imediatistas, em geral desesperadas, a conduta padronizada chegara, finalmente, ao câncer.

No inverno de 1957, foi adotada outra modificação em relação à primeira experiência. Dessa vez, um grupo recebeu um regime combinado, enquanto dois outros receberam uma droga cada. E com a pergunta ainda mais claramente demarcada, o padrão de respostas foi mais nítido. Ministrada sozinha, cada uma das drogas obteve resultados atrozes, com índices de resposta entre 15% e 20%. Mas, quando o metotrexato e a 6-MP foram administrados juntos, a taxa de remissão pulou para 45%.

O próximo protocolo de quimioterapia, realizado apenas dois anos depois, em 1959, entrou em território ainda mais arriscado. Pacientes foram tratados com duas drogas, para conseguir a remissão completa. Então, metade do grupo recebeu drogas adicionais durante vários meses, e outro grupo foi tratado com placebo. Mais uma vez, o padrão foi consistente. O grupo tratado agressivamente teve respostas mais longas e duradouras.

Estudo após estudo, o grupo seguiu em frente, como uma mola que se desenrola até o fim. Em apenas seis anos fundamentais, tinham lentamente passado a administrar aos pacientes não uma ou duas, mas quatro drogas quimioterápicas, geralmente em sucessão. No inverno de 1962, a bússola da medicina do câncer já apontava, infalivelmente, para uma direção. Se duas drogas davam melhor resultado do que uma e três melhor do que duas, que tal administrar quatro drogas antileucêmicas *juntas* — em combinação, como com a tuberculose?

Tanto Frei como Freireich perceberam que aquilo era o zênite inevitável das experiências do NCI. Mas mesmo que soubessem disso inconscientemente, eles giraram hesitantes em torno da ideia durante meses. "A resistência seria grande",[14] Freireich sabia. A enfermaria da leucemia já estava sendo chamada de "açougue" pelos outros no NCI. "A proposta de tratar crianças com três ou quatro drogas altamente citotóxicas era tida como cruel e insana", disse Freireich. "Nem mesmo Zubrod conseguiu convencer o consórcio de pesquisadores a tentar. Ninguém queria transformar o NCI no Instituto Nacional da Carnificina."[15]

A primeira vitória

> [...] *Mas sou da opinião de que as palavras formam textos e subtextos poderosos. "Guerra" tem um status único, um sentido muito especial. Significa expor rapazes e moças a situações nas quais podem ser mortos ou gravemente feridos. É inadequado usar essa metáfora para descrever uma atividade intelectual nestes tempos de guerra de fato. O NCI é uma comunidade de estudiosos dedicada a produzir conhecimento para melhorar a saúde pública. É uma grande atividade. Não é uma guerra.*[1]
>
> — Samuel Broder, diretor do NCI

Em meio a essa vigorosa deliberação sobre o uso de quatro drogas combinadas, Frei e Freireich receberam uma notícia muito animadora. A poucas portas de distância do escritório de Freireich no NCI, dois pesquisadores, Min Chiu Li e Row Hertz, faziam experiências com coriocarcinoma, um câncer de placenta.[2] Ainda mais raro do que a leucemia, ele em geral cresce no tecido placentário de uma gestação anormal, depois se espalha rápida e fatalmente formando metástases nos pulmões e no cérebro. Quando ocorre, o coriocarcinoma é uma tragédia dupla: uma gestação anormal combinada com uma malignidade letal, um nascimento destinado à morte.

Se os médicos que aplicavam quimioterapia no combate ao câncer eram vistos como intrusos pela comunidade médica nos anos 1950, então Min Chiu Li era um intruso entre os intrusos. Tinha chegado aos Estados Unidos proveniente da Universidade de Mukden, na China, e passado uma breve temporada no Memorial Sloan-Kettering, em Nova York. Num esforço para não ser recrutado para a Guerra da Coreia, conseguiu, mediante fraude, trabalhar dois anos como obstetra assistente a serviço de Hertz. Seu interesse (ou pelo menos o interesse que fingia ter) era a pesquisa, mas Li era considerado um fugitivo intelectual, incapaz de comprometer-se com qualquer assunto ou projeto. Seu plano na época era passar despercebido em Bethesda até que a guerra acabasse.

Mas o que para Li começara como uma bolsa usada para se esconder, tornou-se, numa única noite de agosto de 1956, a obsessão de sua vida inteira. De plantão tarde da noite, ele tentou estabilizar com remédios uma mulher que tinha coriocarcinoma metastático. O tumor estava em seu estágio avançado e sangrava tão profusamente que a paciente morreu diante dos olhos de Li em três horas. Ele tinha ouvido falar dos antifolatos de Farber. Quase por instinto fez a ligação entre as células leucêmicas que se dividiam rapidamente na medula óssea das crianças em Boston e as células placentárias que se dividiam rapidamente na mulher em Bethesda. Os antifolatos nunca tinham sido experimentados no combate à doença, mas se as drogas podiam deter o crescimento de leucemias agressivas — ainda que temporariamente —, quem sabe não diminuiriam, pelo menos em parte, as erupções do coriocarcinoma?

Li não precisou esperar muito. Poucas semanas depois do primeiro caso, outra paciente, uma jovem chamada Ethel Longoria, estava tão doente quanto a primeira paciente.[3] Seus tumores, que cresciam como cachos de uva, tinham começado a sangrar nas camadas internas dos pulmões — tão rápido que era quase impossível compensar a perda de sangue. "Ela sangrava tanto", disse um hematologista, "que decidimos usar seu próprio sangue para fazer uma transfusão. Por isso, corremos para enfiar tubos, coletá-lo e colocá-lo de volta, como uma bomba interna."[4] (A solução tinha a marca registrada do NCI. Fazer uma transfusão usando o sangue que vazava do tumor da própria pessoa seria considerado excepcional ou até mesmo repulsivo em qualquer outro lugar, mas no NCI essa estratégia — *qualquer* estratégia — era esperada.) "Nós a estabilizamos e começamos a ministrar os antifolatos. Depois da primeira dose, fomos embora achando que ela não estaria lá na manhã seguinte. No NCI, não se tinha expectativas. A gente aguardava, observava e recebia as surpresas à medida que apareciam."

Ethel Longoria resistiu. Na manhã seguinte, ela ainda estava viva, respirando de forma lenta mas profunda. O sangramento diminuíra a ponto de ser possível tentar mais algumas doses. Ao fim de quatro sessões de quimioterapia, Li e Hertz esperavam encontrar pequenas alterações no tamanho dos tumores. O que encontraram, porém, deixou os dois perplexos: "As massas tumorais desapareceram, os raios X do tórax melhoraram e a paciente parecia normal", escreveu Freireich. O nível de coriogonadotropina, o hormônio secretado pelas células cancerosas, caiu rapidamente para zero. Na realidade, os tumores tinham sumido. Ninguém jamais vira tal resposta. Os raios X, que pareciam trocados, foram enviados de volta para um reexame. A resposta era real: o câncer metastático, sólido, tinha desaparecido com a quimioterapia. Eufóricos, Li e Hertz apressaram-se a publicar suas descobertas.[5]

Mas havia um senão em tudo isso — uma observação tão minúscula que poderia muito bem ter sido ignorada. As células do coriocarcinoma secretam um sinalizador, um hormônio chamado coriogonadotropina, uma proteína que pode ser medida com um teste de sangue extremamente sensível (uma variante é usada para detectar gravidez). No começo de sua experiência, Li decidira usar o nível desse hormônio para acompanhar o desenvolvimento do câncer quando ele respondesse ao metotrexato. O nível de HCG, como era chamado, seria um marcador do câncer, sua impressão digital no sangue.

O problema é que no fim da quimioterapia prevista o nível de HCG tinha caído para um valor quase desprezível, mas, para contrariedade de Li, não se tornara normal.[6] Ele o mediu e voltou a medir semanalmente em seu laboratório, porém o problema persistia, uma diferença insignificante, que não desaparecia.

Li ficou cada dia mais obcecado com o número. O hormônio no sangue, segundo seu raciocínio, era a impressão digital do câncer, e se ele ainda estava presente então o câncer também tinha de estar, escondido em algum lugar do corpo mesmo depois de os tumores desaparecerem. Assim, apesar de todas as indicações de que os tumores tinham sumido, Li concluiu que sua paciente não estava totalmente curada. No fim das contas, ele mais parecia estar tratando de um número do que de uma paciente; ignorando a toxicidade adicional de novas sessões da droga, administrou por teimosia uma dose atrás da outra até que, finalmente, o nível de HCG caiu para zero.

Quando a diretoria institucional do NCI tomou conhecimento da decisão de Li, sua resposta foi furiosa. As pacientes eram mulheres que supostamente tinham sido "curadas" de câncer. Seus tumores eram invisíveis, e ministrar-lhes sessões adicionais de quimioterapia equivalia a envená-las com doses imprevisíveis de drogas altamente tóxicas. Li já era conhecido como renegado, como iconoclasta. O NCI achou que daquela vez ele tinha ido longe demais. Em meados de julho, a diretoria convocou Li para uma reunião e o demitiu no ato.

"Li foi acusado de usar as pessoas como cobaias", disse Freireich.

> Mas, é claro, isso é o que *todos* nós fazemos. Tom [Frei], Zubrod e os demais — todos fazemos experiências. *Não* fazer isso significaria seguir as velhas regras — não fazer absolutamente nada. Li não estava preparado para ficar sentado, olhando, sem fazer nada. Foi demitido por agir de acordo com suas convicções, por fazer alguma coisa.[7]

Freireich e Li tinham sido residentes juntos em Chicago. No NCI, ficaram ainda mais próximos, como dois intrusos. Quando Freireich soube da demissão do amigo, foi imediatamente à sua casa consolá-lo, mas ele estava inconsolável.[8] Dentro de poucos meses, partiu bufando de raiva para Nova York, voltando ao Memorial Sloan-Kettering. Nunca mais pôs os pés no NCI.

Porém a história sofreu uma reviravolta. Como Li havia vislumbrado, com várias doses adicionais de metotrexato, o nível do hormônio que ele havia testado por fim chegara a zero. Seus pacientes terminaram os ciclos adicionais de quimioterapia. Então, vagarosamente, um padrão começou a surgir. Enquanto o tumor dos pacientes que haviam parado de usar a droga antes inevitavelmente voltou, aqueles tratados com o protocolo de Li não apresentaram mais a doença, mesmo meses depois de interromper o tratamento com metotrexato.

Li havia tropeçado em um princípio fundamental da oncologia: o câncer precisa ser tratado sistematicamente por um longo período depois que todos os sinais visíveis da doença desapareceram. O nível de HCG — hormônio secretado pelo coriocarcinoma — havia se tornado sua verdadeira impressão digital, seu marcador. Nas décadas seguintes, sucessivos estudos clínicos provariam esse princípio. Em 1960, porém, a oncologia não estava pronta para isso. Apenas muitos anos depois o conselho que havia demitido Li tão rapidamente se deu conta de que os pacientes que ele havia tratado com uma estratégia de manutenção prolongada *nunca* sofreriam uma recaída. Essa estratégia — que custou o emprego de Min Chiu Li — resultou na primeira cura quimioterápica de câncer em adultos.

Ratos e homens

Um modelo é uma mentira que ajuda a ver a verdade.[1]

— Howard Skipper

A experiência de Min Chiu Li com o coriocarcinoma foi uma cutucada filosófica para Frei e Freireich. "A pesquisa clínica é urgente",[2] afirmava Freireich. Para uma criança com leucemia, uma semana podia significar a diferença entre a vida e a morte. A falta de imaginação do consórcio de pesquisadores — sua insistência em testar de forma progressiva e sistemática uma combinação de drogas de cada vez — agora deixava Freireich maluco de forma progressiva e sistemática. Para testar três drogas, o grupo insistia em experimentar "todas as três combinações possíveis, com doses e horários diferentes para cada uma".[3] No ritmo em que o consórcio de pesquisadores se movia, ele dizia, dezenas de anos se passariam antes que houvesse qualquer avanço significativo no combate à leucemia. "As enfermarias estavam cheias dessas crianças terrivelmente doentes. Um menino ou menina podia chegar com uma contagem de glóbulos brancos de trezentos e morrer da noite para o dia. Eu era a pessoa que eles mandavam conversar com os pais de manhã. Tente explicar a estratégia de testes sequenciais, sistemáticos e objetivos de Zubrod a uma mulher cuja filha acabou de entrar em coma e morrer",[4] dizia Freireich.

As permutas de drogas e doses tornaram-se ainda mais numerosas quando outro agente anticancerígeno foi introduzido no centro clínico em 1960. O recém-chegado, a vincristina, era um alcaloide venenoso oriundo da vinca-pervinca, de Madagascar, uma pequena trepadeira, parecida com uma erva, com flores violetas e caule entrelaçado e retorcido. (O nome vincristina vem de *vinca*, a palavra latina para "atar".) A vincristina foi descoberta em 1958, na empresa Eli Lilly, por meio de um programa para descobrir drogas que consistia em moer milhares de quilos de matéria vegetal e testar os extratos em diversos estudos biológicos.[5] Apesar de originariamente a intenção ter sido usá-la como antidiabético, descobriu-se que em pequenas doses a vincristina matava células leucêmicas. Células que se desenvolvem rapidamente, como as da leucemia, costumam criar um andaime de proteínas em forma de esqueleto (chamadas microtúbulos) que permitem que duas células-filhas se separem uma da outra e completem a divisão celular. A vincristina funciona atando-se à extremidade desses microtúbulos e paralisando o esqueleto celular — evocando dessa forma, literalmente, a palavra latina que lhe deu o nome original.

Com a vincristina somada à farmacopeia, os pesquisadores da leucemia se viram diante do paradoxo do excesso: como pode alguém tomar quatro drogas independentemente ativas — metotrexato, prednisona, 6-MP e vincristina — e juntá-las num regime eficaz? E, levando em conta que cada droga tinha alto potencial tóxico, seria possível algum dia descobrir uma combinação que matasse a leucemia sem matar a criança?

Duas drogas já tinham aberto dezenas de possibilidades; com quatro drogas, o consórcio de pesquisadores levaria não apenas cinquenta, mas 150 anos para concluir seus testes. David Nathan, então um novato no NCI, lembrava-se da quase paralisia criada pela avalanche de novos remédios: "Frei e Freireich simplesmente pegavam as drogas disponíveis e faziam misturas [...] As combinações, as doses e os horários possíveis com quatro ou cinco drogas eram infinitos. Os pesquisadores podiam trabalhar anos a fio em busca da correta combinação de drogas e horários".[6] Os testes sequenciais, sistemáticos e objetivos de Zubrod tinham chegado a um impasse. Agora precisava-se justamente do contrário de uma abordagem sistemática — um salto de fé intuitivo e inspirado no abismo das drogas mortais.

Um cientista do Alabama, Howard Skipper — homem do tipo intelectual, educado, que gostava de descrever a si mesmo como "médico de ratos" — ofereceu a Frei e Freireich uma saída para o impasse.[7] Skipper era um intruso no NCI. Se a leucemia era um câncer-modelo, então Skipper estudava a doença induzindo-a artificialmente em animais — a rigor, construindo o modelo de um modelo. O modelo de Skipper usava uma linhagem de células chamada L-1210, uma leucemia linfoide que podia ser cultivada numa placa de Petri em laboratório. Quando recebiam injeções dessas células, os ratos desenvolviam leucemia — processo conhecido como enxerto, porque equivalia a transferir um pedaço de tecido normal (enxerto) de um animal para outro.

Skipper gostava de pensar no câncer não como doença, mas como entidade matemática abstrata. Num camundongo que recebesse transplante de células L-1210, as células se dividiriam com uma fecundidade quase obscena — geralmente duas vezes por dia, taxa espantosa mesmo para células cancerosas. Uma única célula leucêmica enxertada num camundongo podia, portanto, multiplicar-se num aterrador arco numérico: 1, 4, 16, 64, 256, 1024, 4096, 16 384, 65 536, 262 144, 1 048 576 e assim por diante, até o infinito. Em dezesseis ou dezessete dias, mais de 2 bilhões de células-filha seriam geradas de uma única célula — mais do que o número total de células sanguíneas do camundongo.

Skipper descobriu que podia deter essa profusa divisão celular administrando sessões quimioterápicas no camundongo enxertado com células leucêmicas. Ao traçar o mapa da vida e da morte dessas células à medida que respondiam às drogas injetadas nesses camundongos, Skipper fez duas descobertas essenciais.[8] A primeira foi que a quimioterapia costumava matar uma percentagem fixa de células em qualquer momento dado, independentemente do total de células cancerosas. Essa percentagem era um número cardinal único, específico de cada droga. Em outras palavras, se começássemos com 100 mil células leucêmicas num camundongo e administrássemos uma droga capaz de matar 99% dessas células numa única sessão, então cada sessão mataria células de maneira fracionária, resultando num número cada vez menor de células depois de cada sessão de quimioterapia: 100 mil, mil, dez e assim por diante, até chegar a zero depois de quatro sessões. Matar células leucêmicas era um processo *iterativo*, como partir o corpo de um monstro pela metade, depois partir a metade pela metade, e partir a última metade pela metade.

A segunda foi que acrescentando drogas combinadas ele geralmente obtinha efeitos sinergéticos na morte. Como diferentes drogas provocavam diferentes mecanismos de resistência em células cancerosas, o uso de combinações reduzia drasticamente a possibilidade de resistência. Portanto, duas drogas tendiam a dar melhor resultado do que uma só; três drogas davam melhor resultado do que duas. Com várias drogas e diversas sessões iterativas de quimioterapia em rápida sucessão, Skipper curava a leucemia dos ratos.

Para Frei e Freireich, as observações de Skipper levavam a uma conclusão inevitável, ainda que assustadora. Se a leucemia em seres humanos fosse como a leucemia em ratos, então as crianças precisariam ser tratadas com um regime que contivesse não uma ou duas, mas múltiplas drogas. Além disso, um único tratamento seria insuficiente. Uma quimioterapia "máxima, intermitente, intensiva e direta"[9] precisaria ser administrada com persistência quase cruel, inexorável, uma dose depois de outra, e outra, e mais outra, até os derradeiros limites da tolerabilidade. Não parariam nem mesmo depois de as células leucêmicas terem aparentemente sumido do sangue e de as crianças estarem aparentemente curadas.

Freireich e Frei estavam prontos para dar seu salto de fé intuitivo e inspirado no abismo. O próximo regime que testariam seria uma combinação de quatro drogas: vincristina, ametopterina, mercaptopurina e prednisona. Seria conhecido por um novo acrônimo, uma letra para cada droga: VAMP.

O nome tinha ressonâncias intencionais e não intencionais. A palavra inglesa *vamp* significa improvisar ou remendar, fazer com um pedaço daqui e outro dali algo que pode desabar num segundo. Também significa mulher sedutora — que promete mas não cumpre. Ou, ainda, gáspea, a parte do sapato que recebe todo o impacto durante um chute.

VAMP

Médicos são homens que prescrevem remédios sobre os quais pouco sabem, para curar doenças que conhecem ainda menos em seres humanos de quem não sabem nada.

— Voltaire

Se não matamos o tumor, matamos o paciente.[1]

— William Moloney, nos primórdios da quimioterapia

O VAMP — regime de combate à leucemia composto de quatro drogas combinadas em altas doses e com risco de vida para os pacientes — talvez fizesse sentido para Skipper, Frei e Freireich, mas para muitos colegas era uma noção aterradora, algo abominável. Freireich finalmente abordou Zubrod com sua ideia: "Eu queria tratá-los com doses totais de vincristina *e* aminopterina, em combinação com 6-MP *e* prednisona".[2] Os conectivos da frase foram enfatizados para chamar a atenção de Zubrod.

Zubrod ficou espantado. "É a dose que faz o veneno", diz um velho adágio da medicina: todos os remédios são venenos, de uma forma ou de outra, diluídos em doses apropriadas. Mas a quimioterapia era um veneno mesmo na dose *correta*.* Uma criança com leucemia já se encontrava no frágil limite da sobrevivência, ligada à vida por um simples fio fisiológico. No NCI, as pessoas mencionavam casualmente a quimioterapia como "o veneno do mês".[3] Se quatro venenos do mês fossem injetados diariamente numa criança de três ou seis anos, não havia praticamente garantia nenhuma de que pudesse sobreviver sequer à primeira dose desse regime, quanto mais de que sobrevivesse semana após semana, enquanto as células leucêmicas eram destruídas.

Quando Frei e Freireich apresentaram seu plano preliminar para o VAMP numa reunião nacional de cânceres do sangue, a plateia hesitou. Farber, por exemplo, era favorável a administrar uma droga de cada vez, acrescentando uma segunda depois da recaída, e assim por diante, seguindo o lento mas constante método de adicionar drogas de maneira cautelosa e sequencial.[4] "Meu Deus", lembrou Freireich, "foi um confronto terrível, catastrófico. Zombaram de nós, depois nos chamaram de insanos, incompetentes e cruéis."[5] Com poucos pacientes e centenas de drogas e combinações a serem testadas, cada nova experiência com leucemia tinha de passar por um complexo processo de aprovação do consórcio de pesquisadores. Julgava-se que Frei e Freireich estavam dando um salto quântico não autorizado. O grupo recusou-se a patrocinar o VAMP — pelo menos até que muitos outros testes fossem realizados.

Mas Frei conseguiu um acordo de última hora: o VAMP seria estudado independentemente no NCI, fora dos limites do consórcio de pesquisadores. "A ideia era ridícula", recordou Freireich. "Para fazer o teste, precisaríamos nos separar do grupo em cuja criação tínhamos sido tão importantes." Zubrod não estava satisfeito com o acordo: era uma quebra do seu querido modelo "cooperativo". Pior ainda, o fracasso do VAMP seria um pesadelo político para ele. "Se as crianças tivessem morrido, seríamos acusados de fazer experiências com pessoas nas instalações federais do Instituto Nacional do Câncer", reconheceu Freireich. Todos sabiam que aquele era um terreno arriscado. Enredado em controvérsia, mesmo que tivesse resolvido da melhor maneira possível, Frei demitiu-se da chefia do grupo. Anos depois, Freireich reconheceu os riscos envolvidos: "Podíamos ter matado aquelas crianças".

---

* Como a maioria das drogas anticancerígenas usadas antes era citotóxica — matavam as células —, o limite entre a dose terapêutica (que matava o câncer) e a dose tóxica era extremamente estreito. Muitas drogas precisavam ser dosadas com cuidado para evitar a toxicidade desnecessária porém intrínseca a elas.

* * *

O primeiro teste VAMP teve início em 1961. Quase de imediato pareceu um erro terrível — justamente o tipo de pesadelo que Zubrod tentara evitar.

As primeiras crianças a serem tratadas "já estavam terrivelmente, terrivelmente doentes", lembra Freireich. "Demos início ao VAMP, e no fim da primeira semana muitas delas estavam em situação infinitamente pior do que antes. Foi um desastre." O regime quimioterápico de quatro drogas agiu com fúria no corpo e varreu todas as células normais. Algumas crianças mergulharam num estado de semicoma e foram ligadas a respiradores. Freireich, desesperado para salvar os pacientes, visitava-os obsessivamente em seus leitos. "Você pode imaginar a tensão", ele escreveu. "Eu já ouvia as pessoas dizerem: 'Eu avisei, esse menino, ou essa menina, vai morrer'."[6] Ele rondava as enfermarias o tempo todo, amolando a equipe com perguntas e sugestões. Seus instintos paternais e de posse foram despertados: "Eram meus meninos. Realmente tentei cuidar deles".[7]

Todo o NCI observava, tenso — pois *sua* vida também estava em jogo. "Eu fazia pequenas coisas", escreveu Freireich. "Talvez pudesse lhes dar mais conforto, um pouco de aspirina, baixar a temperatura, arranjar um cobertor."[8] Empurrados para a incerta linha de frente da medicina oncológica, fazendo malabarismo com as combinações de drogas mais tóxicas e futurísticas, os médicos do NCI recorreram a seus princípios mais antigos. Davam conforto. Alimentavam. Concentravam-se em oferecer cuidados e apoio. Ajeitavam travesseiros.

Ao fim de três semanas dolorosas, alguns pacientes de Freireich, de alguma forma, sobreviveram. E, inesperadamente — num momento em que era quase impossível esperá-lo —, deu resultado. As células normais de medula óssea começaram a recuperar-se aos poucos, e a leucemia entrou em remissão. As biópsias de medula óssea voltavam, uma depois da outra — todas sem células leucêmicas. Glóbulos vermelhos, brancos e plaquetas foram produzidos numa área arrasada da medula óssea. Mas a leucemia não voltou. Outra série de biópsias, semanas depois, confirmou o resultado. Não havia sequer uma célula leucêmica visível ao microscópio. Depois de uma devastação quase total — a remissão, de tão profunda, excedeu as expectativas de todos no NCI.

Poucas semanas depois, a equipe do NCI reuniu coragem suficiente para aplicar o VAMP em outro grupo de pacientes. De novo, após uma queda na contagem de células sanguíneas quase catastrófica — "como um salto de penhasco com apenas um fio amarrado nos tornozelos",[9] nas palavras de um pesquisador — a medula óssea recuperou-se e a leucemia desapareceu. Dias mais tarde, a medula começou a regenerar-se, e Freireich fez uma hesitante biópsia para dar uma olhada nas células. A leucemia desaparecera de novo. O que ela deixou na esteira foi uma medula cheia de promessas: a pavimentação normal de células sanguíneas voltava a crescer.

Até o fim de 1962, Frei e Freireich tinham tratado seis pacientes com várias doses de VAMP. As remissões eram confiáveis e duradouras. O centro clínico estava saturado da conversa familiar de crianças com perucas e cachecóis que tinham sobrevivido a duas ou três sessões de quimioterapia — fenômeno notavelmente anômalo na história da leucemia. Detratores lentamente se convertiam. Outros centros clínicos do país passaram a adotar o regime experimental de Freireich. O paciente "recupera-se incrivelmente",[10] escreveu em 1964 um hematologista que tratava de uma criança de onze anos em Boston. O espanto aos poucos deu vez à animação. Mesmo William Dameshek, obstinado hematologista formado em Harvard e um dos mais destacados adversários iniciais do VAMP, escreveu: "O estado de espírito entre os pediatras oncologistas mudou praticamente da noite para o dia, do 'fatalismo compassivo' para o 'otimismo agressivo'".[11]

O otimismo era grande, mas teve vida curta. Em setembro de 1963, não muito tempo depois de Frei e Freireich retornarem de uma daquelas triunfais conferências para comemorar o inesperado êxito do VAMP, algumas crianças voltaram à clínica com queixas menores: uma dor de cabeça, uma convulsão, o formigamento ocasional de um nervo no rosto.[12]

"Alguns de nós não demos muita importância, de início", disse um hematologista. "Achamos que os sintomas desapareceriam."[13] Mas Freireich, que estudava a difusão das células leucêmicas pelo corpo havia quase dez anos, sabia que aquelas dores de cabeça não desapareceriam. Em outubro, mais crianças tinham voltado à clínica, dessa vez com torpor, formigamento, dores de cabeça, convulsões e paralisia facial.[14] Frei e Freireich começavam a ficar nervosos.

Nos anos 1880, Virchow observara que as células leucêmicas podiam, ocasionalmente, colonizar o cérebro. Para investigar a possibilidade de uma invasão do cérebro por células cancerosas, Frei e Freireich examinaram diretamente o fluido espinhal realizando uma punção lombar, método para retirar poucos mililitros de fluido espinhal com uma agulha fina e reta. Examinar o fluido, um líquido claro que circula em ligação direta com o cérebro, é como examinar o próprio cérebro.

No folclore da ciência, costuma-se contar a história do momento da descoberta: a aceleração do pulso, a luminosidade espectral de fatos rotineiros, o segundo de excitação, de paralisação total, em que as observações se cristalizam e formam padrões, como peças de um caleidoscópio. A maçã cai da macieira. O homem levanta-se da banheira; a escorregadia equação se equilibra.

Mas há outro momento de descoberta — sua antítese — que raramente é registrado: a descoberta do fracasso. É um momento que o cientista costuma enfrentar sozinho. A tomografia computadorizada de um paciente mostra o reaparecimento de um linfoma. Uma célula, que foi morta por uma droga, começa a voltar. Uma criança retorna ao NCI com dor de cabeça.

O que Frei e Freireich descobriram no fluido espinhal os deixou perplexos: células leucêmicas cresciam explosivamente no fluido espinhal, aos milhões, colonizando o cérebro. As dores de cabeça e o entorpecimento eram os primeiros sinais das profundas devastações que viriam. Nos meses que se seguiram, as crianças voltaram ao instituto, uma a uma, com uma série de queixas neurológicas — dores de cabeça, entorpecimento, pontos luminosos — e entraram em coma. As biópsias da medula óssea estavam normais. Não havia câncer no corpo. Mas as células leucêmicas tinham invadido o sistema nervoso, causando morte rápida e inesperada.

Era consequência do próprio sistema de defesa do corpo, que subvertia o tratamento do câncer. O cérebro e a medula espinhal são isolados por um selo hermético chamado barreira hematoencefálica (que separa o sangue do sistema nervoso central), que impede que substâncias químicas exógenas cheguem com facilidade ao cérebro. É um antiquíssimo sistema biológico que evoluiu para impedir que venenos atinjam o cérebro. Mas o mesmo sistema tinha, provavelmente, mantido o VAMP fora do sistema nervoso, criando um "refúgio" natural para o câncer dentro do corpo. A leucemia crescera naquele santuário, colonizando o único lugar fundamentalmente inatingível pela quimioterapia.

As crianças morreram, uma após outra — derrubadas em virtude da adaptação que fora projetada para protegê-las.

Frei e Freireich foram duramente atingidos pelas recaídas. Para um cientista clínico, um teste é como um filho, um investimento profundamente pessoal. Ver essa espécie de empreendimento intenso e íntimo fechar e morrer é como sofrer a perda de um filho. Um médico que tratava leucemia escreveu: "Conheço os pacientes, conheço seus irmãos, suas irmãs, conheço pelo nome seus cães e gatos". "A dor", ele prosseguiu, posteriormente, "é a de um caso de amor que se acaba."[15]

Ao fim de sete testes animadores e intensivos, o "caso de amor" no NCI tinha, de fato, acabado. As recaídas depois do VAMP pareciam ter levado o moral do instituto ao seu ponto mais baixo.[16] Frei, que tão furiosamente tentara manter o regime nos momentos mais difíceis, sentia suas últimas reservas de energia se esgotarem. Até mesmo o infatigável Freireich começava a perder força. Percebeu que havia uma crescente hostilidade contra ele no instituto. No auge de sua carreira, cansou-se das intermináveis brigas institucionais que no passado o revigoravam.

No inverno de 1963, Frei saiu para ocupar um cargo no MD Anderson Cancer Center, em Houston, Texas. Os testes foram temporariamente suspensos (mais tarde ressuscitariam no Texas). Freireich logo deixou o NCI para juntar-se a Frei em Houston. O frágil ecossistema que sustentara Freireich, Frei e Zubrod dissolveu-se em poucos meses.

Mas a história da leucemia — a história do câncer — não é a história de médicos que lutam e sobrevivem, passando de uma instituição para outra. É a história de pacientes que lutam e sobrevivem, passando de uma barragem da doença para outra. Flexibilidade, inventividade e sobrevivência — geralmente atribuídas a grandes médicos — são qualidades refletidas, que emanam primeiro dos que enfrentam a doença e só depois daqueles que as tratam. Se a história da medicina é contada por meio das histórias de médicos, é porque suas contribuições ocupam o lugar do heroísmo mais substantivo de seus pacientes.

Eu disse que todas as crianças tiveram recaídas e morreram — mas não foi bem assim. Algumas, por razões misteriosas, nunca voltaram a ter leucemia no sistema nervoso central.[17] No NCI e nos outros poucos hospitais corajosos o bastante para aplicar o VAMP, cerca de 5% das crianças tratadas concluíram sua jornada de um ano de duração. A remissão perdurou não apenas semanas ou meses, mas anos. Elas voltavam, ano após ano, e sentavam-se nervosas nas salas de espera dos centros de testes do país. A voz engrossava. O cabelo crescia de volta. As biópsias se repetiam. E não havia sinal visível de câncer.

Uma tarde de verão, atravessei de carro o oeste do Maine, rumo à cidadezinha de Waterboro. Sob o céu nevoento e nublado, a paisagem era espetacular, com antigas florestas de pinheiros e bétulas debruçadas sobre lagos cristalinos. Do outro lado da cidade, peguei uma estrada de terra que se afastava da água. No fim da estrada, cercada por um denso pinhal, havia uma pequena casa de madeira. Uma senhora de sessenta anos, de camiseta azul, atendeu à porta. Eu levara dezessete meses, fazendo inúmeras ligações telefônicas, perguntas e entrevistas para localizá-la. Uma tarde, vasculhando a internet, encontrei uma pista. Lembro-me de discar o número, com emoção indescritível, e esperar que o telefone tocasse interminavelmente, até que uma mulher atendeu. Eu tinha marcado um encontro com ela naquela semana e dirigira de maneira um tanto afobada até o Maine. Ao chegar, percebi que estava vinte minutos adiantado.

Não lembro o que disse, ou tentei dizer, para me apresentar. Mas estava assombrado. Em pé na minha frente, encostada na porta, sorrindo nervosa, estava uma sobrevivente daquele grupo original que fora curado da leucemia infantil pelo VAMP.

O porão estava inundado e o sofá tinha mofo, por isso nos sentamos à sombra das árvores, numa tenda protegida por uma tela, com moscas zumbindo do lado de fora. A mulher — vou chamá-la de Ella — tinha juntado uma pilha de registros médicos e fotografias para me mostrar. Quando as entregou, percebi que um calafrio percorreu seu corpo, como se ainda hoje, 45 anos depois da provação, a lembrança a perseguisse visceralmente.

Os médicos diagnosticaram a leucemia de Ella em junho de 1964, cerca de dezoito meses depois que o VAMP foi usado pela primeira vez no NCI. Ela tinha onze anos. Nas fotos, tiradas antes do diagnóstico, era uma pré-adolescente típica, com franjas e aparelho nos dentes. Na foto tirada seis meses mais tarde (depois da quimioterapia), é outra pessoa — calva, branca de anemia e muito abaixo do peso, jogada numa cadeira de rodas e incapaz de andar.

Ella foi tratada com VAMP. (Seus oncologistas em Boston, que ouviram falar das espetaculares reações no NCI, optaram, bravamente, por tratá-la com o regime de quatro drogas.) De início foi como um cataclismo. Os efeitos adversos nos nervos, provocados pelas altas doses de vincristina, foram tão sérios que ela ficou com uma sensação de queimação permanente nas pernas e nos dedos. A prednisona fazia-a delirar. As enfermeiras, incapazes de lidar com uma pré-adolescente voluntariosa e descontrolada que vagava à noite pelos corredores do hospital, gritando e berrando, contiveram-na atando seus braços e pés na cama. Confinada ao leito, encolhida em posição fetal, seus músculos se desgastaram, a neuropatia piorou. Aos doze anos, ficou viciada em morfina, receitada para combater a dor. (Ela diz que perdeu o vício por pura força de vontade, "aguentando os espasmos da síndrome da abstinência".) Seu lábio inferior ainda tem marcas da época em que ela se mordia, naqueles meses terríveis, enquanto aguardava a próxima dose de morfina.

O notável, apesar disso, é que a principal coisa de que ela se lembra é a esmagadora sensação de ter sido poupada. "Sinto-me como se tivesse escapado", contou-me, guardando os registros de volta em seus envelopes. Ela desviou o olhar, como se quisesse matar uma mosca imaginária, e vi que seus olhos se encheram de lágrimas. Conhecera muitas outras crianças com leucemia nas enfermarias do hospital; nenhuma sobreviveu. "Não sei o que fiz para merecer a doença, para começar. Depois, não sei o que fiz para merecer a cura. A leucemia é assim. Ela nos desconcerta. Muda nossa vida." Flashes passaram pela minha mente: a múmia chiribaya, Atossa, a jovem de Halsted aguardando a mastectomia.

Sidney Farber nunca se encontrou com Ella, mas conheceu pacientes parecidos — sobreviventes do VAMP muito tempo depois. Em 1964, ano em que Ella começou sua quimioterapia, ele levou fotografias de alguns desses pacientes para Washington, de forma triunfante, como se quisesse apresentar provas vivas ao Congresso de que a quimioterapia era capaz de curar.[18] O caminho se tornava cada vez mais claro para ele. A pesquisa do câncer precisava de um novo impulso: mais dinheiro, mais pesquisa, mais publicidade e uma trajetória direcionada para a cura. Seu testemunho perante o Congresso adquiriu, com isso, um fervor quase religioso, messiânico. Depois das fotografias e de seu testemunho, de acordo com um observador, quaisquer novas provas seriam "anticlimáticas e desnecessárias".[19] Farber estava pronto para pular do reino da leucemia para os cânceres mais comuns. "Estamos tentando desenvolver drogas que possam ter efeito sobre tumores incuráveis de mama, ovário, útero, pulmão, rim, intestino e tumores de pele altamente malignos, como o câncer negro, ou melanoma",[20] ele escreveu. Farber sabia que bastava a cura de um só desses "cânceres sólidos" em um adulto para revolucionar a oncologia. Seria a prova mais concreta de que essa guerra podia ser vencida.

O tumor de um anatomista

Era preciso coragem para aplicar quimioterapia nos anos 1960, e certamente convicção de que o câncer acabaria sucumbindo às drogas.[1]
— Vincent DeVita, pesquisador (e depois diretor) do Instituto Nacional do Câncer

Numa gélida manhã de fevereiro de 2004, um atleta de 24 anos, Ben Orman, descobriu um caroço no pescoço. Estava em seu apartamento, lendo o jornal, quando, ao passar a mão distraidamente pelo rosto, seus dedos sentiram um pequeno inchaço. O caroço era mais ou menos do tamanho de uma uva-passa pequena. Se aspirasse profundamente, poderia "engoli-lo" de volta para a cavidade do tórax. Ele não se preocupou. Era um caroço, raciocinou, e atletas estão acostumados com esse tipo de coisa: calos, joelhos inchados, furúnculos, galos, machucados que aparecem e desaparecem sem que recordem a causa. Ele voltou ao jornal e a preocupação passou. O caroço no pescoço, fosse lá o que fosse, desapareceria com o tempo.

Mas, em vez disso, ele cresceu, de maneira imperceptível no começo, depois com mais vigor, passando do tamanho de uma uva-passa para o de uma ameixa em cerca de um mês. Orman podia senti-lo no declive da clavícula. Preocupado, ele foi ao hospital, quase pedindo desculpas por suas queixas. A enfermeira responsável pela triagem anotou: "Nódulo no pescoço" — e acrescentou um ponto de interrogação.

Com essa frase, Orman ingressou no mundo desconhecido da oncologia — engolido, como seu próprio nódulo, pelo bizarro e cavernoso universo do câncer. As portas do hospital se abriram e fecharam atrás dele. Uma médica de uniforme azul atravessou as cortinas e passou a mão em seu pescoço, para cima e para baixo. Ele fez exame de sangue seguido de raios X e, pouco depois, tomografia computadorizada e outros exames. As tomografias revelaram que o nódulo do pescoço era apenas a ponta de um iceberg bem mais profundo de nódulos. Debaixo disso, uma cadeia de massas se estendia do pescoço ao tórax, culminando num tumor do tamanho de um punho fechado atrás do esterno. Grandes massas localizadas no tórax anterior, como sabem os alunos de medicina, são classificadas com quatro Ts, quase como uma canção infantil para câncer: câncer da tireoide, timoma, teratoma e terrível linfoma. O problema de Orman — em vista de sua idade e do aspecto emaranhado e denso dos tumores — era, quase certamente, o último mencionado, um linfoma — câncer das glândulas linfáticas.

Vi Ben Orman quase dois meses depois dessa visita ao hospital. Estava sentado na sala de espera, lendo um livro (ele lê de maneira feroz, ágil, quase competitiva, às vezes um romance por semana, como se participasse de uma corrida). Nas oito semanas transcorridas desde a sua visita ao pronto-socorro, ele se submetera a uma tomografia por emissão de pósitrons, visitara um cirurgião e fizera biópsia do caroço do pescoço. Como se suspeitava, a massa era um linfoma, em uma variante relativamente rara chamada doença de Hodgkin.

Veio outra notícia: os exames de imagem revelaram que o câncer de Orman estava inteiramente confinado a um lado da parte superior do torso. E ele não apresentou nenhum dos sintomas B — perda de peso, febre, calafrios e sudorese noturna —, que costumam acompanhar a doença de Hodgkin. Num estadiamento que vai de I a IV (acrescidos de A ou B para denotar ausência ou presença dos sintomas B), ele caiu no estágio IIA — relativamente cedo na progressão da doença. Foi uma notícia sombria, mas de todos os pacientes que entraram e saíram da sala de espera aquela manhã, o prognóstico de Orman deve ter sido o melhor. Com aplicações intensivas de quimioterapia, era mais do que provável — as chances eram de 85% — que ele fosse curado.

"Por intensivo", expliquei-lhe, "quero dizer vários meses, talvez até meio ano. As drogas serão ministradas em ciclos, e haverá consultas entre elas para checar a contagem do sangue." A cada três semanas, quando sua contagem de células sanguíneas se recuperasse, todo o ciclo começaria de novo — Sísifo fazendo quimioterapia.

Ele perderia o cabelo com o primeiro ciclo. Era quase certo que ficaria permanentemente estéril. Poderia haver infecções com perigo de vida quando a contagem de seus glóbulos brancos caísse para quase zero. Mais funestamente, a quimio talvez provocasse um segundo câncer no futuro. Ele assentiu com a cabeça. Vi o pensamento ganhar velocidade em seu cérebro, até atingi-lo em cheio.

"Vai ser um longo período, uma maratona", gaguejei, pesarosamente, procurando uma analogia. "Mas chegaremos ao fim."

Ele assentiu de novo com a cabeça, como se já soubesse.

Numa quarta-feira de manhã, não muito depois do meu primeiro encontro com Orman, atravessei Boston para ver meus pacientes no Dana-Farber Cancer Institute. Quase todos nós chamávamos o instituto apenas de "o Farber". Grande em vida, Sidney Farber cresceu mais ainda depois de morto: o hospital a que deu nome tornara-se um labirinto de concreto, apinhado de cientistas e médicos, uma unidade abrangente contendo laboratório, clínica, farmácia e quimioterapia. Havia 2934 empregados, dezenas de salas de conferência, dúzias de laboratórios, uma unidade de lavanderia, quatro núcleos de elevadores e inúmeras bibliotecas. O espaço do laboratório original no subsolo fora reduzido pelo imenso complexo de edifícios à sua volta. Como um vasto templo medieval que pecasse por excesso de área construída e ornamentação, o Farber tinha, havia muito tempo, engolido seu relicário.

Quem entrava no novo edifício dava com um retrato a óleo do próprio Sidney — com seu rosto caracteristicamente entre carrancudo e sorridente — de olhar fixo, no vestíbulo. Parecia haver pedacinhos dele espalhados por toda parte. O corredor, a caminho do seu escritório, ainda tinha "retratos" ao estilo de cartuns que ele encomendara para o Fundo Jimmy: Branca de Neve, Pinóquio, Grilo Falante, Dumbo. Aos olhos e ao tato, as agulhas de medula óssea, com as quais fazíamos nossas biópsias, pareciam remanescentes de outra era; talvez tivessem sido afiadas pelo próprio Farber ou por um de seus estagiários, cinquenta anos atrás. Andando por esses laboratórios e clínicas, sentíamos que a qualquer momento poderíamos tropeçar com a história do câncer. Certa manhã, foi isso que fiz: correndo para pegar o elevador, dei de cara com um senhor idoso numa cadeira de rodas, que de início tomei por um paciente. Era Tom Frei, professor emérito, que ia para o seu escritório no 16º andar.

Minha paciente aquela manhã de quarta-feira era uma senhora de 76 anos chamada Beatrice Sorenson. Bea, como gostava de ser chamada, lembrava-me de um desses minúsculos insetos ou outros animais, sobre os quais lemos nos livros de história natural, que são capazes de carregar cem vezes seu peso ou de pular cinco vezes sua altura. Ela era minúscula de uma maneira quase sobrenatural: tinha cerca de 38 kg e 1,4 m de altura, com feições de passarinho e ossos delicados, que pareciam presos uns aos outros como galhos no inverno. Nessa estrutura diminuta, no entanto, ela injetava a feroz força da personalidade, contrabalançando a leveza do corpo com o peso da alma. Tinha sido fuzileira naval e servira em duas guerras. Ainda que me elevasse sobre ela na mesa de exame, eu me sentia desajeitado e humilde, como se Sorenson se elevasse sobre mim em espírito.

Ela tinha câncer pancreático. O tumor fora descoberto quase por acaso, no fim do verão de 2003, quando teve uma crise de dor abdominal e diarreia, e uma tomografia computadorizada detectou um nódulo sólido de quatro centímetros pendurado na ponta do pâncreas. (A diarreia talvez não tivesse nenhuma relação com o câncer.) Um bravo cirurgião tinha tentado ressecá-lo, mas as margens do órgão ainda continham células tumorais. Mesmo em oncologia, disciplina lúgubre por princípio, isso — um câncer pancreático não ressecado — era considerado o epítome da lugubridade.

A vida de Sorenson virou de cabeça para baixo. "Quero acabar com ele", disse-me. Tínhamos tentado. No começo do outono, bombardeamos seu pâncreas com radiação para matar as células tumorais, depois fizemos quimioterapia, usando a droga 5-fluorouracil. O tumor crescera ao longo de todos os tratamentos. No inverno, tínhamos mudado para uma nova droga chamada gemcitabina. As células tumorais ignoraram a droga — disseminando-se e causando múltiplas metástases dolorosas no fígado. Às vezes parecia que os resultados teriam sido melhores se não usássemos droga nenhuma.

Sorenson estava na clínica aquela manhã para ver se podíamos oferecer-lhe outra coisa. Usava calça e camisa branca. A pele finíssima estava toda vincada por linhas secas. Talvez tivesse chorado, mas seu rosto era uma cifra que eu não conseguia ler.

"Ela está disposta a tentar qualquer coisa, qualquer coisa", suplicou o marido. "É bem mais forte do que parece."

Mas, forte ou não, não havia mais nada que pudéssemos tentar. Fitando os pés, eu não conseguia enfrentar as perguntas óbvias. O médico do hospital mudou de posição, desconfortavelmente, em sua cadeira.

Beatrice finalmente quebrou o silêncio embaraçoso. "Desculpem." Ela balançou os ombros e lançou um olhar vazio, como se pudesse ver através de nós. "Sei que já tentamos tudo."

Assentimos com a cabeça, envergonhados. Acho que não era a primeira vez que uma paciente consolava um médico pela ineficácia de sua profissão.

Dois nódulos vistos em duas manhãs diferentes. Duas encarnações do câncer bem diferentes: uma quase certamente curável, outra, uma inevitável queda em espiral para a morte. Parecia que quase 2500 anos depois que Hipócrates, ingenuamente, cunhou o abrangente termo *karkinos* a oncologia não era muito mais sofisticada em sua taxonomia do câncer. O linfoma de Orman e o câncer pancreático de Sorenson eram ambos "câncer", é claro, proliferações malignas de células. Mas as doenças não poderiam ser mais diferentes em trajetória e personalidade. Chamar as duas pelo mesmo nome, *câncer*, parecia um anacronismo médico, como o costume medieval de usar *apoplexia* para descrever qualquer coisa, fosse derrame, hemorragia ou convulsão. Era como se nós, assim como Hipócrates, tivéssemos ingenuamente agrupado os tumores.

Mas, ingênuo ou não, foi esse agrupamento — essa fé enfática e inabalável na subjacente *singularidade* do câncer, mais do que na sua pluralidade — que galvanizou os laskeritas nos anos 1960. A oncologia estava comprometida com a busca de verdades coesivas — uma "cura universal", como disse Farber em 1962. E se os oncologistas dos anos 1960 imaginavam uma "cura" comum para todas as formas de câncer, era porque acreditavam que existia uma doença comum chamada câncer. Curar uma forma, acreditava-se, inevitavelmente levaria à cura de outra, e assim por diante, como uma reação em cadeia, até que todo o edifício maligno desabasse como peças de dominó.

Essa suposição — de que algum dia uma marreta monolítica demoliria uma doença monolítica — encheu médicos, cientistas e lobistas do câncer de vitalidade e energia. Para os laskeritas, era um princípio de organização, uma questão de fé, a única certeza em torno da qual gravitavam. A rigor, a consolidação *política* do câncer, que os laskeritas buscavam em Washington (um único instituto, uma única fonte de financiamento, sob comando de um único médico ou cientista) baseava-se na noção mais profunda de consolidação *médica* do câncer numa única doença, um monólito, uma única narrativa central. Sem essa narrativa grande e abrangente, nem Mary Lasker nem Sidney Farber teriam visualizado uma guerra sistemática e direcionada.

A doença que levara Ben Orman à clínica naquela noite, o linfoma de Hodgkin, foi introduzida tardiamente no mundo do câncer. Seu descobridor, Thomas Hodgkin, era um anatomista inglês do século XIX, um homenzinho magro e baixo, que usava barba e tinha um nariz espantosamente recurvado — personagem que poderia, muito bem, ter saído de um poema de Edward Lear. Hodgkin nasceu em 1798, numa família quacre de Pentoville, pequeno vilarejo nos arredores de Londres.[2] Menino precoce, tornou-se rapidamente um jovem ainda mais precoce, cujos interesses iam da geologia à matemática e à química. Foi por pouco tempo aprendiz de geologia, depois boticário e, finalmente, formou-se em medicina na Universidade de Edimburgo.

Uma casualidade atraiu Hodgkin para o mundo da anatomia patológica e o conduziu à doença que levaria seu nome. Em 1823, uma briga entre os profissionais do St. Thomas' and Guy's Hospital em Londres dividiu a venerável instituição em duas metades hostis: o hospital Guy's e seu novo rival, o St. Thomas. Esse divórcio, como tantas discussões conjugais, foi seguido, quase de imediato, por uma cruel disputa pela divisão da propriedade. A "propriedade" nesse caso era um conjunto macabro — a preciosa coleção anatômica do hospital, que fora criada como ferramenta didática para os alunos de medicina: cérebros, corações, estômagos e esqueletos conservados em jarras de formol. O hospital St. Thomas recusou-se a abrir mão desses preciosos espécimes, por isso o Guy's resolveu fundar seu próprio museu anatômico. Hodgkin tinha acabado de voltar de sua segunda viagem a Paris, onde aprendera a preparar e dissecar cadáveres. Foi imediatamente recrutado para coletar espécimes para o novo museu do Guy's. Mas o bônus acadêmico mais inventivo do emprego era, talvez, o título: curador do museu e inspetor dos mortos.

Hodgkin revelou-se extraordinário inspetor dos mortos, compulsivo curador anatômico que juntou centenas de espécimes em poucos anos. Mas coletá-los era tarefa por demais trivial: o gênio particular de Hodgkin estava em *organizá-los*. Tornou-se dublê de bibliotecário e patologista; inventou sua própria sistemática para a patologia. O prédio original que abrigou sua coleção foi destruído. Mas o novo museu, onde os espécimes originais de Hodgkin ainda estão expostos, é uma estranha maravilha. Um átrio com quatro salas, no interior de um grande prédio, é uma enorme câmara construída de ferro fundido e vidro. Entra-se por uma porta, sobe-se uma escada e chega-se ao andar de cima de uma série de galerias que descem em cascata. Ao longo das paredes há jarras de formol: pulmões numa galeria, corações noutra, cérebros, rins, ossos e assim por diante. Esse método de organizar a anatomia patológica — por sistema orgânico, e não por data ou doença — foi um achado. "Habitando" assim o corpo conceitualmente — entrando e saindo do corpo à vontade, percebendo, geralmente, as correlações entre órgãos e sistemas —, Hodgkin descobriu que podia reconhecer padrões em padrões por instinto, às vezes sem sequer registrá-los conscientemente.

No começo do inverno de 1832, Hodgkin anunciou que tinha coletado uma série de cadáveres, na maioria de homens jovens, acometidos de uma estranha doença sistêmica.[3] A doença caracterizava-se, segundo ele, por "um aumento peculiar das glândulas linfáticas". Para o olhar não treinado, essa dilatação poderia facilmente ser atribuída à tuberculose ou à sífilis — as causas mais comuns de inchaço glandular naquela época. Mas Hodgkin estava convencido de ter descoberto uma doença totalmente nova, uma patologia desconhecida, exclusiva daqueles jovens. Descreveu os casos de sete cadáveres e apresentou seu artigo "Alguns aspectos mórbidos das glândulas absorventes e do baço" à Sociedade Médica e Cirúrgica.

A história do jovem e compulsivo médico que guardava velhos inchaços em frascos patológicos foi recebida sem grande entusiasmo. Consta que só oito membros da sociedade compareceram à palestra. Depois saíram em silêncio, sem ao menos se darem ao trabalho de registrar seus nomes na empoeirada lista de presença.

Hodgkin também estava um tanto constrangido com sua descoberta. "Um artigo patológico talvez tenha pouco valor se não for acompanhado de sugestões destinadas a ajudar no tratamento, seja curativo ou paliativo",[4] ele escreveu. Simplesmente descrever uma doença, sem oferecer sugestões terapêuticas, parecia-lhe um estéril exercício acadêmico, uma forma de dissipação intelectual. Logo depois de publicar o artigo, ele começou a afastar-se da medicina. Em 1837, após uma feroz discussão política com seus superiores, demitiu-se do emprego no Guy's.[5] Trabalhou por pouco tempo no hospital St. Thomas, como seu curador — uma revanche condenada ao fracasso. Em 1844, desistiu de vez da vida acadêmica. Seus estudos anatômicos aos poucos foram suspensos.

Em 1898, cerca de trinta anos depois da morte de Hodgkin, um patologista austríaco, Carl Sternberg, examinava as glândulas de um paciente ao microscópio quando descobriu uma série peculiar de células que pareciam encará-lo de volta: células gigantes, desorganizadas, com núcleos fendidos, bilobados — "olhos de coruja", como ele as descreveu, fulgurando soturnamente fora das florestas da linfa.[6] A anatomia de Hodgkin encontrara sua resolução celular final. Essas células eram linfócitos malignos, células linfáticas que se tornaram cancerosas. A doença de Hodgkin era um câncer das glândulas linfáticas — um linfoma.

Hodgkin talvez tenha se decepcionado com o que lhe pareceu apenas um estudo descritivo da doença. Mas ele subestimara o valor da observação cuidadosa — por estudar compulsivamente só a anatomia, tropeçara na mais importante revelação sobre essa forma de linfoma: a doença de Hodgkin tinha uma propensão peculiar a infiltrar linfonódulos *localmente*, um a um. Outros cânceres podiam ser mais imprevisíveis — mais "caprichosos", como disse um oncologista.[7] O câncer de pulmão, por exemplo, pode começar como um nódulo especular no pulmão, depois levantar âncora e vaguear inesperadamente até o cérebro. O câncer pancreático era notoriamente conhecido por pulverizar células malignas em lugares distantes, como o osso e o fígado. Mas o de Hodgkin

— uma descoberta anatômica — era anatomicamente respeitoso: movia-se, com passo medido, ordenado, de um nódulo contíguo para outro — de glândula para glândula, de região para região.

Foi essa propensão para difundir-se *localmente* de um nódulo para o próximo que situou a doença de Hodgkin de forma única na história do câncer. A doença de Hodgkin era mais um híbrido. Se a leucemia de Farber tinha ocupado a difusa fronteira entre o tumor líquido e o tumor sólido, a doença de Hodgkin habitava outra estranha zona fronteiriça: uma doença local na iminência de transformar-se em sistêmica — a visão de Halsted do câncer a caminho de tornar-se a de Galeno.

No começo dos anos 1950, num coquetel em Nova York, Henry Kaplan, professor de radiologia em Stanford, entreouviu uma conversa sobre o plano de construir um acelerador linear para os físicos da universidade.[8] Um acelerador linear é um tubo de raios X levado ao extremo. Como um tubo convencional, também dispara elétrons contra um alvo para gerar raios X de alta intensidade. Mas, diferentemente do tubo convencional, o acelerador linear infunde maciças quantidades de energia nos elétrons, forçando-os a atingir velocidades estonteantes, até esmagá-los contra uma superfície de metal. Os raios X que emergem disso são profundamente penetrantes — poderosos o bastante não apenas para atravessar tecidos, mas para queimar e matar as células.

Kaplan tinha feito treinamento no NCI, onde aprendeu a usar raios X para tratar leucemia em animais, porém seu interesse mudara, gradualmente, para tumores sólidos em seres humanos — câncer de pulmão, de mama, linfoma. Os tumores sólidos podiam ser tratados com radiação, como ele sabia, mas a casca exterior do câncer, como a carapaça do caranguejo que lhe dá nome, precisava ser penetrada profundamente para matar as células cancerosas. Um acelerador linear com seu feixe de luz agudo, denso, cortante como faca, poderia permitir-lhe alcançar as células tumorais sepultadas no interior dos tecidos. Em 1953, ele convenceu uma equipe de físicos e engenheiros de Stanford a preparar um acelerador exclusivamente para o hospital.[9] O acelerador foi instalado num armazém abobadado em San Francisco em 1956.[10] Esquivando-se no meio do tráfego entre Filmore Street e Mission Hill, Kaplan conduziu pessoalmente seu colossal bloco de chumbo protegido com um macaco de automóvel que tomou emprestado de um dono de garagem, seu vizinho.

Através de um minúsculo orifício nesse bloco de chumbo, ele agora podia direcionar doses ínfimas e controladas de um feixe de raios X muito poderoso — milhões de elétron-volts de energia em explosões concentradas — para matar a punhaladas qualquer célula cancerosa. Mas de que tipo de câncer? Se Kaplan tinha aprendido alguma lição no NCI era que, ao se concentrar numa única doença microscopicamente, podia-se extrapolar os resultados para outras. As características que ele buscava em seu alvo eram relativamente bem definidas. Como o acelerador linear só podia focalizar seu feixe de luz assassino em determinados lugares, teria de ser um câncer local, e não sistêmico. A leucemia estava fora de cogitação. Câncer de mama e câncer de pulmão eram alvos importantes, mas nos dois casos se tratava de doenças imprevisíveis, mercuriais, com propensão para se ocultar em metástases sistêmicas. O poderoso olho do intelecto de Kaplan, girando pelo mundo da malignidade, acabou pousando no alvo mais natural para sua investigação: a doença de Hodgkin.

"Henry Kaplan *era* a doença de Hodgkin",[11] disse-me George Canellos, antigo clínico do NCI, recostando-se na cadeira. Estávamos sentados em seu escritório, enquanto ele inspecionava pilhas de manuscritos, monografias, artigos, livros, catálogos e documentos, de vez em quando tirando uma foto de Kaplan dos seus arquivos. Ali estava Kaplan, de gravata-borboleta, examinando resmas de papel no NCI. Ou Kaplan de sobretudo branco, ao lado do acelerador linear em Stanford, a sonda de 5 milhões de volts a centímetros do seu nariz.

Kaplan não foi o primeiro médico a tratar Hodgkin com raios X, mas certamente foi o mais persistente, o mais metódico e o mais obsessivo. Em meados dos anos 1930, um radiologista suíço chamado Rene Gilbert tinha mostrado que os linfonodos aumentados da doença de Hodgkin podiam ser reduzidos de maneira efetiva e drástica com radiação.[12] Mas os pacientes de Gilbert costumavam sofrer recaídas depois do tratamento, geralmente nos linfonodos contíguos à área tratada. No Hospital Geral de Toronto, uma cirurgiã canadense chamada Vera Peters tinha levado os estudos de Gilbert mais adiante, ampliando o campo de radiação — ela aplicava raios X não num único nódulo aumentado, mas numa área inteira de linfonodo. Peters chamou sua estratégia de "campo de radiação ampliado". Em 1958, analisando o grupo de pacientes que tinha tratado, Peters observou que a radiação de campo ampliado podia aumentar significativamente a sobrevida a longo prazo de pacientes nos estágios iniciais da doença de Hodgkin.[13] Mas os dados de Peters eram retrospectivos — baseados em análises históricas de pacientes tratados previamente. Ela precisava de um experimento médico mais rigoroso, um teste clínico aleatório. (Séries históricas podem ser distorcidas quando os médicos fazem uma escolha altamente seletiva de pacientes para a terapia ou consideram apenas aqueles que apresentaram melhor resultado.)

Independentemente de Peters, Kaplan tinha percebido que a radiação de campo ampliado podia aumentar a sobrevida livre de recidivas, talvez até curar a doença de Hodgkin em seu estágio inicial. Mas não dispunha de provas formais. Em 1962, desafiado por um aluno, Henry Kaplan resolveu provar o que dizia.

Os testes que inventou ainda são modelos clássicos de projeto de estudo.[14] No primeiro conjunto, chamado de testes L1, foram distribuídos números iguais de pacientes para cada campo de radiação ampliado ou para o limitado "campo envolvido" de radiação, e uma curva de sobrevida livre de recidivas foi traçada num gráfico. A resposta foi definitiva. A radiação de campo ampliado — "radioterapia meticulosa",[15] como a descreveu um médico — reduziu drasticamente o índice de recidiva da doença de Hodgkin.

Mas Kaplan sabia que um índice de recorrência menor não significava cura.[16] Por isso foi mais fundo. Dois anos depois, a equipe de Stanford criou um campo de radiação maior, envolvendo nódulos em volta da aorta, o grande vaso sanguíneo em forma de arco que sai do coração. Ali eles introduziram uma inovação que se mostraria crucial para o êxito da experiência. Kaplan sabia que apenas pacientes com a doença de Hodgkin localizada poderiam beneficiar-se da radioterapia. Para testar verdadeiramente a eficácia do tratamento, portanto, Kaplan percebeu que precisaria de um grupo estritamente limitado de pacientes, cuja doença de Hodgkin envolvesse apenas poucos linfonodos contíguos. Para excluir pacientes com formas mais disseminadas de linfoma, ele inventou uma intensa bateria de testes. Havia exames de sangue, exame clínico detalhado, um procedimento chamado linfangiografia (primitivo antepassado da tomografia computadorizada para linfonodos) e biópsia de medula óssea. Mas Kaplan ainda estava insatisfeito: duplamente cuidadoso, começou a fazer cirurgias abdominais exploratórias e biópsias de nódulos internos para certificar-se de que só pacientes com a doença confinada localmente participariam.

As doses de radiação dessa vez foram audaciosamente altas. Mas, de maneira gratificante, as respostas também dispararam. Kaplan documentou intervalos livres de recidiva ainda mais longos, de dezenas de meses — depois de anos. Quando a primeira batelada de pacientes sobreviveu cinco anos sem recidiva, ele começou a supor que alguns talvez tivessem sido "curados" por raios X de campo ampliado. A ideia experimental de Kaplan finalmente saíra de um armazém de San Francisco para entrar no centro do mundo clínico.

Mas Halsted não tinha apostado no mesmo cavalo e perdido? A cirurgia radical não se enredara na mesma lógica — determinar áreas para tratamento cada vez maiores — antes de fracassar? Por que Kaplan teve êxito onde outros falharam?

Primeiro, porque Kaplan restringiu meticulosamente a radioterapia a pacientes em estágio inicial da doença. Ele não mediu esforços para organizá-los antes de submetê-los à radiação. Ao restringir o grupo de pacientes tratados, Kaplan aumentou, acentuadamente, a probabilidade de êxito.

Em segundo lugar, ele soube escolher a enfermidade. A doença de Hodgkin era, na maior parte dos casos, regional. "Fundamental para todas as tentativas de tratamento curativo da doença de Hodgkin", observou um crítico memoravelmente no *New England Journal of Medicine* em 1968, "é o pressuposto de que numa porção significativa dos casos, [a doença] é localizada."[17] Kaplan tratou a biologia intrínseca do Hodgkin com a maior seriedade. Se o linfoma fosse mais caprichoso em seus movimentos pelo corpo (e as áreas ocultas de disseminação mais comuns, como em algumas formas de câncer de mama), a estratégia de organização de Kaplan, apesar dos exames penosamente minuciosos, estaria inerentemente condenada ao fracasso. Em vez de tentar adaptar a doença à sua medicina, Kaplan aprendeu a adaptar sua medicina à doença certa.

Esse princípio simples — o meticuloso casamento de uma terapia particular com uma forma e um estágio particulares de câncer — com o tempo teria seu mérito reconhecido na terapia do câncer. Cânceres locais, em seus primeiros estágios, como percebeu Kaplan, geralmente eram por natureza diferentes de cânceres disseminados, metastáticos — inclusive dentro da mesma forma de câncer. Cem casos da doença de Hodgkin, apesar de classificados patologicamente como a mesma entidade, eram centenas de variações de um tema comum. Cânceres têm temperamento, personalidade — comportamento. E a heterogeneidade biológica exigia heterogeneidade terapêutica; o mesmo tratamento não poderia ser aplicado indiscriminadamente a todos. Não obstante, apesar de Kaplan ter compreendido isso perfeitamente em 1963 e dado um exemplo ao tratar Hodgkin, uma geração de oncologistas levaria décadas para chegar à mesma conclusão.

Um exército em marcha

Agora somos um exército em marcha.[1]
— Sidney Farber, 1963

O próximo passo — a cura completa — quase certamente virá em seguida.[2]
— Kenneth Endicott, diretor do NCI, 1963

O papel da terapia agressiva de múltiplas drogas na busca da sobrevivência em longo prazo [no câncer] não é nem um pouco claro.[3]
— R. Stein, cientista, 1969

Uma tarde no fim do verão de 1963, George Canellos, então aluno do último ano de residência do NCI, entrou no centro clínico e deparou com Tom Frei escrevendo furiosamente num quadro-negro. Frei, de jaleco branco, fazia listas de substâncias químicas e desenhava setas.[4] De um lado do quadro, havia uma sequência de drogas citotóxicas — cytoxan, vincristina, procarbazina, metotrexato. Do outro, uma relação de novos cânceres que Frei e Zubrod queriam atacar: de mama, ovário, pulmão, linfomas. Ligando as duas metades do quadro-negro, linhas gizadas combinavam drogas citotóxicas e cânceres. Por um momento, parecia que Frei demonstrava equações: A + B mata C; E + F elimina G.

As drogas na lista de Frei vinham, em grande parte, de três fontes. Algumas, como aminopterina ou metotrexato, eram produtos de inspiradas especulações de cientistas (Farber tinha descoberto a aminopterina conjecturando que um antifolato talvez bloqueasse o crescimento de células leucêmicas). Outras, como o nitrogênio mostarda ou a actinomicina D, vinham de fontes descobertas por acaso, como as bactérias do solo, que, descobriu-se acidentalmente, matavam células cancerosas. E outras, ainda, como a 6-MP, resultavam de esforços para classificar drogas, nos quais milhares de moléculas eram testadas a fim de descobrir algumas que tivessem atividade anticancerígena.

A notável característica comum a essas drogas era o fato de serem todas inibidoras do crescimento celular, de forma bastante genérica. O nitrogênio mostarda, por exemplo, danifica o DNA e mata quase todas as células em processo de divisão; tem certa preferência por matar as células cancerosas porque elas se dividem com mais rapidez. Para projetar uma droga ideal contra o câncer seria preciso identificar um alvo molecular específico numa célula cancerosa e criar um produto químico para atacá-lo. Mas a biologia fundamental do câncer era tão mal compreendida que definir esses alvos moleculares era praticamente inconcebível nos anos 1960. Apesar disso, ainda que na falta desses alvos, Frei e Freireich tinham curado a leucemia em algumas crianças. Mesmo venenos celulares genéricos, dosados com vigor adequado, poderiam, ao fim e ao cabo, eliminar o câncer.

A bravata dessa lógica era, certamente, hipnótica. Vincent DeVita, outro residente do instituto àquela época, escreveu: "Uma nova raça de investigadores do câncer nos anos 1960 dedica-se à questão genérica de saber se a quimioterapia citotóxica jamais será capaz de curar pacientes com qualquer tipo de malignidade avançada".[5] Para Frei e Zubrod, a única forma de responder a essa "questão genérica" era direcionar combinações quimioterápicas contra outro câncer — dessa vez um tumor sólido —, repetindo os passos dados com a leucemia. Se outro tipo de câncer respondesse a essa estratégia, então haveria pouca dúvida de que a oncologia deparara com uma solução genérica para o problema genérico. Seria possível, portanto, alcançar a cura de todos os cânceres.

Mas que câncer seria usado para testar o princípio? Como ocorreu com Kaplan, Zubrod, DeVita e Canellos também descobriram na doença de Hodgkin um câncer que vivia numa cúspide mal definida entre o sólido e o líquido, um degrau entre a leucemia e, digamos, o câncer de pulmão ou de mama. Em Stanford, Kaplan já tinha demonstrado que o linfoma de Hodgkin podia ser dividido em fases com grande precisão e que a doença local podia ser curada com alta dose de radiação de campo ampliado. Kaplan resolvera metade da equação: tinha usado terapia local com radiação para curar formas localizadas do Hodgkin. Se a doença metastática pudesse ser curada com uma combinação quimioterápica sistêmica e agressiva, então a "solução genérica" de Zubrod começaria a parecer plausível. A equação finalmente seria solucionada.

Franco, combativo e audacioso, filho de Yonkers, área turbulenta e altamente competitiva de Nova York, Vincent DeVita tinha aberto caminho a cotoveladas até a faculdade e o estudo da medicina, e chegara ao NCI em 1963, atraído pela órbita inebriante de Zubrod, Frei e Freireich. A heterodoxia da abordagem deles — "maníacos pesquisando o câncer",[6] como dizia — o cativara de imediato. Eles eram aventureiros temerários da pesquisa médica, acrobatas que inventavam drogas que por pouco não matavam os pacientes. Eles desafiavam a morte. "Alguém precisava mostrar aos céticos que era possível curar o câncer com as drogas certas",[7] acreditava. Nos primeiros meses de 1964, resolveu provar que os céticos estavam errados.

O primeiro teste de quimioterapia intensiva para a doença de Hodgkin em estágio avançado, comandado por DeVita, combinava quatro drogas — metotrexato, vincristina, nitrogênio mostarda e prednisona, um coquetel altamente tóxico chamado MOPP. Apenas catorze pacientes foram tratados. Todos sofreram as previsíveis consequências da combinação quimioterápica; todos foram hospitalizados e confinados em câmaras de isolamento para prevenir infecções durante a fase de queda na contagem sanguínea, em que corriam risco de vida. Notavelmente, todos sobreviveram à dosagem inicial.[8]

No começo de 1964, DeVita modificou mais ainda o regime. O metotrexato foi substituído por um agente mais poderoso, a procarbazina, e a duração do tratamento foi estendida de dois meses e meio para seis. Com uma equipe de jovens residentes do NCI que pensavam da mesma forma, DeVita começou a alistar pacientes em estágio avançado da doença de Hodgkin num estudo clínico desse novo coquetel. Como a leucemia linfoblástica, a doença de Hodgkin é uma enfermidade rara, mas os pesquisadores não precisaram procurar muito para encontrar pacientes. Hodgkin em estágio avançado, em geral acompanhado de um espectro de sintomas B, era quase sempre fatal. Homens e mulheres jovens (a doença normalmente ataca homens e mulheres na casa dos vinte e dos trinta) costumavam ser enviados para o NCI como casos perdidos — e, portanto, como sujeitos ideais para experiências. Em apenas três anos, DeVita e Canellos acumularam casos em ritmo furioso, com 43 pacientes ao todo. Nove tinham sido bombardeados com campos de radiação cada vez mais amplos, à la Kaplan, e ainda assim progrediram inexoravelmente para uma doença disseminada, amplamente metastática. Outros tinham sido tratados com uma mistura *ad hoc* de agentes isolados. Nenhum apresentara resposta duradoura.

Assim, como o grupo mais jovem de pacientes com leucemia que viera antes, um novo grupo aparecia no instituto a cada duas semanas, ocupando as cadeiras de plástico do centro clínico, fazendo fila para ganhar biscoitos distribuídos pelo governo e aguardando o ataque aterrador das drogas experimentais. A mais nova era uma menina que não chegara à adolescência, de doze anos, com os pulmões e o fígado atulhados de células de linfoma. Um menino de treze anos tinha a doença de Hodgkin na cavidade pleural; o líquido maligno penetrara na membrana entre a parede torácica e o pulmão e dificultava sua respiração.[9] O paciente mais velho era uma senhora de 69 anos com Hodgkin obstruindo a entrada do intestino.

Se o problema do VAMP era a morte por infecção — crianças em respiradores, sem glóbulos brancos e com o sangue repleto de bactérias —, então o problema do MOPP era mais visceral: a morte por náusea. A náusea que acompanhava a terapia era arrasadora. Aparecia de repente, depois diminuía de forma igualmente súbita, com uma intensidade que quase impedia os pacientes de pensar. Muitos deles eram transportados de avião para cidades próximas a cada quinze dias. A viagem de volta para casa, com as drogas correndo com o sangue e o avião sacudindo no ar, era, para muitos, um pesadelo ainda pior do que a doença.

A náusea era apenas um presságio. Enquanto DeVita seguia em frente com a combinação quimioterápica, devastações mais complexas e desconhecidas se revelaram. A quimioterapia tornava os homens e algumas mulheres permanentemente estéreis. A destruição do sistema imunológico pelas drogas citotóxicas permitia que surgissem infecções peculiares: o primeiro caso adulto de uma forma rara de pneumonia, causada por um organismo, *Pneumocystis carinii* (PCP), foi observado num paciente que recebia o MOPP (a mesma pneumonia, surgindo espontaneamente em gays com o sistema imunológico comprometido em 1982, abriria caminho para a chegada da epidemia de HIV nos Estados Unidos). Talvez o efeito colateral mais perturbador da quimioterapia fosse o que surgiu quase dez anos depois. Homens e mulheres jovens, curados da doença de Hodgkin, contraíram um segundo câncer — normalmente, uma leucemia agressiva e resistente a drogas —, causado pelo tratamento anterior com MOPP. Como no caso da radiação, a quimioterapia citotóxica se revelaria uma espada de dois gumes: capaz de curar um câncer e provocar outro.

Mas, a despeito da ladainha de efeitos colaterais, mesmo nos primeiros estágios do tratamento houve recompensa. Em muitos jovens, os linfonodos palpáveis e aumentados desapareceram em poucas semanas. Um menino de Illinois, de doze anos, tinha sido tão consumido pela doença de Hodgkin que seu peso caíra para 22,5 kg; com três meses de tratamento, ele ganhou quase metade do peso e cresceu sessenta centímetros. Em outros, a doença de Hodgkin, em geral agressiva, tornou-se mais. Derrames pleurais sumiram gradualmente, e os nódulos no intestino desapareceram. Com o passar dos meses, ficou claro que a combinação quimioterápica tinha dado certo novamente. Ao fim de meio ano, 35 dos 43 pacientes tinham obtido remissão completa. O estudo com MOPP não tinha grupo de controle, mas isso não era necessário para que se discernissem os efeitos. O índice de resposta e de remissão foi inédito para a doença de Hodgkin em estágio avançado. O êxito continuaria em longo prazo: mais da metade do grupo inicial de pacientes foi curada.

Até mesmo Kaplan, que não foi um dos primeiros crentes na quimioterapia, espantou-se. "Alguns pacientes com a doença em estado avançado sobreviveram, sem reincidência", ele escreveu. "O advento da quimioterapia de múltiplas drogas mudou drasticamente o prognóstico de pacientes com a doença de Hodgkin em estágio III ou estágio IV nunca tratada."[10]

Em maio de 1968, à medida que o estudo clínico com MOPP chegava a resultados inesperados, surgiram notícias também inesperadas no mundo da leucemia linfoblástica.

O regime VAMP de Frei e Freireich desvanecera-se num ponto estranho e sombrio. A combinação quimioterápica tinha curado a maior parte das crianças da leucemia no sangue e na medula óssea, mas o câncer reaparecera explosivamente no cérebro. Nos meses seguintes ao VAMP, em 1962, a maioria dessas crianças tinha voltado à clínica, com queixas neurológicas aparentemente inócuas, antes de mergulhar em parafuso para a morte, apenas uma semana ou duas depois. VAMP, antes anunciado como o grande sucesso do instituto, transformara-se, aos poucos, em pesadelo. Dos quinze pacientes tratados no protocolo inicial, apenas dois sobreviviam. No NCI, a ambição e a bravata que tinham impulsionado os estudos originais rapidamente se inclinaram para a fria realidade. Talvez os detratores de Farber tivessem razão. Talvez a leucemia linfoblástica fosse uma doença que pudesse, na melhor das hipóteses, ser contida numa trêmula remissão, mas jamais curada. Talvez o tratamento paliativo fosse mesmo a melhor opção.

Mas, tendo saboreado o sucesso da quimioterapia de alta dose, muitos oncologistas não conseguiam conter seu otimismo: E se nem mesmo o VAMP tivesse sido suficientemente intensivo? E se o regime quimioterápico pudesse ser fortalecido, chegando mais perto dos limites da tolerabilidade?

O líder desse campo gladiatório era um protegido de Farber, um oncologista de 35 anos, Donald Pinkel, que fora recrutado em Boston para dar início a um programa de leucemia em Memphis, Tennessee.* Em muitos sentidos, Memphis era o antípoda de Boston. Convulsionada por violenta tensão racial e pelo rock — girando entre o dourado e o rosa da mansão de Graceland no sul e os bairros negros cruelmente segregados no norte —, Memphis era turbulenta, imprevisível, pitoresca, sempre quente e, em termos médicos, quase uma terra de ninguém. O novo hospital de Pinkel, St. Jude's (batizado, apropriadamente, em homenagem ao patrono das causas perdidas), erguia-se como uma estrela-do-mar abandonada de concreto, num estacionamento de concreto, num campo árido. Em 1961, quando Pinkel chegou, o hospital mal tinha condição

---

* Embora tenha feito treinamento com Farber em Boston, Pinkel passara vários anos no Roswell Park Cancer Institute em Buffalo, Nova York, antes de se mudar para Memphis em 1961.

de funcionar, "sem histórico operacional, com finanças incertas, um prédio inacabado sem empregados ou quadro profissional".[11]

Ainda assim, Pinkel conseguiu uma ala de quimioterapia, equipada e funcionando, com enfermeiros e residentes treinados na administração de quimioterapia. Lançada assim para bem longe dos epicentros de pesquisa de leucemia em Nova York e Boston, a equipe de Pinkel estava decidida a ir mais longe do que qualquer outro estudo clínico — a periferia deslocando o centro — para levar a lógica da combinação quimioterápica de alta dose a suas últimas consequências. Pinkel insistiu nos estudos, abrindo caminho até os limites da tolerabilidade. E ele e seus colaboradores emergiram com quatro inovações cruciais dos regimes anteriores.*

Primeiro, ele raciocinou que, enquanto as combinações de drogas eram necessárias para induzir remissões, as combinações, em si, eram insuficientes. Talvez fossem necessárias *combinações de combinações* — seis, sete ou até oito venenos químicos diferentes, misturados e casados, para obter o máximo efeito.

Segundo, como as recidivas no sistema nervoso tinham ocorrido, provavelmente, porque as substâncias químicas altamente potentes não conseguiram romper a barreira hematoencefálica, talvez fosse necessário instilar as drogas direto no sistema nervoso, injetando-as no líquido que banha a medula espinhal.

Terceiro, era possível que nem mesmo essa instilação fosse suficiente. Como os raios X podiam penetrar o cérebro independentemente da barreira hematoencefálica, talvez fosse preciso aplicar radiação de alta dose no crânio para matar células residuais no cérebro.

E, por fim, como Min Chiu Li tinha visto com o coriocarcinoma, talvez fosse preciso continuar a quimioterapia não apenas por semanas e meses, como Frei e Freireich tinham feito, mas durante vários meses, estendendo-se por dois ou até três anos.

O protocolo de tratamento que emergiu desses princípios orientadores só podia ser descrito como — nas palavras de um colega de Pinkel — "combate total".[12] Para começar, as drogas antileucêmicas comuns eram administradas em rápida sucessão. Então, a intervalos fixos, o metotrexato era injetado

---

* O grupo Roswell Park, liderado por James Holland e Joseph Burchenal no Memorial Hospital em Nova York, continuou a colaborar com Pinkel no desenvolvimento de protocolos para o tratamento da leucemia.

no canal espinhal mediante punção. O cérebro era irradiado com altas doses de raios X. Depois, a quimioterapia era reforçada com doses maiores de drogas em intervalos alternados, "nas doses máximas toleráveis".[13] Antibióticos e transfusões geralmente eram necessários, quase sempre em sucessão, durante semanas a fio. O tratamento durava até dois anos e meio; envolvia múltiplas exposições à radiação, dezenas de exames de sangue, punções espinhais e múltiplas drogas intravenosas — estratégia tão severa que um periódico se recusou a publicá-la, temendo que fosse impossível sequer dosá-la e monitorá-la corretamente sem matar vários pacientes durante os estudos.[14] Até no St. Jude's o regime foi considerado tão devastadoramente tóxico que o estudo clínico foi confiado a médicos relativamente jovens, sob a supervisão de Pinkel, porque os pesquisadores mais graduados, conhecendo os riscos, não quiseram participar.[15] Pinkel chamou-o de "terapia total".

Como residentes, nós o chamávamos de "inferno total".

Carla Reed entrou nesse tipo de inferno no verão de 2004. Quimioterapia e radiação vinham em sequência, um golpe depois do outro. Alguns dias chegava em casa à noite (os filhos já na cama, o marido esperando com o jantar pronto), só para dar meia-volta e retornar de manhã. Perdeu o sono, o cabelo e o apetite, e algo mais importante e inefável: o ânimo, a energia, a vontade. Andava pelo hospital como um zumbi, arrastando-se em passos miúdos do sofá de vinil azul na sala de infusão para o bebedouro no corredor central, depois de volta para o sofá, naqueles passinhos medidos. "O tratamento de radiação foi a última gota", ela disse. "Deitada na mesa de tratamento, quieta como a morte, com uma máscara no rosto, eu me perguntava se acordaria." Até mesmo sua mãe, que ia de avião visitá-la regularmente nos primeiros meses de tratamento, retirou-se para sua casa na Virgínia, de olhos vermelhos, exausta.

Carla recolheu-se ainda mais profundamente em seu mundo próprio. Sua melancolia transformou-se em algo duro e impenetrável, uma carapaça na qual ela mergulhou instintivamente, trancando-se para o resto do mundo. Perdeu os amigos. Durante suas primeiras consultas, notei que uma jovem animada costumava acompanhá-la. Uma manhã, dei pela falta da amiga.

"Sem companhia hoje?", perguntei.

Carla afastou os olhos e balançou os ombros. "Brigamos!". Havia algo metálico, mecânico em sua voz. "Ela precisava que precisassem dela, e eu não podia cumprir essa exigência. Não agora."

Constrangido, vi-me simpatizando com a amiga ausente. Como médico de Carla, eu também precisava que precisassem de mim, precisava ser reconhecido, mesmo como participante periférico de sua batalha. Mas ela mal tinha energia emocional suficiente para gastar com sua própria recuperação — e certamente não lhe sobrava energia nenhuma para dedicar às necessidades alheias. Para ela, a luta com a leucemia tornara-se tão profundamente pessoal, tão interiorizada, que não passávamos de espectadores fantasmáticos vivendo à margem: *nós* éramos os zumbis que andavam fora de sua cabeça. Suas consultas começavam e terminavam com incômodas pausas. Andando pelo hospital de manhã para fazer mais uma biópsia de medula óssea, com a luz invernal projetando linhas de sombra nas salas, eu sentia o medo invadir-me, um pesar que beirava a simpatia, mas nunca chegava lá.

Era um exame atrás do outro. Com sete meses de tratamento, ela tinha visitado a clínica 66 vezes, fizera 58 exames de sangue, sete punções espinhais e diversas biópsias de medula óssea. Uma escritora, ex-enfermeira, descreveu o tratamento típico de "terapia total" em termos dos exames envolvidos:

> Desde a época do diagnóstico, a doença de Eric durou 628 dias. Ele passou 1/4 desses dias num leito de hospital ou visitando os médicos. Fez mais de oitocentos exames de sangue, numerosas punções espinhais e de medula óssea, trinta raios X, 120 exames bioquímicos e mais de duzentas transfusões. Não menos de vinte médicos — hematologistas, pneumologistas, neurologistas, cirurgiões, especialistas e outros — foram envolvidos no seu tratamento, sem incluir o psicólogo e uma dúzia de enfermeiras.[16]

Saber como Pinkel e sua equipe convenceram pacientes de quatro e seis anos de idade em Memphis a fazer esse regime ainda é um mistério. Mas conseguiram. Em julho de 1968, a equipe do St. Jude's publicou seus dados preliminares sobre os resultados da mais avançada iteração de terapia total.[17] (A equipe de Pinkel realizaria oito estudos clínicos consecutivos entre 1968 e 1979, cada um acrescentando uma modificação ao regime.) Esse estudo particular, uma variante inicial, foi não aleatório e pequeno, uma única experiência de hospital com um único grupo de pacientes. Mas, apesar das advertências, o resultado foi eletrizante. A equipe de Memphis tratou 31 pacientes. Vinte e sete obtiveram plena remissão. O tempo mediano de recaída (o tempo entre o diagnóstico e a recaída, medida da eficácia do tratamento) estendera-se para quase cinco anos — mais de vinte vezes a duração das remissões mais longas alcançadas pela maioria dos pacientes de Farber.

O mais importante, porém, é que treze pacientes, cerca de 1/3 do grupo original, *nunca* tiveram recaída. Continuaram vivos, sem precisar de quimioterapia. As crianças voltavam à clínica todos os meses. A remissão mais longa estava em seu sexto ano, metade da vida da criança.[18]

Em 1979, a equipe de Pinkel visitou todo o grupo de pacientes submetidos durante vários anos à terapia total.[19] Ao todo, 278 pacientes em oito estudos clínicos consecutivos completaram o esquema de tratamento com remédios e pararam de fazer quimioterapia. Desses, cerca de 1/5 sofreu reincidência da doença. O resto, 80% — os que continuaram livres de doença depois da quimioterapia —, foi considerado "curado", tanto quanto possível. "LLA em crianças não pode ser considerada doença incurável", escreveu Pinkel num artigo. "O tratamento paliativo já não é abordagem aceitável como seu tratamento inicial."[20]

Ele escrevia para o futuro, é claro, mas num sentido mais místico escrevia também para o passado, para os médicos que tinham desacreditado profundamente a terapêutica da leucemia e insistido com Farber para que deixasse suas crianças morrerem tranquilamente, "em paz".

O carro e os bois

Não sou contra o otimismo, mas tenho medo do otimismo que vem do autoengano.[1]
— Marvin Davis, no *New England Journal of Medicine*,
referindo-se à "cura" do câncer

O ferro está quente, e é hora de bater sem parar.[2]
— Sidney Farber a Mary Lasker, em setembro de 1965

Uma andorinha só não faz verão, mas duas, sim. No outono de 1968, quando os notáveis êxitos dos testes em Bethesda e em Memphis eram anunciados, o panorama do câncer sofreu uma mudança sísmica. No fim dos anos 1950, como recordava DeVita, era "preciso coragem para aplicar quimioterapia [...] e com certeza convicção de que o câncer acabaria sucumbindo às drogas. Obviamente, era preciso apresentar provas".[3]

Apenas uma década depois, o ônus da prova começou a mudar drasticamente. A cura da leucemia linfoblástica com quimioterapia de altas doses podia ser posta de lado como acaso biológico, mas o êxito da mesma estratégia com a doença de Hodgkin fez com que parecesse um princípio geral. "Uma revolução [tinha sido] deflagrada",[4] escreveu DeVita. Kenneth Endicott, diretor do NCI, concordou: "O próximo passo — a cura completa — certamente virá".[5]

Em Boston, Farber recebeu a notícia comemorando à sua maneira preferida — com uma grande festa pública. A data simbólica não foi difícil de escolher. Em setembro de 1968, o Fundo Jimmy entrou em seu 21º ano.* Farber transformou a ocasião em um aniversário simbólico de Jimmy, a chegada do "menino com câncer" à idade adulta. O Salão Imperial do Hotel Statler, diante do qual o Variety Club certa vez colocara sua caixa de coleta de donativos para Jimmy em forma de bola de beisebol, nos anos 1950, foi preparado para uma comemoração colossal. A lista de convidados incluía o séquito tipicamente ostentatório de Farber, com seus médicos, cientistas, filantropos e políticos. Mary Lasker não pôde comparecer, mas enviou em seu lugar Elmer Bobst, da ACS. Zubrod, do NCI, chegou de avião. Kenneth Endicott foi de Bethesda.

Notável ausência na lista foi o próprio Jimmy — Einar Gustafson. Farber sabia do paradeiro dele (estava vivo e com saúde, disse à imprensa, sem dar pistas), mas preferiu, deliberadamente, manter o resto no anonimato. Insistia em dizer que Jimmy era um ícone, uma abstração. O verdadeiro Jimmy retornara a uma vida privada, enclausurada, numa fazenda do Maine, onde vivia com a mulher e três filhos — e sua *normalidade* restaurada era um sinal da vitória contra o câncer. Tinha 32 anos. Ninguém o via ou fotografava havia quase duas décadas.

No fim da noite, quando as xícaras de café eram retiradas, Farber subiu ao palco sob a luz ofuscante dos refletores. A clínica do Fundo Jimmy, ele disse, vivia "o momento mais feliz da história da ciência e da medicina". Instituições e indivíduos em todo o país — "o Variety Club, a indústria cinematográfica, o Boston Braves [...] o Red Sox, o mundo do esporte, a imprensa, a televisão, o rádio" — tinham se unido para combater o câncer. O que se comemorava aquela noite, anunciou Farber, não era um aniversário individual, mas o nascimento de uma comunidade outrora sitiada que se agrupara em torno de uma doença.

Essa comunidade agora estava à beira de uma mudança radical. Como disse DeVita, "a peça que falta no quebra-cabeça terapêutico, a quimioterapia

---

* O Fundo Jimmy foi lançado em maio de 1948. A data do "aniversário" de Jimmy foi escolhida arbitrariamente por Farber.

eficaz no tratamento de cânceres sistêmicos", fora descoberta. A combinação quimioterápica de alta dose curaria *todos* os cânceres — quando a combinação correta fosse descoberta. "O arsenal químico", observou um escritor, "agora nas mãos de médicos que fazem prescrições lhes dá tanto poder [...] como o do heroico cirurgião que brandia seu bisturi na virada do século."[6]

A perspectiva de uma solução sistêmica para a cura embriagava os oncologistas. Embriagava também as forças políticas que convergiam em redor do câncer. Potente, faminta e expansiva, a palavra *guerra* capturava a essência destilada da campanha contra o câncer. Guerras exigiam combatentes, armas, soldados, feridos, sobreviventes, espectadores, colaboradores, estrategistas, sentinelas, vitórias — e não era difícil encontrar uma analogia metafórica para cada um dos elementos dessa guerra.

Guerras exigiam também uma clara definição do inimigo. Elas dão forma até mesmo ao mais informe dos adversários. Assim, o câncer, doença de colossal diversidade, foi transformado numa entidade única e monolítica. Era *a* doença. Isaiah Fidler, oncologista de Houston, disse, sucintamente, que se acreditava que o câncer tinha "uma causa, um mecanismo e uma cura".[7]

Se oncologistas clínicos tinham a oferecer a quimioterapia citotóxica como solução unificada para o câncer — "uma cura" —, então os cientistas do câncer tinham uma teoria própria para explicar sua causa unificadora: um vírus. O avô dessa teoria foi Peyton Rous,[8] virologista encurvado, de cabeça branca, que cuidava de galinhas e vivia sossegadamente empoleirado num laboratório do Instituto Rockefeller em Nova York até ser arrastado para fora desse relativo esquecimento nos anos 1960.[9]

Em 1909 (note-se a data: Halsted tinha acabado de concluir seu estudo sobre a mastectomia; Neely ainda não anunciara sua "recompensa" para a cura do câncer), Peyton Rous, então um cientista de trinta anos que inaugurava seu laboratório no Instituto Rockefeller em Nova York, tinha descoberto um tumor nas costas de uma galinha de uma espécie preta e branca chamada *plymouth rock*. Um raro tumor numa galinha talvez não tivesse impressionado outras pessoas, mas o infatigável Rous conseguiu uma verba de duzentos dólares para estudar o câncer da galinha. Logo ele classificou o tumor como sarcoma, câncer dos tecidos conjuntivos.

O trabalho inicial de Rous com o sarcoma da galinha foi tido como de pouca relevância para os cânceres humanos. Nos anos 1910, as únicas causas conhecidas do câncer humano eram carcinógenos ambientais, como o rádio (lembremo-nos da leucemia de Marie Curie), ou produtos químicos orgânicos, como subprodutos da parafina e dos corantes, que sabidamente provocavam tumores sólidos. No fim do século XVIII, um cirurgião inglês chamado Percivall Pott afirmara que o câncer do testículo, endêmico entre limpadores de chaminé, era causado pela exposição crônica à fuligem e à fumaça das chaminés. (Encontraremos Pott novamente nas páginas subsequentes.)

Essas observações levaram a uma teoria chamada hipótese da mutação somática do câncer. Essa teoria afirmava que carcinógenos ambientais, como a fuligem ou o rádio, de alguma forma alteravam, permanentemente, a estrutura da célula e, por isso, provocavam câncer. Mas desconhecia-se a natureza exata dessa alteração. Claramente, a fuligem, a parafina e o rádio tinham a capacidade de alterar uma célula de maneira fundamental, gerando uma célula maligna. Mas de que forma essa diversidade de agentes convergia para o mesmo dano patológico? Talvez uma explicação mais sistemática estivesse faltando — uma teoria mais profunda, mais fundamental, da carcinogênese.

Em 1910, involuntariamente, Rous lançou uma séria dúvida sobre a teoria somática. Fazendo uma experiência com o sarcoma de células fusiformes que tinha descoberto, Rous injetou o tumor de uma galinha em outra e descobriu que o câncer podia ser transmitido de uma ave para outra. "Propaguei o sarcoma de células fusiformes da ave comum em sua quarta geração", ele escreveu. "O neoplasma cresce rapidamente, infiltra-se, propaga-se por metástase e continua o mesmo."[10]

Apesar de curioso, parecia compreensível — sendo o câncer uma doença de origem celular, era de esperar que ao transferir células de um organismo para o outro se transferisse também o câncer. Mas então Rous deparou com um resultado ainda mais peculiar. Ao transferir tumores de uma ave para outra, ele resolveu passar as células por uma série de filtros, crivos celulares cada vez mais finos, até que as células fossem eliminadas da mistura e só restasse o líquido filtrado derivado das células. Rous esperava que a transmissão tumoral parasse, mas os tumores continuaram a propagar-se com fantasmagórica eficácia — às vezes até aumentando sua transmissibilidade à medida que as células aos poucos desapareciam da mistura.

O agente responsável por carregar o câncer, concluiu Rous, não era uma célula nem um carcinógeno ambiental, mas alguma partícula minúscula oculta *dentro* da célula. A partícula era tão pequena que poderia facilmente passar pela maioria dos filtros e continuar se replicando. A única partícula biológica com essas propriedades é o vírus. Esse foi chamado de vírus do sarcoma de Rous, ou RSV.

A descoberta do RSV, primeiro vírus causador de câncer, foi um duro golpe na teoria da mutação somática e provocou uma busca frenética de outros vírus cancerígenos. Aparentemente, o agente causador de câncer tinha sido descoberto. Em 1935, um colega de Rous chamado Richard Schope informou sobre um papilomavírus que causava tumores parecidos com verrugas em coelhos do gênero *Sylvilagus*.[11] Dez anos depois, em meados dos anos 1940, chegou a notícia de um vírus causador da leucemia em camundongos, e depois em gatos — mas, apesar de tudo, nem sinal de um vírus cancerígeno genuíno em seres humanos.

Em 1958, depois de um esforço de três décadas, a caçada finalmente rendeu importante recompensa. Um cirurgião irlandês, Denis Burkitt, descobriu uma agressiva forma de linfoma — que passou a ser chamada de linfoma de Burkitt — que ocorria endemicamente entre crianças no cinturão de malária da África subsaariana.[12] O padrão de distribuição sugeria uma causa infecciosa. Quando dois virologistas britânicos analisaram as células linfomatosas, descobriram um agente infeccioso alojado dentro delas — não o parasita da malária, mas um vírus cancerígeno humano. O novo organismo foi chamado de vírus Epstein-Barr, ou EBV (mais conhecido como o vírus que causa a mononucleose infecciosa).

Até aquele momento sabia-se de apenas um vírus que causava câncer em seres humanos. Deixando de lado a modéstia do número, a teoria do vírus cancerígeno ganhara impulso — em parte porque os vírus eram a última moda em toda a medicina. Doenças virais, tidas como incuráveis através dos séculos, tornavam-se potencialmente curáveis: a vacina da poliomielite, lançada no verão de 1952, fora um sucesso fenomenal, e a noção de que o câncer e as doenças infecciosas pudessem condensar-se numa simples entidade patológica tinha um poder de sedução quase irresistível.

"O câncer talvez seja infeccioso",[13] afirmava uma reportagem de capa da revista *Life* em 1962. Rous recebeu centenas de cartas de homens e mulheres ansiosos que queriam saber mais sobre exposições a bactérias ou vírus causadores de câncer. As especulações logo beiraram a histeria e o medo. Se o câncer era infeccioso, alguns se perguntavam, por que não deixar os pacientes de quarentena para impedir sua propagação? Por que não colocar pessoas com câncer em alas de saneamento, ou em instalações isoladas, onde outrora foram confinadas as vítimas de tuberculose e varíola? Uma mulher, que acreditava ter entrado em contato com um paciente de câncer de pulmão acometido de tosse, escreveu: "Há algo que eu possa fazer para matar o germe do câncer? Os quartos podem ser fumigados [...]? Será que devo romper o contrato de aluguel e mudar daqui?".[14]

Se o "germe do câncer" infectou gravemente um lugar, foi a imaginação do público — e, com igual força, a imaginação dos pesquisadores. Farber tornou-se um crente particularmente fervoroso. No começo dos anos 1960, instigado por sua insistência, o NCI lançou o Programa Especial de Vírus do Câncer,[15] uma caçada sistemática de vírus causadores da doença em seres humanos, seguindo explicitamente o modelo do programa de descoberta da quimioterapia. O projeto ganhou destaque público, conquistando enorme apoio. Centenas de macacos no laboratório financiado pelo NCI foram inoculados com tumores humanos, na esperança de que se transformassem em incubadores virais para o desenvolvimento de vacinas. Infelizmente, os macacos não produziram sequer um vírus cancerígeno, mas nada era capaz de diminuir o otimismo. Na década seguinte, o programa sugou mais de 10% do orçamento do NCI[16] — quase 500 milhões de dólares. (O programa nutricional do instituto, destinado a avaliar o papel da dieta no câncer — questão de importância pelo menos equivalente — recebeu um vigésimo desse valor.)

Peyton Rous foi reabilitado pela corrente científica predominante e elevado a uma espécie de permanente santidade. Em 1966, depois de ter sido ignorado por 55 anos, ele foi agraciado com o prêmio Nobel de fisiologia e medicina. Na noite de 10 de dezembro, durante a cerimônia em Estocolmo, Rous subiu à tribuna como um messias ressuscitado. Em seu discurso, reconheceu que a teoria viral do câncer ainda precisava de mais trabalho e clareza. "Relativamente poucos vírus têm alguma ligação com a produção de neoplasias",[17] ele disse. Mas, como um buldogue, recusando-se a capitular, fustigou a ideia de que o câncer pudesse ser causado por algo inerente às células, como uma mutação genética. "A explicação mais usada tem sido a de que oncogenes causam alterações nos genes das células do corpo chamadas de mutações somáticas. Mas numerosos fatos, quando tomados em conjunto, excluem, decididamente, essa suposição."

"Quais foram [os frutos] dessa hipótese da mutação somática?",[18] ele lamentou, noutro momento. "O mais sério resultado da hipótese da mutação somática foi seu efeito nos que trabalham com pesquisa. Ela funciona como tranquilizante para aqueles que acreditam."

Rous tinha seu próprio tranquilizante a oferecer: a hipótese unificadora de que os vírus causavam câncer. E os ouvintes, que não queriam saber de advertências e complexidades, estavam ansiosos para tomar seu remédio. A teoria da mutação somática do câncer estava morta. Os cientistas que tinham estudado a carcinogênese ambiental precisavam pensar em outras explicações para o fato de o rádio e a fuligem talvez causarem câncer. (Provavelmente, raciocinavam os adeptos da teoria viral, esses agentes ativavam vírus endógenos.)

Duas teorias superficiais foram costuradas num todo abrangente de maneira audaciosa e prematura. Uma oferecia uma causa: *vírus causavam câncer* (muito embora a ampla maioria deles ainda estivesse por ser descoberta). A segunda oferecia uma cura: *combinações particulares de venenos citotóxicos podiam erradicar o câncer* (muito embora as combinações específicas para a ampla maioria dos cânceres ainda estivessem por ser descobertas).

A carcinogênese viral claramente exigia uma explicação mais profunda: como poderiam os vírus — micróbios elementares que flutuam de uma célula para outra — causar mudança tão profunda na fisiologia celular, a ponto de dar origem a células malignas? O êxito da quimioterapia citotóxica levantava questões igualmente fundamentais: por que uma série de venenos bastante genéricos tinha curado algumas formas de câncer e deixado outras completamente ilesas?

Era claro que uma explicação mais fundamental espreitava por baixo de tudo isso, uma explicação capaz de fazer a conexão entre causa e cura. Por isso, alguns pesquisadores pediam paciência, aplicação, tempo. "O programa dirigido pelo Instituto Nacional do Câncer tem sido ridicularizado por supostamente pôr o carro adiante dos bois, pesquisando a cura antes de conhecer a causa", reconheceu Kenneth Endicott, diretor do NCI, em 1963. "Certamente não descobrimos a cura do câncer. Temos dezenas de substâncias químicas que são um pouco melhores do que as que se conhecia antes de o programa ser lançado, mas nenhuma muito melhor. Elas prolongam a vida do paciente de alguma forma e lhe dão mais conforto, mas é só."[19]

Mas os laskeritas não perdiam tempo com essas descrições matizadas de progresso; o carro teria de puxar os bois. "O ferro está quente, e é hora de bater sem parar",[20] escreveu Farber a Lasker. Os fundamentos para uma batalha total já estavam prontos. Era apenas preciso pressionar o Congresso para liberar fundos. "Nenhuma grande missão e nenhum esforço dirigido [contra o câncer], respaldados por financiamento decente, foram organizados até hoje",[21] anunciou Mary Lasker numa carta aberta ao Congresso em 1969.

Os pensamentos de Lasker ecoaram em Solomon Garb, um quase desconhecido professor de farmacologia da Universidade de Missouri, que ganhou destaque ao publicar o livro *Cure for Cancer: a National Goal* [Cura do câncer: um objetivo nacional], em 1968.[22] Começa Garb:

> O tema do livro é que chegou a hora de olhar com mais atenção para a pesquisa do câncer e de uma nova consolidação de esforços destinados à sua cura ou ao seu controle. [...] Um importante obstáculo ao esforço do [combate ao] câncer tem sido uma crônica e extrema escassez de fundos — situação que não se costuma reconhecer. Mas não basta, porém, registrar ou repetir isto; é necessário, também, explicar como serão usados os fundos adicionais, que projetos serão financiados, por que esses projetos merecem apoio, e de onde virão os cientistas e técnicos capazes de executar o trabalho.[23]

O livro de Garb foi chamado de "trampolim para o progresso", e os laskeritas certamente o utilizaram com esse fim. Como no caso de Farber, a palavra de um médico era a receita definitiva. O fato de Garb ter receitado exatamente a estratégia proposta pelos laskeritas transformou-o de imediato, aos olhos deles, numa figura messiânica. Seu livro tornou-se a bíblia deles.

Movimentos e cultos religiosos geralmente têm como base uma tétrade de elementos: um profeta, uma profecia, um livro e uma revelação. No verão de 1969, a cruzada contra o câncer adquirira três desses quatro elementos essenciais. O profeta era Mary Lasker, a mulher que tirara essa cruzada da escuridão dos anos 1950 e lhe dera destaque nacional em apenas duas décadas. A profecia era a cura da leucemia infantil, começando com as experiências de Farber em Boston e terminando com os espantosos êxitos de Pinkel em Memphis. O livro era o *Cure for Cancer*, de Garb. O elemento que faltava era a revelação — o sinal que anunciaria o futuro e capturaria a imaginação do público. No espírito que rege as grandes revelações, essa surgiria do nada, de maneira inesperada e mística. Cairia, literalmente, do céu.

Às 16h17 de 20 de julho de 1969, um veículo espacial de quinze toneladas deslizou silenciosamente pela fria e fina atmosfera sobre a Lua e aterrissou numa cratera de basalto rochosa na superfície lunar.[24] Uma vasta paisagem árida — uma "magnífica desolação"[25] — estendia-se em volta do veículo espacial. "De repente ocorreu-me", lembraria um dos dois astronautas, "que aquela ervilhinha linda e azul era a Terra. Fechei um olho, estendi o polegar, e ele fez o planeta desaparecer."[26]

Naquele planeta azul do tamanho de uma ervilha que resplandecia no horizonte, era o momento do ajuste de contas. "Foi uma espantosa façanha científica e intelectual", informou a revista *Time* em julho de 1969, "pois, em poucos milhões de anos — apenas um instante na cronologia evolucionária —, uma criatura saiu das florestas primitivas para se lançar rumo às estrelas [...] Foi, de qualquer forma, uma brilhante reafirmação da premissa otimista de que qualquer coisa que o homem imagine um dia será realidade."[27]

Os membros da cruzada contra o câncer não poderiam ter desejado justificativa mais exuberante para seu projeto. Ali estava outro esforço "programático" — planejado, direcionado, com objetivo definido e intensamente focalizado — que dera resultado em tempo recorde. Max Faget, o engenheiro notoriamente taciturno do programa Apollo, ao ser convidado para explicar qual tinha sido o maior desafio científico do pouso na Lua, respondeu com uma só palavra: "Propulsão".[28] Ficou a impressão de que o passeio na Lua tinha se transformado num simples passeio tecnológico — não mais complicado do que construir um avião a jato mais possante, aumentá-lo dezenas de vezes, e apontá-lo para a Lua.

Os laskeritas, maravilhados diante de seus bruxuleantes aparelhos de televisão em Boston, Washington e Nova York, na tarde do pouso lunar, estavam preparados para usar todas essas analogias. Como Faget, eles acreditavam que o elemento ausente na cruzada do câncer era algum tipo de propulsão, um empurrão vertical simples, que transformaria a escala e o escopo de seus esforços e os catapultaria rumo à cura.

Na verdade, segundo eles, a propulsão que faltava fora finalmente encontrada. O êxito contra a leucemia infantil e, depois, contra a doença de Hodgkin eram provas de conceito, as primeiras explorações hesitantes de um vasto espaço inexplorado. O câncer, como a Lua, era uma paisagem de magnífica desolação — mas uma paisagem prestes a ser descoberta. Em suas cartas, Mary Lasker passou a referir-se a uma guerra programática contra o câncer como a conquista do "espaço interior" (em oposição a "espaço exterior"), unificando, instantaneamente, os dois projetos.[29]

O pouso na Lua marcou, portanto, uma virada da cruzada contra o câncer. No passado, os laskeritas tinham concentrado a maior parte de seus esforços em fazer lobby político em Washington. Quando lançavam anúncios ou pôsteres diretamente para o público, tratava-se, quase sempre, de material educativo. Os laskeritas preferiam trabalhar nos bastidores, fazendo advocacia política em vez de advocacia pública.

Em 1969, já tinha havido uma mudança política. Lister Hill, senador do Alabama e um dos principais defensores de Mary Lasker, deixara a vida pública depois de décadas de atuação no Senado.[30] O senador Edward Kennedy, aliado de Farber em Boston, estava tão enredado no escândalo de Chappaquiddick (em julho de 1969, um carro que levava Kennedy e uma mulher que trabalhava em sua campanha caiu de uma ponte em Martha's Vineyard e afundou na água; ela morreu afogada, e Kennedy declarou-se culpado por deixar a cena do crime e recebeu uma pena suspensa) que praticamente desaparecera no ostracismo legislativo.[31] Os laskeritas ficaram duplamente órfãos. "Era a pior das situações", lembrava-se Lasker. "Voltamos à fase em que estávamos no começo dos anos 1950, quando [...] não tínhamos amigos no Senado. Íamos lá constantemente — mas não havia nenhuma simpatia efetiva."[32]

Com a voz silenciada em Washington, pouca simpatia na Câmara e nenhum amigo no Senado, os laskeritas foram obrigados a rever a estratégia da cruzada — das manobras políticas de bastidores para a mobilização pública de proscênio. Olhando para trás, percebe-se que a mudança de trajetória foi oportuna. O êxito da *Apollo 11* talvez tenha afetado drasticamente o modo de os próprios laskeritas verem seu projeto. Porém, o mais importante, provavelmente, foi que provocou uma mudança sísmica na percepção pública da ciência. Quase não havia mais lugar para dúvida de que o câncer pudesse ser conquistado, da mesma forma que a Lua fora conquistada. Os laskeritas cunharam uma frase para descrever essa analogia. Chamaram-na de "tiro à Lua" para o câncer.

Um projeto Apollo para o câncer

A relação entre governo e ciência nos anos do pós-guerra é um exemplo. Sem deliberação muito visível, mas com muita solenidade, em pouco mais de uma década elevamos a ciência a um nível de extraordinária influência na política nacional; e agora que ela está aqui, não sabemos muito bem o que fazer com ela.[1]

— William Carey, 1963

O que Papai Noel Nixon nos deu ultimamente?[2]

— New York Times, 1971

Em 9 de dezembro de 1969, uma gélida manhã de domingo, apareceu um anúncio de página inteira no *Washington Post*:*

Senhor Nixon,

O senhor pode curar o câncer.

Se as preces são ouvidas no Céu, esta é a mais comum: "Deus, por favor,

---

* O anúncio foi publicado pelo *New York Times* em 17 de dezembro de 1971.

câncer, não". Apesar disso, mais de 318 mil americanos morreram de câncer ano passado.

Este ano, senhor presidente, está em seu poder acabar com esta maldição. Enquanto o senhor sofre para decidir o orçamento, lembre-se do sofrimento desses 318 mil americanos. E de suas famílias [...] O que pedimos é uma perspectiva, uma maneira melhor de empregar nosso dinheiro para salvar centenas de milhares de vidas por ano [...] O dr. Sidney Farber, que foi presidente da Sociedade Americana de Câncer, acredita: "Estamos muito perto da cura do câncer. Só nos faltam a vontade, o volume de dinheiro e o vasto planejamento usados para levar o homem à Lua". [...] Se o senhor nos desapontar, senhor presidente, eis o que vai acontecer: um em cada seis americanos hoje vivos, 34 milhões de pessoas, morrerá de câncer, a não ser que se descubram novas curas. Um em cada quatro americanos hoje vivos, 51 milhões de pessoas, terá câncer no futuro. Nós simplesmente não podemos permitir isso.[3]

Uma imagem forte acompanhava o texto. No pé da página, células cancerosas em penca formavam uma massa indistinta. Algumas soltavam-se da massa, disparando uma chuva metastática pelo texto. As letras C e R da palavra câncer tinham sido comidas por essas células, como buracos abertos no osso pelo câncer de mama.

É uma imagem inesquecível, um confronto. As células se movimentam na página, quase caindo umas sobre as outras em sua histeria. Dividem-se com hipnótica intensidade; espalham-se por metástase na imaginação. É o câncer em sua forma mais elementar — nu, macabro e ampliado.

Esse anúncio marcou uma intercessão seminal na história do câncer. Com ele, foi declarada a etapa final da saída do câncer dos sombrios interiores da medicina para os refletores da atenção pública, metamorfoseado em doença de destaque nacional e internacional. Aquela geração não falava mais de câncer aos sussurros. Havia câncer nos jornais, nos livros, no teatro, nos filmes: em 450 artigos do *New York Times* em 1971; em *Pavilhão de cancerosos,* de Alexander Soljenítsin, candente relato de um hospital do câncer na União Soviética;[4] em *Love story,* filme de 1970 sobre uma mulher de 24 anos que morre de leucemia;[5] em *A última batalha de um jogador,* filme de 1973 sobre um jogador de beisebol que sofre da doença de Hodgkin;[6] em *O triunfo de Brian,* a história do astro do Chicago Bears Brian Piccolo, que morreu de câncer de testículo.[7]

Uma torrente de artigos nas páginas de opinião e de cartas inundou jornais e revistas. Um homem escreveu para o *Wall Street Journal* contando que sua família tinha "mergulhado numa letárgica agonia"[8] quando a doença do filho foi diagnosticada como câncer. "O câncer muda nossa vida", escreveu uma paciente depois de uma mastectomia. "Altera nossos hábitos [...] Tudo se amplifica."[9]

Há, em retrospectiva, algo previamente formado nessa amplificação, uma ressonância mais profunda — como se o câncer tivesse tocado uma corda de ansiedade que já vibrava na psicologia coletiva. Quando uma doença se insinua com tanta força na imaginação de uma época, em geral é porque atinge uma ansiedade latente nessa imaginação. A aids causou tanta preocupação nos anos 1980 em parte porque aquela geração já vinha sendo, desde sempre, perseguida por sua sexualidade e sua liberdade; SARS, a síndrome respiratória aguda grave, provocou o pânico de que se espalhasse e contagiasse o mundo inteiro, numa época em que globalização e contágio social eram temas que já estavam latentes no Ocidente. A sociedade, como o paciente psicossomático definitivo, casa suas aflições médicas com suas crises psicológicas; quando uma doença toca um ponto tão visceral, geralmente é porque esse ponto já foi golpeado pela história.

Foi assim com o câncer. Nas palavras da escritora e filósofa Renata Salecl, "uma mudança radical ocorreu na percepção do objeto de horror"[10] nos anos 1970, um avanço do externo para o interno. Nos anos 1950, na angústia da Guerra Fria, os americanos preocupavam-se com o medo do aniquilamento chegado de fora por meio de bombas e ogivas nucleares, reservatórios de água envenenada, exércitos comunistas e invasores. A ameaça à sociedade era percebida como externa. Filmes de horror — os termômetros da ansiedade na cultura popular — apresentavam invasões de alienígenas, ocupação do cérebro por parasitas, roubo de cadáveres, como *A ameaça que veio do espaço* ou *O homem do planeta X*.

Mas, no começo dos anos 1970, a localização da ansiedade — o "objeto de horror" descrito por Salecl — tinha passado dramaticamente de fora para dentro. A podridão, o terror — a decadência biológica e a concomitante decadência espiritual — foram levados para dentro do corpo da sociedade e, por extensão, para dentro do corpo do homem. A sociedade americana ainda estava ameaçada, mas dessa vez a ameaça vinha de dentro. Os nomes dos filmes de horror refletiam a mudança: *O exorcista*, *Calafrios*.

O câncer sintetizava esse horror. Era a emergência definitiva do inimigo interno — uma célula saqueadora que vinha se arrastando dentro do corpo e o ocupava a partir de dentro, o alienígena interno. A "Grande Bomba", escreveu um colunista, foi substituída pelo "Grande C".

> Quando eu cresci, nos anos 1950, era a Bomba. Essa coisa, a Bomba, pairava sobre uma geração de filhos da guerra [...] Mas somos inconstantes até em nossas fobias. Parece que deixamos de lado o medo da Bomba, sem que as razões da ameaça tenham diminuído. O câncer agora está no topo dessa parada de sucesso macabra. As crianças que conheço parecem achar que a morte vem não com uma explosão, mas com um tumor. [...] O câncer é a obsessão de pessoas que sentem que o desastre talvez não seja um instrumento intencional de política pública, mas uma questão acidental e aleatória.[11]

Essas mudanças metafóricas foram mais poderosas, mais difundidas e mais influentes do que os laskeritas poderiam ter imaginado. O anúncio no *Washington Post* e no *New York Times* representou um realinhamento de poder estratégico. Ao dirigir sua carta ao presidente em nome de "milhões de americanos", os laskeritas deram uma meia-volta brilhante quanto à tática. Antes, tinham suplicado *ao país* dinheiro para o câncer. Agora, em seu pedido de um ataque mais coordenado *em favor* do país, eles se fortaleceram de maneira colossal na imaginação pública. A cura do câncer incorporou-se ao próprio tecido do sonho americano. "Opor-se a grandes gastos no combate ao câncer", disse um observador ao historiador James Patterson, era "opor-se à mãe, à torta de maçã e à bandeira."[12] Nos Estados Unidos, esse triunvirato era poderoso demais para ser ignorado, até mesmo pelo presidente.

Impaciente, agressivo e impulsionado por metas, o presidente Richard Milhous Nixon tinha uma queda inerente por projetos impacientes, agressivos e impulsionados por metas. A noção de ciência como busca ilimitada de verdades obscuras o incomodava e desnorteava. Nixon costumava dizer, resmungando, que cientistas "não sabiam nada" a respeito do gerenciamento da ciência.[13] Também não era particularmente simpático ao financiamento científico não limitado. Engordados por verbas federais cada vez mais generosas, os cientistas (que membros do seu governo costumavam chamar de "malucos" ou "degenerados") eram acusados de arrogância e isolamento. Nixon queria que eles "tomassem jeito".

Para Nixon, "tomar jeito" significava tirar o controle da ciência das mãos de acadêmicos "malucos" e entregá-lo a um novo grupo de burocratas científicos — administradores da ciência, que dariam a ela disciplina e responsabilidade social. A substituição do conselheiro científico de Nixon, Lee DuBridge, um físico atômico culto, à moda antiga, proveniente da Caltech, por Ed David, engenheiro impulsivo e acelerado que se tornou administrador, proveniente dos laboratórios de pesquisa da Bell, tinha como intuito mandar um recado à comunidade científica para que tomasse jeito. David foi o primeiro conselheiro científico presidencial a sair de um laboratório industrial e a não ter nenhuma ligação direta com uma universidade. Seu mandato consistia em conseguir um funcionamento eficaz da ciência, que redirecionaria suas energias para a conquista de metas nacionais definidas. O que os cientistas precisavam — o que o público exigia — não era uma "fronteira infinita" (à la Vannevar Bush), mas uma disciplina com fronteiras programáticas e fins bem definidos.

A missão de Mary Lasker era, portanto, converter os que já tinham sido convertidos. Em 1969, em mais uma demonstração do seu gênio estratégico, ela propôs que um comitê "neutro" de especialistas, uma Comissão para a Conquista do Câncer,[14] fosse criado para assessorar o presidente com relação à estratégia mais eficiente para organizar uma resposta sistemática ao câncer. A comissão, ela escreveu, deveria "incluir cientistas espaciais, industriais, administradores, planejadores e especialistas na pesquisa do câncer [...] com a incumbência de definir as possibilidades de derrota do câncer para o Congresso dos Estados Unidos, fossem quais fossem os custos".[15]

Lasker, é claro, tomou providências para que nada houvesse de neutro nessa comissão (que acabou se chamando Painel de Consultores). Seus membros, escolhidos com refinada ponderação, eram todos amigos, colegas e simpatizantes de Lasker — homens e mulheres já convertidos à guerra contra o câncer. Sidney Farber foi designado copresidente, ao lado do senador Ralph Yarborough, do Texas (Yarborough, como Lister Hill, era um dos mais antigos aliados dos Lasker no Congresso).[16] Solomon foi escolhido devido ao seu livro. Joseph Burchenal foi levado do Memorial Hospital; James Holland, de Roosevelt Park; Henry Kaplan, de Stanford. Benno Schmidt, sócio de uma importante firma de investimento de Nova York, juntou-se ao grupo. (Um organizador cheio de energia, Schmidt mais tarde seria convidado a substituir Farber e Yarborough no comando do grupo; o fato de ser republicano e amigo íntimo do presidente Nixon era uma vantagem.) Política, ciência, medicina e finanças foram, dessa maneira, misturados na preparação de uma resposta nacional. Para reforçar a fachada de neutralidade, Yarborough escreveu a Mary Lasker, no verão de 1970, "pedindo-lhe" que aderisse (apesar de ter escrito, ao pé da página: "Sua carta deveria ter sido a primeira a ser posta no correio. Por sua genialidade, energia e vontade de ajudar").[17]

O relatório final do grupo (intitulado *Programa nacional para a conquista do câncer*) foi divulgado no inverno de 1970, e suas conclusões eram previsíveis: "No passado, quando quis dar alta prioridade a grandes projetos científicos da magnitude do projeto envolvido na conquista do câncer, o governo federal deu, ocasionalmente, com considerável sucesso, a responsabilidade do projeto a uma agência independente".[18] Ao mesmo tempo que evitava a ideia, o grupo propunha a criação de uma agência independente para tratar da doença — uma NASA do câncer.

A agência começaria com um orçamento de 400 milhões de dólares, depois haveria um acréscimo de 100 milhões a 150 milhões por ano, até meados dos anos 1970, quando chegaria a 1 bilhão. Quando lhe perguntaram se achava que o país "tinha condições de bancar esse programa", Schmidt respondeu, sem hesitar: "Não só podemos bancar o programa, como também não podemos nos dar ao luxo de *não* bancá-lo".[19]

Em 9 de março de 1971, por recomendação do painel, Ted Kennedy e Jacob Javits propuseram um projeto de lei ao Senado — S 1828, a Lei da Conquista do Câncer — para que fosse criado o Departamento Nacional do Câncer, agência separada e autônoma para a pesquisa da doença.[20] O diretor do departamento seria designado pelo presidente e confirmado pelo Senado — mais uma vez ressaltando um extraordinário nível de autonomia. (Em geral, institutos dedicados a doenças específicas, como o Instituto do Coração, do Pulmão e do Sangue, eram supervisionados pelo Instituto Nacional de Saúde, o NIH.) Um conselho consultivo de dezoito membros seria incumbido de informar ao Congresso sobre progressos no combate ao câncer. Esse painel seria composto de cientistas, administradores, políticos e médicos — e, o que era mais polêmico, "indivíduos leigos", como Lasker, Foote e Bobst, cuja única função seria manter o olho da opinião pública aguçado para a guerra. O nível de financiamento, de acompanhamento público e de autonomia seria inédito na história do NIH — e, talvez, na história da ciência americana.

Mary Lasker dedicou-se de corpo e alma às manobras de bastidores para angariar apoio ao projeto de lei de Kennedy/Javits. Em janeiro de 1971, ela disparou uma enxurrada de cartas para seus amigos pedindo apoio à agência de câncer independente. Em fevereiro, descobriu outra joia tática: convenceu sua amiga íntima Ann Landers (cujo nome verdadeiro era Eppie Lederer), colunista de Chicago que dava conselhos a uma multidão de leitores, a publicar uma coluna sobre câncer e o projeto de lei que coincidisse com o momento em que a votação fermentava no Senado.[21]

A coluna de Landers saiu em 20 de abril de 1971.[22] Começava em tom solene:

> Queridos leitores, se estão procurando pretexto para uma boa risada é melhor pular a coluna de Ann Landers hoje. Se quiserem fazer parte de uma campanha que pode salvar milhões de vidas — talvez a sua própria — por favor continuem comigo [...] Quantos de nós já não fizemos a pergunta: "Se nosso grande país pode mandar um homem à Lua, por que não pode descobrir a cura do câncer?".

A resposta de Landers a essa pergunta — ecoando os laskeritas — era que o câncer precisava não só de cura médica, mas também de cura política. "Se um número suficiente de cidadãos disser ao senador que quer o projeto S 34 aprovado, ele será aprovado [...] Votem pelo S 34", ela suplicava. "E assinem, por favor."

Até Landers e Lasker ficaram espantadas com a tempestade de cartas. "Vi caminhões chegarem ao Senado",[23] lembrava-se a jornalista Barbara Walters. Cartas eram despejadas dos sacos — cerca de 1 milhão delas —, entupindo a sala de correspondência do Senado. Um senador escreveu que tinha recebido 60 mil cartas. Em desespero, uma secretária encarregada de separar cartas pendurou em sua escrivaninha uma placa que dizia: PROCESSEM ANN LANDERS.[24] Stuart Symington, senador do Missouri, escreveu à colunista suplicando-lhe que publicasse outro texto pedindo às pessoas que parassem de mandar cartas: "Eppie, por favor, já entendi o recado".[25]

O Senado também entendeu o recado. Em junho de 1971, uma versão alterada do projeto de lei de Kennedy/Javits apareceu no plenário. Na tarde de quarta-feira, 7 de julho, depois de dezenas de depoimentos de cientistas e médicos, a proposta foi finalmente submetida a votação. Às 17h30, os votos foram computados: 79 a favor, um contra.

A rápida e decisiva vitória no Senado foi exatamente como os laskeritas tinham planejado. O projeto de lei do câncer agora seguia para a Câmara, mas sua aprovação ali prometia ser um obstáculo muito mais difícil de superar. Os laskeritas tinham poucos aliados e pequena influência na Câmara baixa. A Câmara queria mais depoimentos — e não apenas do painel cuidadosamente administrado dos laskeritas. Pediu opiniões de médicos, cientistas, administradores e estrategistas políticos — e descobriu que essas opiniões divergiam nitidamente das apresentadas no Senado. Philip Lee, o ex-secretário adjunto de Saúde, reclamou:

> O câncer não é apenas uma ilha aguardando, isolada, por um programa intensivo que acabe com ela. Não se compara, de forma nenhuma, com o lançamento de um foguete para a Lua — com um programa Gemini ou Apollo — que requer, principalmente, a mobilização de dinheiro, homens e instalações para formar um imponente pacote de conhecimentos científicos de que já dispomos.[26]

A missão Apollo e o Projeto Manhattan, os dois modelos que impulsionaram essa guerra contra o câncer, foram ambos realizações *tecnológicas*, apoiadas em longas e profundas descobertas científicas (física atômica, mecânica dos fluidos e termodinâmica). Em contraste, não havia sequer uma compreensão superficial do processo que faz as células se tornarem malignas. Apropriando-se de uma metáfora favorita dos laskeritas, Sol Spiegelman, cientista da Universidade Columbia, afirmou: "Um esforço total, a esta altura, seria como tentar enviar um homem à Lua sem conhecer a lei da gravidade de Newton".[27] James Watson, que tinha descoberto a estrutura do DNA, disparou um ataque verbal contra o projeto do Senado.[28] "Realizar uma pesquisa relevante não é, necessariamente, realizar uma boa pesquisa", escreveria Watson depois. "Em especial, precisamos repudiar a noção de que teremos sorte [...] Em vez disso, o que veremos é uma colossal expansão de mediocridade bem-intencionada."[29]

Outros argumentaram que a noção de uma guerra direcionada contra uma doença em particular inevitavelmente prejudicaria as sinergias naturais com outras áreas de pesquisa, obrigando os pesquisadores do câncer a pensar "da maneira tradicional". Um administrador do NIH queixou-se: "Em resumo, [a lei] declara que todos os institutos do NIH são iguais, mas um deles [o NCI] é mais igual do que os outros".[30] Outros, ainda, disseram que a metáfora da guerra inevitavelmente se tornaria fator de perturbação. Incitaria uma maré de propaganda e esperança, e a decepção seria catastrófica. "Desconfio que a pesquisa do câncer terá problemas pela frente", escreveu Irvine Page, editor de um importante periódico científico. "As pessoas se tornaram impacientes com o que lhes parece falta de progresso. Tendo visto o que pode ser conseguido com análise de sistemas, pesquisa direta e grandes empreendimentos coordenados, como a descida na Lua, transferem o mesmo pensamento para a conquista do câncer com a maior rapidez."[31] Essa bolha inevitavelmente explodiria se o projeto do câncer empacasse ou fracassasse.

Nixon, enquanto isso, chegara ao limite de sua paciência. As eleições de 1972 se aproximavam rapidamente. No começo daquele ano, comentaristas como Bob Wiedrich, do *Chicago Tribune*, tinham explicado o que estava em jogo: "Se Richard Milhous Nixon [...] puder cumprir essas duas metas gigantescas — acabar com a Guerra do Vietnã e com a devastação do câncer —, então ele conquistará para si, na história deste país, um nicho de proporções lincolnianas, pois terá feito mais do que mandar o homem à Lua".[32]

Não havia fim à vista para a Guerra do Vietnã, mas uma campanha contra o câncer parecia muito mais plausível, e Nixon estava disposto a forçar a aprovação de um projeto de lei do câncer — *qualquer* projeto de lei do câncer — pelo Congresso. Quando o infatigável Schmidt foi visitá-lo no Salão Oval, no outono de 1971 (em parte para propor um acordo), Nixon reafirmou que arrumaria — ou usaria uma tática violenta para conseguir — uma solução: "Não se preocupe. Vou dar um jeito".[33]

Em novembro de 1971, Paul Rogers, deputado democrata da Flórida, preparou um projeto de lei do câncer para satisfazer a todos.[34] Em conformidade com a visão dos laskeritas, o projeto de lei de Rogers propunha um grande aumento do orçamento para a pesquisa do câncer. Mas, diferentemente do projeto de Kennedy/Javits, propunha a drástica restrição da autonomia do Instituto Nacional do Câncer. Não haveria nenhuma "NASA do câncer". Mas, devido ao aumento de dinheiro, à diretriz federal focalizada e ao crescimento de esperança e de energia, a retórica de "guerra" contra o câncer ainda seria inteiramente justificável. Os laskeritas, seus críticos e Nixon voltariam felizes para casa.

Em dezembro de 1971, a Câmara finalmente pôs em votação uma versão modificada do projeto de lei de Rogers.[35] O veredicto foi quase unânime: 350 votos a favor e cinco contra. Uma semana depois, uma reunião da Câmara e do Senado resolveu pequenas diferenças nos projetos, e a lei em sua forma final foi enviada para assinatura do presidente.

Em 23 de dezembro de 1971, numa tarde fria e de vento em Washington, Nixon assinou a Lei Nacional do Câncer numa breve cerimônia na Casa Branca.[36] As portas da Sala de Jantar do Estado foram abertas, e o presidente sentou-se a uma pequena escrivaninha de madeira. Fotógrafos disputaram posições em volta da mesa. Nixon debruçou-se e assinou a lei com um rápido floreio. Depois deu a caneta de presente a Benno Schmidt, o presidente do Painel de Consultores. Mary Lasker sorria entusiasticamente em sua cadeira. Farber preferira não comparecer.

Para os laskeritas, a data representou uma doce e amarga justificação. O dilúvio de dinheiro autorizado para a pesquisa e o controle do câncer — 400 milhões de dólares em 1972; 500 milhões em 1973; e 600 milhões em 1974 (num total de 1,5 bilhão nos três anos seguintes)[37] — foi uma façanha monumental. Se dinheiro era "energia congelada",[38] como Mary Lasker gostava de dizer, então essa era, finalmente, uma panela de energia a ser levada ao ponto máximo de fervura.

Mas a aprovação do projeto de lei também tinha sido um teste. A opinião esmagadoramente predominante entre os cientistas (fora do Painel de Consultores) era de que se tratava de um ataque prematuro ao câncer. Mary Lasker criticou severamente o resultado final. O novo projeto, ela disse aos repórteres, "não continha nada de útil que desse substância ao projeto do Senado".[39]

Humilhados pela derrota, Lasker e Sidney Farber retiraram-se do mundo político do câncer logo depois da votação na Câmara.[40] Farber voltou para Boston e foi cuidar de suas feridas de maneira privada. Lasker recolheu-se a seu apartamento em Beekman Place, em Nova York, que lembrava um museu — uma caixa branca cheia de móveis brancos — e mudou o foco de seus esforços do câncer para projetos de embelezamento urbano. Continuaria a fazer campanha, ativamente, em Washington a favor de leis relacionadas à saúde e a conceder o prêmio Lasker, uma premiação anual dada a pesquisadores em reconhecimento de grandes avanços na medicina e nas ciências biológicas. Mas o vigor insistente e urgente que ela reunira durante a campanha de duas décadas para uma guerra contra o câncer, a energia capaz de escorrer em qualquer agência federal e destruir resistências em seu percurso, aos poucos se dissipou. Em abril de 1974, um jovem jornalista foi perguntar a Lasker sobre uma de suas muitas propostas de plantio de tulipas em Nova York. No fim da entrevista, o repórter perguntou-lhe como ela via seu poder: era ou não era uma das mulheres mais poderosas do país? Lasker interrompeu o jornalista: "Poderosa? Não sei. Não. Se fosse realmente poderosa, teria conseguido fazer mais do que fiz".[41]

Cientistas também abandonaram a guerra — em parte, porque tinham pouca contribuição a dar. A retórica da disputa implicava que suas ferramentas, suas armas, seu exército, sua meta e sua estratégia já estavam prontos para o ataque. A ciência, a descoberta do desconhecido, foi empurrada para a periferia dessa batalha. Estudos clínicos colossais, intensamente financiados, com combinações de drogas que matavam células, teriam a mais alta prioridade. Haveria muito dinheiro para a busca de causas e soluções universais — entre as quais os vírus cancerígenos. "Num período de tempo relativamente curto, faremos vastas incursões dentro do problema do câncer", Farber anunciara ao Congresso em 1970. Seu exército marchava, embora ele e Mary Lasker tivessem se desprendido de sua linha de frente.

A lei, portanto, foi uma anomalia, projetada explicitamente para agradar a todos os seus clientes, mas incapaz de satisfazer um deles. O NIH, laskeritas, cientistas, lobistas, administradores e políticos — cada qual por razões próprias — achavam que o que tinha sido preparado era insuficiente ou excessivo. A pior avaliação foi feita nas páginas editoriais do *Chicago Tribune*: "Um programa arrasador só poderia terminar assim: arrasado".[42]

Em 30 de março de 1973, no fim da tarde, um alarme em código, um sinal que denotava o mais alto grau de emergência médica, tocou no prédio do Fundo Jimmy.[43] Ecoava, com tom de urgência, através das portas abertas da clínica pediátrica, passando pelos corredores com cartuns nas paredes e leitos de enfermaria cobertos com lençóis brancos e tomados por crianças com tubos intravenosos, até o Brigham and Women's Hospital, onde Farber estagiara como interno — em certo sentido, traçando toda a trajetória de sua vida.

Um grupo de médicos e enfermeiras de uniforme correu para as escadas. O trajeto demorou um pouco mais do que o normal, porque eles iam para o outro lado do hospital, um escritório no 8º andar. Na sala de janelas altas e amplas, encontraram Farber com o rosto encostado sobre a mesa. Ele morrera de parada cardíaca. Passara suas últimas horas discutindo o futuro do Fundo Jimmy e a direção da guerra contra o câncer. Seus documentos estavam cuidadosamente arrumados em prateleiras, desde o primeiro livro sobre exame *post mortem* até o mais recente artigo sobre os avanços na terapia da leucemia, que chegara naquela semana.

Obituários pipocaram em todas as partes do mundo. O de Mary Lasker foi provavelmente o mais sucinto e emocionado, pois ela perdera não apenas o amigo, mas uma parte de si mesma. "Com certeza", ela escreveu, "o mundo nunca mais será o mesmo."[44]

Do escritório dos residentes, no Dana-Farber Cancer Institute, situado do outro lado da rua, a poucas dezenas de metros do escritório onde Farber morrera, telefonei para Carla Reed. Era uma manhã quente e úmida de agosto de 2005 em Boston. Uma voz de criança atendeu, depois me deixou esperando. Ao fundo ouviam-se os rumores de uma casa funcionando a todo vapor: louças, campainhas, alarmes, o rádio berrando as notícias da manhã. Carla pegou o fone, e sua voz ficou tensa assim que ela reconheceu a minha.

"Tenho notícias", eu disse, rapidamente. "Boas notícias."

Os resultados de seu exame de medula óssea tinham acabado de chegar. Alguns nódulos de células sanguíneas normais voltavam a crescer, entre blocos de células de osso e gordura — sinais de uma medula regenerada que recuperava seu espaço. Mas não havia vestígio de leucemia em nenhuma parte. Ao microscópio, o que antes tinha sido perdido para o câncer lentamente retornava à normalidade. Foi o primeiro de muitos marcos de quilômetro que ultrapassaríamos juntos, um momento de celebração.

"Parabéns, Carla", eu disse. "Você está em remissão."

PARTE III
"VOCÊ VAI ME EXPULSAR SE EU NÃO MELHORAR?"

É frequente falhar a expectativa, e com mais frequência
Onde mais promete; e geralmente golpeia
Onde a esperança é mais fria, e há mais desespero.[1]
— William Shakespeare, *Tudo bem quando termina bem*

Vi meu momento de grandeza vacilar
E vi o eterno Lacaio segurar meu casaco e rir dissimulado.
Em suma, tive medo.[2]

— T. S. Eliot

Você está totalmente certa, é claro, quando diz que não podemos
mais pedir dinheiro ao presidente, a não ser que demonstremos que
houve progresso.[3]
— Frank Rauscher, diretor do Programa Nacional do Câncer, a
Mary Lasker, em 1974

"Temos fé em Deus [...] Todos os outros precisam ter dados"

Em ciência, a ideologia tende a corromper; a ideologia absoluta, [tende a corromper] absolutamente.[1]

— Robert Nisbet

Ortodoxia em cirurgia é como ortodoxia em outros departamentos da mente — [...] quase pede para ser comparada à religião.[2]

— Geoffrey Keynes

Você quer dizer que fiz mastectomia à toa?[3]

— Rose Kushner

Farber teve a sorte de viver na hora certa, e talvez também tenha tido a sorte de morrer na hora certa. O ano de sua morte, 1973, deu início a um período profundamente fraturado e contencioso na história do câncer. Teorias foram estilhaçadas; a descoberta de drogas estagnou-se; os estudos clínicos escassearam; e reuniões acadêmicas degeneraram em brigas feias. Radioterapeutas, quimioterapeutas e cirurgiões brigavam ferozmente por poder e informações. A guerra contra o câncer parecia, às vezes, ter se transformado numa guerra *dentro* do câncer.

Tudo começou a desfazer-se no miolo da própria oncologia. A cirurgia radical, aplaudido legado de Halsted, tivera um súbito crescimento nos anos 1950 e 1960. Em conferências cirúrgicas pelo mundo, os descendentes de Halsted — cirurgiões poderosos e francos como Cushman Haagensen e Jerome Urban — levantavam-se para anunciar que tinham superado o mestre em seu radicalismo. "Em meu próprio ataque cirúrgico ao carcinoma de mama", escreveu Haagensen em 1956, "segui o princípio fundamental de que a doença, mesmo em seu estágio inicial, é um inimigo tão formidável que é meu dever realizar a operação mais radical que a [...] anatomia permitir."[4]

A mastectomia radical tornara-se, portanto, "super-radical" e, depois, "ultrarradical", um procedimento mórbido e desfigurador, no qual cirurgiões removiam a mama, os músculos peitorais, os nódulos axilares, a parede do tórax e, vez por outra, as costelas, partes do esterno, a clavícula e os linfonodos dentro do tórax.

Halsted, enquanto isso, tornara-se o santo padroeiro da cirurgia de câncer, uma divindade que presidia sua abrangente "teoria". Ele a chamara, com seu ouvido shakespeariano para a construção de frases, de "teoria centrífuga"[5] — a ideia de que o câncer, como um cata-vento malévolo, tendia a espalhar-se em arcos cada vez mais amplos, a partir de um único foco central no corpo. O câncer de mama, ele afirmava, alargava-se do cérebro para os linfonodos debaixo do braço (mais uma vez poeticamente chamados de "sentinelas"), depois fazia piruetas melancolicamente através do sangue para o fígado, os pulmões e os ossos. O trabalho do cirurgião era conter essa difusão centrífuga, cortando cada pedaço dela no corpo, como se agarrasse e parasse a roda no meio de um giro. Isso significava tratar de forma agressiva e definitiva o câncer de mama incipiente. Quanto mais o cirurgião cortava, mais curava.

Até para os pacientes, essa perseverança maníaca se tornara uma forma de terapia. Mulheres escreviam a seus cirurgiões com admiração e temor reverencial, suplicando-lhes que não poupassem suas extirpações cirúrgicas, como se a cirurgia fosse um ritual anagógico que ao mesmo tempo as livrasse do câncer e as elevasse até as alturas da boa saúde. Haagensen passou de cirurgião a xamã: "Até certo ponto", ele escreveu, a respeito de suas pacientes, "não há dúvida de que elas transferem o fardo [de sua doença] para mim".[6] Outro cirurgião escreveu — friamente — que às vezes "operava cânceres de mama só por seu efeito sobre o moral".[7] Ele também disse: "Não perco a esperança de que o carcinoma venha a ser curado no futuro, mas essa abençoada façanha, acho, jamais será realizada com o bisturi do cirurgião".[8]

Halsted talvez tenha convertido uma geração inteira de médicos nos Estados Unidos, fazendo-a acreditar na "abençoada conquista" de seu bisturi. Mas quanto mais longe de Baltimore, menos força tinha, aparentemente, sua teoria centrífuga; no hospital St. Bartholomew, em Londres, um jovem médico chamado Geoffrey Keynes não estava nada convencido.[9]

Em agosto de 1924, Keynes examinou uma paciente com câncer de mama, uma mulher magra e macilenta de 47 anos que tinha um nódulo maligno ulcerado na mama.[10] Em Baltimore ou em Nova York, uma paciente desse tipo teria sido imediatamente levada para a sala de cirurgia. Mas Keynes estava preocupado com a fragilidade constitucional da mulher. Em vez de partir indiscriminadamente para um procedimento cirúrgico (que provavelmente a teria matado na mesa de operação), ele optou por uma estratégia muito mais conservadora. Sabendo que radioterapeutas, como Emil Grubbe, tinham demonstrado a eficácia dos raios X no tratamento do câncer de mama, Keynes plantou cinquenta miligramas de rádio em sua mama para irradiar o tumor e a manteve sob monitoração para observar o efeito, na esperança de, na melhor das hipóteses, aliviar os sintomas. Para sua surpresa, houve visível melhora. "A úlcera rapidamente sarou", ele escreveu, "e toda a massa [tornou-se] menor, mais macia e menos fixa."[11] A massa diminuiu com tal rapidez, que Keynes achou que poderia fazer uma cirurgia mínima, não radical, para removê-la completamente.

Animado com o êxito, entre 1924 e 1928, Keynes tentou variações da mesma estratégia. A mais bem-sucedida delas envolvia uma cuidadosa mistura de cirurgia e radiação, ambas em doses relativamente pequenas. Ele removia os nódulos malignos localmente, com pequenas cirurgias (ou seja, sem recorrer à cirurgia radical, ou ultrarradical). E complementava a cirurgia com radiação da mama. Nada de tirar nódulos, nada de fraturar ou escavar clavículas, nenhuma daquelas extirpações que se prolongavam por seis ou oito horas. Nada era radical, e, apesar disso, caso após caso, Keynes e seus colegas descobriram que seus índices de reincidência de câncer eram pelo menos comparáveis aos obtidos em Nova York ou Baltimore — com a vantagem de não precisarem submeter as pacientes às terríveis provações da cirurgia radical.

Em 1927, num relatório bastante técnico apresentado ao seu departamento, Keynes fez uma análise da experiência em que combinara cirurgia local e radiação. Em casos de câncer de mama, ele escreveu, com característica reserva, "estender a operação além de uma remoção local pode, às vezes, ser desnecessário".[12] A frase de Keynes era, em todos os sentidos, cuidadosa, estratégica, quase cirurgicamente construída. Se o resultado da cirurgia local era o mesmo da radical, então a teoria centrífuga precisava ser reconsiderada. De forma dissimulada, ele declarara guerra à cirurgia radical, ainda que com uma lanceta do tamanho de um alfinete.

Mas os seguidores de Halsted nos Estados Unidos reagiram com zombarias aos esforços de Keynes. Em represália, deram à operação dele o apelido de nodulectomia.[13] O nome era uma piada grosseira, uma caricatura da cirurgia na qual um médico de jaleco branco arranca um pedaço do corpo e o chama de "nódulo". A teoria e a operação de Keynes foram quase ignoradas pelos cirurgiões americanos. Ele gozou de breve fama na Europa, como pioneiro nas transfusões de sangue durante a Primeira Guerra Mundial, mas sua crítica à cirurgia radical foi silenciosamente sepultada.

Keynes teria permanecido convenientemente esquecido pelos cirurgiões americanos não fosse uma fatídica série de acontecimentos. Em 1953, um colega, de licença sabática do St. Bart na Cleveland Clinic em Ohio, fez uma palestra sobre a história do câncer de mama, concentrando-se nas observações de Keynes sobre uma cirurgia da mama minimamente invasiva. Na plateia aquela tarde estava um jovem cirurgião chamado George Barney Crile.[14] Crile e Keynes não chegaram a se conhecer, mas partilhavam antigas dívidas intelectuais. O pai de Crile, George Crile, tinha sido pioneiro no uso de transfusões de sangue nos Estados Unidos, e escrevera um livro didático sobre o tema amplamente lido.[15] Durante a Primeira Guerra Mundial, Keynes aprendera a fazer transfusões em frascos de vidro esterilizados em forma de cone — aparelho inventado, em parte, pelo dr. Crile.

Revoluções políticas, como observou o escritor Amitav Ghosh, geralmente ocorrem nos quintais dos palácios, em espaços localizados na cúspide do poder, nem dentro nem fora.[16] As revoluções científicas, diferentemente, costumam ocorrer em subsolos, em lugares ocultos, fora dos corredores do pensamento predominante. Mas uma revolução cirúrgica precisa emanar *de dentro* do sacrário da cirurgia — pois trata-se de uma profissão intrinsecamente fechada para o mundo exterior. Para ter permissão de entrar numa sala de operação é preciso se encher de água e sabão, e de tradição cirúrgica. Para mudar a cirurgia é preciso *ser* cirurgião.

Os Crile, pai e filho, eram membros prototípicos da profissão. O pai, um dos primeiros a propor a cirurgia radical, era contemporâneo de Halsted. O filho aprendera a fazer mastectomia radical com discípulos do próprio Halsted. Os Crile viveram impregnados da tradição halstediana, defendendo as traves da cirurgia radical por gerações. Mas como Keynes em Londres, Crile Jr. começava a ter dúvidas sobre a mastectomia radical.[17] Estudos realizados em camundongos (por Skipper, no Alabama, entre outros) tinham revelado que tumores implantados em animais não se comportavam como Halsted imaginava. Quando um grande tumor crescia num lugar, depósitos metastáticos microscópicos em geral pulavam por cima dos nódulos locais e apareciam em áreas distantes, como o fígado e o baço. O câncer não se movia centrifugamente, descrevendo redemoinhos em espirais ordenadas e cada vez maiores; sua difusão era mais errática e imprevisível. Quanto mais Crile matutava sobre os dados de Keynes, mais os velhos padrões começavam a fazer sentido: Halsted não tinha observado também que quatro ou cinco anos depois da cirurgia radical pacientes morriam de metástases "ocultas"? Seria possível que nessas pacientes o câncer de mama também tivesse se espalhado por metástase para órgãos distantes *antes* da cirurgia radical?

A inconsistência lógica começou a cristalizar-se. Se o tumor estivesse confinado localmente, dizia Crile, então seria removido com cirurgia local e radiação; arrancar nódulos e músculos extras como um maníaco não resultaria em nenhum benefício adicional. Mas se o câncer já tivesse se espalhado para além da mama, então a cirurgia seria inútil de qualquer modo, e uma intervenção mais agressiva seria apenas mais agressivamente inútil. Crile deu-se conta de que o câncer de mama era uma doença inerentemente localizada — curável, portanto, com uma mastectomia mais limitada — ou uma doença inerentemente sistêmica — incurável, portanto, mesmo com a cirurgia mais exaustiva.

Crile logo abandonou a mastectomia radical e começou a operar à moda de Keynes, usando uma abordagem de cirurgia limitada (Crile chamou-a de "mastectomia simples").[18] Durante mais ou menos seis anos, ele constatou que essa operação "simples" era notavelmente similar à combinação de nodulectomia e radiação de Keynes em seu impacto: a taxa de sobrevida de pacientes tratadas com qualquer forma de cirurgia local tendia a não diferir da taxa de pacientes tratadas historicamente com mastectomia radical. Separados por um oceano e por quarenta anos de prática clínica, Keynes e Crile tinham aparentemente deparado com a mesma verdade clínica.

Mas era mesmo verdade? Keynes não tivera meios de prová-lo. Até os anos 1930, estudos clínicos tinham sido projetados para provar resultados *positivos*: o tratamento A era melhor do que o tratamento B, ou a droga X era superior à droga Y. Mas para provar um resultado *negativo* — que a cirurgia radical não era melhor do que a convencional — seria preciso dispor de um novo conjunto de medições estatísticas.

A invenção dessas medições teria profunda influência na história da oncologia, ramo da medicina particularmente esperançoso (e, portanto, sujeito a reivindicações de êxito não confirmadas). Em 1928, quatro anos depois de Keynes ter dado início a suas nodulectomias em Londres, dois estatísticos, Jerzy Neyman e Egon Pearson, apresentaram um método sistemático de avaliar uma reivindicação estatística negativa.[19] Para medir a confiança numa afirmação negativa, Neyman e Pearson apelaram para um conceito estatístico chamado poder. "Poder", em termos mais simples, é a medição da capacidade que um teste ou estudo tem de rejeitar uma hipótese. Intuitivamente, Neyman e Pearson raciocinaram que a capacidade de um cientista de rejeitar uma hipótese depende, fundamentalmente, da intensidade com que a testou — e, portanto, do *número* de amostras independentes. Se compararmos cinco mastectomias radicais com cinco mastectomias convencionais e não encontrarmos nenhuma diferença de resultado, é difícil tirar alguma conclusão significativa. Mas se mil casos de cada uma produzirem resultados exatamente idênticos, então pode-se afirmar com convicção que não existe benefício.

Bem ali, sepultada nessa dependência, está uma das armadilhas mais estranhas da medicina. Para que um estudo clínico seja "revestido de poder", é preciso recrutar um número adequado de pacientes. Mas, para recrutar pacientes, o pesquisador precisa convencer médicos a participar do estudo — e esses médicos costumam ser justamente os menos interessados em ver uma teoria rejeitada e refutada. No caso do câncer de mama, disciplina mergulhada no legado da cirurgia radical, esses conflitos eram particularmente acalorados. Nenhum estudo clínico com câncer de mama, por exemplo, poderia prosseguir sem a bênção explícita e a participação de cirurgiões da estatura de Haagensen e Urban. Mas esses cirurgiões, todos eles embevecidos descendentes intelectuais de Halsted, eram os *menos* inclinados a patrocinar um estudo para contestar a teoria que tinham defendido tão apaixonadamente durante décadas. Quando os críticos indagavam se Haagensen tinha sido tendencioso em sua avaliação, selecionando apenas os melhores casos, ele desafiava os cirurgiões a reproduzir seu sucesso usando métodos alternativos: "Consigam vocês os resultados".[20]

Portanto, nem mesmo Crile — quarenta anos depois da descoberta de Keynes — poderia realizar um estudo para contestar a mastectomia de Halsted. A prática hierárquica da medicina, sua cultura interna, seus rituais ("O evangelho da profissão cirúrgica", como Crile dizia, zombeteiramente) eram arranjados de forma ideal para resistir à mudança e perpetuar a ortodoxia. Crile se viu jogado contra seu próprio departamento, contra amigos e colegas. Os médicos que ele precisaria recrutar para o estudo eram contrários à sua realização de maneira ardorosa e por vezes brutal. "Poder", no sentido coloquial da palavra, entrava em choque com "poder" no sentido estatístico. Os cirurgiões que tinham criado o mundo da cirurgia radical a duras penas não tinham, absolutamente, incentivo nenhum para revolucioná-lo.

Foi preciso um cirurgião da Pensilvânia chamado Bernard Fisher para desatar esse nó de tradição cirúrgica.[21] Fisher era ambicioso, intratável e mal-humorado — um homem construído à imagem e semelhança de Halsted. Estudara na Universidade de Pittsburgh, lugar tão impregnado da tradição halstediana de cirurgia radical quanto os hospitais de Nova York e Baltimore. Mas vinha de uma geração mais jovem de cirurgiões — uma geração com suficiente distância crítica para contestar a disciplina de Halsted sem minar seu próprio senso de credibilidade. Como Crile e Keynes, ele também tinha perdido a fé na teoria centrífuga do câncer. Quanto mais examinava os dados de Keynes e Crile, mais se convencia de que a mastectomia radical não tinha base nenhuma na realidade biológica. Ele suspeitava que a verdade era exatamente o oposto. "Tornou-se claro que a enredada teia de fios no verso da tapeçaria realmente representa um belo desenho quando examinada do modo correto, um padrão significativo, uma hipótese [...] diametralmente oposta aos que são considerados 'halstedianos'",[22] escreveu Fisher.

A única maneira de virar pelo avesso a tapeçaria da teoria halstediana era realizar um estudo clínico controlado, para testar a mastectomia radical em comparação com a mastectomia simples e a nodulectomia aliada à radiação. Mas Fisher também sabia que a resistência a qualquer estudo desse gênero seria feroz. Encafurnados em suas salas de operação, os pés metidos nas próprias raízes da cirurgia radical, os acadêmicos, em sua grande maioria, muito provavelmente não iam querer colaborar.

Porém, outra pessoa naquela sala de operação estava acordando: o corpo eterizado, havia muito tempo calado, que jazia do outro lado do escalpelo — a *paciente* de câncer. No fim dos anos 1960, a relação entre médicos e pacientes sofrera mudança drástica. A medicina, que tinha sido considerada praticamente infalível em seu julgamento, mostrara profundas falibilidades — defeitos que pareciam adensar-se especificamente em torno de questões de saúde feminina. A talidomida, amplamente receitada para controlar a "náusea" e a "ansiedade" associadas à gravidez, foi rapidamente retirada do mercado em 1961, devido à sua propensão para causar graves deformidades fetais.[23] No Texas, Jane Roe (pseudônimo) processou o Estado por impedi-la de abortar seu feto numa clínica médica — abrindo o caso Roe contra Wade sobre aborto e realçando o complicado nexo entre Estado, autoridade médica e corpo feminino.[24] O feminismo político, em suma, dava à luz o feminismo médico — e o fato de uma das operações mais comuns e desfiguradoras realizadas no corpo da mulher nunca ter sido contestada nos tribunais parecia ainda mais perturbador para uma nova geração. "Não se submetam à mastectomia radical",[25] aconselhava Crile a suas pacientes em 1973.

E elas não se submeteram. Rachel Carson, autora de *Primavera silenciosa* e amiga íntima de Crile, recusou-se a fazer mastectomia radical (ela estava certa: seu câncer já se difundira pelos ossos e a cirurgia radical teria sido inútil).[26] Betty Rollin e Rose Kushner, ambas escritoras e jornalistas, também se recusaram, e logo seguiram os passos de Carson na contestação da cirurgia radical.[27] Rollin e Kushner — escritoras maravilhosas, provocadoras, realistas, sensatas, espirituosas — gostavam particularmente de contestar a ortodoxia da cirurgia. Inundaram jornais e revistas com editoriais e cartas e apareciam (quase sempre sem serem convidadas) em conferências médicas, onde importunavam destemidamente cirurgiões com perguntas sobre seus dados e sobre o fato de a mastectomia radical nunca ter sido submetida a uma prova. "Felizmente para as mulheres", escreveu Kushner, "[...] o costume cirúrgico está mudando."[28] Era como se a jovem citada por Halsted — a paciente que ele teria detestado desfigurar — despertasse da maca e começasse a perguntar por que, apesar de "detestar" fazê-lo, o cirurgião de câncer não hesitava em desfigurá-la.

Em 1967, estimulado pelo ativismo das pacientes e pela atenção pública em torno do câncer de mama, Fisher tornou-se novo diretor do National Surgical Adjuvant Breast and Bowel Project (NSABP), consórcio de hospitais-escola moldado, conscientemente, no grupo de leucemia de Zubrod, que faria um estudo clínico de larga escala sobre câncer de mama.[29] Quatro anos depois, o NSABP propôs testar a operação usando um estudo sistemático aleatório. Era, por coincidência, o 18º "aniversário" da descrição original da mastectomia radical de Halsted. A fé implícita e quase devocional numa teoria do câncer seria finalmente posta à prova. "O médico, por mais venerável que seja, deve aceitar o fato de que a experiência, por mais volumosa que seja, não pode ser utilizada como um indicador sensível de validade científica",[30] escreveu Fisher num artigo. Ele estava disposto a ter fé na sabedoria divina, mas não em Halsted como sabedoria divina. "Temos fé em Deus", disse ele bruscamente aos jornalistas. "Todos os outros precisam ter dados."[31]

Fisher precisou de dez anos para coletar esses dados. Recrutar pacientes para seu estudo foi muito difícil. "Convencer uma mulher a participar de um estudo clínico no qual teria a mama removida ou não era uma coisa muito difícil de fazer. Não era como testar a droga A contra a droga B",[32] ele lembrava.

Se as pacientes relutavam, os médicos mais ainda. Imersos na tradição da cirurgia radical, muitos cirurgiões americanos criaram obstáculos tão formidáveis ao recrutamento de pacientes que cirurgiões e pacientes canadenses foram acrescentados para completar o estudo. O estudo recrutou 1765 pacientes em 34 centros nos Estados Unidos e no Canadá. Pacientes foram divididas aleatoriamente em três grupos: o primeiro seria tratado com mastectomia radical; o segundo, com mastectomia simples; e o terceiro, com cirurgia complementada por radiação. Mesmo com todas as forças em marcha, anos se passaram para que se conseguisse recrutar os números adequados. Debilitado por forças dentro da própria cirurgia, o estudo NSABP-4 mal teve fôlego para se arrastar até o fim.

Em 1981, os resultados do estudo finalmente foram publicados.[33] Os índices de reincidência de câncer, recaída, mortes e metástases distantes eram estatisticamente idênticos nos três grupos. O grupo tratado com mastectomia radical pagara um alto preço em morbidade, mas não obteve nenhum benefício em termos de sobrevida, reincidência ou mortalidade.

Entre 1891 e 1981, nos quase cem anos de mastectomia radical, cerca de 500 mil mulheres foram submetidas a esse procedimento para "extirpar" o câncer. Muitas optaram por ele. Muitas foram obrigadas a fazê-lo. Outras tantas nem sequer se deram conta de que havia uma opção. Muitas ficaram permanentemente desfiguradas; outras viram na cirurgia uma bênção; algumas sofreram seus castigos bravamente, na crença de que haviam tratado seus cânceres da forma mais agressiva e definitiva possível. O "armazém de câncer" de Halsted espalhou-se muito além dos muros originais do Hopkins. Suas ideias penetraram a oncologia, impregnaram seu vocabulário, sua psicologia, seu rasgo distintivo, sua autoimagem. Quando a cirurgia radical caiu, uma cultura cirúrgica desabou com ela. Hoje a mastectomia radical raramente, talvez nunca, é realizada por cirurgiões.

"O oncologista risonho"

> *Poucos médicos neste país parecem envolvidos com aqueles efeitos colaterais da terapia do câncer que não representam risco de vida [...] Nos Estados Unidos, calvície, náusea e vômito, diarreia, veias entupidas, problemas financeiros, casamentos desfeitos, filhos perturbados, perda da libido, da autoestima e da imagem corporal pertencem ao campo de trabalho dos enfermeiros.*[1]
>
> — Rose Kushner

> *E é só arriscando a vida que se ganha a liberdade.*[2]
>
> — Hegel

A nefasta queda da cirurgia radical do seu pedestal talvez tenha feito os quimioterapeutas pararem para pensar. Mas eles também tinham suas próprias fantasias de radicalismo para concretizar, seu próprio arsenal radical para lançar contra o câncer. A cirurgia, tradicional machadinha de guerra no combate ao câncer, era considerada primitiva, indiscriminada e desgastante demais. Um "ataque quimioterápico em larga escala",[3] como disse um médico, era necessário para eliminar o câncer.

Toda batalha precisa de um campo simbólico, e se um espaço físico sintetizava as guerras do câncer no fim dos anos 1970, esse espaço era a enfermaria de quimioterapia. Era "nossa trincheira e nosso bunker",[4] um espaço marcado de forma indelével na história do câncer, lembra um quimioterapeuta. Entrar nessa enfermaria era adquirir cidadania automática — como diria Susan Sontag — no reino da doença.

O jornalista Stewart Alsop foi confinado numa dessas enfermarias do NIH em 1973 para tratamento de uma forma rara e não identificada de doença no sangue. Ao cruzar aqueles umbrais, o que ele viu foi uma versão saneada do inferno. "Ao andar pelo centro clínico do NIH, nos corredores ou no elevador, depara-se, de vez em quando, com um monstro humano, com um pesadelo de carne e osso, com uma face ou um corpo hediondamente deformado",[5] ele escreveu. Pacientes, mesmo quando disfarçados em trajes "civis", podem ser identificados pelo matiz alaranjado que a quimioterapia deixa na pele, sob a qual espreita a palidez única da anemia relacionada ao câncer. O espaço era uma espécie de limbo, sem nenhum jeito simples de escapar dele — nenhuma saída. No sanatório envidraçado, onde os pacientes andavam em seu tempo livre, lembrava-se Alsop, as janelas eram protegidas por pesadas telas de arame, para impedir que homens e mulheres confinados nas enfermarias pulassem dos balaústres e cometessem suicídio.

Uma amnésia coletiva prevalecia nessas enfermarias. Se recordar era um requisito fundamental de sobrevivência, esquecer também era. "Apesar de tratar-se de uma enfermaria de câncer", escreveu um antropólogo, "essa palavra era cuidadosamente evitada por funcionários e pacientes."[6] Os pacientes viviam de acordo com regulamentos — "papéis aceitos, rotina predeterminada, estímulos constantes".[7] O artifício da animação fabricada (uma exigência para soldados no campo de batalha) tornava essas enfermarias ainda mais dolorosamente desoladas: numa ala onde uma mulher morria de câncer de mama havia "paredes amarelas e alaranjadas nos corredores; faixas beges e brancas nos quartos dos pacientes".[8] No NIH, numa tentativa de injetar otimismo nas enfermarias, os uniformes das enfermeiras tinham botões de plástico amarelos, com o contorno de uma face sorridente de desenho animado.[9]

Essas enfermarias criavam não apenas uma câmara de isolamento psicológico, mas também um microambiente físico, uma bolha de esterilidade onde a teoria central da quimioterapia do câncer — a erradicação do câncer com bombardeios de drogas que desafiavam a morte — podia ser adequadamente testada. Era, inegavelmente, uma experiência. No NIH, escreveu Alsop com mordacidade, "salvar um paciente não é a missão essencial. Enormes esforços são feito para isso, ou pelo menos para prolongar a vida dele até o último momento possível. O objetivo primordial, porém, não é salvar a vida daquele paciente em particular, mas descobrir meios de salvar a vida de outros".[10]

Em alguns casos, a experiência funcionou. Em 1976, ano em que o estudo NSABP-4 atingia, a custo, o meio do caminho, uma nova droga, a cisplatina, apareceu. A cisplatina — forma abreviada de *cis-platinum* — era uma nova droga forjada a partir de uma antiga. Sua estrutura molecular, um átomo central de platina com quatro "braços" estendidos para fora, tinha sido descrita nos anos 1890. Mas os químicos não tinham descoberto uma aplicação para a cisplatina: a estrutura química, bela e satisfatoriamente simétrica, não tinha nenhuma utilidade óbvia para seres humanos. Fora guardada nas prateleiras do laboratório, em relativa obscuridade. Ninguém se dera ao trabalho de testar seus efeitos biológicos.

Em 1965, na Universidade Estadual de Michigan, um biofísico, Barnett Rosenberg, começou a investigar se correntes elétricas poderiam estimular a divisão celular das bactérias.[11] Rosenberg inventou um frasco bacteriano através do qual uma corrente elétrica poderia passar usando dois eletrodos de platina. Ao ligar a eletricidade, ele descobriu, espantado, que as células bacterianas pararam totalmente de se dividir. De início, supôs que a corrente elétrica fosse um agente ativo de inibição da divisão celular. Mas a eletricidade, como logo descobriu, era apenas um espectador. O eletrodo de platina tinha reagido com o sal e a solução bacteriana para gerar uma nova molécula capaz de deter o crescimento, que se difundira pelo líquido. Essa substância química era a cisplatina. Como todas as células, as bactérias precisavam reproduzir o DNA para se dividir. A cisplatina tinha atacado quimicamente o DNA com seus braços moleculares reagentes, realizando uma ligação cruzada e danificando a molécula de modo irreparável, obrigando as células a suspender sua divisão.

Para pacientes como John Cleland, a cisplatina era a síntese da nova fornada de medicamentos quimioterápicos agressivos dos anos 1970.[12] Em 1973, Cleland era um aluno de veterinária, de 22 anos, em Indiana. Em agosto daquele ano, dois meses depois de casar, descobriu um caroço que se expandia rapidamente em seu testículo direito. Foi a um urologista numa tarde de terça-feira de novembro. Na quinta-feira, levaram-no às pressas para a sala de operação. Saiu de lá com uma cicatriz que ia do abdômen ao esterno. O diagnóstico foi câncer de testículo metastático — câncer que migrara difusamente dos testículos para os linfonodos e os pulmões.

Em 1973, a taxa de sobrevida desse câncer era abaixo de 5%. Cleland ingressou na enfermaria da Universidade de Indiana e começou um tratamento com um jovem oncologista chamado Larry Einhorn. O regime — um coquetel desgastado e tóxico de três drogas chamado ABO, derivado dos estudos realizados pelo NCI nos anos 1960 — era apenas marginalmente eficaz. Cleland vivia entrando e saindo do hospital. Seu peso caiu de 71,5 para 48 kg. Um dia, em 1974, enquanto ainda fazia quimioterapia, sua mulher sugeriu que ele se sentasse do lado de fora para apreciar o entardecer. Cleland percebeu, envergonhado, que estava fraco demais para levantar-se. Foi levado para a cama como um bebê, chorando de constrangimento.

No outono de 1974, o regime ABO foi suspenso. Ele passou a receber outra droga igualmente ineficaz. Einhorn sugeriu uma medida de última hora: uma nova substância química chamada cisplatina. Outros pesquisadores tinham observado alguma reação em pacientes portadores de câncer de testículo tratados com a cisplatina como agente único, apesar de não ter sido duradoura. Einhorn queria combinar cisplatina com duas outras drogas para ver se melhorava a taxa de resposta.

Havia a incerteza de uma nova combinação e a certeza da morte. Em 7 de outubro de 1974, Cleland assumiu o risco: inscreveu-se como "paciente zero" do BVP, iniciais de um novo regime contendo bleomicina, vimblastina e cisplatina (o P da sigla vem de "platina"). Dez dias depois, quando voltou para seus exames de rotina, os tumores nos pulmões tinham sumido. Em êxtase e desconcertado, ele ligou para a mulher pelo telefone do hospital. "Não lembro o que eu disse, mas contei para ela."[13]

A experiência de Cleland era típica. Até 1975, Einhorn tinha tratado mais vinte pacientes com o regime e descoberto reações drásticas e sustentadas, inéditas na história dessa doença.[14] Einhorn apresentou seus dados na reunião anual de oncologistas realizada em Toronto no inverno de 1975. "Subir à tribuna foi como fazer o meu próprio passeio na Lua",[15] ele disse. Pelo fim do inverno de 1976, já se tornara claro que alguns desses pacientes não teriam recaída. Einhorn curara um câncer sólido com quimioterapia. "Foi inesquecível. Em minha ingenuidade, achei que aquela fosse a fórmula que esperávamos havia tanto tempo."[16]

A cisplatina não seria mesmo esquecida. A droga provocava uma náusea implacável, um mal-estar de força e qualidade tão penetrantes como raramente se vira na história da medicina: em média, pacientes tratados com ela vomitavam doze vezes por dia. (Nos anos 1970, havia poucas drogas eficazes no combate à náusea. A maioria dos pacientes precisava receber líquidos intravenosos para aguentar; alguns sobreviviam contrabandeando maconha, moderado antiemético, para as enfermarias de quimioterapia.) Em *Wit*, peça de Margaret Edson[17] que descreve acerbamente a batalha de uma mulher com câncer de ovário, uma professora de inglês que faz quimioterapia agarra uma bacia no piso da enfermaria, tentando vomitar numa agonia gutural (que lhe inspira o inesquecível comentário: "Vocês podem achar que meu vocabulário mudou para o anglo-saxão").[18] O culpado farmacológico à espreita por trás dessa cena é a cisplatina. Até hoje, enfermeiras em andares de oncologia que cuidavam de seus pacientes no começo dos anos 1980 (antes do advento de novos antieméticos que de alguma forma atenuaram o efeito da droga) ainda se lembram, vividamente, dos violentos sobressaltos de náusea que de repente acometiam pacientes e os jogavam no chão no esforço para vomitar. No jargão das enfermeiras, a droga ficou conhecida como "cisflatten", indicando que quem recebia uma dose da droga acabava estirado no chão.

Esses efeitos colaterais, por mais horríveis que fossem, eram considerados um pequeno preço a pagar por uma droga em tudo o mais miraculosa. A cisplatina era alardeada como o produto quimioterápico épico do fim dos anos 1970, o exemplo mais eloquente de como a cura do câncer exigia que os pacientes fossem levados à beira da morte. Em 1978, a quimioterapia com base na cisplatina era a última moda na farmacologia do câncer; todas as combinações imagináveis eram testadas em milhares de pacientes nos Estados Unidos. A substância cor de limão pingando através de tubos intravenosos era tão onipresente nas enfermarias quanto os pacientes que depois se agarravam a suas bacias, nauseados, para tentar vomitar.

Enquanto isso, o NCI convertia-se numa fábrica de toxinas. O influxo de dinheiro da Lei Nacional do Câncer estimulara vigorosamente o programa de descoberta de drogas do instituto, que se transformara num esforço ainda mais gigantesco, testando centenas de milhares de substâncias químicas por ano em busca de novas drogas citotóxicas. A estratégia de descoberta era empírica — jogar substâncias químicas em células cancerosas em tubos de ensaio e identificar as que matavam cânceres —, mas, àquela altura, descarada e audaciosamente empírica. A biologia do câncer ainda era mal compreendida. Porém, a noção de que até mesmo agentes citotóxicos genéricos descobertos, quase sempre por acidente, curariam o câncer tinha cativado a oncologia. "Queremos, necessitamos e buscamos melhor orientação, e estamos conseguindo", reconheceu Howard Skipper (colaborador de Frei e Freireich nos primórdios dos estudos da leucemia) em 1971, "mas não podemos nos dar ao luxo de sentar e esperar que as promessas de amanhã se materializem, quando podemos obter progresso gradual com as ferramentas hoje disponíveis."[19] A sedutora frase de Ehrlich — "bala mágica" — aparentemente tinha sido resumida. Nessa guerra só se precisava de "balas", mágicas ou não, para aniquilar o câncer.

Dessa maneira, substâncias químicas jorravam dos caldeirões do NCI, cada uma com personalidade própria. Havia o taxol,[20] um grama purificado da casca de uma centena de teixos do Pacífico, cuja estrutura molecular parecia um inseto com asas abertas. A adriamicina,[21] descoberta em 1969, era de um vermelho sanguíneo (produto responsável pelo matiz vermelho alaranjado que Alsop vira na enfermaria de câncer do NCI); mesmo em doses terapêuticas, podia provocar danos irreversíveis ao coração.[22] Etoposide[23] vinha de um fruto da venenosa mandrágora. A bleomicina,[24] que pode deixar cicatrizes nos pulmões rapidamente, era um antibiótico extraído de um bolor.

"Achávamos que descobriríamos a cura para o câncer com essas substâncias químicas?", indaga-se George Canellos. "Sim. O NCI era um lugar estimulante. O chefe [Zubrod] queria que os meninos passassem para tumores sólidos. Propus câncer de ovário. Outros propuseram câncer de mama. Queríamos começar a tratar de problemas clínicos maiores. Falávamos em curar o câncer quase como se não houvesse dúvidas."[25]

No meio dos anos 1970, a quimioterapia combinada em altas doses obteve outra vitória emblemática. O linfoma de Burkitt, tumor descoberto no leste da África (e dificilmente encontrado em crianças e adolescentes nos Estados Unidos e na Europa), foi curado com um coquetel de sete drogas, incluindo um primo molecular do nitrogênio mostarda — um regime inventado no NCI por Ian Magrath e John Ziegler.* A cura de outro tumor agressivo pela quimioterapia combinada aumentou a confiança do instituto — mais uma vez enfatizando a probabilidade de que uma "solução genérica" para o câncer tinha sido encontrada.

Acontecimentos fora do mundo da medicina também tinham impacto na oncologia, injetando sangue e energia novos no instituto. No começo dos anos 1970, jovens médicos que se opunham à Guerra do Vietnã invadiram o NCI.[26] (Devido a uma cláusula jurídica obscura, a inscrição num programa federal de pesquisa, como o NIH ou o NCI, isentava da convocação para a guerra, que era compulsória.) Soldados dispensados de uma batalha eram então direcionados para outra. "Nossos pedidos de inscrição dispararam. Esses novos residentes do instituto eram brilhantes e cheios de energia", disse Canellos. "Queriam realizar novos estudos clínicos, testar combinações de drogas. Era um lugar estimulante."[27] No NCI e em seus postos avançados acadêmicos mundo afora, nomes de regimes transformaram-se numa espécie de linguagem particular: ABVD, BEP, C-MOPP, ChlaVIP, CHOP, ACT.

"Não existe câncer que não seja potencialmente curável",[28] declarou à imprensa um quimioterapeuta especialista em ovário, muito seguro de si, durante uma conferência em 1979. "As chances em alguns casos são infinitesimais, mas ainda assim o potencial existe. Isso é tudo o que os pacientes precisam saber e tudo o que os pacientes querem saber."

Os cofres bastante reforçados do NCI também estimulavam estudos multi-institucionais enormes e dispendiosos, dando aos centros acadêmicos a oportunidade de apresentar combinações de drogas citotóxicas cada vez mais potentes. Hospitais de câncer, também fortalecidos por verbas do NCI, juntaram-se e tornaram-se eficientes máquinas de realização de estudos. Até 1979, o NCI tinha reconhecido vinte Centros Abrangentes de Câncer, espalhados por todo o país — enormes hospitais com imensas enfermarias dedicadas exclu-

---

* Muitos dos estudos clínicos patrocinados pelo NCI foram realizados em Uganda, onde o linfoma de Burkitt é endêmico em crianças.

sivamente ao câncer —, enfermarias dirigidas por equipes especializadas de cirurgiões e quimioterapeutas com o apoio de psiquiatras, patologistas, radiologistas, assistentes sociais e funcionários. Os comitês de revisão dos hospitais que aprovaram e coordenaram experimentos com seres humanos foram modernizados para que pesquisadores pudessem contornar as dilações institucionais.

Era tentativa e erro em gigantesca escala humana — com ênfase, como por vezes parecia, distintamente no erro. Um estudo patrocinado pelo NCI tentou ir mais longe do que Einhorn, dobrando a dose de cisplatina para tratar câncer de testículo. A toxicidade multiplicou-se, muito embora não houvesse efeitos terapêuticos adicionais. Em outro estudo particularmente tenaz, conhecido como estudo "oito-em-um", crianças com tumores cerebrais receberam oito drogas num único dia. Como era de prever, terríveis complicações surgiram. Quinze por cento dos pacientes precisaram de transfusão de sangue. Seis por cento foram hospitalizados com infecções que representavam risco de vida. Catorze por cento sofreram danos renais, três perderam a audição. Um paciente morreu de choque séptico. Mas apesar da penosa escalada de drogas e doses, a eficácia do regime continuou mínima. A maioria das crianças que participaram do teste morreu logo depois, tendo reagido apenas marginalmente à quimioterapia.[29]

Esse padrão repetiu-se com enfadonha regularidade em muitas formas de câncer. No câncer de pulmão metastático, por exemplo, descobriu-se que a combinação quimioterápica prolongava a sobrevida por três ou quatro meses; no câncer de cólon, por menos de seis meses; no câncer de mama, por cerca de doze. (Não quero depreciar o impacto de doze ou treze meses de sobrevida. Um ano a mais pode ter o significado de uma vida inteira para um homem ou mulher condenado à morte por câncer. Mas é preciso padecer de uma forma particularmente fanática de zelo para não reconhecer que isso estava longe de ser uma "cura".) Entre 1984 e 1985, a meio caminho da mais agressiva expansão da quimioterapia, quase 60 mil artigos foram publicados sobre o assunto em revistas médicas. Nenhum noticiou uma nova estratégia para a cura definitiva de um tumor sólido em estágio avançado exclusivamente mediante combinação quimioterápica.

Como cartógrafos lunáticos, os quimioterapeutas traçavam e retraçavam estratégias para aniquilar o câncer. A combinação que se mostrara eficiente na cura da doença de Hodgkin, MOPP, passou por todas as alterações imagináveis nos casos de câncer de mama, pulmão e ovário. Novas combinações entraram nos estudos clínicos — cada uma mais agressiva do que a antecessora, e cada uma identificada por um nome críptico, praticamente indecifrável. Rose Kushner (na época integrante do Conselho Consultivo Nacional do Câncer) alertou para o crescente distanciamento entre médicos e pacientes. "Quando os médicos dizem que os efeitos colaterais são toleráveis ou aceitáveis, estão falando de coisas que representam ameaça de vida",[30] ela escreveu. "Mas se alguém vomita a ponto de romper os vasos sanguíneos dos olhos [...] eles acham que não vale a pena mencionar [...] E certamente não dão a mínima importância à calvície dos pacientes [...] O oncologista risonho não sabe se seus pacientes vomitam ou não",[31] completa, sarcasticamente.

A linguagem do sofrimento partira-se, com o "oncologista sorridente" de um lado e seus pacientes do outro. Em *Wit*, de Edson — obra nada gentil com a profissão médica —, um jovem oncologista, embriagado com a arrogância do poder, personifica essa divisão ao recitar listas de drogas e combinações disparatadas enquanto sua paciente, a professora inglesa, observa muda de terror e raiva. "Hexametofosfacil com vinplatina para potenciar. Hex a trezentos miligramas por metro quadrado. Vin a cem. Hoje é o ciclo dois, dia três. Os dois ciclos com *dose completa*."[32]

Conhecendo o inimigo

Consta que se conhecemos nossos inimigos e a nós mesmos, não correremos perigo em cem batalhas; se não conhecemos nossos inimigos mas nos conhecemos, ganharemos uma e perderemos outra; se não conhecemos nossos inimigos nem a nós mesmos, correremos perigo em cada batalha.[1]

— Sun Tzu

Enquanto a armada da terapia citotóxica se preparava para batalhas ainda mais agressivas contra o câncer, algumas vozes discordantes começaram a se fazer ouvir na periferia. Essas vozes tinham a ver com dois temas comuns.

Primeiro, os dissidentes afirmavam que a quimioterapia indiscriminada, a descarga de tambores e mais tambores de drogas venenosas, não era a única estratégia de ataque ao câncer. Diferentemente do dogma predominante, as células cancerosas tinham vulnerabilidades exclusivas e específicas, que as tornavam bastante sensíveis a certas substâncias químicas que quase não tinham impacto sobre as células normais.

Segundo, essas substâncias químicas só poderiam ser descobertas com a revelação da biologia profunda de cada célula cancerosa. Terapias específicas para o câncer existiam, mas só poderiam ser conhecidas a partir da base, ou seja, com a resolução dos enigmas biológicos fundamentais de cada forma de câncer, e não de cima para baixo, com a maximização da quimioterapia citotóxica ou a descoberta empírica de venenos celulares. Para atacar uma célula cancerosa especificamente era preciso começar identificando seu comportamento biológico, sua constituição genética e suas vulnerabilidades únicas. A busca de balas mágicas precisava começar pela compreensão dos *alvos* mágicos do câncer.

A mais poderosa dessas vozes veio da mais improvável das fontes, um cirurgião urologista, Charles Huggins, que não era um biólogo especializado em células ou mesmo em câncer, mas um fisiologista interessado em secreções glandulares.[2] Nascido na Nova Escócia em 1901, Huggins estudou na faculdade de medicina de Harvard no começo dos anos 1920 (onde cruzou rapidamente com Farber) e treinou como cirurgião em Michigan. Em 1927, com 26 anos, foi nomeado para o corpo docente da Universidade de Chicago, como cirurgião urologista, especialista em doenças da bexiga, dos rins, dos genitais e da próstata.

A nomeação de Huggins dava ideia da confiança (e da arrogância) que havia na cirurgia: ele não tinha nenhum treinamento formal em urologia nem em cirurgia de câncer. Naquela época, a especialização cirúrgica ainda era um conceito fluido; se o sujeito fosse capaz de remover um apêndice ou um nódulo linfático de acordo com a filosofia reinante, então certamente aprenderia a extrair um rim. Dessa maneira, Huggins aprendeu urologia às pressas, devorando um manual em cerca de seis semanas. Chegou a Chicago cheio de otimismo, na expectativa de encontrar uma clínica movimentada e próspera. Mas sua nova clínica, instalada dentro de uma torre de pedra neogótica, permaneceu vazia durante todo o inverno. (A fluidez da especialização cirúrgica talvez não fosse tão tranquilizadora para os pacientes.) Cansado de decorar manuais e revistas especializadas numa sala de espera deserta e ventosa, Huggins mudou de ramo e instalou um laboratório para estudar doenças urológicas, enquanto os pacientes não apareciam na clínica.

Optar por uma especialização em medicina é também optar por um líquido corporal específico. Hematologistas têm o sangue. Hepatologistas têm a bile. Huggins tinha o líquido prostático: uma mistura fluida de sal e açúcar, cor de palha, que serve para lubrificar e nutrir o esperma. Sua fonte, a próstata, é uma pequena glândula localizada dentro do períneo, circundando a saída do trato urinário masculino. (Vesalius foi o primeiro a identificá-la e incluí-la na anatomia humana.) Do tamanho e da forma de uma noz é, ainda assim, local ferozmente disputado pelo câncer. O câncer de próstata representa 1/3 de todos os casos de incidência de câncer em homens — seis vezes o número de casos de leucemia e linfoma. Em autópsias de homens de mais de sessenta anos, quase um em cada três apresenta algum sinal de malignidade prostática.[3]

Mas, embora seja muito comum, o câncer de próstata é altamente variável em sua trajetória clínica. A maioria dos casos é indolente — homens idosos em geral morrem *com* câncer de próstata, em vez de morrerem *de* câncer de próstata —, mas em outros pacientes a doença pode ser agressiva e invasiva, capaz de eclodir em dolorosas lesões nos ossos e linfonodos quando em fase avançada, metastática.

Huggins, portanto, estava bem menos interessado em câncer do que na fisiologia do líquido prostático. Sabia-se que os hormônios femininos, como o estrogênio, controlavam o crescimento do tecido mamário. Será que os hormônios masculinos, por analogia, controlavam o crescimento do tecido prostático — regulando a secreção do seu principal produto, o líquido prostático? No fim dos anos 1920, Huggins inventou um aparelho para coletar preciosas gotas de líquido prostático de cães. (Ele desviava a urina inserindo um cateter na bexiga e suturava um tubo coletor na saída da glândula prostática.) Foi a única inovação cirúrgica que ele introduziu durante a vida inteira.

Huggins agora tinha uma ferramenta para medir a função prostática. Ele descobriu que se retirasse cirurgicamente os testículos de cães — e eles ficassem privados do hormônio testosterona — a glândula prostática virava-se para dentro e encolhia, e a formação de secreção cessava bruscamente. Se injetasse nos cães castrados testosterona purificada, o hormônio exógeno impedia que a próstata encolhesse. As células prostáticas, portanto, dependiam seriamente do hormônio testosterona para seu crescimento e sua função. Hormônios sexuais femininos mantinham vivas as células mamárias; hormônios masculinos tinham efeito semelhante nas células prostáticas.

Huggins queria mergulhar fundo no metabolismo da testosterona e da célula prostática, mas sua experiência foi atrapalhada por um problema peculiar. Pelo que se sabe, cães, seres humanos e leões são os únicos animais a desenvolver câncer de próstata, e cães com tumores de tamanho considerável continuaram aparecendo no laboratório durante seus estudos. "Foi desagradável descobrir um cão com tumor prostático durante o estudo metabólico",[4] escreveu. Seu primeiro impulso foi excluir o cão acometido de câncer do seu estudo e insistir no objetivo de coletar líquido, mas uma pergunta surgiu em sua mente. Se a privação de testosterona podia fazer as células de uma próstata normal encolherem, qual seria o efeito da privação de testosterona nas células cancerosas?

A resposta, como qualquer biólogo especializado em câncer poderia lhe ter dito, era quase certa: muito pequeno. Células cancerosas, afinal de contas, eram desordenadas, desinibidas e alteradas — respondendo apenas às combinações de drogas mais agressivas. Os sinais e hormônios que regulavam células normais foram, muito tempo antes, postos de lado; o que restou foi uma célula empenhada em dividir-se com uma fecundidade tão patológica e autônoma que apagara qualquer lembrança de normalidade.

Mas Huggins sabia que certas formas de câncer não obedeciam a esse princípio. Variações do câncer de tireoide, por exemplo, continuavam a fabricar hormônio tireoidiano; apesar de cancerosas, essas células lembravam suas formas anteriores. Huggins descobriu que as células de câncer de próstata retinham uma "memória" fisiológica de suas origens. Quando removeu os testículos de cães portadores de câncer de próstata, com isso privando agudamente as células cancerosas de testosterona, os tumores diminuíram em poucos dias. Na verdade, se as células prostáticas normais dependiam de testosterona para sobreviver, então as células prostáticas malignas eram quase viciadas no hormônio — tanto que a retirada súbita agiu como a mais potente droga terapêutica imaginável. "O câncer não é, necessariamente, autônomo, nem se perpetua intrinsecamente por conta própria",[5] escreveu Huggins. "Seu crescimento pode ser sustentado e propagado pela função hormonal do hospedeiro."[6] A relação entre a sustentação do crescimento de células normais e de células cancerosas estava mais próxima que antes imaginado: o câncer podia ser alimentado e nutrido pelas células do nosso próprio corpo.

A castração cirúrgica, felizmente, não era o único meio de matar de fome as células prostáticas cancerosas. Se hormônios masculinos impulsionavam o crescimento dessas células, raciocinou Huggins, então, em vez de eliminar os hormônios masculinos, não seria melhor induzir o câncer a pensar que o corpo era "feminino" pela supressão do efeito da testosterona?

Em 1929, o bioquímico Edward Doisy tinha tentado identificar os fatores hormonais no ciclo estral das fêmeas.[7] Doisy coletara centenas de galões de urina de mulheres grávidas em enormes barris de cobre, depois extraíra alguns miligramas de um hormônio chamado estrogênio. Essa extração deflagrou uma corrida para produzir estrogênio ou um análogo em grandes quantidades. Em meados dos anos 1940, diversos laboratórios e empresas farmacêuticas, na briga pelo mercado da "essência da feminilidade", correram para sintetizar análogos do estrogênio, ou para descobrir novas formas de purificá-lo de maneira eficiente. As duas versões mais usadas da droga eram o dietilestilbestrol, ou DES,[8] estrogênio artificial sintetizado quimicamente por bioquímicos em Londres, ou premarin,[9] estrogênio natural purificado da urina de éguas em Montreal. (O análogo sintético, DES, voltará em forma mais ameaçadora nas páginas subsequentes.)

Tanto o premarin (cujo nome deriva da expressão inglesa "*pregnant mare urine*", urina de égua prenhe) como o DES foram comercializados inicialmente como elixires para cura da menopausa. Mas para Huggins a existência de estrogênios sintéticos sugeriu um uso bem diferente: eles poderiam ser injetados para "feminizar" o corpo masculino e deter a produção de testosterona em pacientes com câncer de próstata.[10] Huggins chamou o método de "castração química". E, mais uma vez, as respostas foram notáveis. Como acontecia com a castração cirúrgica, pacientes portadores de câncer de próstata agressivo quimicamente castrados com hormônios feminizantes responderam rápido à terapia, em geral com efeitos colaterais mínimos. (A principal queixa dos homens era a ocorrência de lampejos de calor próprios da menopausa.) O câncer de próstata não foi curado por esses esteroides; inevitavelmente, os pacientes tinham recaídas do câncer que se tornara resistente à hormonoterapia. Mas as remissões, que em geral se prolongavam por meses, provaram que a manipulação hormonal poderia sufocar o crescimento de um câncer dependente de hormônio. Para produzir a remissão de um câncer, não seria preciso recorrer a um veneno celular genérico (como a cisplatina ou o nitrogênio mostarda).

Se era possível praticamente matar o câncer de próstata de fome privando-o de testosterona, será que essa privação hormonal poderia ser aplicada para matar de fome outro câncer dependente de hormônio? Havia pelo menos um candidato óbvio — o câncer de mama. No fim dos anos 1890, um intrépido cirurgião escocês chamado George Beatson, tentando inventar novos métodos cirúrgicos para tratar o câncer de mama, tinha aprendido com os pastores das Terras Altas da Escócia que a remoção dos ovários das vacas alterava sua capacidade de produzir leite e mudava a qualidade de seus úberes. Beatson não sabia em que se baseava o fenômeno (o estrogênio, hormônio ovariano, ainda não tinha sido descoberto por Doisy), mas, intrigado pela inexplicável ligação entre ovários e mamas, tinha retirado cirurgicamente os ovários de três mulheres com câncer de mama.[11]

Numa época em que os circuitos hormonais entre o ovário e a mama ainda não tinham nem chegado perto de ser estabelecidos, aquilo era indescritivelmente inortodoxo — como remover tecido pulmonar para curar uma lesão no cérebro. Mas para espanto de Beatson seus três casos apresentaram memoráveis respostas à retirada do ovário — os tumores de mama diminuíram drasticamente. Quando cirurgiões em Londres tentaram reproduzir a façanha num grupo maior de mulheres, entretanto, a operação teve resultados mais variados: cerca de 2/3 das mulheres reagiram.[12]

A imprevisível qualidade dos benefícios deixou confusos os fisiologistas do século XIX. "É impossível afirmar de antemão se a operação trará qualquer benefício, pois seus efeitos são bastante incertos",[13] escreveu um cirurgião em 1902. Como podia ser que a remoção cirúrgica de um órgão distante afetasse o crescimento do câncer? E por que só em uma fração dos casos houve reação? O fenômeno quase lembrava a história de um misterioso fator humoral que circulava no corpo — a bile negra de Galeno. Mas por que esse fator humoral só era ativo em certas mulheres com câncer de mama?

Quase três décadas depois, a descoberta do estrogênio por Doisy ofereceu uma resposta parcial à primeira pergunta. Como acontece com a testosterona na próstata normal, o estrogênio, como logo foi demonstrado, era fator vital na manutenção do tecido mamário normal. O câncer de mama também era alimentado pelo estrogênio dos ovários? Em caso afirmativo, o quebra-cabeça de Beatson ainda não tinha sido resolvido: por que alguns cânceres de mama respondiam à retirada do ovário e outros não?

Em meados dos anos 1960, trabalhando estreitamente com Huggins, um jovem químico de Chicago, Elwood Jensen, chegou ainda mais perto de solucionar a charada de Beatson.[14] Ele começou seus estudos não pelas células cancerosas, mas pela fisiologia normal do estrogênio. Hormônios, como Jensen sabia, trabalhavam vinculando-se a um receptor numa célula-alvo, mas o receptor do estrogênio continuava esquivo. Usando uma versão radioativamente classificada do hormônio como isca para capturar o receptor que fazia o vínculo com o estrogênio nas células mamárias normais, Jensen encontrou em 1968 a molécula responsável por vincular o estrogênio a uma célula e transmitir seu sinal para ela.

Jensen agora queria saber se as células cancerosas da mama também tinham tal receptor. Inesperadamente, algumas tinham, outras não. A rigor, os casos de câncer de mama podiam ser claramente divididos em dois tipos — os com células cancerosas que expressavam altos níveis desse receptor e os que expressavam baixos níveis, tumores "ER-positivos" e tumores "ER-negativos".

As observações de Jensen sugeriam uma possível solução para o enigma de Beatson. Talvez a acentuada variação de respostas das células mamárias cancerosas à remoção ovariana dependesse de as células cancerosas expressarem ou não o receptor de estrogênio. Os tumores ER-positivos, por terem o receptor, retinham a "fome" de estrogênio. Já os ER-negativos haviam se livrado tanto do receptor como da dependência de hormônio. Tumores ER-positivos, portanto, responderam à cirurgia de Beatson, sugeriu Jensen, enquanto os ER-negativos foram indiferentes a ela.

A maneira mais simples de provar essa teoria era fazer um experimento — realizar cirurgias de Beatson em mulheres com tumores ER-positivos e ER-negativos e determinar se o status de receptor das células cancerosas era indicativo de que responderiam. Mas o procedimento cirúrgico saíra de moda. (A retirada do ovário causava muitos outros efeitos colaterais graves, como a osteoporose.[15]) Uma opção era usar um meio *farmacológico* de inibir a função do estrogênio, uma versão feminina da castração química, à maneira de Huggins.

Mas Jensen não tinha essa droga. A testosterona não funcionava, e não havia nenhum "antiestrogênio" sintético em fase de desenvolvimento. Em sua teimosa busca de curas para a menopausa e de novos agentes contraceptivos (usando estrogênios sintéticos), empresas farmacêuticas tinham abandonado a ideia de desenvolver antiestrogênios para o câncer. Numa época obcecada com a hipnótica promessa da quimioterapia citotóxica, como disse Jensen, "havia pouco entusiasmo pelo desenvolvimento de terapias [hormonais] endócrinas para tratar o câncer. [Achava-se] que a combinação quimioterápica tinha mais probabilidade de êxito na cura não apenas do câncer mamário, mas de outros tumores sólidos".[16] Desenvolver um antiestrogênio, antagonista do mítico elixir da juventude feminina, era amplamente considerado perda de esforço, dinheiro e tempo.

Quase ninguém prestou atenção quando uma equipe de químicos britânicos da Imperial Chemical Industries (ICI) registrou a patente da substância química chamada ICI 46474, ou tamoxifeno, em 13 de setembro de 1962.[17] Originariamente inventado como pílula anticoncepcional, o tamoxifeno fora sintetizado por uma equipe chefiada pelo biólogo especializado em hormônios Arthur Walpole e por uma química de substâncias sintéticas, Dora Richardson, ambos integrantes do "programa de controle da fertilidade" da ICI.[18] Mas apesar de estruturalmente projetado para ser um potente estimulador de estrogênio — seu esqueleto alado, que lembra um pássaro, desenhado para se empoleirar perfeitamente nos braços abertos do receptor de estrogênio —, o tamoxifeno acabou produzindo efeito exatamente oposto:[19] em vez de ligar o sinal estrogênico, requisito de qualquer droga anticoncepcional, ele surpreendentemente desligou-o em muitos tecidos. Tratava-se de um *antagonista* do estrogênio — por isso tido como droga praticamente inútil.

Todavia, a ligação entre drogas para fertilidade e câncer preocupava Walpole. Ele sabia das experiências de Huggins com castração cirúrgica para câncer de próstata. Sabia também do enigma de Beatson — quase solucionado por Jensen. As propriedades antiestrogênicas de sua nova droga levantaram uma possibilidade intrigante. O ICI 46474 talvez fosse um anticoncepcional inútil, mas quem sabe, ele pensou, pudesse ser de utilidade contra o câncer de mama.[20]

Para testar a ideia, Walpole e Richardson procuraram um colaborador clínico. O lugar natural para esse tipo de estudo era óbvio: o vasto Hospital Christie, em Manchester, centro oncológico de renome mundial, que ficava a uma curta viagem de carro pelas ondulantes colinas de Cheshire do campus de pesquisas do ICI em Alderley Park. E havia uma colaboradora natural: Mary Cole, oncologista e radioterapeuta de Manchester, com interesse especial em câncer de mama. Conhecida carinhosamente como Moya por pacientes e colegas, Cole tinha fama de irascível, meticulosa e intensamente dedicada a seus pacientes. Comandava uma enfermaria lotada de mulheres portadoras de câncer de mama em estado avançado, metastático, muitas delas despencando inexoravelmente para a morte. Mary Cole estava disposta a tentar qualquer coisa — mesmo um anticoncepcional posto de lado — para salvar a vida dessas mulheres.[21]

O estudo clínico de Cole teve início no Christie, no fim do verão de 1969. Quarenta e seis mulheres com câncer de mama foram tratadas com comprimidos de ICI 46474. Cole esperava pouco da droga — no máximo uma resposta parcial. Mas em dez pacientes a resposta foi quase de imediato óbvia. Tumores de mama diminuiram visivelmente. Metástases do pulmão também. A dor nos ossos desapareceu aos poucos e os linfonodos abrandaram.

Como os pacientes de Huggins portadores de câncer de próstata, muitas mulheres que responderam à droga tiveram recaídas. Mas o êxito do estudo foi indiscutível — e a prova do princípio, histórica. Uma droga usada para atingir uma trajetória específica numa célula cancerosa — não um veneno celular genérico descoberto empiricamente por tentativa e erro — tinha obtido a remissão de tumores metastáticos.

A jornada do tamoxifeno voltou ao ponto de partida num laboratório farmacêutico pouco conhecido de Shrewsbury, Massachusetts. Em 1973, V. Craig Jordan, bioquímico que trabalhava no laboratório da Worcester Foundation (instituto de pesquisa dedicado ao desenvolvimento de novos anticoncepcionais), investigou o padrão dos cânceres que respondiam e dos que não respondiam à terapia com tamoxifeno.[22] Jordan usou uma simples técnica molecular de tingir células mamárias cancerosas para o receptor de estrogênio que Elwood Jensen descobrira em Chicago. Com o resultado da experiência, a solução do enigma de Beatson finalmente foi encontrada. As células cancerosas que expressavam o receptor de estrogênio mostraram-se altamente sensíveis ao tamoxifeno, enquanto as que não tinham o receptor de estrogênio mostraram-se indiferentes. A razão das respostas escorregadias e imprecisas em mulheres com câncer de mama observadas quase um século antes na Inglaterra agora estava clara. As células que expressavam o receptor de estrogênio podiam vincular o tamoxifeno, e a droga, um antagonista do estrogênio, impedia a resposta ao estrogênio, mas por causa disso impedia o crescimento celular. Já as células ER-negativas não tinham o receptor para a droga, por isso eram insensíveis a ela. O esquema tinha uma simplicidade convincente. Pela primeira vez na história do câncer, uma droga, seu alvo e uma célula cancerosa tinham sido associadas por uma lógica primária de processamento molecular.

Cinzas de Haslted

Eu preferiria ser cinza a ser pó.[1]
— Jack London

Você vai me expulsar se eu não melhorar?[2]
— Paciente de câncer a seu médico, nos anos 1960

O estudo clínico de Moya Cole com tamoxifeno foi projetado, inicialmente, para tratar mulheres portadoras de câncer de mama já em estágio avançado, metastático. Mas, enquanto o estudo prosseguia, Cole começou a se perguntar se não haveria uma estratégia alternativa. Estudos clínicos de novas drogas contra o câncer tendem a incluir, inexoravelmente, pacientes cada vez mais enfermos (quando a notícia de uma nova droga se espalha, mais e mais pacientes desesperados se entregam a esforços de última hora para salvar a vida). Mas Cole inclinava-se a andar na direção contrária. E se mulheres com tumores em estágios iniciais fossem tratadas com tamoxifeno? Se uma droga podia deter a progressão de cânceres difusamente metastáticos e cânceres agressivos no estágio IV, será que não funcionaria ainda melhor em cânceres de mama localizados, no estágio II, difundidos apenas por linfonodos regionais?

Involuntariamente, Cole voltara ao ponto de partida da lógica de Halsted, que tinha inventado a mastectomia radical com base na premissa de que o câncer de mama em estágio inicial precisava ser atacado exaustiva e definitivamente — "limpando" cirurgicamente qualquer possível reservatório da doença, mesmo quando não havia sinal visível de câncer. O resultado tinha sido a grosseira e desfiguradora mastectomia, impingida de forma indiscriminada a mulheres, mesmo com tumores pequenos e localmente restritos, para prevenir recidivas e metástases em órgãos distantes. Cole agora se perguntava se Halsted tinha tentado limpar os estábulos de Áugias do câncer com as melhores intenções, mas com as ferramentas erradas. A cirurgia não era capaz de eliminar reservatórios de câncer invisíveis. Porém, talvez fosse preciso uma substância química poderosa — uma *terapia sistêmica*, o "depois do tratamento" sonhado por Willy Meyer em 1932 — que pudesse obter o mesmo efeito no câncer de mama em estágio inicial.

Uma variante dessa ideia já tinha fascinado um grupo de pesquisadores renegados no NCI, mesmo antes de o tamoxifeno despontar no horizonte. Em 1963, quase uma década antes de Moya Cole completar suas experiências em Manchester, um oncologista do NCI de 33 anos, Paul Carbone,[3] dera início a um estudo clínico para ver se a quimioterapia teria eficácia quando administrada em mulheres *depois* de um tumor primário em estágio inicial ter sido removido por completo cirurgicamente — ou seja, em mulheres sem resto visível de tumor no corpo. Carbone se inspirara no santo padroeiro dos renegados do NCI: Min Chiu Li, o pesquisador que fora expulso do instituto por tratar mulheres com tumores placentários administrando-lhes metotrexato bem depois de os tumores terem desaparecido.

Li tinha sido mandado embora com desonra, mas a estratégia que o arruinara — o uso de quimioterapia para "limpar" o corpo de tumores residuais — ganhara crescente respeitabilidade no instituto. Em seu pequeno estudo, Carbone descobriu que a complementação da cirurgia com a quimioterapia reduzia o índice de recaída do câncer de mama. Para descrever essa forma de tratamento, Carbone e sua equipe usaram a palavra *adjuvante*, do termo que em latim significa "ajudar". A quimioterapia adjuvante, segundo conjecturava Carbone, poderia ser o pequeno ajudante do cirurgião. Erradicaria depósitos de câncer microscópicos deixados pela cirurgia, extirpando, com isso, qualquer reservatório de malignidade remanescente no corpo no câncer de mama em estágio inicial — em essência, completando a hercúlea tarefa de "limpeza do câncer" que Halsted propusera.

Mas os cirurgiões não queriam ser ajudados por ninguém — menos ainda por quimioterapeutas. Em meados dos anos 1960, quando a cirurgia radical estava cada vez mais sitiada, a maioria dos cirurgiões de mama começava a ver os quimioterapeutas como rivais distanciados, em quem não se podia confiar, principalmente quando se tratava de melhorar resultados cirúrgicos. E como os cirurgiões praticamente dominavam o campo do câncer de mama (e viam todas as pacientes depois do diagnóstico), Carbone não pôde ampliar seu estudo pela dificuldade de recrutar pacientes. "Exceto por uma ou outra mulher que fora submetida a mastectomia no NCI [...] o estudo nunca decolou",[4] lembrava-se Carbone.

Mas Carbone encontrou uma alternativa. Evitado pelos cirurgiões, ele se voltou para o cirurgião que evitara seus próprios compatriotas — Bernie Fisher, o homem que se vira no meio da controvérsia dos testes de cirurgia radical de mama. Fisher interessou-se de imediato pela ideia de Carbone. Na verdade, ele vinha tentando realizar estudos clínicos na mesma linha — combinação quimioterápica com mastectomia. Mas mesmo ele só era capaz de comprar uma briga de cada vez. Com seu próprio estudo, o NSABP-4 (que comparava a cirurgia radical à não radical),[5] enfrentando dificuldades para prosseguir, não seria fácil para ele convencer cirurgiões a participar de um estudo que combinasse quimioterapia e cirurgia radical no tratamento do câncer de mama.

Uma equipe italiana foi socorrê-los. Em 1972, quando o NCI vasculhava o país à procura de um lugar onde a quimioterapia adjuvante depois da cirurgia pudesse ser testada,[6] o oncologista Gianni Bonadonna foi a Bethesda visitar o instituto. Educado, atraente e sofisticado, vestindo impecáveis ternos milaneses feitos sob encomenda, Bonadonna causou ótima impressão no NCI. Soube por Canellos e Carbone que eles vinham testando combinações de drogas para tratar câncer de mama em estágio avançado e descobriram um preparado que talvez funcionasse: citoxan (primo do nitrogênio mostarda), metotrexato (variante da aminopterina de Farber) e fruorouracil (inibidor de síntese de DNA). O regime, chamado CMF, podia ser tolerado com efeitos colaterais relativamente mínimos, mas era suficientemente ativo, quando em combinação, para combater tumores microscópicos — droga ideal para ser usada como adjuvante em câncer de mama.

Bonadonna trabalhava num grande centro oncológico de Milão chamado Istituto Tumori, onde fizera amizade com o principal cirurgião de mama, Umberto Veronesi. Convencidos por Carbone (que ainda lutava para fazer um estudo semelhante nos Estados Unidos), Bonadonna e Veronesi, aparentemente única dupla de cirurgião e quimioterapeuta que se falava, propuseram um grande estudo clínico aleatório para analisar os efeitos da quimioterapia depois de uma cirurgia de câncer de mama em estágio inicial. Conseguiram imediatamente contrato para realizar o estudo pelo NCI.

A ironia dessa concessão dificilmente teria passado despercebida pelos pesquisadores do instituto. Nos Estados Unidos, o cenário da medicina oncológica tornara-se tão profundamente dividido por disputas internas que o mais importante estudo de quimioterapia citotóxica patrocinado pelo NCI e lançado depois do anúncio da guerra contra o câncer teve de ser transferido para outro país.

Bonadonna começou seu estudo no verão de 1973. No começo do inverno, ele tinha escolhido aleatoriamente quase quatrocentas mulheres — metade não seria submetida a nenhum tratamento, metade seria submetida a tratamento com CMF. O apoio de Veronesi foi fundamental, mas outros cirurgiões de mama demonstraram pouco interesse. "Os cirurgiões não eram apenas céticos", lembrava-se Bonadonna.

> Eram hostis. Não queriam saber. Naquela época, havia pouquíssimos quimioterapeutas, e eles não eram bem-vistos. A atitude dos cirurgiões era: "Quimioterapeutas administram drogas em doenças em estágio avançado, [ao passo que] cirurgiões operam, o que resulta em remissões completas que duram toda a vida do paciente" [...] Cirurgiões raramente voltavam a ver seus pacientes, e acho que eles não queriam saber quantos tinham se dado bem apenas com a cirurgia. Era questão de prestígio.[7]

Numa nublada manhã do inverno de 1975, Bonadonna tomou o avião para Bruxelas a fim de apresentar seus resultados numa conferência de oncologistas europeus. O estudo acabara de completar seu segundo ano. Mas os dois grupos, informou Bonadonna, já estavam claramente divididos. Quase metade das mulheres tratadas sem nenhuma terapia tinha sofrido recaída. Em contraste, apenas 1/3 das mulheres tratadas com o regime adjuvante teve recaída. A quimioterapia adjuvante prevenira reincidência de câncer em aproximadamente uma em cada seis mulheres tratadas.

A notícia era tão inesperada que foi recebida em silêncio por uma plateia impressionada. A apresentação de Bonadonna abalara a terra firme da quimioterapia do câncer. Só no voo de volta para Milão, a mais de 3 mil metros de altura, ele finalmente foi inundado por perguntas de outros pesquisadores que viajavam com ele.

O notável estudo milanês de Gianni Bonadonna deixou no ar uma pergunta que suplicava por uma resposta. Se a quimioterapia adjuvante CMF era capaz de ajudar mulheres com câncer de mama em estágio inicial, será que o adjuvante tamoxifeno — a outra droga ativa contra câncer de mama estabelecida pelo grupo de Cole — ajudaria mulheres com câncer de mama ER-positivo que tivesse sido retirado cirurgicamente? Moya Cole estava instintivamente certa ao tratar câncer de mama em estágio inicial com terapia antiestrogênio?

Bernie Fisher, apesar de enredado em diversos estudos clínicos, não poderia resistir à tentação de responder a essa pergunta.[8] Em janeiro de 1977, cinco anos depois que Cole publicou seus resultados sobre o tamoxifeno em câncer metastático, Fisher recrutou 1891 mulheres portadoras de câncer de mama com receptor de estrogênio positivo (ER-positivo) que se havia espalhado pelos nódulos axilares. Ele tratou metade com tamoxifeno adjuvante e metade sem. Em 1981, os dois grupos já tinham divergido amplamente. O tratamento com tamoxifeno depois da cirurgia reduzira a reincidência de câncer quase 50%. O efeito foi particularmente pronunciado entre mulheres acima de cinquenta anos — grupo mais resistente aos regimes comuns de quimioterapia, e com maior probabilidade de voltar a ter câncer de mama agressivo e metastático.

Três anos depois, em 1985, quando Fisher voltou a analisar as curvas divergentes de recidiva e sobrevida, o efeito do tratamento com tamoxifeno foi ainda mais drástico. Entre as mais de quinhentas mulheres acima de cinquenta anos designadas para cada grupo, o tamoxifeno tinha impedido 55 recaídas e mortes. Fisher havia alterado a biologia do câncer de mama depois da cirurgia usando uma droga hormonal dirigida, com efeitos colaterais praticamente insignificantes.

No começo dos anos 1980, novos e bravos paradigmas de tratamento surgiram das cinzas de outros. A fantasia alimentada por Halsted de atacar cânceres em estágio inicial renasceu na forma de terapia adjuvante. A "bala mágica" de Ehrlich contra o câncer reencarnou como terapia anti-hormonal para câncer de mama e de próstata.

Nenhum desses métodos de tratamento apregoava ser uma cura completa. A terapia adjuvante e a terapia hormonal não costumavam eliminar o câncer. A terapia hormonal produzia remissões prolongadas, que podiam se estender por anos ou mesmo décadas. A terapia adjuvante era basicamente um método de limpeza para purgar o corpo de células cancerosas residuais; prolongava a sobrevida, mas com o tempo muitos pacientes tinham recaídas. No fim, geralmente depois de décadas de remissão, cânceres resistentes à quimioterapia e ao hormônio cresciam, apesar de intervenções prévias, deixando de lado o equilíbrio estabelecido durante o tratamento.

Mas, apesar de essas alternativas não oferecerem curas definitivas, muitos princípios importantes da biologia e da terapia do câncer foram firmemente cimentados naqueles poderosos estudos clínicos. Primeiro, como Kaplan descobrira com relação à doença de Hodgkin, esses estudos mais uma vez deixaram impressa a mensagem de que o câncer era imensamente heterogêneo. Cânceres de mama e de próstata vinham numa variedade de formas, cada uma com seu comportamento biológico único. A heterogeneidade era genética: no câncer de mama, por exemplo, algumas variantes respondiam ao tratamento hormonal, enquanto outras eram indiferentes ao hormônio. E a heterogeneidade era anatômica: alguns cânceres localizavam-se na mama quando detectados, enquanto outros tinham propensão a se espalhar por órgãos distantes.

Segundo, ajudaram a compreender que a heterogeneidade tinha profundas consequências. "Conhece teu inimigo", diz o adágio, e os estudos de Fisher e Bonadonna tinham mostrado que era essencial conhecer o câncer o melhor possível antes de tratá-lo. A meticulosa separação do câncer de mama em distintos estágios, por exemplo, foi pré-requisito essencial para o êxito do estudo de Bonadonna: o câncer de mama em estágio inicial não poderia ser tratado como câncer de mama em estágio avançado. A meticulosa separação de cânceres ER-positivos e ER-negativos foi crucial para o estudo de Fisher: se o tamoxifeno tivesse sido testado indiscriminadamente em cânceres de mama ER-negativos, a droga teria sido descartada como inútil.

A compreensão matizada do câncer ressaltada pelos estudos clínicos teve efeito moderador sobre a medicina oncológica. Como disse Frank Rauscher, diretor do NCI, em 1985: "Éramos todos mais ingênuos dez anos atrás. Esperávamos que uma única aplicação de drogas resultasse num dramático benefício. Agora entendemos que é muito mais complicado. As pessoas estão otimistas, mas não esperamos uma goleada. Neste momento, as pessoas ficariam felizes com uma vitória simples".[9]

Mas a potência metafórica da noção de combater e eliminar o câncer de forma relativamente indiscriminada (uma causa, uma cura) ainda fascinava oncologistas. A quimioterapia adjuvante e a terapia hormonal foram tréguas declaradas na batalha — sinais, apenas, de que um ataque mais agressivo era necessário. A tentação de exibir todo o equipamento de drogas citotóxicas — de empurrar o corpo até a beira da morte para livrá-lo de suas vísceras malignas — ainda era irresistível. Assim, a medicina do câncer prosseguiu, mesmo à custa da santidade, da saúde ou da segurança. Encorajados pela autoconfiança, transbordantes de presunção e hipnotizados pela potência dos remédios, oncologistas empurravam seus pacientes — e discípulos — até a beira do desastre. "Vamos envenenar de tal maneira a atmosfera do primeiro ato", alertou o biólogo James Watson, falando do futuro do câncer em 1977, "que nenhuma pessoa decente vai querer ver a peça até o fim."[10]

Para muitos pacientes presos no primeiro ato, não havia escolha senão ver a maligna peça até o fim.

"*Mais é mais*", disse-me a filha de uma paciente, em tom áspero. (Eu lhe sugerira, delicadamente, que, para alguns pacientes com câncer, menos podia ser mais.) A paciente era uma italiana idosa, com um câncer de fígado que se espalhara em metástases pelo abdômen. Ela viera do Massachusetts General Hospital em busca de quimioterapia, cirurgia ou radiação — se possível, as três. Falava de modo hesitante, com forte sotaque, fazendo pausas entre as palavras para recuperar o fôlego. Sua pele tinha um matiz cinza-amarelado, que eu temia que se transformasse num amarelo-vivo se o tumor lhe obstruísse o duto da bile e o sangue começasse a encher-se de pigmentos. Cansada, ela cochilava o tempo todo, mesmo durante os exames. Pedi-lhe que erguesse bem a palma da mão, como se estivesse mandando o trânsito parar, à procura de sinais de um sutil movimento de abano que em geral antecede a falência do fígado. Felizmente não havia tremor, mas o abdômen produzia um barulho surdo de líquido que se acumulava nele, provavelmente cheio de células malignas.

A filha era médica e me observava com olhar intenso, de falcão, enquanto eu fazia o exame. Era muito dedicada à mãe, com o instinto maternal invertido — e duas vezes mais forte — que marca o comovente instante, na metade da vida, em que mãe e filha começam a trocar de papéis. A filha queria o melhor tratamento possível para a mãe — os melhores médicos, o melhor quarto, com a melhor vista de Beacon Hill, e o melhor remédio, o mais forte, o mais violento que o privilégio e o dinheiro podiam comprar.

Enquanto isso, a senhora não tolerava nem a mais suave das drogas. Seu fígado ainda não entrara em falência, mas estava perto disso, e sinais sutis insinuavam que seus rins estavam quase parando de funcionar. Sugeri que tentássemos uma droga paliativa, talvez um agente quimioterápico isolado que pudesse melhorar os sintomas, em vez de adotar um regime mais duro para tentar curar uma doença incurável.

A filha me olhou como se eu tivesse enlouquecido. "Vim aqui atrás de tratamento, não indicações de casas de repouso", ela disse, finalmente, vermelha de raiva.

Prometi pensar no assunto, ouvindo a opinião de médicos mais experientes. Talvez eu tivesse me apressado demais em minha cautela. Mas dentro de poucas semanas fui informado de que ela e as filhas tinham encontrado outro médico, provavelmente alguém que cedesse mais prontamente às suas exigências. Não sei se a senhora morreu do câncer ou da cura.

Mas uma terceira voz discordante surgiu na oncologia nos anos 1980, muito embora tivesse tangenciado a periferia do câncer durante séculos. À medida que os estudos clínicos de quimioterapia e cirurgia um depois do outro fracassavam, sem reduzir a taxa de mortalidade nos casos de cânceres avançados, uma geração de cirurgiões e quimioterapeutas, incapazes de curar pacientes, começou a aprender (ou reaprender) a arte de *cuidar* de seus pacientes.

Foi uma lição intermitente e desconfortável. O tratamento paliativo, ramo da medicina que se ocupa de alívio de sintomas e conforto, tinha sido visto como a antimatéria da terapia do câncer, o negativo do positivo, uma admissão de fracasso diante daquela retórica de sucesso. A palavra *paliativo* vem do latim *palliare*, "disfarçar" — e aliviar a dor era visto como disfarçar a essência da moléstia, abafar sintomas em vez de atacar a doença. Escrevendo sobre alívio da dor, um cirurgião de Boston apresentou os seguintes argumentos nos anos 1950: "Se há uma dor persistente que não possa ser aliviada por ataque cirúrgico direto na própria lesão patológica [...] o alívio só será obtido pela interrupção cirúrgica de redes nervosas".[11] A única alternativa para a cirurgia era a cirurgia — combater fogo com fogo. Drogas opiácias para aliviar a dor, como morfina ou fentanil, eram deliberadamente negadas. "Se a cirurgia não for feita", prosseguiu o escritor, "o paciente estará condenado à dependência opiácia, à deterioração física e até ao suicídio" — argumento irônico, uma vez que o próprio Halsted, enquanto desenvolvia a teoria da cirurgia radical, girava entre a dupla dependência de cocaína e de morfina.

O movimento para restaurar a sanidade e a santidade ao tratamento oferecido no fim da vida a pacientes de câncer surgiu, como era de prever, não num país obcecado com a cura como os Estados Unidos, mas na Europa. Sua fundadora foi Cecily Saunders, ex-enfermeira que recebeu treinamento médico na Inglaterra. No fim dos anos 1940, Saunders tinha cuidado de (e se apaixonado por) um refugiado judeu de Varsóvia que morria de câncer em Londres. O homem lhe deixara como herança as economias de uma vida inteira — quinhentas libras esterlinas — acompanhadas do desejo de ser "uma janela na casa [dela]".[12] Ao ingressar nas abandonadas enfermarias de câncer do East End nos anos 1950, Saunders começou a decifrar esse críptico desejo num sentido mais visceral: ali ela encontrou pacientes aos quais se negavam dignidade, analgésicos e, por vezes, até mesmo cuidados médicos básicos — vidas confinadas, literalmente, a quartos sem janelas. Esses casos "perdidos", como ela descobriu, haviam se tornado párias da oncologia, sem lugar em sua retórica de batalha e vitória, e por isso empurrados como soldados feridos e inúteis para fora do campo de visão e esquecidos.

Saunders reagiu inventando, ou ressuscitando, uma contradisciplina — a medicina paliativa. (Ela evitava a frase *tratamento paliativo*, porque *tratamen-*

to, ela escreveu, "é uma palavra suave",[13] uma palavra que jamais conquistaria respeitabilidade no mundo da medicina.) Se os oncologistas não estavam convencidos de que deviam oferecer tratamento para pacientes terminais, ela recrutaria outros especialistas — psiquiatras, anestesistas, geriatras, fisioterapeutas e neurologistas — para ajudar os pacientes a morrer sem sentir dor, graciosamente. Para tanto, removeria fisicamente os moribundos das enfermarias de pacientes com câncer: em 1967, fundou uma casa de repouso em Londres dedicada especificamente a doentes terminais e moribundos, dando-lhe o evocativo nome de St. Christopher's — não em homenagem ao padroeiro da morte, mas ao padroeiro dos viajantes.

O movimento de Saunders levaria três décadas para chegar aos Estados Unidos e penetrar os bastiões de otimismo das enfermarias de pacientes com câncer. "A resistência a oferecer tratamento paliativo a pacientes", lembra uma enfermeira, "era tão enraizada que os médicos nem sequer nos olhavam nos olhos quando lhes recomendávamos que parassem de tentar salvar vidas e começassem a preservar a dignidade [...] médicos eram alérgicos ao cheiro da morte. Morte significava fracasso, derrota — a morte *deles*, a morte da medicina, a morte da oncologia."[14]

Oferecer cuidados no fim da vida exigia um colossal ato de reimaginação e reinvenção. Estudos clínicos sobre dor e analgésicos — realizados com rigor e precisão não inferiores aos lançados para testar novas drogas e novos protocolos cirúrgicos — derrubaram dogmas sobre a dor e revelaram novos e inesperados princípios fundamentais. Os opiácios, usados liberal e compassivamente em pacientes com câncer, não provocavam dependência, piora do quadro ou suicídio; em vez disso, aliviavam o penoso ciclo de ansiedade, dor e desespero. Novas drogas antináusea vieram melhorar consideravelmente a vida de pacientes de quimioterapia. O primeiro centro de cuidados paliativos nos Estados Unidos foi criado no hospital Yale/New Haven em 1974. No começo dos anos 1980, asilos para pacientes com câncer construídos de acordo com o modelo de Saunders tinham brotado no mundo inteiro — principalmente no Reino Unido, onde quase duzentos centros de saúde para doentes terminais estavam em atividade no fim daquela década.

Saunders recusava-se a reconhecer essa iniciativa como contraposição ao câncer. "O oferecimento de [...] cuidados terminais", ela escreveu, "não deveria ser visto como parte separada e essencialmente negativa do ataque ao câncer.

Não se trata apenas de uma fase de derrota, difícil de contemplar e ingrata de executar. Em muitos sentidos, seus princípios são basicamente os mesmos dos princípios subjacentes a todos os demais estágios de cura e tratamento, embora suas recompensas sejam diferentes."[15]

Essa também era, portanto, uma forma de conhecer o inimigo.

Como contar o câncer

Precisamos aprender a contar os vivos com a mesma atenção com que contamos os mortos.[1]
— Audre Lorde

Contar é a religião da minha geração. É sua esperança e salvação.[2]
— Gertrude Stein

Em novembro de 1985, com a oncologia numa encruzilhada crucial entre as realidades moderadoras do presente e os excessos das promessas passadas, um biólogo de Harvard chamado John Cairns ressuscitou a tarefa de medir o progresso na guerra contra o câncer.

A palavra *ressurreição* implica sepultamento, e desde o artigo da revista *Fortune* de 1937 avaliações de composição da guerra contra o câncer tinham sido quase sepultadas — curiosamente, num avassalador excesso de informações. Cada pequena pisada e cada passo infinitesimal tinham sido noticiados com tal obsessão na mídia que se tornara quase impossível discernir a trajetória total desse campo. Em parte, Cairns reagia à *supergranularidade* da visão da década anterior. Ele queria afastar-se dos detalhes e oferecer um quadro panorâmico. Os pacientes com câncer sobreviviam mais, de modo geral? Os enormes investimentos na guerra contra o câncer, iniciados em 1971, tinham produzido resultados clínicos tangíveis?

Para quantificar o "progresso", medição reconhecidamente nebulosa, Cairns começou por revitalizar um antiquado registro existente desde a Segunda Guerra Mundial: o registro de câncer, que consistia de anotações estatísticas, por estado, de mortes associadas à doença, subclassificadas pelo tipo envolvido. "Esses registros", escreveu Cairns num artigo para a revista *Scientific American*, "oferecem um quadro bastante preciso da história natural do câncer, ponto de partida necessário para qualquer discussão de tratamento."[3] Pelo exame minucioso desse registro, ele esperava traçar o retrato do câncer ao longo do tempo — não ao longo de dias ou semanas, mas de décadas.

Cairns começou a usar o registro de câncer para calcular o número de vidas salvas pelos avanços terapêuticos em oncologia desde os anos 1950. (Por ser anterior a 1950, a terapia de cirurgia e radiação foi excluída; Cairns estava mais interessado em avanços surgidos da rápida expansão na pesquisa médica depois disso.) Dividiu esses avanços terapêuticos em várias categorias e fez conjeturas numéricas sobre seus efeitos relativos na mortalidade causada pelo câncer.

A primeira dessas categorias era a quimioterapia "curativa" — a abordagem defendida por Frei e Freireich no NCI e por Einhorn e seus colegas em Indiana. Pressupondo índices de cura relativamente generosos de cerca de 80% ou 90% para os subtipos de câncer curáveis com quimioterapia, Cairns estimou que de 2 mil a 3 mil vidas eram salvas, no geral, a cada ano — setecentas crianças com leucemia linfoblástica aguda, cerca de mil homens e mulheres com a doença de Hodgkin, trezentos homens com câncer de testículo avançado, e vinte a trinta mulheres com coriocarcinoma. (Variantes de linfomas não Hodgkins, curáveis com poliquimioterapia em 1986, teriam acrescentado mais 2 mil vidas, elevando o total para cerca de 5 mil, mas Cairns não incluiu essas curas em sua medição inicial.)

A quimioterapia adjuvante — quimioterapia aplicada depois da cirurgia, como nos estudos clínicos de câncer de mama realizados por Bonadonna e Fisher — salvava mais 10 mil a 20 mil vidas anualmente. Por fim, Cairns decompôs os casos em estratégias de classificação, como exames papanicolau e mamografias que detectavam o câncer em estágio inicial. Ele estimou por alto que esses exames preveniam adicionalmente de 10 mil a 15 mil mortes associadas ao câncer por ano. A soma total, falando generosamente, alcançou de 35 mil a 45 mil vidas por ano.

Esse número deveria ser contrastado com a incidência anual de câncer em 1985 — 448 novos casos diagnosticados para cada 100 mil americanos, ou cerca de 1 milhão de casos todos os anos — e a mortalidade causada pelo câncer em 1985: 211 mortes para cada 100 mil, ou 500 mil mortes todos os anos. Em suma, mesmo com estimativas relativamente liberais sobre as vidas salvas, menos de um em vinte pacientes com diagnóstico de câncer nos Estados Unidos e menos de um em dez do número total de pacientes que morreriam de câncer tinham se beneficiado dos avanços em terapia e rastreamento.

Cairns não ficou surpreso com a modéstia do número: a rigor, como ele disse, nenhum epidemiologista de respeito deveria ficar. Na história da medicina, nenhuma doença significativa jamais foi erradicada por um programa isolado de tratamento. Uma tabela sobre o declínio de mortes por tuberculose, por exemplo, mostraria que a queda começou várias décadas antes da chegada de novos antibióticos. Mais poderosamente do que qualquer milagre da medicina, mudanças nas condições sociais, nem sempre reconhecidas — melhor nutrição, melhores condições de moradia e de saneamento, melhores sistemas de esgoto e ventilação —, baixaram a mortalidade por tuberculose na Europa e nos Estados Unidos. A incidência de poliomielite e varíola também tinha diminuído graças às vacinas. Cairns escreveu: "As taxas de mortalidade por malária, cólera, tifo, tuberculose, escorbuto, pelagra e outros flagelos do passado caíram nos Estados Unidos porque a humanidade aprendeu a *prevenir* essas doenças [...] Concentrar a maior parte dos esforços no tratamento é negar todos os precedentes".

O artigo de Cairns teve vasta influência nos círculos políticos, mas lhe faltava o remate estatístico. O que ainda se precisava era de uma medida das tendências *comparativas* na mortalidade por câncer ao longo dos anos — saber se mais pessoas morriam de câncer em 1985 do que em 1975. Em maio de 1986, menos de um ano depois do artigo de Cairns, dois colegas seus de Harvard, John Bailar e Elaine Smith, apresentaram justamente essa análise no *New England Journal of Medicine*.[4] Para compreender a análise de Bailar-Smith, precisamos primeiro entender o que ela não era. Já de início Bailar rejeitava o método mais familiar de avaliar pacientes: mudanças nas taxas de sobrevida ao longo do tempo. Uma taxa de sobrevida de cinco anos é uma medida da fração de pacientes diagnosticados com um tipo particular de câncer que ainda estão vivos cinco anos depois do diagnóstico. Mas uma cilada importante da análise da taxa de sobrevida é que ela pode ser sensível a erros sistemáticos.

Para compreender esses erros, pode-se imaginar duas aldeias vizinhas que têm o mesmo número de moradores e idênticas taxas de mortalidade por câncer. Em média, o câncer é diagnosticado em pessoas de setenta anos nas duas aldeias. Pacientes sobrevivem dez anos depois do diagnóstico e morrem aos oitenta.

Imagine, agora, que numa dessas aldeias introduz-se um teste de câncer novo e altamente específico — digamos, o nível de uma proteína chamada preventin no sangue como sinalizador de câncer. Suponha que o preventin seja um perfeito teste de detecção. Homens e mulheres com resultado "positivo" são, portanto, contados de imediato como portadores de câncer.

Suponha ainda que o preventin seja um teste excepcionalmente sensível e revele o câncer em estágio muito incipiente. Logo após sua introdução, a idade média em que o câncer é diagnosticado na aldeia 1 passa de setenta para sessenta anos, porque o câncer é identificado cada vez mais cedo por esse incrível teste. Entretanto, como não há nenhuma intervenção cirúrgica disponível, nem mesmo depois da introdução do teste de preventin, a idade média com que os pacientes morrem permanece idêntica nas duas aldeias.

Para um observador ingênuo, o cenário pode produzir um efeito estranho. Na aldeia 1, onde o exame de preventin é aplicado, o câncer agora é detectado aos sessenta, e os pacientes morrem aos oitenta — ou seja, há uma sobrevida de vinte anos. Na aldeia 2, sem o exame de preventin, o câncer é detectado aos setenta e os pacientes morrem aos oitenta — ou seja, uma sobrevida de dez anos. Apesar disso, a sobrevida "maior" não é real. Como poderia o preventin, pelo simples fato de existir, ter aumentado a sobrevida sem nenhuma intervenção terapêutica?

A resposta é óbvia: o aumento do tempo de sobrevida é artificial. As taxas parecem aumentar, mas o que realmente aumentou foi o *tempo decorrido entre o diagnóstico e a morte*, devido à introdução do teste.

Uma forma simples de evitar esse erro sistemático é medir não as taxas de sobrevida, mas as de mortalidade geral. (No exemplo anterior, a mortalidade permanece imutável, mesmo depois da introdução do teste que permite diagnosticar a doença mais cedo.)

Mas aqui, também, há profundas falhas metodológicas. "Morte associada ao câncer" é um número grosseiro de registro, uma estatística que nasce do diagnóstico anotado pelo médico que declara a morte de um paciente. O problema de comparar esses números em longos períodos de tempo é que a população americana (como qualquer outra) envelhece gradualmente, e a taxa de mortalidade associada ao câncer cresce junto, naturalmente. A idade avançada arrasta o câncer com ela, como a maré arrasta destroços. Um país com uma fração maior de cidadãos de idade avançada parece mais afligido pelo câncer do que um país de jovens, ainda que não haja alteração real na mortalidade por câncer.

Para que se possa comparar amostras ao longo do tempo, algum meio é necessário para normalizar duas populações seguindo o mesmo padrão — ou seja, "comprimir" um no outro, estatisticamente. Isso nos leva ao ponto crucial da inovação da análise de Bailar: para fazer essa redução, ele usou uma forma particularmente eficaz de normalização, chamada ajuste etário.

Para entender o que é ajuste etário, imagine duas populações bem diferentes. Uma é majoritariamente formada por homens e mulheres jovens. A segunda é majoritariamente formada por homens e mulheres mais velhos. Se um mede a taxa "grosseira" de mortes por câncer, a população mais velha obviamente apresenta um índice maior.

Agora, suponha que a normalização da segunda população elimine o desvirtuamento etário. A primeira população é mantida como referência. A segunda é ajustada. A distorção da idade e a taxa de mortalidade diminuem proporcionalmente. As duas populações agora contêm grupos ajustados etariamente idênticos, de homens velhos e jovens, e a taxa de mortalidade, consequentemente ajustada, mostra taxas de morte específica por câncer também idênticas. Bailar repetiu esse exercício por dezenas de anos: dividiu a população de cada ano por grupos etários — 20-9 anos, 30-9 anos, 40-9, e assim por diante —, depois usou a distribuição populacional de 1980 (escolhida arbitrariamente como padrão) para converter a distribuição de todos os outros anos na mesma. As taxas de câncer foram ajustadas em conformidade. Com todas as distribuições conforme o mesmo padrão demográfico, as populações puderam ser estudadas e comparadas ao longo do tempo.

* * *

Bailar e Smith publicaram seu artigo em maio de 1986 — e abalaram as raízes da oncologia. Mesmo o moderadamente pessimista Cairns esperava que houvesse pelo menos um pequeno declínio na mortalidade associada ao câncer ao longo do tempo. Bailar e Smith descobriram justamente o oposto: entre 1962 e 1985, as mortes associadas ao câncer tinham *aumentado* 8,7%. Esse aumento refletia muitos fatores — particularmente a popularidade do cigarro nos anos 1950, que resultara em mais casos de câncer de pulmão.

Uma coisa era assustadoramente óbvia: a mortalidade do câncer não estava em declínio nos Estados Unidos.[5] Não havia "provas", escreveram Bailar e Smith, "de que cerca de 35 anos de intensos e crescentes esforços para melhorar o tratamento do câncer tenham causado grande efeito na medida mais fundamental de resultado clínico — a morte".[6] E prosseguiram: "Estamos perdendo a guerra contra o câncer, apesar do progresso com relação a várias formas incomuns da doença [como a leucemia infantil e a doença de Hodgkin], dos progressos na paliação e ampliação dos anos de vida produtivos [...] Cerca de 35 anos de intensos esforços concentrados sobretudo em melhorar o tratamento devem ser vistos como um fracasso, com ressalvas".

A frase "fracasso, com ressalvas", de afetado travo acadêmico, foi escolhida deliberadamente. Ao usá-la, Bailar declarava sua própria guerra — contra o establishment oncológico, contra o NCI, contra a indústria bilionária do tratamento do câncer. Um repórter o chamou de "espinho no flanco do Instituto Nacional do Câncer".[7] Médicos investiram contra a análise de Bailar, chamando-o de "do contra", fanfarrão, niilista, derrotista, excêntrico.

Como era de prever, uma torrente de respostas apareceu nos periódicos médicos. Um grupo de críticos afirmava que a análise de Bailar-Smith parecia sombria não porque o tratamento do câncer fosse ineficaz, mas porque não era implementado com a necessária agressividade. Aplicar a quimioterapia, afirmavam esses críticos, era um processo muito mais complexo do que Bailar e Smith supunham — tão complexo que a maioria dos oncologistas geralmente empalidecia diante da perspectiva de uma terapia de dose completa. Como prova, citaram uma pesquisa de 1985, que calculara que apenas 1/3 dos médicos de câncer usava o regime combinado mais efetivo contra o câncer de mama.[8] "Calculo que 10 mil vidas poderiam ser salvas com o uso agressivo da polioquimioterapia contra o câncer de mama em estágio inicial, em comparação com o insignificante número de vidas, talvez alguns milhares, que agora são salvas", escreveu um destacado crítico.

Em princípio, isso talvez fosse correto. Como a pesquisa de 1985 sugeria, muitos médicos de fato aplicavam quimioterapia em doses baixas — pelo menos em relação aos padrões defendidos pela maioria dos oncologistas ou mesmo pelo NCI. Mas a ideia reversa — de que *maximizar* a quimioterapia maximizaria os ganhos em sobrevida — também não fora testada. Para algumas formas de câncer (subtipos de câncer de mama, por exemplo), aumentar a intensidade da dosagem resultaria, com o tempo, em maior eficácia. Mas, para a ampla maioria dos cânceres, regimes mais intensivos de drogas quimioterápicas comuns não significavam, necessariamente, mais sobrevida. "Atacar duro e atacar cedo", dogma tomado de empréstimo da experiência do NCI com leucemia infantil, não seria a solução geral para todas as formas de câncer.

Não era de surpreender que uma crítica mais matizada a Bailar e Smith viesse de Lester Breslow, o epidemiologista da UCLA. Ele pensava que, embora a mortalidade com ajuste de idade fosse um método de avaliar a guerra contra o câncer, não era, de forma nenhuma, a única medida de progresso ou fracasso. A rigor, ao ressaltarem apenas uma medição, Bailar e Smith tinham criado uma falácia, simplificando excessivamente o modo de avaliar o progresso. "O problema de confiar numa única medição de progresso", escreveu Breslow, "é que a impressão causada pode variar drasticamente quando a medida é mudada."[9]

Para ilustrar o que dizia, Breslow propôs uma medição alternativa. Se a quimioterapia curava uma criança de cinco anos portadora de LLA, ele afirmava, então salvava 65 anos de vida provável (tendo em conta a expectativa de vida de cerca de setenta anos). Em contraste, a cura quimioterápica de um homem de 65 anos contribuía com apenas cinco anos adicionais, numa expectativa de vida de setenta. Mas a medição escolhida por Bailar e Smith — mortalidade com ajuste de idade — não poderia detectar nenhuma diferença nos dois casos. Uma mulher jovem curada de linfoma, com mais cinquenta anos de vida pela frente, era julgada pelo mesmo parâmetro de uma mulher de idade avançada, curada de câncer de mama, que poderia sucumbir a outra *causa mortis* no ano seguinte. Se "anos de vida salvos" fossem usados como medida de progresso no tratamento do câncer, então os números se tornariam muito mais palatáveis. Em vez de perder a guerra contra o câncer, parecia que estávamos ganhando.

Breslow, especificamente, não recomendava uma forma de cálculo em detrimento de outra; o que pretendia era mostrar que a medição, em si, era subjetiva. "Nosso propósito ao fazer esses cálculos", ele escreveu, "é mostrar como as conclusões de alguém podem ser sensíveis à escolha dos métodos de medição. Em 1980, o câncer era responsável por 1,824 milhão de anos perdidos de vida potencial nos Estados Unidos, com 65 anos como referência. Mas se as taxas de mortalidade por câncer de 1950 tivessem prevalecido, 2,093 milhões de anos de vida potencial teriam sido perdidos."[10]

A medição da doença, dizia Breslow, é uma atividade inerentemente subjetiva: sua inevitabilidade acaba sendo uma medida de nós mesmos. Decisões objetivas acabam repousando em decisões normativas. Cairns ou Bailar poderiam nos dizer o número absoluto de vidas salvas ou perdidas por terapias de câncer. Mas, para decidir se o investimento em pesquisa de câncer "valeu a pena", é preciso que se comece questionando a noção de "valer a pena": a extensão da vida de uma criança de cinco anos "valia" mais do que a extensão da vida de um homem de sessenta anos? Mesmo a "medida mais fundamental de resultado clínico — a morte", de Bailar e Smith, estava longe de ser fundamental. A morte (ou pelo menos o significado social da morte) poderia ser contada e recontada com o uso de outros medidores, o que de modo geral leva a conclusões amplamente divergentes. A avaliação da doença depende, afirmava Breslow, da nossa autoavaliação. A sociedade e a doença costumam se encontrar uma com a outra em espelhos paralelos, cada uma segurando um teste de Rorschach para a outra.

Bailar talvez estivesse disposto a aceitar esses reparos filosóficos, mas sua agenda era mais pragmática. Ele usava números para provar um princípio. Como Cairns já afirmara, a única intervenção capaz de reduzir a mortalidade agregada de uma doença — *qualquer* doença — no nível da população é a prevenção. Mesmo que outras medições fossem escolhidas para avaliar o progresso na luta contra o câncer, ele afirmava que, sem dúvida, essa prevenção, como estratégia, foi o que o NCI negligenciou em sua maníaca busca de curas.

Uma vasta maioria das verbas do instituto, 80%, era canalizada para estratégias de tratamento do câncer: a pesquisa de prevenção recebia cerca de 20%.[11] (Em 1992, esse número tinha aumentado para 30%; do orçamento de 2 bilhões de dólares do NCI para pesquisa, 600 milhões eram gastos em pesquisa de prevenção.[12]) Em 1974, descrevendo para Mary Lasker as abrangentes atividades do NCI, o diretor, Frank Rauscher, escreveu, efusivamente, sobre sua abordagem de três frentes contra o câncer: "Tratamento, reabilitação e cuidado contínuo".[13] O fato de não haver nenhuma menção à prevenção ou à detecção em estágio inicial era sintomático: o instituto nem sequer considerava a prevenção do câncer um ponto forte.

Uma distorção igualmente assimétrica existia nas instituições privadas de pesquisa. No Memorial Sloan-Kettering, em Nova York, por exemplo, apenas um laboratório em quase cem afirmava ter um programa de pesquisa de prevenção nos anos 1970.[14] Quando um pesquisador fez uma enquete num grande grupo de médicos no começo dos anos 1960, ficou surpreso ao descobrir que "nenhum" deles foi capaz de sugerir "uma ideia, pista ou teoria que fosse, sobre prevenção de câncer".[15] A prevenção, ele observou com ironia,[16] era realizada "em tempo parcial".*

Essa distorção de prioridades, afirmava Bailar, era subproduto deliberado da ciência dos anos 1950; de livros como *Cure for Cancer*, de Garb, que previra metas impossivelmente elevadas; da quase hipnótica convicção dos laskeritas de que o câncer poderia ser curado naquela década; do férreo e insistente entusiasmo de pesquisadores como Farber. A visão poderia ser retraçada até Ehrlich, abrigada na feitiçaria semiótica de sua frase predileta: "bala mágica". Progressista, otimista e racionalista, essa visão — de balas mágicas e curas miraculosas — tinha, reconhecidamente, afastado o pessimismo com relação ao câncer e transformado a história da oncologia de maneira radical. Mas a noção de "cura" como solução única para o câncer tinha degenerado em dogma esclerosado. Como disseram Bailar e Smith: "Uma mudança de ênfase na pesquisa, da pesquisa de tratamento para a pesquisa de prevenção, parece necessária se quisermos que haja progresso substancial na luta contra o câncer [...] Desencantos passados devem ser tratados de forma objetiva, direta e abrangente, antes de prosseguirmos na busca de uma cura que parece sempre fora do nosso alcance".[17]

---

* Apesar de essa linha de questionamento poder ser intrinsecamente falha, já que não reconhece a inter-relatividade da pesquisa preventiva e terapêutica.

PARTE IV
PREVENÇÃO É A CURA

Deve-se observar primeiro que os anos 1960 e 1970 não assistiram tanto a um parto difícil de abordagens de prevenção concentradas nas causas de câncer atribuídas ao ambiente e ao estilo de vida como à difícil reinvenção de uma tradição mais antiga de interesse nessas possíveis causas.[1]
— David Cantor

A ideia de medicina preventiva é ligeiramente antiamericana. Significa, antes de tudo, reconhecer que o inimigo somos nós.[2]
— Chicago Tribune, 1975

A mesma correlação poderia ser feita com a ingestão de leite [...] Nenhum tipo de entrevista pode obter resultados satisfatórios de pacientes [...] Como nada foi provado, não há razão para que o trabalho experimental seja conduzido nessa linha.[3]
— Leonard Scheele, ministro da Saúde dos EUA, sobre a ligação entre cigarro e câncer

"Ataúdes negros"

Quando minha mãe morreu, eu era muito jovem,
E meu pai me vendeu quando minha língua
Mal podia gritar e chorar e chorar e chorar,
Então suas chaminés eu limpo e na fuligem durmo [...]

Então ele se acalmou, e naquela mesma noite,
Enquanto dormia, Tom teve uma visão
De milhares de Dick, Joe, Ned e Jack, todos
Limpadores, trancados em ataúdes negros[1]
— William Blake

Em 1775, mais de cem anos antes de Ehrlich fantasiar sobre quimioterapia ou Virchow adotar a teoria de células cancerosas, um cirurgião do hospital St. Bartholomew chamado Percivall Pott percebeu um acentuado aumento nos casos de câncer de testículo em sua clínica. Ele era um homem metódico, compulsivo e retraído, e seu primeiro impulso, como era de esperar, foi tentar inventar uma operação sofisticada para extrair os tumores. Mas enquanto os casos chegavam à sua clínica em Londres, ele notou uma tendência maior. Seus pacientes eram quase invariavelmente limpadores de chaminé, ou "meninos escaladores" — órfãos pobres, aprendizes de limpadores, enviados às chaminés para tirar as cinzas dos tubos, geralmente quase nus e lambuzados de óleo. A correlação alarmou Pott. É uma doença, ele escreveu,

> peculiar a certo grupo de pessoas [...]; quer dizer, o câncer dos limpadores de chaminé. É uma doença que sempre ataca primeiro [...] a parte inferior do escroto, onde produz uma ferida superficial, aberta, de péssimo aspecto, com beiradas duras, levantadas [...] Nunca vi uma delas antes da puberdade, o que, imagino, explica em parte por que é tida, tanto por pacientes como por cirurgiões, como doença venérea; e por que, sendo tratada com mercúrio, logo fica muito irritada.[2]

Pott poderia muito bem ter aceitado essa explicação. Na Inglaterra georgiana, limpadores de chaminé e meninos escaladores eram vistos como um antro de doenças — sujos, tuberculosos, com sífilis e varíola —, e uma ferida "aberta, de péssimo aspecto", facilmente atribuída a alguma doença sexualmente transmissível, costumava ser tratada com uma substância química à base de mercúrio tóxico e vista com desinteresse. (Como dizia o ditado, "A sífilis é uma noite com Vênus seguida de mil noites com mercúrio".[3]) Mas Pott buscava uma explicação mais profunda e sistemática. Se a doença fosse venérea, ele se perguntava, como explicar a predileção por um ramo de atividade? Se fosse uma ferida sexual, por que ficava "irritada" com drogas emolientes comuns?

Frustrado, Pott transformou-se num relutante epidemiologista. Em vez de inventar métodos para operar tumores no testículo, pôs-se a investigar a causa dessa doença inusitada. Percebeu que limpadores de chaminé trabalhavam horas seguidas em contato corporal com imundície e cinzas. Registrou que partículas minúsculas, invisíveis, de fuligem podiam se alojar sob a pele durante dias, e que o câncer no testículo manifestava-se numa ferida superficial da pele que as pessoas do ramo chamavam de "verruga de fuligem". Aprofundando tais observações, Pott acabou vinculando suas suspeitas à fuligem de chaminé alojada na pele de forma crônica como a mais provável causa de câncer no testículo.

A observação de Pott ampliou a obra do médico paduano Bernardino Ramazzini. Em 1713, Ramazzini tinha publicado uma obra monumental — *De Morbis Artificum Diatriba* — documentando dezenas de doenças que se agrupavam em torno de determinadas atividades.[4] Deu a essas doenças o nome de *morbis artificum* — doenças provocadas pelo homem. O câncer de fuligem, afirmava Pott, era uma dessas *morbis artificum*, com a diferença de que, nesse caso, tratava-se de uma doença provocada pelo homem cujo agente estimulador podia ser identificado. Embora lhe faltasse vocabulário para descrevê-lo como tal, ele descobrira um carcinógeno.*

As implicações da obra de Pott tiveram longo alcance. Se a fuligem, e não um humor místico, numinoso (à la Galeno), causava o câncer no testículo, então dois fatos tinham de ser verdadeiros. Primeiro, agentes externos, e não desequilíbrios de fluidos internos, tinham de estar na raiz da carcinogênese — teoria tão radical para a época que até mesmo Pott se recusava a acreditar nela. "Tudo isso culmina (a princípio) num caso muito diferente de um câncer que aparece num homem de idade cujos fluidos se tornam ácidos",[5] ele escreveu.

Segundo, se uma substância externa fosse de fato a causa, então o câncer podia, em teoria, ser evitado. Não havia necessidade de purgar o corpo de fluidos. Por ser uma doença causada pelo homem, sua solução também podia ser dada pelo homem. Retirado o carcinógeno, o câncer deixaria de aparecer.

Mas o jeito mais simples de remover o carcinógeno era, talvez, o mais difícil. A Inglaterra do século XVIII era uma terra de fábricas, carvão e chaminés — e, por extensão, de trabalho infantil e de limpadores de chaminés trabalhando para essas fábricas.[6] Apesar de ser uma atividade relativamente rara para crianças — por volta de 1851, havia na Grã-Bretanha cerca de 1100 limpadores com menos de quinze anos —, tinha suficiente visibilidade pública para despertar a atenção. Órfãos, geralmente com apenas quatro ou cinco anos de idade, eram "aprendizes" de mestres limpadores, trabalhando por uns trocados. ("Quero um aprendiz e estou pronto para ficar com ele",[7] diz o sr. Gamfield, o sinistro e malévolo limpador de chaminés de *Oliver Twist*, de Charles Dickens. Por um estranho golpe de sorte, Oliver escapa de ser vendido para ele, que já despachara dois aprendizes para a morte por asfixia nas chaminés.)

Mas os ventos políticos mudaram. No fim do século XVIII, a vergonhosa situação dos meninos estava exposta publicamente, e reformadores sociais da Inglaterra procuravam criar leis para regulamentar a profissão. Em 1788,

---

* A fuligem é uma mistura de substâncias químicas que, como seria descoberto mais tarde, contém diversos carcinógenos.

a Lei dos Limpadores de Chaminé foi aprovada pelo Parlamento, impedindo que mestres limpadores empregassem crianças menores de oito anos (crianças acima dessa idade tinham permissão para se tornar aprendizes).[8] Em 1834, a idade foi alterada para catorze, e em 1840, para dezesseis. Em 1875, o uso desses meninos no trabalho estava totalmente proibido, e a profissão era policiada com vigor, para evitar infrações. Pott não viveu para ver as mudanças — contraiu pneumonia e morreu em 1788 —, mas a epidemia de câncer no testículo entre limpadores, causada pelo homem, desapareceu em algumas décadas.

Se a fuligem podia causar câncer, será que outras causas evitáveis de câncer estariam espalhadas pelo mundo?

Em 1761, mais de dez anos antes de Pott publicar seu estudo sobre o câncer de fuligem, um cientista amador e boticário de Londres, John Hill, afirmou que tinha encontrado um desses carcinógenos oculto em outra substância aparentemente inócua.[9] Num panfleto intitulado *Cautions against the Immoderate Use of Snuff* [Advertência contra o uso imoderado do rapé], Hill sustentava que o rapé podia provocar câncer nos lábios, na boca e na garganta.

As provas de Hill não eram mais fracas nem mais fortes que as de Pott. Ele também tinha seguido uma linha conjectural entre um hábito (uso do rapé), uma exposição (ao tabaco) e o câncer. A substância culpada, geralmente fumada mas também mastigada, até *parecia* fuligem. Mas Hill — que se descrevia como "botânico, boticário, poeta, ator de teatro ou qualquer coisa de que queiram chamá-lo"[10] — era considerado o bobo da corte da medicina britânica, um amador dado à autopromoção, parte estudioso, parte palhaço. Enquanto a augusta monografia de Pott sobre câncer causado por fuligem circulava através dos anais médicos da Inglaterra, provocando admiração e elogios, o panfleto anterior de Hill, escrito em linguagem pitoresca e coloquial, publicado sem o respaldo de nenhuma autoridade médica, foi considerado uma farsa.

Na Inglaterra, enquanto isso, o tabaco rapidamente se transformava num vício nacional. Em pubs, salas para fumar e cafés — em "lugares fechados, fumacentos, quentes e entorpecentes"[11] —, homens de peruca, meias e rufos rendados reuniam-se dia e noite para puxar fumaça de cachimbos e charutos ou cheirar rapé guardado em caixinhas enfeitadas. O potencial comercial desse hábito não passou despercebido pela Coroa e por suas colônias. Do outro lado do Atlântico, onde o tabaco fora descoberto e as condições de cultivo da planta eram de excelência quase sobrenatural, a produção crescia exponencialmente de uma década para outra. Na metade do século XVII, o estado da Virgínia produzia milhares de toneladas de tabaco por ano.[12] Na Inglaterra, inversamente, a importação de tabaco disparara entre 1700 e 1770, quase triplicando de 38 milhões para mais de 100 milhões de libras por ano.[13]

Foi uma inovação relativamente menor — o acréscimo de um pedaço de papel transparente e combustível a uma bucha de tabaco — que fez crescer ainda mais o consumo. Em 1855, diz a lenda, um soldado turco na Guerra da Crimeia, tendo acabado com seu estoque de cachimbos de barro, enrolou tabaco num pedaço de jornal para fumar.[14] A história provavelmente é apócrifa, e a ideia de embalar tabaco em papel certamente não era nova. (O *papirossi*, ou *papelito*, tinha viajado para a Turquia passando pela Itália, pela Espanha e pelo Brasil.) Mas o contexto foi crucial: a guerra espremera soldados de três continentes numa península estreita e maldita, e hábitos e modismos estavam fadados a espalhar-se rapidamente pelas trincheiras, como um vírus. Em 1855, soldados ingleses, russos e franceses pitavam suas rações de tabaco enrolado em papel. Ao voltar da guerra, eles levaram seus hábitos, de novo como quem carrega um vírus, para as respectivas terras de origem.

A metáfora da infecção é particularmente apta, pois o costume de fumar cigarro logo se espalhou como uma doença feroz e contagiosa por todos os países, depois cruzou o Atlântico até a América. Em 1870, o consumo per capita nos Estados Unidos era de menos de um cigarro por ano.[15] Apenas trinta anos depois, os americanos consumiam 3,5 bilhões de cigarros e 6 bilhões de charutos por ano.[16] Em 1953, o consumo médio anual de cigarros chegara a 3500 por pessoa. Em média, um americano adulto fumava dez cigarros por dia; um inglês, doze; um escocês, quase vinte.[17]

Também como um vírus, o cigarro sofreu mutações, adaptando-se a diversos contextos. Nos gulags soviéticos, tornou-se uma espécie de moeda informal; entre as sufragistas inglesas, um símbolo de rebelião; entre os americanos dos subúrbios, um machismo rude; entre os jovens descontentes, conflito de gerações. No turbulento século de 1850 a 1950, o mundo ofereceu conflitos, atomização e desorientação. O cigarro ofereceu o lenitivo oposto: camaradagem, senso de pertencer a uma coletividade e a familiaridade do hábito. Se o câncer é o produto quintessencial da modernidade, assim também é com a sua principal causa evitável: o tabaco.

Foi justo essa ascensão rápida e vital do tabaco que tornou seus riscos à saúde praticamente invisíveis. Nossa acuidade intuitiva sobre correlações estatísticas, como a acuidade do olho humano, funciona melhor nas margens. Quando acontecimentos raros se superpõem a acontecimentos raros, a associação entre eles torna-se notável. Pott, por exemplo, descobriu o vínculo entre câncer no testículo e limpeza de chaminé porque limpar chaminés (a profissão) e câncer no testículo (a doença) eram ambos suficientemente incomuns para que sua justaposição se destacasse nitidamente, como um eclipse lunar — duas ocorrências incomuns em exata justaposição.

Mas enquanto o consumo de cigarro se transformava em vício nacional, ficava cada vez mais difícil discernir uma associação com o câncer. No começo do século xx, quatro homens em cinco[18] — e, em algumas partes do mundo, nove homens em dez — fumavam cigarro (as mulheres seguiriam o mesmo caminho logo depois). Quando o fator de risco de uma doença torna-se altamente predominante numa população, ele paradoxalmente começa a desaparecer em meio a ruídos. Como disse Richard Peto, epidemiologista de Oxford: "No começo dos anos 1940, buscar uma ligação entre tabaco e câncer era como buscar uma associação entre sentar-se e desenvolver câncer".[19] Se quase todos os homens fumavam e apenas alguns desenvolviam câncer, como separar o vínculo estatístico?

Até mesmo cirurgiões, que têm encontros mais frequentes com o câncer, já não eram capazes de perceber nenhuma ligação. Nos anos 1920, quando perguntaram a Evarts Graham, renomado cirurgião de St. Louis e pioneiro em pneumonectomia (a ressecção dos pulmões para remover tumores), se fumar tabaco tinha aumentado a incidência de câncer de pulmão, ele retrucou, desdenhosamente: "Assim como o uso de meias de náilon".[20]

O tabaco, as meias de náilon da epidemiologia do câncer, desapareceu do campo de visão da medicina preventiva. E, com seus riscos à saúde em grande parte escondidos, o uso do cigarro cresceu ainda mais bruscamente, alcançando alturas vertiginosas no hemisfério ocidental. Quando o cigarro voltou a ter visibilidade, como provavelmente o mais letal de todos os veículos condutores de carcinógenos, era tarde demais. A epidemia de câncer de pulmão já se disseminara por toda parte, e o mundo já estava de modo profundo e inextricável, como certa vez assinalou o historiador Allan Brandt, no "século do cigarro".[21]

As meias de náilon do imperador

Pode-se questionar se a epidemiologia sozinha será capaz, em estrita lógica, de demonstrar causalidade, mesmo neste sentido moderno, mas isso também se aplica às experiências com animais em laboratório.[1]

— Richard Doll

No começo do inverno de 1947, estatísticos governamentais do Reino Unido alertaram o ministro da Saúde sobre uma inesperada "epidemia" que emergia lentamente: a incidência de câncer de pulmão tinha aumentado quase quinze vezes nas duas décadas anteriores.[2] Era um assunto "que deveria ser estudado",[3] escreveu o secretário adjunto. A frase, apesar de redigida com característica atenuação inglesa, foi forte o suficiente para provocar uma reação. Em fevereiro de 1947, no meio de um inverno rigoroso, o ministério pediu ao Conselho de Pesquisa Médica que organizasse uma conferência de especialistas nos arredores de Londres para estudar esse inexplicável aumento nas taxas de câncer de pulmão e encontrar a causa.[4]

A conferência foi uma comédia de loucos. Um especialista, tendo observado que grandes centros urbanos (onde o consumo de cigarro era mais alto) tinham índices de câncer de pulmão muito mais altos do que as aldeias (onde o consumo era mais baixo), concluiu que "a única explicação adequada" era o "fumo ou a poluição da atmosfera".[5] Outros culparam a gripe, a névoa londrina, a falta de luz solar, o raios X, o alcatrão das estradas, o resfriado comum, a chama de carvão, a poluição industrial, o gasômetro, o escapamento dos automóveis — em suma, todas as formas inaláveis de toxinas, exceto a fumaça de cigarro.

Confundido por essa variedade de opiniões, o conselho incumbiu Austin Bradford Hill, o eminente bioestatístico que inventara o estudo clínico aleatório nos anos 1940, de preparar uma pesquisa mais sistemática para identificar o fator de risco do câncer de pulmão. Mas os recursos destinados a isso eram quase comicamente mínimos: em 1º de janeiro de 1948, o conselho autorizou salários de seiscentas libras para um estudante em tempo parcial, de 350 libras por cabeça para dois assistentes sociais, e de trezentas libras para despesas ocasionais e suprimentos.[6] Hill recrutou um pesquisador médico de 36 anos, Richard Doll, que jamais realizara um estudo de escala ou significado comparáveis.

Do outro lado do Atlântico, a conexão entre fumo e câncer também parecia visível apenas para neófitos — jovens internos e residentes "analfabetos" em cirurgia e medicina, que faziam a ligação intuitiva entre os dois. No verão de 1948, Ernst Wynder, estudante de medicina num estágio de cirurgia em Nova York, deparou com o caso inesquecível de um homem de 42 anos que tinha morrido de carcinoma broncogênico — câncer nas vias aéreas do pulmão.[7] O homem tinha sido fumante, e, como na maioria das autópsias de fumantes, seu corpo estava marcado por lesões do fumo crônico: brônquios manchados de alcatrão e pulmões escurecidos pela fuligem. O cirurgião que cuidou do caso não prestara atenção nisso. (Como ocorria com a maior parte dos cirurgiões, para ele a associação provavelmente desaparecera em meio ao resto.) Mas para Wynder, que nunca vira caso semelhante, a imagem do câncer crescendo a partir daquele pulmão fuliginoso era indelével; era como se o vínculo o encarasse diretamente.

Wynder voltou para St. Louis, onde cursava medicina, e pediu dinheiro para estudar a associação entre o hábito de fumar e o câncer de pulmão. Responderam-lhe, sem meias palavras, que o esforço seria "inútil". Ele escreveu ao ministro da Saúde dos EUA mencionando estudos anteriores que levantaram hipóteses sobre uma associação, mas foi informado de que seria incapaz de provar qualquer coisa. "A mesma correlação poderia ser feita com a ingestão de leite [...] Nenhum tipo de entrevista pode obter resultados satisfatórios de pacientes [...] Como nada foi provado, não há razão para que o trabalho experimental seja conduzido nessa linha."[8]

Frustrado em suas tentativas de convencer o gabinete do ministro da Saúde, Wynder recrutou um improvável mas poderoso mentor em St. Louis: Evarts Graham, famoso por sua referência às meias de náilon. Graham tampouco acreditava numa conexão entre fumo e câncer. O grande cirurgião de pulmão, que operava dezenas de casos de câncer por semana, raramente era visto sem um cigarro nos lábios. Mas concordou em ajudar Wynder no estudo, em parte para *refutar* terminantemente o vínculo e mudar de assunto. Graham achava também que seria uma lição para Wynder sobre as complexidades e nuances da formulação de pesquisas e lhe permitiria formular um estudo clínico para capturar o verdadeiro fator de risco de câncer de pulmão no futuro.

O estudo de Wynder e Graham obedeceu a uma metodologia simples.[9] Pacientes de câncer de pulmão e um grupo-controle sem câncer respondiam a perguntas sobre sua história com o fumo. A razão entre fumantes e não fumantes dentro dos dois grupos foi estabelecida para determinar se os fumantes estavam excessivamente representados no grupo de pacientes com câncer de pulmão, em comparação com outros pacientes. Essa configuração (chamada estudo de caso-controle) era considerada uma novidade metodológica, mas o estudo em si foi tido como irrelevante. Quando Wynder apresentou suas ideias preliminares numa conferência sobre biologia pulmonar em Memphis, a plateia não fez perguntas ou comentários;[10] na verdade, a maioria dos ouvintes parecia ter cochilado durante a exposição ou não tinha interesse suficiente pelo assunto para manifestar-se. Mas a apresentação que se seguiu à de Wynder, sobre uma obscura doença chamada adenomatose pulmonar em ovelhas, provocou animado debate de meia hora.

Como Wynder e Graham em St. Louis, Doll e Hill mal conseguiram despertar interesse por seu estudo em Londres.[11] O departamento de Hill, chamado Unidade Estatística, ficava numa estreita casa de tijolos no distrito londrino de Bloomsbury. Calculadoras Hefty Brunsviga, precursoras dos computadores modernos, estalavam e chiavam nas salas, badalando como sinos sempre que uma longa divisão era realizada. Epidemiologistas da Europa, dos Estados Unidos e da Austrália atropelavam-se nos seminários estatísticos. A poucos passos de distância, nos dourados balaústres da Faculdade de Medicina Tropical de Londres, as principais descobertas epidemiológicas do século XIX — o mosquito como transmissor da malária ou os flebotomíneos como transmissores da leishmaniose — eram comemoradas com placas e inscrições.

Mas muitos epidemiologistas afirmavam que essas relações de causa e efeito só poderiam ser estabelecidas em doenças infecciosas, nas quais havia um patógeno e um transmissor (chamado de vetor) conhecidos — o mosquito da malária, ou a mosca tsé-tsé da doença do sono. Doenças crônicas, não infecciosas, como câncer e diabetes, eram complexas e variáveis demais para ser associadas a determinados vetores ou causas, principalmente causas "evitáveis". A noção de que uma doença crônica como o câncer de pulmão pudesse ter um "transmissor" próprio, que poderia ser dourado e disposto como troféu epidemiológico na estante, era rejeitada como uma bobagem.

Nessa atmosfera carregada e taciturna, Hill e Doll se lançaram ao trabalho. Formavam uma dupla inusitada: o mais jovem, Doll, formal, impassível e calmo; Hill, animado, cheio de manias e bem-humorado, um inglês legítimo e seu endiabrado colega. A economia do pós-guerra era frágil, e o erário público estava à beira de uma crise. Quando o preço do cigarro subiu um xelim, para aumentar a receita de impostos, "fichas de tabaco" foram distribuídas para aqueles que se declaravam "consumidores habituais".[12] Nas pausas das longas horas de muito trabalho, Doll, "consumidor habitual", saía do prédio para dar uma pitada.

De início o estudo de Doll e Hill foi projetado, basicamente, como um exercício metodológico. Pacientes com câncer de pulmão ("casos") contra pacientes admitidos por causa de outras doenças ("controles") foram selecionados em vinte hospitais em Londres e arredores e entrevistados por um assistente social num hospital. Como até mesmo Doll achava improvável que o tabaco fosse o culpado, a rede de associações foi espalhada sobre uma vasta área. A pesquisa incluía perguntas sobre a presença de gasômetros perto da casa do paciente, a frequência com que comia peixe frito, ou se preferia bacon, linguiça ou presunto no jantar. Em algum lugar nesse palheiro de perguntas, Doll ocultou uma sobre o hábito de fumar.

Em 1º de maio de 1948, os pesquisadores tinham 156 entrevistas.[13] Quando Doll e Hill examinaram a fornada preliminar de respostas, apenas uma sólida e indisputável associação estatística com o câncer de pulmão se destacou: o cigarro. À medida que mais entrevistas chegavam, semana após semana, a associação estatística tornava-se mais forte. Nem mesmo Doll, que preferia atribuir a causa do câncer de pulmão à exposição ao alcatrão das estradas, conseguia mais discordar de seus próprios dados. No meio da pesquisa, abandonou o fumo.

Enquanto isso, em St. Louis, a equipe de Wynder-Graham tinha chegado a resultados semelhantes. (Os dois estudos, realizados em duas populações separadas por dois continentes, convergiram quase precisamente na mesma magnitude de risco — um atestado da força da associação.) Doll e Hill lutaram para que seu artigo fosse publicado em um periódico. Em setembro daquele ano, seu estudo seminal "Smoking and Carcinoma of the Lung" [Tabagismo e carcinoma de pulmão], saiu no *British Medical Journal*. Wynder e Graham já tinham publicado a pesquisa deles, poucos meses antes, no *Journal of the American Medical Association*.

É tentador afirmar que Doll, Hill, Wynder e Graham provaram, quase sem esforço, a existência de uma ligação entre câncer de pulmão e tabagismo. Mas, a rigor, o que demonstraram foi algo bem diferente. Para entender essa diferença — e ela é crucial — vamos voltar à metodologia do estudo de caso-controle.

Num estudo de caso-controle, o risco é estimado *post hoc* [depois do fato] — no caso de Doll e Wynder, perguntando aos pacientes com câncer de pulmão se eles tinham fumado. Numa analogia estatística bastante citada, isso equivale a perguntar a vítimas de acidentes automobilísticos se ingeriram álcool antes de dirigir — mas perguntar *depois* dos acidentes. Os números obtidos com essa experiência certamente nos informam a respeito de uma provável ligação entre acidentes e álcool. Mas não dizem a um consumidor de álcool quais são suas chances de envolver-se num acidente. É como se o risco fosse visto pelo espelho retrovisor, avaliado em sentido contrário. E, como ocorre com qualquer distorção, sutis erros sistemáticos podem se infiltrar em tais estimativas. E se os motoristas tiverem tendência a superestimar (ou subestimar) sua embriaguez na hora do acidente? E se (para voltarmos ao caso de Doll e Hill) os entrevistadores tivessem, inconscientemente, sondado as vítimas de câncer de pulmão de maneira mais agressiva sobre seus hábitos de fumar, negligenciando esses hábitos no grupo-controle?

Hill conhecia o método mais simples para contrapor a esses erros: ele o inventara. Se um conjunto de homens pudesse ser *aleatoriamente* distribuído em dois, e um grupo fosse obrigado a fumar cigarro e o outro a não fumar, então seria possível seguir a trajetória deles ao longo do tempo e determinar se o câncer de pulmão se desenvolvera a uma taxa mais elevada entre os fumantes. A causalidade estaria demonstrada, mas uma experiência humana tão macabra não poderia sequer ser concebida, menos ainda realizada com homens e mulheres de carne e osso, sem violar princípios fundamentais de ética médica.

E se, reconhecendo a impossibilidade dessa experiência, escolhem a segunda melhor opção — fazer uma experiência quase perfeita? Distribuição aleatória à parte, o problema com o estudo de Doll e Hill até aquele momento era que o risco tinha sido estimado retroativamente. E se fizessem o relógio andar para trás e lançar o estudo *antes* que qualquer um dos participantes desenvolvesse câncer? Poderia um epidemiologista observar uma doença como o câncer de pulmão desde o início, assim como um embriologista observa a incubação de um ovo?

No começo dos anos 1940, uma noção parecida atraiu de forma irresistível o excêntrico geneticista de Oxford Edmund Ford.[14] Crente convicto na evolução darwiniana, Ford sabia, porém, que essa teoria tinha uma importante limitação: até aquele momento, a progressão evolucionária tinha sido inferida indiretamente dos registros fósseis, mas jamais fora demonstrada diretamente numa população de organismos. O problema com os fósseis, claro, é que eles são fossilizados — estáticos e imobilizados no tempo. A existência de três fósseis (A, B e C), representando três estágios distintos e progressivos da evolução, pode sugerir que o fóssil A *gerou* B, e que o fóssil B *gerou* C. Mas essa prova é retrospectiva e indireta; o fato de existirem três estágios evolucionários sugere, mas não prova, que um fóssil *provocou* a gênese do seguinte.

O único método formal de provar o fato de que as populações sofrem mudanças genéticas definidas ao longo do tempo pressupõe a captura dessa mudança no mundo real, em tempo real — *prospectivamente*. Ford tornou-se particularmente obcecado com essa experiência prospectiva a fim de ver as rodas dentadas de Darwin em movimento. Para isso, convenceu vários estudantes a atravessar a pé os charcos dos arredores de Oxford coletando mariposas. Cada mariposa capturada era marcada a tinta e solta. Todos os anos os alunos de Ford voltavam com galochas e redes para capturar mariposas, estudando as que tinham marcado nos anos anteriores e seus descendentes não marcados — a rigor, fazendo um "recenseamento" das mariposas do campo. Minúsculas mudanças no bando de mariposas, como alterações nas marcas das asas ou de tamanho, forma e cor, eram registradas a cada ano com o maior cuidado. Fazendo uma tabela dessas mudanças ao longo de quase uma década, Ford começara a observar a evolução em movimento. Havia documentado mudanças graduais na cor da pele das mariposas (e portanto mudanças nos genes), grandes flutuações de população e sinais de seleção natural pelos predadores — um macrocosmo num charco.*

Doll e Hill seguiram esse trabalho com o maior interesse. E a ideia de usar uma coorte de seres humanos ocorreu a Hill no inverno de 1951 — supostamente, como a maioria das grandes ideias científicas, durante o banho. Suponha que um grande grupo de seres humanos pudesse ser marcado, à maneira de Ford, com uma caneta e acompanhado, década após década.[15] O grupo conteria uma mistura natural de fumantes e não fumantes. Se fumar de fato predispusesse os sujeitos ao câncer de pulmão (como mariposas de asas brilhantes têm uma predisposição a ser caçadas por predadores), então os fumantes começariam a sucumbir à doença a uma taxa mais alta. Seguindo esse grupo ao longo do tempo — espreitando o charco natural da patologia humana —, um epidemiologista poderia calcular com precisão o risco relativo de câncer de pulmão entre fumantes em comparação com não fumantes.

Mas como encontrar um grupo de tamanho apropriado? Mais uma vez, coincidências surgiram. No Reino Unido, esforços para nacionalizar a saúde

---

* Foi um estudante de Ford, Henry B. D. Kettlewell, que usou essa técnica de marcar mariposas para mostrar que as de coloração escura — que se camuflam melhor nas árvores escurecidas pela poluição — tendem a ser poupadas pelos pássaros predatórios, demonstrando, assim, a "seleção natural" em ação.

pública tinham resultado num registro centralizado de todos os médicos, com mais de 60 mil nomes. Cada vez que um médico do registro morria, o arquivista era informado, em geral por meio de uma descrição relativamente minuciosa da causa da morte. O resultado, como disse Richard Peto, colaborador e aluno de Doll, foi a criação de um "laboratório fortuito" para estudos de grupo. Em 31 de outubro de 1951, Doll e Hill despacharam cartas com a pesquisa para cerca de 59 600 médicos. As perguntas eram deliberadamente curtas: indagava-se sobre hábitos de fumar, pedia-se uma estimativa da quantidade fumada e pouca coisa mais. A maioria dos médicos poderia responder em menos de cinco minutos.

Uma espantosa quantidade — 41 024 — respondeu. Em Londres, Doll e Hill criaram uma lista única de médicos, dividida em fumantes e não fumantes. Cada vez que uma morte era comunicada, eles entravam em contato com o escritório do arquivista para determinar a causa exata do óbito. Mortes causadas por câncer de pulmão eram tabuladas em uma de duas colunas. Doll e Hill agora podiam sentar-se e observar o câncer desenvolver-se em tempo real.

Nos 29 meses decorridos entre outubro de 1951 e março de 1954, 789 mortes foram comunicadas no grupo original de Doll e Hill. Trinta e seis foram atribuídas a câncer de pulmão. Quando essas mortes foram distribuídas entre fumantes e não fumantes, a correlação saltou aos olhos: todas as 36 mortes ocorreram entre fumantes. A diferença entre os dois grupos era tão significativa que Doll e Hill nem precisaram aplicar complexas medições estatísticas para estabelecê-la. O estudo projetado para realizar a mais rigorosa análise estatística da causa do câncer de pulmão mal precisava recorrer à aritmética elementar para demonstrar o que queria.[16]

"Como um ladrão na noite"

A propósito, [meu câncer] é uma célula cancerosa escamosa, aparentemente igual ao câncer de pulmão de todos os outros fumantes. Não acredito que alguém possa apresentar um argumento muito convincente contra a ideia de uma conexão causal com o hábito de fumar, porque fumei durante cerca de cinquenta anos antes de parar.[1]

— Evarts Graham a Ernst Wynder, em 1957

Acreditamos que os produtos que fabricamos não são prejudiciais à saúde. Sempre cooperamos, e vamos cooperar, de perto com aqueles cuja tarefa é preservar a saúde pública.[2]

— "Uma declaração franca para fumantes", anúncio de página inteira produzido pela indústria do tabaco em 1954

Richard Doll e Bradford Hill publicaram seu estudo prospectivo sobre câncer de pulmão em 1956 — o mesmo ano em que a fração de fumantes na população adulta americana atingiu o pico de 45%. Tinha sido uma década histórica para a epidemiologia do câncer, mas também para o tabaco. Guerras geralmente estimulam duas indústrias, a das armas e a do cigarro, mas as duas guerras mundiais tinham estimulado poderosamente a já inflada indústria do tabaco. A venda de cigarro tinha atingido alturas estratosféricas em meados dos anos 1940 e continuou a subir nos anos 1950.[3] Numa reprise amplificada de 1864, quando soldados viciados em tabaco voltaram para a vida civil, deram ainda mais visibilidade pública a seu vício.

Para atiçar seu explosivo crescimento no período do pós-guerra, a indústria do cigarro despejou dezenas, depois centenas, de milhões de dólares em campanhas publicitárias.[4] E se a publicidade tinha transformado a indústria tabagista no passado, dessa vez a indústria tabagista transformava a publicidade. A mais notável inovação da época foi a segmentação da propaganda para atingir consumidores altamente estratificados, como se a ideia fosse alcançar uma requintada especificidade. No passado, cigarros tinham sido anunciados genericamente, para todos os consumidores. No começo dos anos 1950, porém, anúncios e marcas de cigarro eram "desenhados" para grupos segmentados: trabalhadores urbanos, donas de casa, mulheres, imigrantes, afro-americanos e — para colocar o guiso no pescoço do gato médico — os próprios médicos. "Mais médicos fumam Camels",[5] lembrava um anúncio aos consumidores, tranquilizando assim o público quanto à segurança do hábito de fumar. Revistas médicas rotineiramente publicavam anúncios de cigarro. Nas conferências anuais da Associação Médica Americana no começo dos anos 1950, cigarros eram distribuídos de graça para médicos, que faziam fila diante das cabines de tabaco.[6] Em 1955, quando Philip Morris lançou o Homem de Marlboro, seu mais bem-sucedido ícone fumante até então, a venda da marca disparou incríveis 5000% em oito meses.[7] A Marlboro prometia uma celebração quase erótica de tabaco e machismo, embrulhados num pacote único e sedutor: "O verdadeiro sabor do tabaco próprio para um homem. Seu filtro macio se ajusta à boca. Funciona e não atrapalha".[8] No começo dos anos 1960, a venda bruta anual de cigarro nos Estados Unidos atingiu quase 5 bilhões de dólares, número sem paralelo na história.[9] Em média, os americanos consumiam quase 4 mil cigarros por ano, ou cerca de onze cigarros por dia — quase um para cada hora em que estavam acordados.[10]

Em meados dos anos 1950, organizações de saúde pública quase não se deixaram perturbar pelo vínculo entre tabaco e câncer traçado pelos estudos de Doll e Hill. De início, poucas instituições, se houve alguma, destacaram o estudo como parte de uma campanha contra o câncer (embora isso logo tenha mudado). Mas a indústria tabagista estava longe de ser complacente. Receosos de que a ligação cada vez mais estreita entre alcatrão, tabaco e câncer acabasse afugentando consumidores, fabricantes de cigarro passaram a apregoar, proativamente, os benefícios dos filtros colocados na ponta de seus cigarros como medida de "segurança". (O icônico Homem de Marlboro, com seu aparato masculino de laços e tatuagens, foi uma elaborada isca lançada para provar que não havia nada de afeminado em fumar cigarros com filtro.)

Em 28 de dezembro de 1953, três anos antes da divulgação pública do estudo prospectivo de Doll, os chefes de várias empresas de cigarro se reuniram no Plaza Hotel em Nova York.[11] Não havia dúvida de que muita publicidade negativa se anunciava no horizonte. Para neutralizar o ataque científico, era preciso lançar um contra-ataque do mesmo nível.

A peça central do contra-ataque foi um anúncio intitulado "Uma declaração franca para fumantes", que impregnou os órgãos de imprensa em 1954, aparecendo simultaneamente em mais de quatrocentos jornais num período de poucas semanas.[12] Em forma de carta aberta dos fabricantes de tabaco ao público, o objetivo da declaração era abordar a questão dos temores e rumores sobre uma possível ligação entre câncer e tabaco. Em três parágrafos e cerca de seiscentas palavras, o texto reescrevia a história do tabaco e do câncer.

A declaração era tudo menos franca. A falácia começava já nas frases de abertura: "Relatos recentes sobre experiências com ratos deram a mais ampla publicidade a uma teoria segundo a qual fumar cigarro de alguma forma está vinculado ao câncer de pulmão em seres humanos". Nada poderia estar mais distante da verdade. As mais danosas "experiências recentes" (e certamente as que receberam "a mais ampla publicidade") foram os estudos retrospectivos de Doll-Hill e Wynder-Graham, realizados não com ratos, mas com seres humanos. Ao criar a impressão de que a ciência era algo obscuro e misterioso, essas frases tinham como objetivo apresentar seus resultados como igualmente misteriosos. A distância evolucionária forçaria a distância emocional: afinal de contas, quem se importava com câncer de pulmão em ratos? (A épica perversidade de tudo isso só seria revelada uma década depois, quando, diante do crescente número de superlativos estudos com seres humanos, o lobby da indústria tabagista reagiria alegando que nunca fora efetivamente provado que fumar causava câncer de pulmão em — logo em quem? — ratos.)

Distorcer os fatos, porém, foi apenas a primeira linha de defesa. A forma mais engenhosa de manipulação deveria alimentar as próprias dúvidas que a ciência tinha sobre si: "As estatísticas que pretendem vincular o cigarro à doença poderiam ser aplicadas com igual força a qualquer um dos muitos aspectos da vida moderna. Na verdade, a validade da própria estatística é posta em dúvida por numerosos cientistas". Ao revelar e ocultar as divergências que de fato existiam entre cientistas, o anúncio executava uma complexa dança de véus. O que, exatamente, era "posto em dúvida por numerosos cientistas" (ou que vínculo haveria entre câncer de pulmão e outros aspectos da "vida moderna") ficava inteiramente por conta da imaginação do leitor.

Obscurecer fatos e refletir dúvidas sobre nossa própria capacidade — a proverbial combinação de fumaça e espelhos — eram táticas talvez suficientes para qualquer campanha ordinária de relações públicas. Mas o estratagema final era de uma genialidade ímpar. Em vez de desencorajar novas pesquisas sobre a relação entre tabaco e câncer, empresas de cigarro propunham que os cientistas fizessem mais pesquisas: "Comprometemo-nos a dar assistência aos esforços de pesquisa sobre todas as fases do uso do tabaco e a saúde [...] além da contribuição já dada por empresas individuais". Ficava implícito que se havia necessidade de mais pesquisas era porque a questão estava cercada de dúvidas — e que portanto não fora resolvida. Deixemos, então, o povo com seu vício, e os cientistas com o deles.

Para concretizar essa estratégia de três pontas, o lobby do tabaco já tinha formado um "comitê de pesquisa", chamado de Comitê de Pesquisa da Indústria do Tabaco, ou TIRC. Ostensivamente, o TIRC atuaria como intermediário entre o mundo acadêmico cada vez mais hostil, a indústria tabagista cada vez mais sitiada e o público cada vez mais confuso. Em janeiro de 1954, depois de uma demorada busca, o TIRC anunciou que finalmente escolhera um diretor, trazido — como o instituto não perdia oportunidade de lembrar ao público — das mais profundas esferas da ciência.[13] Sua escolha, como se fechasse o círculo de ironias, foi Clarence Cook Little, o ambicioso oposicionista que os laskeritas tinham deposto da presidência da Sociedade Americana de Controle do Câncer (ASCC).

Se Clarence Little não tivesse sido descoberto pelos lobistas da indústria do tabaco em 1954, é provável que tivessem de inventá-lo. Ele atendia a rigorosas especificações. Cheio de opiniões, enérgico e volúvel, Little era geneticista de profissão. Fundara um vasto laboratório de pesquisa animal em Bar Harbor, Maine, que servia como repositório de linhagens de raça pura de ratos para experiências médicas. Pureza e genética eram as distrações de Little, forte defensor da teoria de que todas as doenças, incluindo o câncer, eram essencialmente hereditárias, e que, numa espécie de limpeza étnica médica, acabariam levando aqueles que tinham tais predisposições, deixando atrás de si uma população geneticamente enriquecida, resistente a doenças. Essa noção — digamos, essa eugenia light — aplicava-se também ao câncer de pulmão, que ele considerava, acima de tudo, produto de aberração genética. O ato de fumar, afirmava Little, simplesmente desvendava essa inerente aberração, levando germes ruins a emergir e se manifestar no corpo humano. Culpar o cigarro pelo câncer de pulmão, portanto, era como culpar o guarda-chuva pela chuva. O TIRC e o lobby do tabaco abraçaram, ruidosamente, esse ponto de vista. Doll e Hill, Wynder e Graham tinham sem dúvida relacionado o cigarro ao câncer de pulmão. Mas correlação, insistia Little, não era o mesmo que causa. Num editorial escrito a convite para a revista *Cancer Research* em 1956, Little sustentou que se a indústria do tabaco era acusada de desonestidade científica, então os ativistas antitabaco eram culpados de insinceridade científica.[14] Como podiam eles, supostamente os rebentos da ciência, concluir com tanta facilidade que numa mera confluência de eventos — o ato de fumar e o câncer de pulmão — houvesse uma relação causal?

Graham, que conhecia Little desde os tempos da ASCC, empalideceu. Numa contundente refutação escrita ao editor, ele reclamou: "A relação causal entre o abuso do cigarro e o câncer de pulmão é mais forte do que a da eficácia da vacinação contra a varíola, que é apenas estatística".[15]

A rigor, como muitos colegas epidemiologistas, Graham exasperava-se com a exagerada atenção dada à palavra *causa*. Essa palavra, na opinião dele, perdera a utilidade, tornando-se uma obrigação, uma desvantagem. Em 1884, o microbiologista Robert Koch estipulara que, para ser definido como causa de uma doença, um agente precisava atender a três critérios. Tinha de estar presente em animais doentes; tinha de ser isolado de animais doentes; e tinha de ser capaz de transmitir a doença quando introduzido num hospedeiro secundário. Mas os postulados de Koch tinham surgido, crucialmente, do estudo de doenças infecciosas e agentes infecciosos; não podiam ser, simplesmente, "reusados" para muitas doenças não infecciosas. No caso do câncer de pulmão, por exemplo, seria absurdo imaginar um carcinógeno isolado de um pulmão canceroso meses ou anos depois da exposição original. Estudos sobre transmissão em ratos estavam fadados à mesma frustração. Como disse Bradford Hill: "Podemos submeter ratos, ou outros animais de laboratório, a tal atmosfera de fumaça de tabaco que eles não seriam capazes — como o velho do conto de fadas — nem de dormir nem de adormecer; nem de procriar nem de comer. E cânceres de pulmão poderiam ou não desenvolver-se em grau significativo. E daí?".[16]

Pois é, e daí? Com Wynder e outros colegas, Graham *tinha* tentado expor ratos a uma tóxica "atmosfera de fumaça de tabaco" — ou, pelo menos, o equivalente mais próximo concebível. Convencer ratos a fumar um cigarro atrás do outro era tarefa de êxito obviamente improvável. Por isso, numa inspirada experiência realizada em seu laboratório em St. Louis, Graham inventara uma "máquina de fumar",[17] uma geringonça que soprava o equivalente a centenas de cigarros por dia (a marca escolhida foi Lucky Strike), depositando o resíduo negro alcatroado, através de um labirinto de câmaras de sucção, num frasco para destilação de acetona. Pintando o alcatrão na pele dos ratos, Graham e Wynder descobriram que podiam criar tumores nas costas dos animais. Mas esses estudos serviram apenas para provocar mais controvérsia. A revista *Forbes* tinha, notoriamente, satirizado a experiência, ao perguntar a Graham: "Quantos homens destilam alcatrão de tabaco e usam para pintar as costas?".[18] E críticos como Little podiam muito bem ter se queixado de que essa experiência equivalia a destilar uma laranja num bilhão de partes e concluir, loucamente, que o fruto original era venenoso demais para ser comido.

A epidemiologia, como o velho do conto de fadas de Hill, estava, portanto, indo de encontro à sufocante economia dos postulados de Koch. A tríade clássica — associação, isolamento e transmissão — simplesmente não seria suficiente; a medicina preventiva precisava do seu próprio entendimento da palavra "causa".

Mais uma vez, Bradford Hill, a eminência parda da epidemiologia, propôs uma solução para o impasse. No caso de estudos de doenças humanas crônicas complexas, como o câncer, sugeriu Hill, a noção tradicional de causalidade precisava ser ampliada e revista. Se o câncer de pulmão não se ajustasse à camisa de força de Koch, então a camisa de força precisava ser afrouxada. Hill reconhecia a infernal luta metodológica da epidemiologia com a causalidade — no fundo, não se tratava de uma disciplina experimental —, mas se elevou acima dela. Pelo menos no caso do câncer de pulmão e do ato de fumar, ele argumentou, a associação tinha diversas características adicionais.

Era forte: o risco de câncer era quase cinco ou dez vezes maior nos fumantes.

Era consistente: o estudo de Doll e Hill, e o estudo de Wynder e Graham, realizados em contextos vastamente diferentes, com populações vastamente diferentes, tinham apresentado o mesmo vínculo.

Era específico: o tabaco foi vinculado ao câncer de pulmão — precisamente o órgão pelo qual a fumaça passa no corpo.

Era temporal: Doll e Hill tinham descoberto que, quanto mais tempo alguém fumava, maior o risco.

Tinha um "gradiente biológico": quanto mais alguém fumava em quantidade, maior o risco de câncer de pulmão.

Era plausível: um vínculo mecânico entre um carcinógeno e uma alteração maligna no pulmão não era implausível.

Era coerente; era respaldado por provas experimentais: as descobertas epidemiológicas e as descobertas laboratoriais, como a experiência de pintar ratos com alcatrão, realizada por Graham, concordavam.

Comportava-se da mesma forma em situações análogas: fumar tinha sido relacionado ao câncer de pulmão e também ao câncer de lábio, garganta, língua e esôfago.[19]

Hill usou esses pontos para apresentar uma proposta radical. Os epidemiologistas podiam *inferir* causalidade a partir de uma lista de nove critérios. Nenhum item da lista comprovava, isoladamente, uma relação causal. A lista de Hill funcionava como uma espécie de menu à la carte, de onde os cientistas podiam escolher critérios para reforçar (ou enfraquecer) a noção de relação causal. Para os puristas da ciência, isso tinha algo de rococó — e, como tudo o que era rococó, era fácil de ridicularizar: imagine um matemático ou um físico escolhendo num menu critérios para inferir causalidade. Apesar disso, a lista de Hill dotou a pesquisa epidemiológica de uma clareza pragmática. Em vez de prestar exagerada atenção à ideia metafísica de causalidade (o que é "causa" no sentido mais puro?), ele passou a dar ênfase a uma ideia funcional e operacional. Causa é o que a causa *faz*, afirmou Hill. Geralmente, como o ônus da prova num caso detetivesco, a preponderância de fiapos de prova, mais do que uma única e definitiva experiência, encerrava a discussão sobre causa.

No meio dessa reorganização histórica e necessária da epidemiologia, no inverno de 1956, Evarts Graham caiu doente do que pensava ser uma gripe. Estava no auge da carreira, um cirurgião completo. Seu legado era múltiplo: revolucionara a cirurgia de câncer de pulmão costurando procedimentos cirúrgicos aprendidos nas enfermarias de tuberculose do século XIX. Investigara mecanismos do aparecimento de células cancerosas, usando o tabaco como o carcinógeno de sua escolha. E com Wynder estabelecera firmemente o vínculo epidemiológico entre cigarro e câncer de pulmão.

No fim, porém, foi sua aversão inicial à teoria que ele mesmo tinha provado que destruiu Evarts Graham. Em janeiro de 1957, quando a "gripe" se recusou a ceder, Graham submeteu-se a uma bateria de testes no Barnes Hospital. Um exame de raios X revelou a causa dos problemas: a casca grande e áspera de um tumor que lhe obstruía os bronquíolos superiores, e os dois pulmões crivados de centenas de depósitos metastáticos de câncer. Ocultando a identidade do paciente, ele mostrou suas chapas para um colega cirurgião. O homem olhou para os raios X e declarou que o tumor era inoperável e sem remédio. Graham lhe disse, calmamente: "[O tumor] é meu".

Em 14 de fevereiro, com seu estado deteriorando-se rapidamente, Graham escreveu para o cirurgião Alton Ochsner, amigo e colaborador: "Você talvez tenha ouvido dizer que recentemente fui paciente do Barnes Hospital por causa de um carcinoma broncogênico bilateral, que entrou em mim esgueirando-se como um ladrão na noite [...] Você sabe que parei de fumar há mais de cinco anos, mas o problema é que fumei durante cinquenta anos".[20]

Duas semanas depois, Graham sentiu-se tonto, nauseado e confuso quando fazia a barba. Foi levado novamente para o Barnes Hospital, para um quarto poucos pisos acima das salas de operação que tanto amava. Recebeu quimioterapia intravenosa com nitrogênio mostarda, mas sem sucesso. O "ladrão" tinha saqueado tudo; o câncer crescia em seus pulmões, seus nódulos linfáticos, suas glândulas adrenais, seu fígado e seu cérebro. Em 26 de fevereiro, confuso, letárgico e incoerente, Graham entrou em coma e morreu no quarto. Tinha 74 anos. A pedido seu, o corpo foi doado ao departamento de anatomia, como espécime de autópsia para outros estudantes.

No inverno de 1954, três anos antes de sua morte prematura, Evarts Graham escreveu um ensaio notavelmente presciente, num livro intitulado *Smoking and Cancer* [O fumo e o câncer].[21] No fim do ensaio, Graham indagava como combater a difusão do tabaco no futuro. A medicina, ele concluía, não tinha poder para restringir a propagação do tabaco. Investigadores do mundo acadêmico podiam fornecer dados sobre riscos e discutir interminavelmente provas e causalidade, mas a solução tinha de ser política. "A teimosia dos [formuladores de política]", ele escreveu, "nos obriga a concluir que sua própria dependência [...] os torna cegos. Têm olhos para ver, mas não veem, devido à incapacidade ou à indisposição para largar o cigarro. Tudo isso leva à pergunta [...] o rádio e a televisão devem ter permissão para continuar transmitindo o material publicitário da indústria de cigarro? Não é hora de o guardião oficial da saúde do povo, o Serviço de Saúde Pública dos Estados Unidos, fazer pelo menos uma declaração de advertência?"

"Declaração de advertência"

Nossa credulidade seria, de fato, atingida pela suposição de que um caso fatal de câncer de pulmão possa ter se desenvolvido [...] depois de Cooper ter supostamente fumado cigarros por confiar em declarações feitas pelo réu nas diversas formas de publicidade.[1]

— Veredicto do júri no Caso Cooper, 1956

Certamente, vivendo nos Estados Unidos na última metade do século XX, era preciso ser surdo, mudo e cego para não estar ciente dos perigos expressos, reais ou imaginários, do ato de fumar cigarros. Mas a opção pessoal de fumar é [...] como a opção do motorista que encarou algumas cervejas e depois a cabine telefônica.[2]

— Carta aberta da indústria tabagista, 1988

No verão de 1963, sete anos depois da morte de Graham, três homens foram juntos a East Orange, Nova Jersey, visitar o laboratório de Oscar Auerbach.[3] Homem cauteloso, de poucas palavras, Auerbach era um patologista especializado em pulmão altamente conceituado que acabara de concluir um estudo monumental comparando espécimes de pulmão de 1522 autópsias de fumantes e não fumantes.

O artigo em que Auerbach descrevia as lesões que encontrara foi um marco na compreensão da carcinogênese.[4] Em vez de iniciar seus estudos com câncer já em sua forma plenamente desenvolvida, ele tentou compreender a gênese da doença. Começara não pelo câncer, mas por sua encarnação passada, sua lesão precursora — o pré-câncer. Bem antes de a doença crescer de maneira ostensiva e sintomática num pulmão de fumante, Auerbach descobriu que o pulmão continha camadas de lesões pré-cancerosas, em vários estágios de evolução — como um xisto pré-histórico da carcinogênese. As mudanças começavam nas vias aéreas dos brônquios. Quando a fumaça percorria o pulmão, as camadas externas, expostas à mais alta concentração de alcatrão, começavam a endurecer e inchar. Dentro dessas camadas engrossadas, Auerbach descobriu a próxima etapa da evolução maligna: células atípicas com núcleos encrespados ou escuros em manchas irregulares. Numa fração ainda menor de pacientes, essas células atípicas começavam a mostrar as características mudanças citológicas do câncer, com núcleos inchados, anormais, em geral flagrados dividindo-se furiosamente. No estágio final, esses cachos de células rompiam o fino revestimento das membranas basais e se transformavam em carcinoma francamente invasivo. O câncer, afirmava Auerbach, era uma doença que se manifestava lentamente ao longo do tempo. Não corria, mas andava preguiçosamente desde o nascimento.

Os três visitantes de Auerbach aquela manhã estavam numa viagem de estudo para compreender, da forma mais completa possível, esse vagaroso caminhar da carcinogênese.[5] William Cochran era um exigente estatístico de Harvard; Peter Hamill, pneumologista do Serviço de Saúde Pública; Emmanuel Farber,* patologista. Sua excursão ao laboratório de Auerbach foi o começo de uma longa odisseia científica. Cochran, Hamill e Farber eram três integrantes de um comitê consultivo designado pelo ministro da Saúde. (Hamill era o coordenador médico do comitê.) Sua tarefa era examinar as provas que vinculavam o hábito de fumar ao câncer de pulmão, para que o ministro da Saúde pudesse divulgar um relatório oficial sobre o cigarro e o câncer de pulmão — a "declaração de advertência" que havia muito tempo deveria ter sido feita e que Graham exortara o país a fazer.

* Sem parentesco com Sidney Farber.

Em 1961, a Sociedade Americana de Câncer, a Associação Americana do Coração e a Associação Nacional de Tuberculose enviaram uma carta conjunta ao presidente Kennedy pedindo-lhe que nomeasse uma "comissão nacional" para investigar a relação entre cigarro e saúde.[6] A comissão, recomendava a carta, deveria procurar "uma solução para este problema de saúde que interfira o mínimo possível na liberdade de indústria ou na felicidade dos indivíduos". A "solução", inconcebivelmente, deveria ser ao mesmo tempo agressiva e conciliatória — divulgando publicamente a relação entre câncer, doença do pulmão, doença do coração e o hábito de fumar, mas sem representar nenhuma ameaça óbvia à liberdade da indústria tabagista. Suspeitando de que aquilo era uma tarefa insolúvel, Kennedy (cuja própria base política no sul rico em tabaco era frágil) rapidamente a atribuiu a seu ministro da Saúde, Luther Terry.

De fala macia, conciliador e raramente combativo, Luther Terry era do Alabama, onde colhera tabaco quando menino. Seduzido desde o começo da infância pela perspectiva de estudar medicina, formou-se na Universidade de Tulane em 1935, depois foi interno do St. Louis, onde conhecera o formidável Evarts Graham no apogeu da sua habilidade cirúrgica. Terry mudara-se para o Serviço de Saúde Pública depois da formatura, e em seguida foi para o NCI, em 1953, onde seu laboratório, no centro clínico, ficava perto dos edifícios em que Zubrod, Frei e Freireich travaram sua batalha contra a leucemia. Terry tinha, portanto, passado a infância na penumbra do tabaco e a vida acadêmica na penumbra do câncer.

A tarefa de Kennedy deixa a Terry três opções. Ele podia contornar o assunto discretamente — invocando a ira das três principais organizações médicas. Podia divulgar uma declaração unilateral do gabinete do ministro da Saúde sobre os riscos que o tabaco representava — sabendo que poderosas forças políticas rapidamente se mobilizariam para neutralizá-lo. (No começo dos anos 1960, o gabinete do ministro da Saúde era uma instituição pouco conhecida e impotente; já os estados produtores de tabaco e empresas que o comercializavam eram imensamente poderosas, ricas e influentes.) Ou poderia, de alguma forma, usar o peso da ciência para reacender o vínculo entre tabaco e câncer aos olhos da opinião pública.

Hesitante de início, mas com confiança crescente — "um dragão relutante",[7] como o caracterizou Kenneth Endicott, diretor do NCI —, Terry optou pelo terceiro caminho. Com uma estratégia que parecia quase reacionária à primeira vista, ele anunciou que nomearia um comitê consultivo para resumir as provas dos vínculos entre fumo e câncer de pulmão.[8] Sabia que o relatório do comitê seria cientificamente redundante: quase quinze anos tinham transcorrido desde os estudos de Doll e Wynder, e nesse período dezenas de estudos validaram, confirmaram e reconfirmaram seus resultados. Nos círculos médicos, o vínculo entre tabaco e câncer era notícia tão velha que a maioria dos pesquisadores já começava a concentrar sua atenção no fumo passivo como fator de risco de câncer. Mas ao "revisitar" as provas, a comissão de Terry lhe daria vida nova. Criaria, deliberadamente, um pseudoestudo clínico a partir de estudos reais, trazendo com isso a tragédia do tabaco de volta aos olhos da opinião pública.

Terry nomeou dez pessoas para o comitê. Charles LeMaistre, da Universidade do Texas, foi escolhido como autoridade em fisiologia pulmonar. Stanhope Bayne-Jones, hierarquicamente o mais alto membro do comitê, era um bacteriologista barbudo, de cabelos brancos, que moderara diversos comitês anteriores para o NIH. Louis Fieser, químico orgânico de Harvard, era especialista em carcinogênese química. Jacob Furth, da Columbia, era autoridade em genética do câncer. John Hickam era especialista clínico com interesse particular em fisiologia do coração e do pulmão; Walter Burdette, cirurgião de Utah; Leonard Schuman, epidemiologista muito conceituado; Maurice Seevers, farmacologista; William Cochran, estatístico de Harvard; Emmanuel Farber, patologista especializado em proliferação de células.

Em nove sessões, que se alongaram por treze meses, a equipe se reuniu num salão de poucos móveis, iluminado a neon, na Biblioteca Nacional de Medicina, moderno prédio de concreto a poucos quilômetros do campus do NIH. Cinzeiros entupidos de bitucas de cigarro espalhavam-se pelas mesas. (O comitê estava dividido em cinco fumantes e cinco não fumantes — homens cuja dependência era tão profunda que não podia ser atenuada nem mesmo enquanto deliberavam sobre a carcinogênese de fumo.) O comitê visitou dezenas de laboratórios. Dados, entrevistas, opiniões e depoimentos foram extraídos de 6 mil artigos, 1200 revistas médicas e 155 biólogos, químicos, médicos, matemáticos e epidemiologistas.[9] No total, os casos clínicos usados para o relatório abrangeram estudos com cerca de 1 123 000 homens e mulheres — uma das maiores coortes já analisadas num relatório epidemiológico.

Cada membro do comitê, como na fábula do cego e do elefante, deu uma nova percepção a uma dimensão exclusiva do quebra-cabeça.[10] O preciso e meticuloso Cochran inventou uma nova visão matemática para julgar os estudos. Em vez de privilegiar qualquer estudo em particular, ele pensava, talvez se pudesse usar um método para calcular o risco relativo como um número composto em *todos* os estudos do conjunto. (O método, chamado de metanálise, teria grande influência na epidemiologia acadêmica no futuro.) O químico orgânico em Fieser também foi estimulado: sua discussão das substâncias químicas do fumo ainda é um dos textos mais reconhecidos sobre o assunto. Provas foram retiradas de experimentos com animais, de séries de autópsias, de 36 estudos clínicos e, ponto crucial, de sete estudos prospectivos independentes.

Peça por peça, surgiu um quadro altamente incontestável e consistente. A relação entre o fumo e o câncer de pulmão, como descobriu o comitê, era uma das mais fortes na história da epidemiologia do câncer — notavelmente significativa, notavelmente mantida entre populações diversas, notavelmente duradoura ao longo do tempo e reproduzível em estudo após estudo. As experiências com animais demonstrando a relação causal entre o uso do tabaco e o câncer de pulmão eram, na melhor das hipóteses, inconclusivas. Mas não havia necessidade de um experimento — pelo menos não de um experimento de laboratório no sentido tradicional da palavra. "A palavra 'causa'", dizia o relatório, apoiando-se decididamente na obra anterior de Hill, "é a que está em uso corrente em relação a questões tratadas neste estudo e é capaz de transmitir a noção de uma relação eficaz entre um agente e um transtorno ou doença associado no hospedeiro [...] Dado que tais complexidades foram levadas em conta, é de notar claramente que a decisão ponderada pelo Comitê foi a de usar as palavras 'causa' ou 'causa principal' [...] em certas conclusões sobre tabagismo e saúde."[11]

Nessa sentença inequívoca, o relatório dissipou três séculos de dúvidas e debates.

O relatório de Luther Terry, um documento "explosivo" (como ele o chamava) com capa de couro de 387 páginas, foi divulgado em 11 de janeiro de 1964, numa sala lotada de jornalistas.[12] Era uma fria manhã de sábado em Washington, escolhida intencionalmente para que o mercado de ações estivesse fechado (e assim protegido contra o tumulto financeiro que, imaginava-se, o relatório deveria provocar). As portas do auditório do Departamento de Estado foram trancadas quando os repórteres acabaram de entrar. Terry subiu à tribuna. Os integrantes do comitê consultivo estavam sentados atrás dele, de terno escuro e nome na lapela. Enquanto Terry falava, usando frases cautelosas e medidas, o único ruído na sala era o de jornalistas tomando notas furiosamente. Na manhã seguinte, como lembra Terry, o relatório "era notícia de primeira página e o principal assunto de todas as emissoras de rádio e televisão nos Estados Unidos e em muitas no exterior".

Num país obcecado pelo câncer, era de esperar que a atribuição de vasta preponderância de uma das principais formas da doença a uma única e evitável causa provocasse uma resposta poderosa e imediata. Mas, apesar da cobertura jornalística de primeira página, a reação em Washington foi extraordinariamente enérgica. "Apesar do golpe publicitário ter sido enorme", George Weissman, executivo de relações públicas, escreveu presunçosamente a Joseph Cullman, presidente da Philip Morris, "[...] tenho a impressão de que a *reação* pública não foi tão severa nem teve a profundidade emocional que eu talvez temesse. Certamente não é do tipo capaz de levar partidários da proibição a saírem armados de machado para destruir bares."[13]

Apesar de o relatório ter intensificado temporariamente o debate científico, os "machados" legislativos dos partidários da proibição tinham perdido o gume muito tempo antes. Desde a época das tentativas equivocadas de regular o consumo de álcool durante a Lei Seca, o Congresso tinha desativado a capacidade de qualquer repartição federal regular uma indústria. Poucas repartições tinham controle direto sobre uma indústria (a Food and Drug Administration era a exceção mais importante a essa regra. Drogas eram estritamente reguladas pela FDA, mas o cigarro escapara por pouco de ser definido como droga). Portanto, ainda que o relatório do ministro da Saúde oferecesse uma perfeita base lógica para controlar a indústria tabagista, Washington pouco faria — ou, mais importante, poderia fazer — para alcançar essa meta.

Coube a uma repartição totalmente estagnada de Washington centralizar a questão do cigarro. A Comissão Federal de Comércio (FTC, em inglês) foi concebida, originariamente, para regulamentar comerciais e alegações de produtos: se os comprimidos de fígado Carter de fato continham fígado ou se um produto anunciado para combater a calvície fazia mesmo crescer o cabelo. Em grande parte, a FTC era vista como uma entidade moribunda e inativa, envelhecida e praticamente sem autoridade. Em 1950, por exemplo, o ano em que os relatórios de Doll-Hill e de Wynder-Graham tinham abalado o mundo acadêmico da medicina, a brilhante contribuição legislativa da FTC foi policiar o uso adequado de palavras para descrever tônicos ou o uso (talvez mais urgente) dos termos "à prova de escorregões" e "resiste a escorregões" no lugar de "retarda escorregões" para descrever cera de assoalho.[14]

A situação da FTC mudou no verão de 1957. Na metade da década de 1950, a relação entre o tabaco e o câncer já tinha assustado os fabricantes de cigarro o bastante para que muitos começassem a anunciar novos filtros para cigarro — que, supostamente, barravam carcinógenos e tornavam os cigarros "seguros". Em 1957, John Blatnik, professor de química de Minnesota que se tornara congressista, criticou a FTC por não investigar a veracidade dessa alegação.[15] Repartições federais não podiam regulamentar diretamente o tabaco, reconhecia Blatnik, mas, como a função da FTC era regulamentar a *publicidade*, com certeza poderia investigar se cigarros com filtro, amplamente anunciados como "seguros", eram mesmo eficazes. Foi uma brava e inovadora tentativa, mas como sempre ocorria com a regulamentação do cigarro, as audiências que se seguiram foram uma espécie de circo semiótico. Chamado para depor, Clarence Little afirmou, com sua incrível audácia, que testar a eficácia dos filtros era questão irrelevante, porque não havia nada nocivo a ser filtrado.

As audiências de Blatnik, portanto, produziram poucos efeitos imediatos. Mas, depois de seis anos de incubação, suas consequências foram poderosas. A publicação do relatório do ministro da Saúde em 1964 reviveu o argumento de Blatnik. A FTC tinha sido renovada, transformando-se numa repartição jovem e simplificada, e dias depois da divulgação do relatório uma equipe de jovens legisladores começou a reunir-se em Washington para rever a ideia de regulamentar a publicidade do cigarro.[16] Uma semana depois, em janeiro de 1964, a FTC anunciou que seguiria o mesmo caminho.[17] Dada a relação entre cigarro e câncer — relação causal, como recentemente fora reconhecido pelo relatório do ministro da Saúde —, os fabricantes de cigarro teriam de reconhecer o risco diretamente nos anúncios de seus produtos. O método mais eficaz de alertar os consumidores, no parecer da comissão, era imprimir a mensagem no próprio produto. Os maços teriam portanto um rótulo dizendo *Cuidado: fumar cigarro é perigoso para a saúde. Pode causar morte por câncer e outras doenças.* O mesmo rótulo de advertência deveria aparecer em todos os anúncios da mídia impressa.

Quando a notícia da ação proposta pela FTC circulou por Washington, a indústria do tabaco entrou em pânico. As atividades de lobby e negociações dos fabricantes de cigarro para impedir o rótulo de advertência atingiram uma urgência febril. Num esforço desesperado para controlar a força da FTC, a indústria do tabaco recorreu a Abe Fortas, amigo do presidente Johnson e conselheiro jurídico (prestes a ser ministro da Suprema Corte), e Earle Clements, ex-governador do Kentucky que substituíra Little no TIRC em 1959. Guiados por Clements e Fortas, os fabricantes de cigarro prepararam uma estratégia que, à primeira vista, parecia ir de encontro ao senso comum: em vez de ser regulamentados pela FTC, queriam que o Congresso o fizesse.[18]

O ardil tinha uma lógica profundamente calculada. O Congresso, como era sabido, seria muito mais simpático aos interesses dos fabricantes de cigarro (o tabaco era o sangue da economia dos estados sulistas, e a indústria subornava políticos e financiava campanhas de forma tão ostensiva que uma ação política negativa era inconcebível). Inversamente, o ativismo unilateral da FTC em relação ao tabaco acabara se revelando um constrangimento para os políticos, a tal ponto que era de esperar que, pelo menos simbolicamente, o Congresso repreendesse a comissão justiceira — em parte, atenuando seus golpes contra o tabaco. O efeito seria uma bênção dupla. Ao insistir voluntariamente que o controle fosse feito pelo Congresso, a indústria do tabaco executaria uma acrobacia política heroica — saltaria da hostil fogueira da comissão para a frigideira muito menos quente do Congresso.

E foi o que ocorreu. No Congresso, a recomendação da FTC foi diluída, depois diluída outra vez, ao passar de mão em mão, de audiência para audiência, de comitê para subcomitê, e o que resultou foi uma sombra atenuada e enfraquecida do projeto de lei original. Com o nome de Lei Federal da Rotulagem e Propaganda de Cigarros (FCLAA, em inglês), de 1965, o rótulo recomendado pela FTC foi alterado para *Cuidado: fumar cigarros pode ser prejudicial à sua saúde*.[19] A lúgubre e poderosa linguagem do rótulo original — mais notavelmente as palavras *câncer*, *causar* e *morte* — foi expurgada. Para garantir uniformidade, leis estaduais também foram cobertas pela FCLAA — garantindo, na realidade, que nenhum rótulo com aviso em linguagem mais forte fosse adotado em qualquer estado americano. O resultado, como observou a jornalista Elizabeth Drew na *Atlantic Monthly*, foi "um ato descarado para proteger a indústria privada contra a regulamentação governamental". Os políticos se mostraram muito mais dispostos a proteger os estreitos interesses da indústria do cigarro do que o mais vasto interesse coletivo da saúde pública. Os fabricantes de cigarro não precisavam ter se dado ao trabalho de inventar filtros protetores, escreveu Drew, sarcasticamente: o Congresso mostrou-se "o melhor filtro até agora".

O projeto FCLAA foi frustrante, mas estimulou as forças antitabaco. A transformação de um desconhecido ato de legislação comercial num laço regulatório para a indústria do tabaco foi ao mesmo tempo simbólica e estratégica: uma indústria irregulável fora forçada a obedecer — ainda que parcialmente. Em 1966, um jovem advogado mal saído da faculdade, John Banzhaf, levou essa estratégia ainda mais longe. Insolente, autoconfiante e iconoclasta, ele descansava em casa no feriado de Ação de Graças de 1966 (observando os onipresentes anúncios de cigarro) quando sua mente disparou rumo a uma obscura cláusula legal. Em 1949, o Congresso tinha divulgado a "doutrina de imparcialidade", que dizia que os veículos de radiodifusão tinham de ceder tempo de transmissão "justo" para a divulgação de pontos de vista opostos sobre assuntos polêmicos. (O Congresso raciocinou que, por usarem recursos públicos — as radiofrequências —, os veículos de radiodifusão deveriam retribuir com um serviço de utilidade pública, oferecendo informação equilibrada em questões controvertidas.) A doutrina era pouco conhecida e pouco usada. Mas Banzhaf se perguntou se não poderia ser aplicada para os anúncios de cigarro. A FTC tinha atacado a insinceridade das campanhas publicitárias da indústria tabagista. Será que uma estratégia paralela poderia ser usada para atacar a desproporcionalidade da sua presença na mídia?

No começo do verão de 1967, Banzhaf despachou uma carta para a Comissão Federal de Comunicações (FCC, em inglês, a repartição responsável pela aplicação da doutrina de imparcialidade) queixando-se de que uma emissora de TV de Nova York dedicava um tempo de antena desproporcional a comerciais sem a presença contrária de anúncios antitabaco.[20] A reclamação era tão inusitada que Banzhaf, na época num cruzeiro de quatro semanas, não esperava uma resposta substantiva. Mas sua queixa foi ouvida, surpreendentemente, por ouvidos simpáticos. O advogado-geral da FCC, Henry Geller, reformista ambicioso que acompanhava a radiodifusão de interesse público havia muito tempo, vinha investigando, privadamente, a possibilidade de atacar a publicidade do cigarro. Ao voltar das Bahamas, Banzhaf encontrou uma carta de Geller:

> Os anúncios em pauta claramente promovem o uso de um cigarro em particular como atraente e agradável. A rigor, eles, compreensivelmente, não têm outro objetivo. Acreditamos que a emissora que apresenta tais anúncios tem o dever de informar seu público sobre o outro lado dessa controvertida questão de importância pública — que, por mais agradável que seja, o ato de fumar pode representar um perigo para a saúde do fumante.[21]

Com o consentimento de Geller, Banzhaf moveu uma ação contra a emissora de TV no tribunal. Como era de prever, as empresas de tabaco protestaram em alto e bom som, argumentando que um processo legal desse tipo teria efeito inibidor na liberdade de expressão e ameaçando lutar até o fim. Diante da possibilidade de uma longa batalha judicial, Banzhaf foi à Sociedade Americana de Câncer, à Associação Americana de Pulmão e a várias outras organizações de saúde pública em busca de apoio. Foi rejeitado por todas.

Banzhaf resolveu ir a julgamento mesmo assim. Levado para o tribunal em 1968, ele se preparou para enfrentar "um esquadrão dos advogados mais bem pagos do país, filas e filas de advogados de terno listrado e abotoaduras"[22] — e, para absoluta surpresa da indústria tabagista, ganhou a ação. O tribunal decidiu que "tempo de antena proporcional" deveria ser dado à publicidade pró e antitabaco. A FCC e Geller entraram no jogo novamente. Em fevereiro de 1969, a comissão divulgou um anúncio público informando que fiscalizaria rigorosamente a cláusula de "tempo de antena proporcional" e, levando em conta o risco do tabaco para a saúde pública, tentaria proibir completamente anúncios de cigarro na televisão. Os fabricantes de cigarro apelaram mais de uma vez da decisão, mas a Suprema Corte recusou-se a ouvir o caso.

A indústria tentou montar uma contracampanha agressiva. Um relatório interno inédito minutado em 1969 para responder à ameaça iminente da proibição de publicidade pela FCC concluía: "A dúvida é o nosso produto, pois é a melhor maneira de competir com a 'massa de fatos'".[23] Mas os adversários do fumo também aprenderam os truques do negócio; se os vendedores de tabaco tinham "dúvida" para semear na mente do público, então eles dispunham de algo igualmente visceral para semear: o medo — em especial, o medo da doença definitiva. Uma avalanche de comerciais contra o cigarro apareceu na televisão. Em 1968, um exausto e cadavérico William Talman, ator veterano e ex-fumante, apareceu num comercial em horário nobre para anunciar que estava morrendo de câncer de pulmão.[24] Dopado por analgésicos, pronunciando indistintamente as palavras, Talman tinha uma mensagem clara para o público: "Se você fuma — largue o cigarro. Não seja um perdedor".

No fim de 1970, diante do impacto diário da publicidade negativa, fabricantes de cigarro voluntariamente retiraram seus anúncios dos meios de transmissão (com isso anulando a necessidade de representação proporcional). O último comercial de cigarro foi levado ao ar em 1º de janeiro de 1971.[25] Às 23h59, na primeira noite do novo ano, o slogan do Virginia Slims, *You've come a long way, baby*, reluziu momentaneamente nas telas de TV e desapareceu para sempre. Talman já tinha morrido em 1968, de um câncer de pulmão que se espalhara em metástases para o fígado, os ossos e o cérebro.[26]

A metade dos anos 1970 marcou portanto o começo do fim de uma era extraordinária para a indústria tabagista. O relatório do ministro da Saúde, o rótulo de advertência da FCLAA e o ataque à publicidade de cigarro representaram investidas de alto impacto contra uma indústria tida, no passado, como inexpugnável. É difícil quantificar o resultado de qualquer uma dessas estratégias separadamente, mas as investidas coincidiram com uma notável mudança na trajetória do consumo de cigarro: tendo aumentado infalivelmente nos Estados Unidos ao longo de quase sessenta anos, nivelou-se em cerca de 4 mil cigarros per capita.[27]

A campanha contra o tabaco agora precisava de uma última estratégia para consolidar essas vitórias e torná-las tangíveis para o público. "Estatísticas", escreveu certa vez o jornalista Paul Brodeur, "são seres humanos com as lágrimas enxugadas",[28] e até aquela altura a campanha antitabaco tinha apresentado estatísticas à vontade, mas com as vítimas humanas do cigarro de alguma forma obliteradas. Pleitos judiciais e regulamentações tinham ocorrido, aparentemente, no abstrato; a medida do rótulo de advertência da FCLAA e o caso de doutrina de imparcialidade tinham ocorrido em nome das "vítimas" do cigarro, mas vítimas sem rosto e sem nome. A rodada final das investidas legais contra o tabaco apresentaria, finalmente, as vítimas reais ao público americano, homens e mulheres que silenciosamente sucumbiram ao câncer de pulmão enquanto o Congresso discutia os prós e contras da proposta de anexar uma frase de nove palavras a um maço de cigarros.

Rose Cipollone, nascida Rose DeFrancesco em Nova York, provou seu primeiro cigarro quando adolescente, em 1942. Ela representava o ponto médio de uma curva rapidamente ascendente: de 1940 a 1944, a fração de mulheres fumantes nos Estados Unidos mais que dobrou, passando de 15% para 36%.[29] Esse espantoso aumento foi produto da talvez mais bem-sucedida campanha dirigida já lançada na história da publicidade americana — para convencer as mulheres a fumar. O tabaco pegou carona numa mudança social mais profunda: num mundo cada vez mais instável para as mulheres — em que elas conciliavam identidade pessoal, tomar conta de filhos, realizar tarefas domésticas e trabalhar fora —, o tabaco foi apresentado como uma força de normalização, estabilização e até mesmo liberação. A campanha da marca Camel mostrava um oficial da Marinha disparando um torpedo em alto-mar, enquanto a mulher em casa acalmava os nervos alterados com um cigarro. "É um jogo só para nervos inalteráveis", dizia o texto, "mas o que não é hoje [...] com todos nós lutando, trabalhando, vivendo no ritmo mais intenso dos últimos anos."[30] "Rosie the Riveter", símbolo quintessencial da condição feminina no tempo da guerra, foi reapresentada como "Rosie the Smoker", aparecendo em comerciais da marca Chesterfield com um cigarro na mão. Fumar era uma forma de serviço nacional e talvez até mesmo a perpétua compostura de Rosie em face da mais intensa pressão ("nunca agitada, nervosa ou tensa",[31] como dizia o jingle) pudesse ser atribuída à influência calmante do cigarro.

Como a epônima Rosie que se agigantava em imensos outdoors à sua volta, Cipollone também resolveu "acalmar-se" com Chesterfield. Começou na escola, de forma rebelde, pegando um cigarro aqui e outro ali depois das aulas. Mas, quando a economia desandou e entrou em declínio nos anos 1930, ela saiu da escola para trabalhar como empacotadora numa fábrica de cachecol e depois como encarregada de faturamento, e o vício começou. Dentro de poucos anos, estava consumindo dezenas de cigarros por dia.

Se Cipollone alguma vez se sentiu nervosa ou inquieta, foi nos raros momentos em que deparava com os alertas sobre os riscos do cigarro para a saúde. Depois que se casou, seu marido, Anthony Cipollone, fez uma silenciosa contracampanha, deixando recortes de jornal para ela ler que advertiam contra os muitos riscos do hábito de fumar. Rose tentou largar, mas sempre voltava a fumar, cada vez mais dependente. Quando os cigarros acabavam, ela vasculhava o lixo para fumar as guimbas.

O que preocupava Cipollone não era a dependência, mas, estranhamente, a escolha de filtros. Em 1955, quando Liggett lançou um novo cigarro com filtro chamado L&M, ela trocou de marca, na esperança de que o cigarro "mais suave, com pouco alcatrão e pouca nicotina" lhe fizesse menos mal. A busca do "cigarro seguro" tornou-se uma obsessão. Como uma monógama serial de cigarros, ela pulava de uma marca para outra, esperando encontrar uma que a protegesse. Em meados dos anos 1960, passou a fumar Virginia Slims, pensando que esse cigarro, comercializado exclusivamente para mulheres, talvez tivesse menos alcatrão. Em 1972, trocou mais uma vez, para Parliaments, que prometia um filtro mais longo e encaixado que poderia "isolar" os lábios do fumante do contato com o fumo. Dois anos depois, mudou mais uma vez, para os cigarros True, porque, como diria posteriormente para um júri perplexo, "o médico os recomendou [...] Ele me disse: 'Você fuma e talvez devesse fumar estes', e tirou do bolso do sobretudo um maço de cigarros".

No inverno de 1981, Cipollone foi acometida de tosse. Um exame de raios X do tórax para investigar a causa revelou uma massa no lobo superior do pulmão. Uma biópsia cirúrgica identificou câncer. Em agosto de 1983, câncer metastático foi encontrado em todo o corpo de Cipollone — massas malignas nos pulmões, nos ossos e no fígado. Ela começou a fazer quimioterapia, mas a resposta foi fraca. À medida que a doença avançava rumo à medula óssea e penetrava seu cérebro e sua medula espinhal, ela ficou prostrada no leito, tomando injeções de morfina para aliviar a dor. Morreu na manhã de 21 de outubro de 1984, com 58 anos.

Marc Edell, advogado de Nova Jersey, soube do diagnóstico de Cipollone onze meses antes de sua morte.[32] Ambicioso, astuto e inquieto, ele tinha profundo conhecimento de ações civis (defendera fabricantes de asbesto em ações de responsabilidade civil nos anos 1970) e procurava uma "vítima" do cigarro que servisse como ícone para lançar um ataque à indústria tabagista. No verão de 1983, Edell viajou a Little Ferry, sonolenta cidadezinha de subúrbio, para visitar Rose Cipollone e mover uma ação em seu nome contra três fabricantes de cigarro cujos produtos Rose tinha usado largamente — Liggett, Lorillard e Philip Morris.

O caso Edell, aberto em 1983, foi preparado com habilidade. Casos anteriores contra a indústria do tabaco tinham seguido um padrão estereotipado: os demandantes alegavam não ter ciência, pessoalmente, dos riscos de fumar; os fabricantes reagiam afirmando que as vítimas precisavam ser "surdas, mudas e cegas"[33] para não saber desses riscos; e os júris, universalmente, tinham tomado o partido dos fabricantes, por entenderem que os rótulos dos maços constituíam advertência suficiente para os consumidores. Para os demandantes, o histórico era desanimador. Nos trinta anos transcorridos de 1954 a 1984, mais de trezentas ações de responsabilidade civil tinham sido movidas contra empresas de cigarros.[34] Dezesseis foram parar nos tribunais. Nenhuma resultara em sentença contra uma empresa, e em nenhuma houve acordo extrajudicial. A indústria tabagista por pouco não declarara vitória total: "Os advogados dos demandantes podem ler o que está escrito no muro", vangloriava-se um relatório, "eles não têm provas".[35]

Edell, entretanto, recusava-se a ler qualquer coisa escrita em um muro. Ele reconheceu abertamente que Rose Cipollone tinha consciência dos riscos de fumar. Sim, ela tinha lido os rótulos de advertência nos maços de cigarro e os numerosos artigos de revista meticulosamente recortados por Tony Cipollone. Apesar disso, incapaz de controlar o hábito, continuara dependente. Cipollone estava longe de ser inocente, admitia Edell. Mas o que importava não era até que ponto ela sabia dos riscos do tabaco; era o que os fabricantes de cigarros sabiam e quanto tinham revelado a consumidores como Rose sobre os riscos de câncer.

O argumento pegou de surpresa os fabricantes de cigarro. A insistência de Edell em descobrir o que eles sabiam sobre os riscos do fumo lhe permitiu solicitar aos tribunais acesso sem precedentes aos arquivos internos de Philip Morris, Liggett e Lorillard. Armado de poderosas imposições legais para investigar esses arquivos privados, Edell desenterrou uma saga de épica perversidade. Muitos fabricantes não apenas sabiam dos riscos de câncer inerentes ao tabaco e das poderosas propriedades viciadoras da nicotina, mas tinham ativamente tentado sufocar as pesquisas internas que o demonstravam. Os documentos revelaram lutas frenéticas dentro da indústria para esconder os riscos, com frequência levando os próprios empregados a se sentir moralmente perturbados.

Numa carta, Fred Panzer, relações-públicas do Instituto de Pesquisa do Tabaco, escreveu a Horace Kornegay, seu presidente, para explicar a estratégia de marketing de três pontas adotada pela indústria — "Semear a dúvida sobre a acusação de danos à saúde sem, de fato, negá-la; defender o direito que o público tem de fumar sem, na realidade, estimulá-lo a adquirir a prática; [e] encorajar a pesquisa científica objetiva como única maneira de tirar a limpo a questão dos riscos para a saúde".[36] Em outro memorando interno (classificado como "confidencial"), as afirmações são quase risíveis em sua perversidade: "Em certo sentido, a indústria do tabaco deve ser vista como um segmento especializado, altamente ritualizado e estilizado, da indústria farmacêutica. Os produtos de tabaco contêm e distribuem de forma ímpar a nicotina, poderosa droga com uma variedade de efeitos psicológicos".[37]

A pesquisa farmacológica sobre a nicotina não deixava dúvida sobre por que mulheres como Rose Cipollone achavam tão difícil largar o cigarro — não era porque não tivessem força de vontade, mas porque a nicotina a subvertia. "Pense no maço de cigarros como um contêiner onde está armazenado o suprimento diário de nicotina", escreveu um pesquisador da Philip Morris. "Pense no cigarro como uma máquina de servir uma dose de nicotina [...] Pense numa baforada de cigarro como o veículo da nicotina."[38]

Num diálogo particularmente memorável, Edell perguntou ao presidente da Liggett por que a empresa tinha gastado quase 5 milhões de dólares para mostrar que o tabaco poderia provocar o surgimento de tumores nas costas de ratos e depois decidira ignorar sistematicamente quaisquer implicações para a carcinogênese em seres humanos:[39]

Edell: Qual era o objetivo dessa experiência?
Dey: Tentar reduzir tumores nas costas de ratos.
Edell: Não tinha nada a ver com a boa saúde de seres humanos, correto?
Dey: Correto...
Edell: E isso era para salvar ratos, certo? Ou camundongos? Os senhores gastaram todo esse dinheiro para impedir que os camundongos não desenvolvessem mais tumores?

Diálogos como esse davam ideia dos problemas que a indústria tabagista enfrentava. À medida que os especialistas da indústria do cigarro passavam com dificuldade pelo interrogatório, a profundidade da fraude fazia até mesmo seus advogados se arrepiar de horror. A ocultação da verdade era realizada com estatísticas disparatadas; mentiras escondidas em outras mentiras. A licença que Edell recebeu para exumar os arquivos internos dos fabricantes de cigarro criou um precedente histórico, permitindo a outras pessoas, em tese, fazer uma incursão nesse mesmo gabinete de horrores em busca de sua própria e fuliginosa exposição para futuras ações de responsabilidade civil.

Depois de quatro longos anos de disputas legais, o caso do câncer de Cipollone foi submetido a julgamento em 1987.[40] Apesar das esperanças e previsões de muitos observadores, o veredicto foi uma terrível decepção para Edell e a família de Cipollone. O júri considerou Rose 80% responsável por seu câncer. A Liggett, fabricante da marca que ela fumara antes de 1966 (ou seja, antes que os rótulos de advertência se tornassem obrigatórios), ficou com o resto da responsabilidade — 20%. A Philip Morris e a Lorillard saíram ilesas. O júri concedeu a Anthony Cipollone 400 mil dólares de indenização — que mal davam para cobrir os custos de seis anos de obsessivo litígio. Se isso era ganhar, então, como a indústria do tabaco ressaltou, satisfeita, tratava-se da própria definição de vitória pírrica.

Mas o verdadeiro legado do caso Cipollone pouco tinha a ver com vitórias ou derrotas jurídicas. Ridicularizada no julgamento como uma viciada sem força de vontade, mal informada e burra, ignorante dos "óbvios" perigos do cigarro, Rose Cipollone tornou-se, porém, ícone heroico da vítima de câncer que luta contra a doença — mesmo depois de morta.

Uma enxurrada de casos veio em seguida. A indústria tabagista defendeu-se com vigor, brandindo retrospectivamente os rótulos de advertência dos maços de cigarro como prova de que sua responsabilidade era desprezível. Mas os precedentes criados por esses casos estimularam mais ações de responsabilidade civil. Satanizados, desmoralizados e arrasados pela publicidade negativa, os fabricantes de cigarros viram-se sitiados e transformados em alvo de acusações e imputações de responsabilidade.

Em 1994, o consumo per capita de cigarros nos Estados Unidos tinha caído sem parar ao longo de vinte anos (de 4141 em 1974 para 2500 em 1994), o que representava a queda mais drástica da história.[41] Tinha sido uma longa e lenta guerra de atrito. Nenhuma intervenção, por si só, dizimara o tabaco, mas a força cumulativa das provas científicas, da pressão política e da criatividade jurídica desgastara a indústria durante uma década.

Porém, a sombra dos pecados passados é longa, especialmente a dos pecados carcinogênicos. O período de latência entre a exposição ao tabaco e o câncer de pulmão é de quase três décadas, e a epidemia de câncer de pulmão nos Estados Unidos terá uma sobrevida de muitos anos após a redução da incidência do vício. Entre os homens, a incidência do adenocarcinoma de pulmão, ajustada por idade, depois de atingir o auge de 102 por 100 mil em 1984, caiu para 77 em 2002.[42] Entre as mulheres, porém, a epidemia prossegue sem interrupção. O aumento estratosférico dos índices de consumo de tabaco entre as mulheres na geração de Rose Cipollone ainda produz seus efeitos nos campos de matança do câncer de pulmão.

Vinte e sete anos transcorreram desde que Marc Edell moveu sua inusitada ação no tribunal de Nova Jersey, e as ações de responsabilidade civil contra empresas de tabaco agora alcançam proporções diluvianas. Em 1994, em outro caso que também foi marco divisório na história dos litígios provocados pelo tabaco, o estado de Michigan moveu uma ação contra vários fabricantes de cigarros para tentar compensar gastos de mais de 1 bilhão de dólares em assistência médica incorridos pelo Estado com doenças associadas ao fumo[43] — incluindo, principalmente, o câncer de pulmão. (Michael Moore, o procurador-geral, resumiu o argumento para as empresas tabagistas: "Vocês provocaram a crise de saúde; vocês pagam".[44]) Outros estados seguiram o mesmo caminho, como Flórida, Texas e Minnesota.[45]

Em junho de 1997, diante da avalanche de processos similares, empresas de cigarro propuseram um acordo global.[46] Em 1998, 46 estados assinaram o Master Settlement Agreement (MSA), acordo com os quatro principais fabricantes de cigarros — Philip Morris, R. J. Reynolds, Brown & Williamson e Lorillard Tobacco Company (desde 1998, mais 47 fabricantes de cigarros aderiram a ele). O acordo inclui fortes restrições à publicidade de cigarros, dispersa associações comerciais e grupos de lobby da indústria, permite o livre acesso a documentos internos sobre pesquisas e propõe a criação de um fórum nacional para instruir o público sobre os perigos que o tabaco representa para a saúde. O MSA é um dos maiores acordos já alcançados em ações de responsabilidade civil e, talvez mais profundamente, a admissão mais ostensiva de conivência e culpa na história da indústria tabagista.

O MSA representou a tão esperada vitória legal de Rose Cipollone sobre o tabaco? Em muitos aspectos, não. Em uma recapitulação perversa da discussão acerca do aviso da FCLAA nas embalagens de cigarro nos anos 1970, o acordo na verdade criava outro porto seguro para a indústria tabagista. Ao garantir relativa proteção de futuros processos restringindo a propaganda de cigarro e permitindo que os signatários ajustassem os preços, o acordo possibilitou o monopólio daquelas que o assinaram. Pequenas empresas independentes não ousavam entrar ou competir nesse mercado, deixando que as empresas maiores se tornassem ainda maiores. A entrada anual de dinheiro dos fabricantes de cigarro criava clientes que dependiam dele para arcar com custos médicos cada vez maiores. De fato, o verdadeiro custo do acordo cai sobre os fumantes viciados, que tinham de pagar mais pelo cigarro, até o momento em que pagavam com suas vidas.

O MSA tampouco assinalou a morte da indústria num sentido global: acossado nos Estados Unidos, o Homem de Marlboro simplesmente saiu em busca de novas terras. Com os mercados e os lucros em declínio, e com os custos jurídicos em ascensão, os empresários escolheram países subdesenvolvidos para criar novos mercados, e o número de fumantes em muitos deles aumentou proporcionalmente. O consumo do tabaco hoje é uma das principais causas evitáveis de morte tanto na China como na Índia.[47] Richard Peto, epidemiologista de Oxford e colaborador de Richard Doll (até a morte de Doll em 2005), recentemente calculou que o número de mortes associadas ao fumo entre adultos na Índia chegará a 1 milhão anualmente na década de 2010, e continuará a subir na década seguinte.[48] Na China, o câncer de pulmão já é uma das principais causas de morte e pode ser atribuído ao fumo em homens.[49]

Essa firme investida do tabaco no mundo subdesenvolvido tem sido acompanhada de ousadas manobras políticas nos bastidores. Em 2004, empresas tabagistas assinaram um acordo quase impublicável com o Ministério da Saúde do México que prevê generosas "contribuições" de fabricantes de cigarro para um programa público de seguro de saúde, em troca da drástica redução de regulamentos sobre rótulos de advertência e publicidade — a rigor, "descobrindo um santo para cobrir outro", como observou recente editorial.[50] No começo dos anos 1990, segundo um estudo revelou, a British American Tobacco assinou acordo com o governo do Uzbequistão para criar um monopólio de produção, e pressionou vigorosamente para anular leis recentes que proibiam a publicidade de cigarros.[51] O consumo subiu cerca de 8% ao ano no Uzbequistão depois do investimento da BAT, e as vendas aumentaram 50% entre 1990 e 1996.[52]

Em recente editorial na revista *British Medical Journal*, Stanton Glanz, epidemiologista da Universidade da Califórnia, descreveu isso como outra catástrofe em via de formação:

> As empresas multinacionais de cigarro atuam como um vetor que espalha doença e morte pelo mundo. Isso se deve, em grande parte, ao fato de que a indústria tabagista usa sua riqueza para convencer políticos a criar um ambiente favorável à promoção do cigarro. Para tanto, a indústria reduz as restrições à publicidade e à promoção, e impede a adoção de políticas públicas efetivas de controle do tabaco, como impostos altos, rótulos de advertência em linguagem forte e clara nos maços, proibição de fumar no trabalho e em lugares públicos, campanhas agressivas de countermarketing na mídia e proibição de anúncios. Diferentemente dos mosquitos, outro vetor global de doenças, as empresas de tabaco transferem depressa as informações e estratégias que aprendem numa parte do mundo para outras.[53]

É difícil transmitir a amplitude e a profundidade da devastação que presenciei nas enfermarias de câncer e que pode ser diretamente atribuída ao cigarro. Uma jovem exuberante e impecavelmente vestida, executiva da área da propaganda, que começou a fumar para acalmar os nervos, precisou extrair a mandíbula para remover um câncer de língua invasivo. Uma avó que ensinou os netos a fumar e depois compartilhou cigarros com eles foi diagnosticada com câncer de esôfago. Um padre com câncer de pulmão em fase terminal jurou que fumar era o único vício que nunca conseguira superar. Mesmo que esses pacientes estivessem pagando o preço máximo por seu hábito, a profundidade da negação em alguns casos me pareceu assombrosa; muitos dos meus pacientes continuaram a fumar, em geral furtivamente, durante o tratamento de câncer (eu sentia o cheiro acre do tabaco em suas roupas quando assinavam o formulário de consentimento para a quimioterapia). Um cirurgião que operava na Inglaterra nos anos 1970 — uma época em que a incidência de câncer estava crescendo rumo a um pico macabro — lembrou suas primeiras noites nas enfermarias, quando pacientes acordavam das cirurgias para remoção de câncer e então caminhavam como zumbis pelos corredores implorando cigarros às enfermeiras.

Apesar da evidente seriedade do vício e de suas consequências em longo prazo, o consumo de tabaco continua relativamente desenfreado. As taxas de fumantes, estabilizadas por décadas, começaram a crescer outra vez em certos bolsões demográficos, e campanhas antitabaco sem brilho já não exercem fascínio sobre a imaginação pública. A distância entre a ameaça e a resposta está se ampliando. É assombroso e perturbador que nos Estados Unidos — uma nação onde quase toda nova droga é submetida a um escrutínio rigoroso para verificar se há potencial carcinogênico e mesmo a mera insinuação de qualquer ligação de uma substância com o câncer inicia uma onda de histeria pública e de ansiedade midiática — um dos carcinogênicos mais potentes e comuns conhecidos da humanidade possa ser livremente comprado e vendido, em qualquer loja de esquina, por poucos dólares.

"Cada vez mais curiosa"

Você está muito estressada, minha querida. Não há nada de errado com você. Vamos lhe passar um antidepressivo.[1]
— Barry Marshall, a respeito do tratamento de mulheres com gastrite, uma lesão pré-cancerosa, nos anos 1960

A classificação da fumaça do cigarro como um carcinógeno potente — e a lenta avalanche de forças deflagradas para regular o cigarro nos anos 1980 — é tida, com razão, como uma das vitórias seminais na prevenção do câncer. Mas ela também ressaltou uma importante lacuna na epidemiologia da doença. Métodos estatísticos para identificar fatores de risco são, pela própria natureza, descritivos em vez de mecânicos — descrevem correlações e não causas — e baseiam-se em certo grau de presciência. Na realização de um estudo clássico de "caso-controle" para identificar um fator de risco desconhecido, paradoxalmente, um epidemiologista precisa saber que perguntas devem ser feitas. Até mesmo Doll e Hill, ao preparar seus clássicos estudos prospectivos e de caso-controle, basearam-se em décadas de conhecimento prévio — séculos, se contarmos o panfleto de John Hill — sobre a possível relação entre tabaco e câncer.

Isso não diminui o enorme poder desses métodos de caso-controle. No começo dos anos 1970, por exemplo, uma série de estudos identificou definitivamente o fator de risco de uma rara e fatal forma de câncer de pulmão chamada mesotelioma.[2] Quando "casos" de mesotelioma foram comparados com "controles", esse câncer parecia agrupar-se densamente em certas profissões: instaladores de isolamento, bombeiros, operários de estaleiro, manipuladores de equipamento de calefação e mineradores de crisólito. Como no caso de Pott e o câncer no testículo, a confluência estatística de uma profissão rara com um tumor raro rapidamente identificou o agente causal nesse câncer: a exposição ao asbesto. Ações de responsabilidade civil e supervisão federal logo se seguiram, precipitando uma redução na exposição profissional ao asbesto que, por sua vez, reduziu o risco de mesotelioma.

Em 1971, outro estudo identificou um carcinógeno ainda mais inusitado, um medicamento hormonal sintético chamado dietilestilbestrol (DES).[3] O DES era amplamente receitado para mulheres grávidas nos anos 1950 para evitar partos prematuros (apesar de ser de benefício questionável nesse sentido). Uma geração depois, quando mulheres com câncer na vagina e no útero foram indagadas sobre exposição a estrogênios, um padrão peculiar surgiu: as mulheres não tinham sido expostas diretamente à substância química, mas suas *mães* tinham. O carcinógeno pulara uma geração. Provocou câncer não em mulheres tratadas com DES, porém nas filhas, expostas à droga no útero.

Mas e se o comportamento ou a exposição responsável pelo câncer fosse completamente desconhecido? E se não se soubesse o suficiente sobre a história natural do mesotelioma, ou sobre a relação entre estrogênio e câncer na vagina, para perguntar às vítimas a respeito de sua história profissional, ou de sua exposição ao asbesto e ao estrogênio? Os carcinógenos poderiam ser descobertos a priori — não pela análise estatística de populações atingidas pelo câncer, mas em virtude de alguma propriedade intrínseca a todos os carcinógenos?

No fim dos anos 1960, um bacteriologista chamado Bruce Ames, de Berkeley, deparou com um teste para carcinógenos químicos enquanto trabalhava em outro problema.[4] Ames estudava mutações no gênero de bactérias *Salmonella*. A salmonela, como qualquer bactéria, tem genes que lhe permitem crescer em certas condições — um gene para "digerir" galactose, por exemplo, é essencial para que uma bactéria sobreviva numa placa de Petri, onde a única fonte de açúcar é a galactose.

Ames observou que mutações nesses genes essenciais poderiam possibilitar ou impossibilitar o crescimento de bactérias numa placa de Petri. Uma cepa de salmonela, normalmente incapaz de crescer com galactose, pode, digamos, adquirir uma mutação genética que possibilita o crescimento. Uma vez capacitada para crescer, uma bactéria formava uma minúscula colônia na placa de Petri. Contando o número de colônias capacitadas para crescer que se formaram, Ames pôde quantificar a taxa de mutação em qualquer experiência. Bactérias expostas a certa substância podiam produzir seis colônias, enquanto bactérias expostas a outra substância podiam produzir sessenta. Esta segunda substância, em outras palavras, tinha uma capacidade decuplicada de provocar mudanças nos genes — ou uma taxa decuplicada de mutação.

Ames agora podia testar milhares de substâncias químicas para criar um catálogo de mutagênicos. Ao preparar seu catálogo, fez uma descoberta seminal: *substâncias químicas que funcionavam como mutagênicos em seu teste tendiam a ser carcinógenas também.* Derivados de corantes, conhecidos como potentes carcinógenos humanos, destacaram-se claramente, dando origem a centenas de colônias de bactérias. O mesmo ocorreu com raios X, compostos de benzeno, e derivados de nitrosoguanidina[5] — todos conhecidos causadores de câncer em ratos e camundongos. Na tradição dos bons testes, o de Ames transformou o inobservável e imensurável em observável e mensurável. Os raios X invisíveis que tinham matado as *Radium girls* nos anos 1920 agora podiam ser "vistos" como colônias com mutação reversa em placas de Petri.

O teste de Ames estava longe de ser perfeito. Nem todos os carcinógenos conhecidos pontuaram no teste: nem DES nem asbestos polvilhados em salmonela incapacitada provocaram números significativos de bactérias mutantes.[6] (Em contrapartida, componentes químicos da fumaça de cigarro provocaram mutações nas bactérias, como notaram vários fabricantes de cigarro que reproduziram o teste e, achando-o constrangedoramente positivo, ocultaram os resultados.) Mas, apesar dos defeitos, o teste de Ames estabeleceu importante relação entre uma abordagem puramente descritiva da prevenção do câncer e uma abordagem mecânica. Os carcinógenos, sugeriu Ames, tinham uma propriedade comum, distintiva: alteravam genes. Ames não decifrou a razão mais profunda que havia por trás dessa observação: por que a capacidade de provocar mutações estava associada à capacidade de induzir o câncer? Mas demonstrou que carcinógenos poderiam ser encontrados experimentalmente — e não retrospectivamente (investigando-se casos e controles em seres humanos), mas *prospectivamente,* identificando-se substâncias químicas que poderiam causar mutações num teste biológico simples e elegante.

Substâncias químicas, descobriu-se, não eram os únicos carcinógenos; nem o teste de Ames era o único método de encontrar esses agentes. No fim dos anos 1960, Baruch Blumberg, biólogo que trabalhava na Filadélfia, descobriu que uma inflamação crônica, latente, causada por um vírus de hepatite humana, também podia provocar câncer.

Estudante de bioquímica em Oxford nos anos 1950, Blumberg interessara-se por antropologia genética, estudo das variações genéticas em populações humanas.[7] A antropologia biológica tradicional nos anos 1950 consistia, basicamente, em coletar, medir e categorizar espécimes anatômicos humanos. Blumberg queria coletar, medir e categorizar *genes* humanos — e vincular variações genéticas à suscetibilidade a doenças.

O problema, como Blumberg logo descobriu, era a falta de genes humanos para medir ou categorizar. A genética bacteriana ainda engatinhava nos anos 1950 — mesmo a estrutura do DNA e a natureza dos genes ainda estavam, em grande parte, por ser descobertos — e genes humanos não tinham sequer sido vistos ou analisados. A única insinuação tangível de variações em genética humana veio de uma observação casual. Proteínas no sangue, chamadas antígenos, variam de indivíduo para indivíduo, e são herdadas dos pais, implicando, com isso, a existência de uma fonte genética dessa variação. Essas proteínas do sangue podiam ser medidas e comparadas entre populações, por meio de testes relativamente simples.[8]

Blumberg começou a vasculhar lugares distantes do mundo em busca de sangue, tirando tubos de plasma de membros de tribos fulas na África num mês e de pastores bascos no outro.[9] Em 1964, depois de um breve período no NIH, ele se mudou para o Instituto para Pesquisa do Câncer na Filadélfia (posteriormente rebatizado de Centro de Câncer Fox Chase) para organizar sistematicamente as variantes de antígenos de sangue que tinha catalogado, na esperança de vinculá-las a doenças humanas.[10] Era uma abordagem curiosamente invertida, como escolher uma palavra no dicionário e depois procurar um jogo de palavras cruzadas para tentar encaixá-la.

Um antígeno que o intrigava estava presente em vários aborígenes australianos e era encontrado com frequência em populações asiáticas e africanas, mas costumava estar ausente em europeus e americanos.[11] Desconfiado de que esse antígeno fosse a impressão digital de um antigo fator genético hereditário, Blumberg o chamou de antígeno Austrália ou, abreviadamente, *Au*.

Em 1966, o laboratório de Blumberg começou a caracterizar o antígeno aborígene mais minuciosamente.[12] Logo notou uma estranha correlação: indivíduos com o antígeno *Au* em geral sofriam de hepatite crônica, uma inflamação do fígado. Esses fígados inflamados, quando estudados patologicamente, deixavam sinais de ciclos crônicos de lesão e cura — morte das células em algumas áreas e tentativas compensatórias de reparar e regenerar células hepáticas em outras, resultando em fígados marcados, enrugados e consumidos, condição chamada de cirrose crônica.

A relação entre um antígeno antigo e a cirrose sugeria uma suscetibilidade genética à doença do fígado — teoria que teria levado Blumberg a seguir uma longa e praticamente infrutífera tangente. Mas um incidente casual derrubou essa teoria e mudou radicalmente o curso dos estudos de Blumberg. O laboratório vinha seguindo um jovem paciente numa clínica de deficiência mental em Nova Jersey. De início, o homem apresentara resultados negativos em testes de antígeno *Au*. Mas, ao longo de uma série de retiradas de sangue no verão de 1966, seu plasma de repente mudou de "*Au* negativo" para "*Au* positivo". Quando a função hepática de Blair foi medida, descobriu-se uma hepatite aguda, fulminante.[13]

Mas como podia um gene "intrínseco" provocar hepatite e uma súbita soroconversão? Genes, afinal de contas, não aparecem e desaparecem arbitrariamente. A bela teoria de Blumberg sobre variação genética tinha sido derrubada por um fato desagradável. *Au*, como ele se deu conta, não poderia assinalar uma variação inerente num gene humano. A rigor, logo se descobriu que não era nem uma proteína humana nem um antígeno do sangue. Era uma parte de uma proteína viral que flutuava no sangue, um sinal de infecção. O homem de Nova Jersey tinha sido infectado por esse micróbio e, assim, convertido de *Au* negativo em *Au* positivo.

Blumberg apressou-se a isolar o organismo responsável pela infecção. No começo dos anos 1970, trabalhando com uma equipe de colaboradores, seu laboratório tinha purificado partículas de um novo vírus, que ele chamou de vírus da hepatite B, ou HBV. O vírus era estruturalmente simples — "mais ou menos circular [...] com cerca de 42 nanômetros de diâmetro, um dos menores vírus de DNA que infectam seres humanos"[14] —, mas sua estrutura simples camuflava um comportamento extraordinariamente complexo. Em seres humanos, a infecção por HBV provocava um amplo espectro de doenças, que iam de infecções assintomáticas a hepatite aguda fulminante e cirrose crônica no fígado.

A identificação de um novo vírus humano deflagrou uma onda de atividade entre os epidemiologistas. Em 1969, pesquisadores japoneses (e subsequentemente o grupo de Blumberg) já tinham aprendido que o vírus era transmitido de indivíduo para indivíduo por transfusão de sangue.[15] Fazendo a triagem antes da transfusão — com o uso do já familiar antígeno *Au* como um dos primeiros biomarcadores no plasma —, a infecção transmitida pelo sangue poderia ser bloqueada, reduzindo-se o risco de contrair hepatite B.

Mas outra doença logo se destacou como vinculada ao HBV: uma forma insidiosa e fatal de câncer de fígado, endêmica em partes da Ásia e da África, que surgia nos órgãos lesionados décadas depois de uma infecção viral.[16] Quando casos de câncer hepatocelular foram comparados com controles usando-se métodos estatísticos clássicos, a infecção crônica por HBV e o ciclo associado de lesão e cura crônicas em células hepáticas surgiram como claro fator de risco — de cinco a dez vezes superior ao risco para controles não infectados. O HBV, portanto, era carcinógeno — um carcinógeno vivo, capaz de ser transmitido de um hospedeiro para outro.

A descoberta do HBV deixou o NCI em situação constrangedora. O altamente direcionado e financiado Programa Especial de Vírus do instituto, depois de inocular milhares de macacos com extratos de câncer humano, ainda não tinha descoberto um único vírus associado ao câncer. Mas um especialista em antropologia genética, explorando antígenos aborígenes, tinha descoberto um vírus altamente predominante associado a um câncer humano também altamente predominante. Blumberg estava bastante consciente do constrangimento do NCI, assim como do elemento de casualidade em seu próprio trabalho. Sua saída do NIH em 1964, embora cordial, tinha sido motivada justamente por conflitos dessa natureza; sua curiosidade interdisciplinar entrou em choque com "a rigidez determinada por disciplinas dos institutos constituintes",[17] entre os quais o NCI, com sua caçada ao vírus do câncer com metas fixas, era o maior culpado. Pior ainda para os entusiastas da teoria do vírus do câncer era que aparentemente o vírus de Blumberg não era a causa proximal da doença. Parecia que a *inflamação* induzida pelo vírus nas células hepáticas e o ciclo associado de morte e recuperação eram os responsáveis pelo câncer — um golpe contra a noção de que os vírus causavam diretamente a doença.*

Mas Blumberg tinha pouco tempo para examinar com atenção esses conflitos e certamente não tinha machadinhas teóricas para afiar sobre vírus e câncer. Pragmático, orientou sua equipe a buscar uma vacina para o HBV. Por volta de 1979, seu grupo tinha criado uma.[18] Como a estratégia de triagem do sangue, a vacina, é claro, não alterava a trajetória da doença depois da sua gênese, mas reduzia drasticamente a suscetibilidade à infecção por HBV em homens e mulheres não afetados pelo vírus. Blumberg tinha, com isso, estabelecido uma relação crítica de causa e prevenção. Identificara um carcinógeno viral, encontrara um método para detectá-lo antes da transmissão e descobrira um meio de impedi-la.

O mais estranho dos recém-descobertos carcinógenos "evitáveis", porém, não era um vírus ou uma substância química, mas um organismo celular — uma bactéria. Em 1979, ano em que a vacina de Blumberg contra a hepatite B começou a ser testada nos Estados Unidos, um jovem residente de medicina chamado Barry Marshall e um gastroenterologista, Robin Warren, ambos do Royal Hospital de Perth, Austrália, puseram-se a investigar a causa da inflamação de estômago, a gastrite, doença que sabidamente predispunha pacientes a úlceras pépticas e a câncer de estômago.

Durante séculos, a gastrite tinha sido vagamente atribuída ao estresse e à neurose. (Na concepção popular, o termo *dispéptico* ainda se refere a um irri-

---

* O HBV pode causar câncer em fígados não cirróticos. Acredita-se agora que o vírus possui também efeitos cancerígenos diretos.

tável e frágil estado psicológico.) Por extensão, o câncer de estômago era deflagrado por estresse neurótico, em essência uma variante moderna da teoria da melancolia obstruída proposta por Galeno.

Mas Warren estava convencido de que a verdadeira causa da gastrite era uma espécie ainda desconhecida de bactéria, um organismo que, segundo o dogma, não poderia nem mesmo existir no lúmen ácido inóspito do estômago. "Desde os primeiros tempos da bacteriologia médica, mais de um século atrás", escreveu, "ensinou-se que bactérias não crescem no estômago. Quando eu era estudante, isso era tido como óbvio demais para sequer ser mencionado. Era 'fato conhecido', como 'a terra é plana'."[19]

Mas a teoria da terra plana da inflamação do estômago não fazia sentido para Warren. Ao examinar biópsias de homens e mulheres com gastrite ou úlcera gástrica, ele encontrava uma camada nebulosa e azulada sobre as depressões em forma de crateras da úlcera no estômago. Olhando com mais atenção ainda essa camada azulada, ele via, inevitavelmente, organismos espiralados fervilhando lá dentro.

Ou seria apenas imaginação? Warren estava convencido de que esses organismos representavam uma nova espécie de bactéria causadora da gastrite e da úlcera gástrica. Mas não conseguia isolá-las de nenhuma forma em lâmina, placa ou cultura. Outros não viam o organismo; Warren não conseguia cultivá-lo; toda a teoria, com sua névoa azulada de organismos alienígenas sobre crateras no estômago, tendia à ficção científica.

Barry Marshall, em contrapartida, não tinha nenhuma teoria favorita para testar ou desmentir. Filho de um mineiro e de uma enfermeira de Kalgoorlie, estudara medicina em Perth e era um jovem investigador novato à procura de um projeto. Intrigado com os dados de Warren (apesar de descrente da ligação com uma bactéria desconhecida, fantasmagórica), começou a coletar amostras de pacientes com úlceras e espalhar o material em placas de Petri, na esperança de cultivar uma bactéria. Mas, como no caso de Warren, nenhuma apareceu. Semana após semana, as placas de Marshall se amontoavam na incubadora e eram descartadas em grandes pilhas depois de examinadas durante alguns dias.

Mas foi então que o acaso interveio: no inesperadamente movimentado fim de semana da Páscoa de 1982, com o hospital transbordando de pacientes recém-chegados, Marshall esqueceu-se de examinar as placas e deixá-las na incubadora. Quando se lembrou e foi dar uma olhada, descobriu que havia pérolas minúsculas e translúcidas de colônias bacterianas crescendo no ágar-ágar. O longo período de incubação foi essencial. Ao microscópio, a bactéria que crescia na placa era um organismo minúsculo, frágil, de crescimento lento, com uma cauda helicoidal, de uma espécie ainda não descrita por microbiologistas. Warren e Marchall chamaram-na de *Helicobacter pylori* — *helicobacter*, por sua aparência, e *pylorus*, do latim "porteiro", por causa da localização perto da válvula de saída do estômago.

Porém, a mera existência da bactéria ou mesmo de sua associação com úlceras não era prova suficiente de que ela causava a gastrite. O terceiro postulado de Koch estipulava que, para ser classificado como genuíno elemento causal de uma doença, um organismo precisava recriar essa doença quando introduzido em outro hospedeiro. Marshall e Warren inocularam porcos com a bactéria e fizeram uma série de endoscopias. Mas os porcos — trinta quilos de peso suíno que não aceitavam facilmente endoscopias semanais — não desenvolveram nenhuma úlcera. E testar a teoria em seres humanos era eticamente impossível: como justificar a infecção de um ser humano com uma nova espécie de bactéria, descaracterizada, para provar que ela causava gastrite e predispunha ao câncer?[20]

Em julho de 1984, com suas experiências paralisadas e seus pedidos de verba correndo risco, Marshall realizou a experiência definitiva:

No dia da experiência, não tomei café de manhã [...] Duas horas depois, Neil Noakes raspou uma placa de cultura bastante inoculada quatro dias antes com *Helicobacter* e dispersou as bactérias em água alcalina peptonada (tipo de caldo de carne usado para manter as bactérias vivas). Jejuei até as dez horas, quando Neil me entregou uma proveta de duzentos mililitros que continha um quarto do líquido nebuloso marrom. Bebi-o de um gole, depois jejuei o resto do dia. Ocorreram alguns gorgolejos estomacais. Era a bactéria, ou eu só estava com fome?[21]

Marshall não estava apenas "com fome". Alguns dias depois de engolir a turva cultura bacteriana, caiu violentamente doente, com náusea, vômito, suores noturnos e calafrios. Convenceu um colega a fazer uma série de biópsias para documentar as mudanças patológicas e foi diagnosticado com uma forma altamente ativa de gastrite, com uma densa camada de bactérias no estômago e crateras ulcerosas por baixo — exatamente o que encontrara em seus pacientes. No fim de julho, com Warren como coautor, Marshall submeteu um relatório do seu próprio caso à revista *Medical Journal of Australia* para publicação. Os críticos finalmente foram calados. A *Helicobacter pylori* era, inquestionavelmente, a causa da inflamação gástrica.

A relação entre *Helicobacter* e gastrite levantou a possibilidade de que infecção bacteriana e inflamação crônica causassem câncer de estômago.* De fato, no fim dos anos 1980, vários estudos epidemiológicos tinham relacionado a gastrite induzida por *H. pylori* ao câncer de estômago. Nesse meio-tempo, Marshall e Warren tinham testado regimes de antibióticos (incluindo o outrora abandonado agente químico bismuto) para criar um poderoso tratamento com drogas múltiplas para a infecção por *H. pylori*.** Estudos clínicos aleatórios realizados na costa oeste do Japão, onde infecções estomacais e infecções por *H. pylori* eram endêmicas, mostraram que o tratamento antibiótico reduzia úlceras gástricas e gastrites.

O efeito da terapia antibiótica no câncer, entretanto, era mais complexo.[22] A erradicação da infecção de *H. pylori* em homens e mulheres jovens reduziu a incidência de câncer gástrico. Em pacientes mais velhos, nos quais a gastrite crônica perdurara durante décadas, a erradicação da infecção teve pouco efeito. Nesses pacientes de mais idade, supostamente a inflamação crônica tinha progredido a tal ponto que a erradicação não fazia diferença. Para que a prevenção do câncer funcionasse, a marcha de Auerbach — o preâmbulo do câncer — tinha de ser detida rápido.

Apesar de nada ortodoxa, a "experiência" de Marshall — engolir um carcinógeno para criar um estado pré-canceroso no próprio estômago — refletia uma crescente impaciência e frustração entre os epidemiologistas do câncer. Poderosas estratégias de prevenção de câncer surgem, claramente, de uma profunda compreensão das causas. A identificação de um carcinógeno é apenas o

---

* A infecção por *H. pylori* está relacionada a várias formas de câncer, incluindo adenocarcinoma gástrico e linfoma associado à mucosa.

** Marshall tratou-se com o regime e erradicou a infecção.

primeiro passo para essa compreensão. A fim de montar uma estratégia eficiente contra o câncer, é preciso que se saiba não apenas o que o carcinógeno *é*, mas o que ele *faz*.

Porém, o conjunto de observações díspares — de Blumberg a Ames, Warren e Marshall — não podia apenas ser costurado numa teoria coerente de carcinogênese. Como poderiam DES, asbesto, radiação, vírus da hepatite e bactérias estomacais convergirem no mesmo estado patológico, embora em diferentes populações e em diferentes órgãos? A lista de agentes causadores de câncer parecia — como outra engolidora de poções desconhecidas teria dito — tornar-se uma "cada vez mais curiosa".

Quase não havia precedentes em outras doenças para uma diversidade de causas tão espantosa. Diabetes, doença complexa com manifestações complexas, ainda é, basicamente, uma sinalização anormal de insulina. Doenças cardíacas coronarianas ocorrem quando um coágulo, surgido de uma placa aterosclerótica rompida e inflamada, provoca a oclusão de um vaso do coração. Mas a busca de uma descrição mecânica unificadora do câncer parecia gravemente ausente. Além da divisão celular anormal, desregulada, qual era o mecanismo patofisiológico comum subjacente ao câncer?

Para responder a essa pergunta, os biólogos que estudam câncer precisariam voltar ao nascimento da doença, aos primeiros passos da jornada das células em direção à transformação maligna — à carcinogênese.

"Teia de aranha"

É para o diagnóstico precoce que devemos nos voltar em busca de qualquer progresso material na cura do câncer.[1]
— John Lockhart-Mummery, 1926

A maior necessidade que temos hoje no problema do câncer humano, fora uma cura universal, é um método para detectar a presença dele antes que haja qualquer sinal clínico de sintoma.[2]
— Sidney Farber, em carta a Etta Rosensohn, novembro de 1962

A senhora já foi "papatizada"?[3]
— *New York Amsterdam News*, sobre o exame papanicolau, 1957

A longa e lenta marcha da carcinogênese — a metódica progressão, passo a passo, de lesões de câncer em estágio inicial para células francamente malignas — inspirou outra estratégia para evitar o câncer. Se a doença de fato não tem pressa de surgir, como suspeitava Auerbach, então talvez ainda se possa intervir nessa progressão em seus estágios iniciais — atacando o pré-câncer em vez do câncer. Seria possível deter a marcha da carcinogênese?

Poucos cientistas estudaram essa transição inicial das células cancerosas tão intensamente quanto George Papanicolau, citologista grego da Universidade Cornell em Nova York.[4] Robusto, baixo, formal, com modos do Velho Mundo, Papanicolau tinha estudado medicina e zoologia em Atenas e Munique, e chegou a Nova York em 1913. Sem dinheiro ao desembarcar, procurou emprego num laboratório médico, mas fora obrigado a vender tapetes na loja Gimbels da rua 33 para sobreviver. Depois de alguns meses de trabalho verdadeiramente surrealista (era, todos concordam, péssimo vendedor de tapetes), Papanicolau conseguiu um emprego como pesquisador na Cornell tão improvável quanto o negócio dos tapetes: foi designado para estudar o ciclo menstrual de porquinhos-da-índia, espécie cujo sangramento não é visível e que não elimina tecidos quando menstrua. Usando um espéculo nasal e cotonetes, Papanicolau aprendeu, apesar de tudo, a raspar células cervicais das cobaias e espalhá-las em lâminas de vidro em pequenas manchas aguadas.

Ele descobriu que as células eram como minúsculos ponteiros de relógio. Enquanto os hormônios subiam e refluíam nos animais, ciclicamente, as células eliminadas pelo colo do útero mudavam de forma e tamanho, ciclicamente também. Usando sua morfologia como referência, ele podia prever o exato estágio do ciclo menstrual, em geral até o dia.

No fim dos anos 1920, Papanicolau tinha estendido sua técnica a pacientes humanos.[5] (Consta que sua mulher, Maria, certamente numa das mais medonhas manifestações de fortaleza conjugal, submetia-se todos os dias a exames de esfregaço cervical.) Como no caso das cobaias, ele descobriu que as células descartadas pelo colo do útero humano também podiam predizer os estágios do ciclo menstrual das mulheres.

Mas tudo isso, como lhe disseram, não passava de uma invenção elaborada e um tanto inútil. Um ginecologista comentou, maldosamente, que "em primatas, incluindo mulheres", não era preciso um diagnóstico de esfregaço para calcular o estágio ou a época do ciclo menstrual.[6] Elas controlavam seu período menstrual — sem a ajuda citológica de Papanicolau — havia séculos.

Desanimado com as críticas, Papanicolau voltou às suas lâminas. Passara quase uma década olhando, obsessivamente, para esfregaços normais; e lhe ocorreu que talvez o valor real do exame estivesse não no esfregaço normal, mas em estados patológicos. E se ele pudesse diagnosticar um estado *patológico* com seus esfregaços? E se todos aqueles anos olhando fixamente para a normalidade celular tivessem sido apenas um prelúdio, para que ele se tornasse capaz de identificar anormalidades celulares?

Papanicolau começou a aventurar-se no mundo dos estados patológicos, coletando lâminas de mulheres com todos os tipos de doenças ginecológicas — fibroide, cisto, tubérculo, inflamação do útero e do colo do útero, infecções estreptocócicas, gonocócicas e estafilocócicas, gravidez tubária, gravidez anormal, tumores benignos e malignos, abscesso e furúnculo, na esperança de encontrar alguma marca patológica nas células esfoliadas.[7]

O câncer, como ele descobriu, tinha uma tendência particular a eliminar células normais. Em quase todos os casos de câncer cervical, quando Papanicolau raspava células do colo do útero, encontrava "formas bizarras e anômalas",[8] com núcleos anormais e inchados, membranas encrespadas e citoplasma encolhido, que se pareciam com qualquer coisa menos com células normais. "Tornou-se logo evidente", ele escreveu, que deparara com um novo exame para células malignas.

Entusiasmado com esses resultados, Papanicolau publicou um artigo expondo seu método sob o título "Novo diagnóstico de câncer" em 1928.[9] Mas o relatório provocou apenas mais condescendência dos patologistas. O exame papanicolau, nome que deu à sua técnica, não era nem preciso nem particularmente sensível. Se o que se pretendia era diagnosticar câncer cervical, argumentavam colegas seus, então por que não fazer uma biópsia do colo do útero, procedimento meticuloso que, apesar de desajeitado e invasivo, era considerado muito mais preciso e definitivo do que um esfregaço anti-higiênico? Em conferências acadêmicas, especialistas zombaram da rude alternativa. O próprio Papanicolau achava difícil sustentar seus argumentos. "Acho que esse trabalho precisa ser um pouco mais aprofundado",[10] ele escreveu, fazendo pouco de si mesmo, no fim de um artigo de 1928. Então, por quase duas décadas, tendo produzido duas invenções inúteis num período de vinte anos, ele praticamente desapareceu dos refletores do mundo científico.

Entre 1928 e 1950, Papanicolau voltou a mergulhar no estudo de seus esfregaços com ferocidade quase monacal.[11] Seu mundo resumiu-se a uma série de rotinas: a viagem diária de meia hora para o consultório com Maria ao volante; os fins de semana em casa, em Long Island, com um microscópio no escritório e um na varanda; noites passadas datilografando relatórios sobre espécimes, enquanto um fonógrafo tocava Schubert, e um copo de suco de laranja decantando sobre a mesa. Um patologista especializado em ginecologia chamado Herbet Traut ajudava-o a interpretar os esfregaços. Um pintor japonês de peixes e pássaros chamado Hashime Murayama, colega dos primeiros tempos da Cornell, foi contratado para pintar aquarelas de seus esfregaços usando uma câmara lúcida.[12]

Para Papanicolau, esse período de reflexão e contemplação era como uma câmara lúcida pessoal que ampliasse e refletisse velhos temas experimentais sobre novos. Um pensamento de décadas voltou a persegui-lo: se células normais do colo do útero mudavam morfologicamente, de um modo gradual, em fases, ao longo do tempo, será que as células cancerosas também se transformavam morfologicamente ao longo do tempo, numa dança gradual, dividida em fases, de normais para malignas? Como Auerbach (cuja obra ainda estava por ser publicada), será que ele poderia identificar estágios intermediários do câncer — lesões avançando lentamente rumo à transformação completa?

Numa festa de Natal no inverno de 1950, desafiado por um jovem ginecologista bêbado em seu laboratório a explicar em detalhes a exata utilidade do esfregaço, Papanicolau verbalizou uma linha de pensamento que o ocupava internamente havia cerca de uma década.[13] O pensamento se manifestou quase em forma de convulsão. A verdadeira utilidade do exame papanicolau não era descobrir o câncer, mas detectar seu antecedente, seu precursor.

"Foi uma revelação", lembrava-se um de seus alunos. "O exame papanicolau daria à mulher a possibilidade de receber tratamento preventivo e reduzir, grandemente, a probabilidade de desenvolver um câncer."[14] O câncer cervical costuma surgir nas camadas externas do colo do útero, depois se torna um redemoinho escamoso e superficial, antes de enfiar-se nos tecidos circundantes. Ao recolher amostras de mulheres assintomáticas, Papanicolau conjecturava que seu exame, apesar de imperfeito, talvez pudesse capturar a doença em seus estágios iniciais. Em resumo, ele adiantaria o relógio do diagnóstico — de cânceres incuráveis, invasivos, para malignidades curáveis, pré-invasivas.

Em 1952, Papanicolau convenceu o Instituto Nacional do Câncer a realizar o maior estudo clínico de prevenção secundária da história do câncer, usando sua técnica de esfregaço.[15] Quase todas as mulheres adultas residentes no condado de Shelby, Tennessee — 150 mil mulheres, espalhadas por uma área de 2100 km² — fizeram o exame papanicolau e foram acompanhadas ao longo do tempo. Esfregaços vinham de todos os cantos: de consultórios médicos de uma sala espalhados entre os haras de Germantown a grandes clínicas comunitárias urbanas dispersas pela cidade de Memphis. "Clínicas de papanicolau" temporárias foram instaladas em fábricas e prédios de escritórios. Depois de coletadas, as amostras eram enviadas para uma gigantesca instalação de microscópios na Universidade do Tennessee, onde fotografias emolduradas de esfregaços normais e anormais exemplares tinham sido penduradas nas paredes. Técnicos examinavam lâminas dia e noite, levantando os olhos dos microscópios para as fotos. No pico, quase mil esfregaços eram examinados todos os dias.

Como era de esperar, a equipe de Shelby descobriu uma boa quantidade de lesões cancerosas avançadas na população. Na coorte inicial de cerca de 150 mil mulheres, câncer cervical invasivo foi detectado em 555.[16] Mas a prova real do princípio de Papanicolau estava em outra descoberta: espantosamente, descobriu-se que 557 mulheres tinham cânceres pré-invasivos ou mesmo alterações pré-cancerosas — lesões incipientes e localizadas, curáveis com procedimentos cirúrgicos relativamente simples.[17] Quase todas essas mulheres eram assintomáticas; se nunca tivessem feito exames, jamais suspeitariam que abrigavam lesões pré-invasivas. Notavelmente, a idade média das mulheres diagnosticadas com essas lesões pré-invasivas era cerca de vinte anos abaixo da idade média das mulheres com lesões invasivas — confirmando, mais uma vez, a longa marcha da carcinogênese. O exame papanicolau, na verdade, adiantou o relógio da detecção do câncer quase duas décadas e mudou o espectro do câncer cervical de predominantemente incurável para predominantemente curável.

A alguns quilômetros do laboratório de Papanicolau em Nova York, a lógica de seu exame era estendida a uma forma bem diferente de câncer. Epidemiologistas pensam sobre prevenção em duas formas. Na prevenção primária, a doença é evitada atacando-se sua causa — parar de fumar, no caso do câncer de pulmão, ou tomar vacina contra hepatite B, no caso do câncer de fígado. Na prevenção secundária (também chamada de exame médico), em contrapartida, a doença é evitada atacando-se, ou examinando-se para atacar, seu estágio pré-sintomático. O exame papanicolau foi inventado como um método de prevenção secundária do câncer cervical. Mas, se o microscópio podia detectar um estado pré-sintomático em tecido cervical raspado, será que uma maneira alternativa de "ver" o câncer poderia detectar uma lesão incipiente em outro órgão afetado pelo câncer?

Em 1913, um cirurgião de Berlim chamado Albert Salomon certamente tentou.[18] Persistente e incansável defensor da mastectomia, Salomon tinha surripiado quase 3 mil mamas amputadas para uma sala de raios X onde as fotografava para detectar os sombrios contornos do câncer. Salomon detectara estigmas de câncer em seus raios X — microscópicos salpicos de cálcio alojados em tecido canceroso ("grãos de sal", como outros radiologistas os chamariam posteriormente) ou células malignas delgadas semelhantes a pequenos crustáceos que traziam à memória as raízes da palavra câncer.

O passo natural seguinte seria obter imagens de mamas *antes* da cirurgia, como método de triagem, mas os estudos de Salomon foram bruscamente interrompidos. Expurgado de seu emprego universitário pelos nazistas em meados dos anos 1930, ele escapou dos campos para Amsterdam e desapareceu na clandestinidade — e com ele seus sombrios raios X de mamas. A mamografia, nome dado por Salomon à sua técnica, esvaiu-se no descaso. Praticamente ninguém sentiu falta: num mundo obcecado pela cirurgia radical, já que pequenas ou grandes massas na mama eram tratadas com a mesma cirurgia colossal, tentar detectar pequenas lesões não fazia muito sentido.

Por quase duas décadas, a mamografia foi relegada à periferia da medicina — à França, à Inglaterra e ao Uruguai, lugares onde a cirurgia radical tinha menos influência. Mas em meados dos anos 1960, quando a teoria de Halsted balançava constrangedoramente em seu pedestal, a mamografia reingressou nas clínicas de raios X dos Estados Unidos, promovida por radiologistas pioneiros, como Robert Egan, em Houston. Egan, como Papanicolau, via-se mais como imaculado artesão do que como cientista — na verdade, como fotógrafo, já que tirava fotos de câncer usando raios X, a mais penetrante forma de luz. Ele lidava com filmes, ângulos, posições e exposições, até que, como disse um observador, "trabéculas finas como teia de aranha"[19] na mama aparecessem nas imagens.

345

Será que o câncer podia ser capturado nessa "teia de aranha" de sombras, flagrado suficientemente cedo para impedir que se alastrasse? As mamografias de Egan agora eram capazes de detectar tumores de poucos milímetros, mais ou menos do tamanho de um grão de cevada. Mas examinar mulheres para detectar esses tumores incipientes e extraí-los cirurgicamente salvaria vidas?

Estudos clínicos de rastreamento de câncer estão entre os mais traiçoeiros, notoriamente difíceis de realizar e suscetíveis a erros. Para entender por que é assim, considere a odisseia do laboratório para a clínica de um exame de rastreamento de câncer. Suponha que um novo exame foi inventado no laboratório para detectar um estágio inicial, pré-sintomático, de uma forma particular de câncer, digamos, o nível de uma proteína produzida por células cancerosas no plasma sanguíneo. A primeira dificuldade desse exame é de natureza técnica: sua *atuação* no mundo real. Epidemiologistas acham que os exames de rastreamento têm dois erros característicos de execução. O primeiro é o do excesso de diagnóstico, quando o exame dá positivo mas o indivíduo não tem câncer. São os chamados "falsos positivos". Homens e mulheres cujos exames dão resultado positivo ficam presos ao penoso estigma do câncer, o conhecido ciclo de ansiedade e terror (e o desejo de "fazer alguma coisa") que leva a novos exames e a tratamentos invasivos.

A imagem simétrica do excesso de diagnóstico é a insuficiência de diagnóstico — erro em que o paciente de fato tem câncer, mas seu exame não dá positivo. A insuficiência de diagnóstico tranquiliza falsamente os pacientes, assegurando que estão livres da doença. Esses homens e mulheres ("falsos negativos", no jargão da epidemiologia) ingressam num ciclo punitivo de outro tipo — de desespero, choque e traição — quando a doença, não detectada pelo exame de rastreamento, é revelada ao se tornar sintomática.

O problema é que o excesso e a insuficiência de diagnóstico costumam estar intrinsecamente ligados, perpetuamente presos às duas extremidades de uma gangorra. Exames de rastreamento que se esforçam para limitar o excesso de diagnóstico — restringindo os critérios de classificação de resultado positivo — em geral pagam o preço da cada vez mais frequente insuficiência de diagnóstico, porque perdem os pacientes que ficam na zona cinzenta entre positivo e negativo. Suponha — para usar a vívida metáfora de Egan — que uma aranha tente inventar uma teia perfeita para capturar moscas no ar. Aumentando a densidade dessa teia, ela descobre que certamente aumenta também a possibilidade de capturar moscas de verdade (verdadeiros positivos), mas também a de capturar o lixo e os detritos que flutuam no ar (falsos positivos). Tornando a rede menos densa, em contrapartida, ela diminui as chances de capturar presa de verdade, mas sempre captura alguma coisa, e é grande a probabilidade de que seja uma mosca. No câncer, onde tanto o excesso como a insuficiência de diagnóstico custam muito caro, encontrar esse delicado ponto de equilíbrio é quase sempre impossível. Por causa dos ciclos punitivos tanto do excesso como da insuficiência de diagnóstico, o que se quer é que todo exame de câncer funcione com a mais perfeita especificidade e sensibilidade. Mas as tecnologias de rastreamento não são perfeitas. E exames de rastreamento falham rotineiramente porque não podem sequer vencer o primeiro obstáculo — a taxa de excesso e insuficiência de diagnóstico é inaceitavelmente alta.

Suponha, entretanto, que nosso novo exame passe por esse gargalo crucial. As taxas de excesso e insuficiência de diagnóstico são consideradas aceitáveis, e inauguramos o exame numa população de ansiosos voluntários. Suponha, além disso, que quando o exame se torna de domínio público, médicos imediatamente comecem a detectar lesões pré-malignas incipientes e de aparência benigna — em claro contraste com os tumores agressivos, de rápido crescimento, vistos antes do exame. Deve o exame ser considerado um êxito?

Não; simplesmente *detectar* um pequeno tumor não basta. O câncer demonstra uma variedade de comportamentos. Alguns tumores são inerentemente benignos, determinados, geneticamente, a jamais atingir o estado de plena malignidade; e alguns são intrinsecamente agressivos, e a intervenção, mesmo em estágio inicial, pré-sintomático, pode não fazer diferença no prognóstico do paciente. Para lidar com a heterogeneidade comportamental do câncer, o exame de rastreamento precisa ir mais longe. Precisa prolongar a sobrevida.

Imagine, agora, que preparamos um estudo para determinar se nosso exame de rastreamento prolonga a sobrevida. Duas gêmeas idênticas, que vamos chamar de Esperança e Prudência, são vizinhas de casa e têm a oportunidade de fazer o exame. Esperança prefere ser testada. Prudência, desconfiada da possibilidade de excesso e de insuficiência de diagnóstico, se recusa.

Sem que Esperança e Prudência tenham conhecimento, formas idênticas de câncer desenvolvem-se nas duas gêmeas exatamente ao mesmo tempo —

em 1990. O tumor de Esperança é detectado pelo exame de rastreamento em 1995, e ela se submete a tratamento cirúrgico e quimioterápico. Sobrevive cinco anos, depois sofre uma recaída e morre dez anos após o diagnóstico original, em 2000. Prudência, diferentemente, só detecta o tumor quando percebe um caroço no seio em 1999. Ela também recebe tratamento, com algum benefício marginal, depois sofre uma recaída e morre no mesmo momento que Esperança, em 2000.

No funeral das duas, quando as pessoas passam em fila pelos caixões idênticos, surge uma discussão entre os médicos de Esperança e os de Prudência. Os de Esperança afirmam que ela teve uma sobrevida de cinco anos; seu tumor foi detectado em 1995 e ela morreu em 2000. Os de Prudência sustentam que a sobrevida dela foi de um ano: o tumor foi detectado em 1999 e ela morreu em 2000. Mas os dois lados não podem estar certos: as gêmeas morreram do mesmo tumor, exatamente no mesmo momento. A solução do aparente paradoxo — chamado de distorção de tempo de espera — torna-se logo evidente. Usar a *sobrevida* como ponto final de um exame de rastreamento é errado porque a detecção precoce adianta o relógio do diagnóstico. O tumor de Esperança e o tumor de Prudência têm exatamente o mesmo comportamento biológico. Mas, como os médicos detectaram o tumor de Esperança primeiro, parece — mas é falso — que ela viveu mais e que o exame de rastreamento foi benéfico.

Portanto, nosso exame precisa vencer outro obstáculo: melhorar o índice de *mortalidade,* e não de sobrevida. A única forma adequada de julgar se o exame de Esperança foi de fato benéfico é perguntar se ela viveu mais, independentemente da época do diagnóstico. Como as duas mulheres morreram exatamente na mesma hora, agora está claro que o rastreamento não trouxe benefício nenhum.

A rota para o sucesso de um exame de rastreamento é, portanto, surpreendentemente longa e estreita. O exame precisa evitar as armadilhas do excesso e da insuficiência de diagnóstico e alcançar aquele delicado equilíbrio entre especificidade e sensibilidade. Deve deixar para trás a estreita tentação de usar a detecção precoce como fim em si. Depois, precisa navegar pelos traiçoeiros estreitos da distorção e da seleção. "Sobrevida", sedutoramente simples, não pode ser o ponto final. A aleatorização adequada de cada passo é fundamental. Só um exame capaz de atender a todos esses critérios — demonstrar benefícios em termos de mortalidade num ambiente genuinamente aleatorizado, com aceitável taxa de excesso e insuficiência de diagnóstico — pode ser considerado um êxito. Com semelhante grau de probabilidade, poucos testes são suficientemente sólidos para aguentar exame tão minucioso e de fato oferecer benefício num caso de câncer.

No inverno de 1963, três homens decidiram testar se o rastreamento de um grande grupo de mulheres assintomáticas usando a mamografia evitaria a mortalidade por câncer de mama.[20] Os três, todos proscritos de seus respectivos campos, buscavam novas maneiras de estudar o câncer de mama. Louis Venet, cirurgião formado na tradição clássica, queria capturar o câncer incipiente para evitar as grandes e desfiguradoras cirurgias que tinham se tornado norma. Sam Shapiro, estatístico, tentava inventar métodos de preparar estudos estatísticos. E Philip Strax, interno de Nova York, tinha, talvez, as razões mais comoventes: ele cuidara da esposa nos torturantes estágios terminais do câncer de mama em meados dos anos 1950. A tentativa dele de capturar lesões pré-invasivas usando raios X era uma cruzada pessoal para parar o relógio biológico que tinha tirado a vida de sua mulher.

Venet, Strax e Shapiro eram estudiosos clínicos sofisticados: desde o início perceberam a necessidade de um estudo aleatorizado, prospectivo, usando a mortalidade como ponto final para testar a mamografia. Metodologicamente falando, recapitulariam o famoso estudo realizado por Doll e Hill com o cigarro nos anos 1950. Mas como seria realizado, do ponto de vista logístico? O estudo de Doll e Hill tinha sido um fortuito subproduto da nacionalização da saúde pública na Inglaterra — sua estável coorte produzida, em grande parte, pela "lista de endereços" do Serviço Nacional de Saúde, da qual constavam os médicos registrados no Reino Unido. No caso da mamografia, foi a vasta onda de privatização nos Estados Unidos depois da guerra que criou a oportunidade de realização do estudo. No verão de 1944, legisladores de Nova York lançaram um novo programa de seguro-saúde para grupos de empregados em Nova York. Esse programa, chamado Plano de Seguro de Saúde (HIP, em inglês), foi o antepassado da moderna Organização de Manutenção da Saúde (HMO, em inglês).

O HIP preencheu um grande vácuo em matéria de seguro. Na metade dos anos 1950, uma tríade de forças — a imigração, a Segunda Guerra Mundial e a Depressão — tiraram as mulheres de casa para formar quase 1/3 da força de trabalho de Nova York.[21] Essas trabalhadoras precisavam de seguro-saúde, e o HIP, que permitia aos segurados coletivizar os riscos para diminuir os custos, era a solução natural. No início dos anos 1960, o plano tinha mais de 300 mil segurados, espalhados por 31 grupos médicos em Nova York — desse total, quase 80 mil eram mulheres.[22]

Strax, Shapiro e Venet rapidamente se deram conta da importância desses recursos: ali estava uma coorte definida — "cativa" — de mulheres espalhadas por Nova York e seus subúrbios, que poderiam ser examinadas e acompanhadas por um longo período. O estudo era deliberadamente simples: as mulheres associadas ao HIP entre os quarenta e os 64 anos de idade foram divididas em dois grupos. Um grupo foi submetido à mamografia e o outro não. Os padrões éticos exigidos para os estudos clínicos de rastreamento nos anos 1960 facilitaram ainda mais a identificação dos grupos. Às mulheres que não seriam rastreadas — ou seja, não seriam submetidas à mamografia — não se pediu consentimento; foram inscritas passivamente no estudo.

O estudo, lançado em dezembro de 1963, tornou-se de imediato um pesadelo logístico. A mamografia era um procedimento complicado: uma máquina do tamanho de um touro adulto; placas fotográficas que mais pareciam pequenas vidraças; o agitar e espumar de substâncias tóxicas num quarto escuro. A técnica era mais bem-sucedida em clínicas de raios X, mas, incapazes de convencer mulheres a irem a essas clínicas (muitas localizadas no norte da cidade), Strax e Venet tiveram de equipar uma van com uma máquina de raios X,[23] que ficava estacionada no centro de Manhattan, ao lado de caminhões de sorvete e vendedores de sanduíche, para recrutar mulheres na hora do almoço.*

Strax começou uma obsessiva campanha de recrutamento. Quando uma mulher se recusava a participar do estudo, ele a visitava, escrevia para ela, depois a visitava de novo, a fim de convencê-la. As máquinas das clínicas foram ajustadas para adquirir uma precisão que permitisse que milhares de mulheres fossem examinadas por dia:

Entrevista [...] 5 estações $\times$ 12 por hora = 60 mulheres [...] Cubículos para des-

---

* Complementando a mamografia, as mulheres também recebiam um exame de mama, em geral realizado por um cirurgião.

pir-se e vestir-se: 16 cubículos × 6 mulheres por hora = 96 mulheres por hora. Cada cubículo oferece um metro quadrado de espaço para se despir e vestir e contém quatro armários de roupas, num total de 64. Ao fechar o "círculo", a mulher volta a entrar no mesmo cubículo para pegar a roupa e vestir-se [...] Para aumentar a rotatividade, não há amenidades como cadeiras e espelhos.[24]

Cortinas subiam e desciam. Armários se abriam e fechavam. Mulheres entravam e saíam de salas sem cadeiras e espelhos. O carrossel girava até tarde da noite. Espantosamente, o trio completou em seis anos um rastreamento que poderia ter levado duas décadas.

Se um tumor fosse detectado por mamografia, a mulher era tratada de acordo com a intervenção convencional disponível na época — cirurgia, muitas vezes mastectomia radical, para remover a massa (ou cirurgia seguida de radiação). Concluído o ciclo de exames e intervenção, Strax, Venet e Shapiro podiam acompanhar a "experiência" desdobrar-se ao longo do tempo, medindo a mortalidade do câncer de mama no grupo examinado e no grupo não examinado.

Em 1971, oito anos depois de o estudo ter sido lançado, Strax, Venet e Shapiro puxaram as cortinas para revelar suas descobertas iniciais.[25] À primeira vista, parecia uma justificativa retumbante do rastreamento. Houve 31 mortes no grupo submetido à mamografia e 52 no grupo-controle. O número absoluto de vidas salvas foi, reconhecidamente, modesto, mas a pequena redução na mortalidade devida ao rastreamento — quase 40% — era notável. Strax ficou eufórico: "O radiologista", ele escreveu, "tornou-se o salvador potencial das mulheres — e de seus seios".[26]

Os resultados positivos do estudo do HIP tiveram efeito explosivo na mamografia. "Dentro de cinco anos, a mamografia saiu da condição de procedimento descartado e atravessou o limiar da aplicação generalizada",[27] escreveu um radiologista. No Instituto Nacional do Câncer, o entusiasmo pelo rastreamento chegou ao clímax. Arthur Holleb, médico chefe da Sociedade Americana de Câncer, apressou-se a traçar um paralelo com o teste de Papanicolau. Em 1971, ele anunciou:

Chegou a hora de a [...] sociedade preparar um intenso programa de mamografia, como fez com o exame papanicolau [...] Já não podemos pedir às pessoas deste país tolerarem que a perda de vidas causada anualmente pelo câncer de mama seja igual à perda de vidas nos dez anos de Guerra do Vietnã. Chegou a hora de lançar uma grande campanha nacional. Acredito firmemente que a hora é esta.[28]

A intensa campanha da ACS recebeu o nome de Projeto de Detecção e Demonstração do Câncer de Mama (BCDDP, em inglês).[29] Era notável que não se tratasse de um estudo clínico, mas de uma demonstração, como sugeria o nome. Não havia tratamento ou grupo-controle. O projeto pretendia examinar 250 mil mulheres num só ano, número quase oito vezes maior do que o de mulheres examinadas por Strax em três anos, em grande parte para *mostrar* que era possível forçar o exame de mamografia em nível nacional. Mary Lasker deu apoio integral ao projeto, como fizeram praticamente todas as organizações dedicadas ao câncer nos Estados Unidos. A mamografia, "procedimento descartado", estava prestes a ser consagrada na corrente dominante.

Mas enquanto o BCDDP avançava, as dúvidas sobre o estudo do HIP se multiplicavam. Shapiro tinha decidido aleatorizar o estudo dividindo as "mulheres de exame" e as "mulheres de controle" em dois grupos, e comparando os índices de mortalidade. Porém, como era prática corrente nos anos 1960, o grupo-controle não fora informado de sua participação no estudo. Tinha sido um grupo potencial — tirado dos registros do HIP. Quando uma mulher morria de câncer de mama no grupo-controle, Strax e Shapiro atualizavam devidamente seus registros, mas — árvores tombadas numa floresta estatística — o grupo fora tratado como entidade abstrata, e seus membros desconhecendo sua própria existência.

Em princípio, comparar o grupo potencial ao grupo real teria sido perfeitamente válido. Porém, enquanto a inscrição no estudo prosseguia em meados dos anos 1960, Strax e Shapiro começaram a se perguntar se algumas mulheres *já* diagnosticadas com câncer de mama deveriam mesmo participar do estudo. Um exame de rastreamento teria sido inútil para elas, evidentemente, uma vez que já eram portadoras da doença. Para corrigir isso, Shapiro passou a retirar seletivamente essas mulheres dos dois braços do estudo.

Retirar essas participantes do grupo de exame de mamografia era relativamente fácil: o radiologista simplesmente pedia a uma mulher que contasse a

Humores e tumores

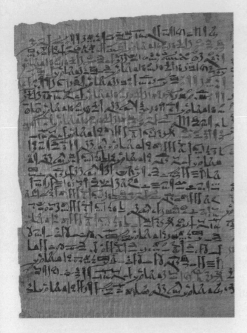

A primeira descrição médica do câncer foi encontrada num texto egípcio escrito em 2500 a.C.: "um tumor saliente no peito [...] como tocar uma bola de papel". Sobre o tratamento, o antigo escriba observou: "não existe".

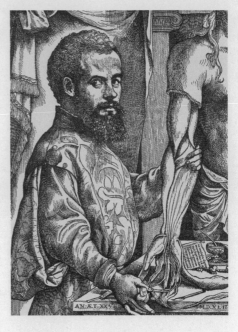

O anatomista Andreas Vesalius (1514-64) tentou descobrir a origem da bile negra, fluido que se acreditava ser responsável pelo câncer. Incapaz de localizá-la, Vesalius recomeçou sua pesquisa em busca da causa real e da cura do câncer.

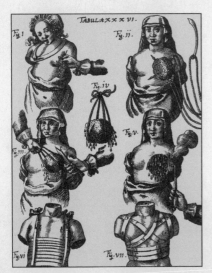

Cirurgiões medievais usavam métodos cirúrgicos primitivos para atacar o câncer. Johannes Scultetus (1595-1645) descreve uma mastectomia, a remoção cirúrgica do câncer de mama, usando fogo, ácido e faixas de couro.

O surgimento da cirurgia radical

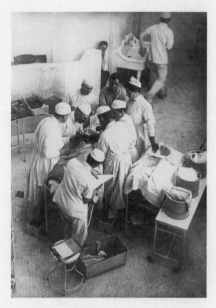

Entre 1800 e 1900, cirurgiões desenvolveram operações cada vez mais agressivas para atacar as raízes do câncer no corpo. Na década de 1890, William Stewart Halsted, da Universidade Johns Hopkins, introduziu a mastectomia radical — operação para extirpar o seio, os músculos debaixo dele e os nódulos linfáticos associados.

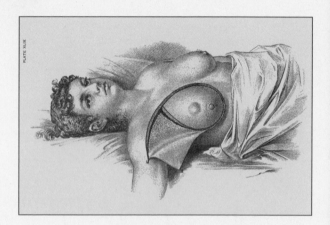

"A paciente era uma mulher jovem, que eu detestei desfigurar", escreveu Halsted. Nestas gravuras, ele mostrava uma paciente idealizada. As pacientes reais costumavam ser mulheres mais velhas com tumores maiores, muito menos capazes de suportar o ataque radical.

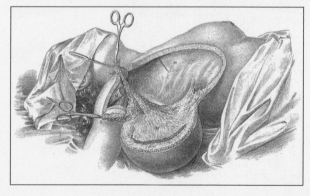

Novas armas para a batalha

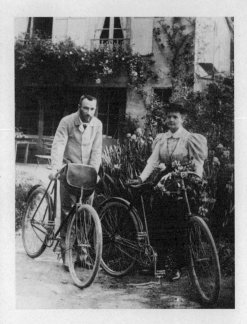

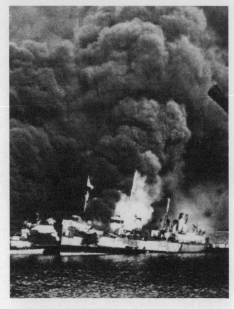

Quando o rádio foi descoberto por Marie e Pierre Curie, oncologistas e cirurgiões passaram a aplicar altas doses de radiação em tumores. Mas a radiação também é cancerígena, e Marie Curie morreu de uma leucemia causada por décadas de exposição aos raios X.

Durante a Segunda Guerra Mundial, centenas de toneladas de gás mostarda foram liberadas num ataque aéreo ao porto de Bari, na Itália. O gás dizimou os glóbulos brancos normais do corpo humano, levando farmacêuticos a imaginar que talvez fosse possível matar câncer dos glóbulos brancos com produtos químicos similares. A quimioterapia — guerra química contra células cancerosas — foi, literalmente, inspirada pela guerra.

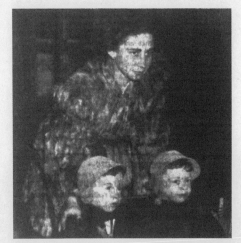

Em 1947, Sidney Farber descobriu que um análogo do ácido fólico chamado aminopterina matava rapidamente células que se dividiam na medula óssea. Com o uso dele, obteve breves e animadoras remissões na leucemia linfoblástica aguda. Um dos primeiros pacientes de Farber foi Robert Sandler, de dois anos de idade.

A construção do edifício

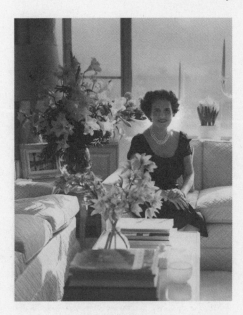

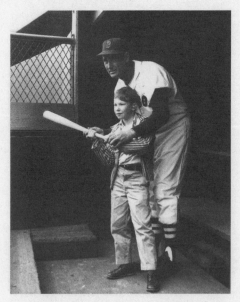

De seu apartamento todo branco em Nova York, Mary Lasker, lendária empreendedora, socialite, lobista e militante, ajudou a lançar uma batalha nacional contra o câncer. Lasker se tornaria a fada madrinha da pesquisa do câncer; ela persuadiu o país a iniciar uma verdadeira guerra contra a doença.

Paciente de Farber, Einar Gustafson — conhecido como "Jimmy" —, fã de beisebol, tornou-se mascote não oficial da luta contra o câncer infantil. O Fundo Jimmy, criado em 1948, foi uma das mais poderosas organizações militantes contra o câncer e teve o jogador Ted Williams como ativo entusiasta.

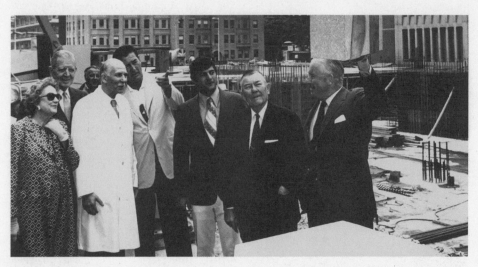

Sidney Farber, confidente, mentor e cúmplice de Lasker, deu legitimidade médica à guerra contra o câncer e supervisionou a construção de uma nova enfermaria em Boston dedicada à doença.

Primeiras vitórias

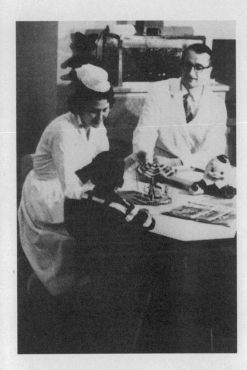 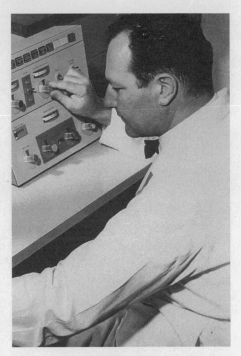

No Instituto Nacional do Câncer, nos anos 1960, os médicos Emil Frei (à esquerda) e Emil Freiheich (à direita) formularam uma estratégia para a cura da leucemia linfoblástica aguda usando drogas altamente tóxicas.

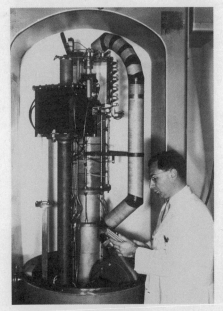

Henry Kaplan, pesquisador médico, usava radioterapia para curar o linfoma de Hodgkin. As curas de leucemia linfoblástica e do linfoma de Hodgkin revigoraram a guerra contra o câncer, acenando com a possibilidade da "cura universal" de Farber.

O lado político da guerra

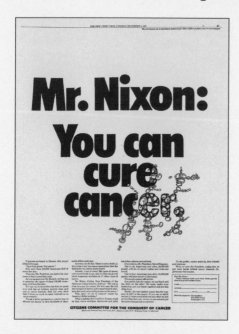

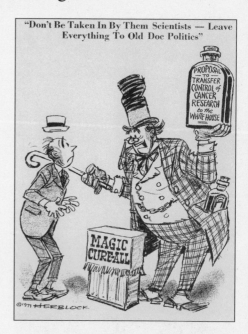

Inspirados pelas primeiras vitórias da quimioterapia, militantes comandados por Lasker e Farber pressionaram para que o país declarasse uma guerra contra o câncer. Em 1970, os laskeritas publicaram um anúncio de página inteira no New York Times pedindo que Nixon apoiasse sua campanha.

Muitos cientistas criticaram a guerra contra o câncer, alegando que era prematura e que uma cura política não levaria à cura médica.

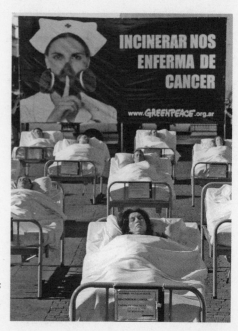

O uso de anúncios inteligentes e imagens fortes por Lasker ainda inspira organizações militantes, como o Greenpeace.

Prevenção é a cura

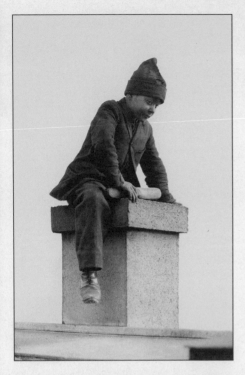

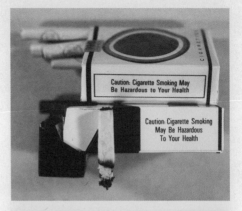

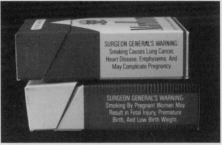

Em 1775, o cirurgião londrino Percivall Pott observou que o câncer de testículo ocorria de forma desproporcional em adolescentes que limpavam chaminés, e sugeriu uma relação entre fuligem e câncer, deflagrando a caçada aos carcinógenos evitáveis no meio ambiente.

Estudos inovadores nos anos 1950 estabeleceram a relação entre o cigarro e o câncer de pulmão. Apesar disso, os rótulos de advertência trazidos nos maços nos anos 1960 evitavam a palavra "câncer". Advertências em linguagem explícita só seriam exigidas décadas depois.

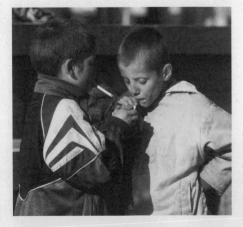

Embora o consumo de cigarros tenha caído na maioria dos países desenvolvidos, um marketing agressivo e um lobby político audacioso permitem que a indústria tabagista se desenvolva em outros, criando uma nova geração de fumantes (e de futuras vítimas do câncer).

Os frutos de longos esforços

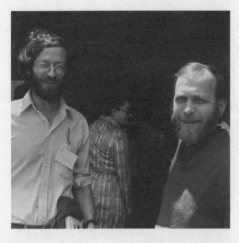

Harold Varmus e J. Michael Bishop descobriram que o câncer é causado pela ativação de genes precursores endógenos, que existem em todas as células normais. Varmus escreveu que o câncer é uma "versão distorcida" do nosso ser normal.

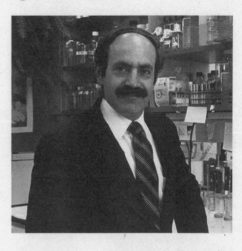

Trabalhando com colaboradores no mundo inteiro, Robert Weinberg, do MIT, descobriu genes distorcidos em camundongos e em células humanas cancerosas.

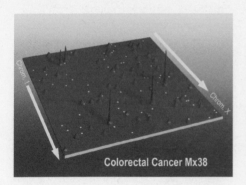

Cientistas fizeram o sequenciamento do genoma (de todos os 23 mil genes), tornando possível documentar qualquer mudança genética (em relação aos genes normais). Os pontos representam mutações encontradas no câncer de cólon, com genes que sofrem mutações comuns tornando-se "colinas" e depois "montanhas".

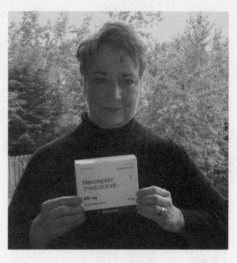

Nos anos 1990, Barbara Bradfield foi uma das primeiras mulheres tratadas com uma droga, a herceptina, que ataca especificamente células de câncer de mama. Ela é a mais antiga sobrevivente desse tratamento, sem qualquer vestígio do câncer.

sua história até o momento em que foi submetida à mamografia. Mas como o grupo-controle era uma entidade virtual, nenhuma pergunta poderia ser feita. Ela teria de ser obtida "virtualmente". Shapiro tentou ser objetivo e rigoroso retirando dos dois braços do estudo o mesmo número de mulheres. Porém, no fim, a escolha foi seletiva. Ele exagerou na correção: mais pacientes que já tinham câncer de mama foram eliminadas do grupo rastreado. A diferença era pequena — apenas 434 num estudo de 30 mil —, mas fatal do ponto de vista estatístico. Críticos alegaram que o excesso de mortalidade no grupo não rastreado era um artefato de seleção. O grupo fora erroneamente sobrecarregado com pacientes já portadoras de câncer de mama — e o excesso de mortes entre as não rastreadas era apenas um artefato estatístico.

Entusiastas da mamografia ficaram arrasados. Agora seria preciso fazer uma reavaliação, um novo estudo, admitiu. Mas onde realizá-lo? Certamente, não nos Estados Unidos — com 200 mil mulheres já inscritas no BCDDP (e que portanto não serviam como candidatas para outro estudo) e sua briguenta comunidade acadêmica engajada numa disputa fictícia sobre a interpretação de sombras. Lutando para ficar fora da controvérsia, a comunidade dos mamografistas também exagerou na tentativa de corrigir a falta. Em vez de preparar metodicamente outros experimentos, os médicos mamografistas lançaram uma salva de estudos clínicos paralelos, que desabaram uns sobre os outros. Entre 1976 e 1992, enormes estudos paralelos de mamografia foram lançados na Europa:[30] em Edimburgo, Escócia, e várias cidades na Suécia — Malmö, Kopparberg, Östergötland, Estocolmo e Gotemburgo. No Canadá, pesquisadores oscilavam em seu próprio estudo clínico aleatorizado de mamografia, chamado National Breast Screening Study (NBSS).[31] Como ocorreu tantas vezes na história do câncer de mama, os estudos clínicos de mamografia se transformaram numa espécie de corrida armamentista, na qual cada grupo tentava superar os esforços dos demais.

Edimburgo foi um desastre.[32] Balcanizado em centenas de clínicas isoladas e dissociadas, o estudo foi, a princípio, terrível. Médicos distribuíam blocos de mulheres em grupos rastreados ou grupos-controle com base em critérios aparentemente arbitrários. Ou, pior ainda, mulheres escolhiam para onde ir. Protocolos aleatorizados foram desfeitos. E mulheres mudavam de grupo durante o estudo, paralisando e confundindo qualquer interpretação significativa do estudo em sua integridade.

Já o estudo canadense foi um exemplo de precisão e atenção ao detalhe.[33] No verão de 1980, uma campanha nacional que recebeu enorme publicidade, envolvendo cartas, anúncios e telefonemas pessoais, foi lançada para recrutar 39 mil mulheres em quinze centros credenciados para exame de mamografia.[34] Quando uma mulher se apresentava em qualquer um desses centros, a recepcionista lhe pedia que respondesse perguntas preliminares e preenchesse um formulário, e a encaminhava a uma enfermeira e a um médico para exame; ao final, a mulher tinha seu nome inscrito num registro aberto. O livro — a rigor, um caderno com pautas azuis usado na maioria das clínicas — circulava livremente. A distribuição aleatória era feita alternando-se as linhas preenchidas no caderno. Uma mulher era enviada para um grupo rastreado; a da linha seguinte ia para o grupo-controle; a terceira para o rastreado, a quarta para o controle e assim por diante.

Repare, cuidadosamente, na sequência de eventos: uma mulher costumava ser aleatorizada *após* fornecer sua história médica e submeter-se a exame. Essa sequência não estava prevista nem prescrita no protocolo original (minuciosos manuais de instrução tinham sido enviados para cada centro). Mas essa minúscula mudança arruinou o estudo. As distribuições feitas depois das entrevistas com as enfermeiras já não eram aleatórias. Mulheres com resultados anormais em exames de mamas e nódulos linfáticos foram enviadas, em números desproporcionais, para o grupo de mamografia (em determinado lugar, dezessete foram para o grupo de mamografia e cinco para o braço de controle). O mesmo ocorreu com mulheres que tinham história prévia de câncer de mama. E com mulheres que sabidamente corriam "alto risco", com base em seu histórico ou em suas reivindicações de seguro (oito para o grupo de mamografia, uma para o controle).

As razões para essa distorção ainda são desconhecidas.[35] Teriam as enfermeiras encaminhado mulheres que corriam alto risco para o grupo de mamografia com a intenção de confirmar suas suspeitas depois de um exame clínico duvidoso — para ter uma segunda opinião, com o uso de raios X? Seria essa subversão consciente? Foi um ato involuntário de compaixão, uma tentativa de ajudar mulheres em situação de alto risco obrigando-as a fazer mamografia? Teriam as mulheres em situação de alto risco pulado a vez na sala de espera para cair, deliberadamente, na linha certa do livro de distribuição? Teriam sido instruídas para agir dessa forma pelos coordenadores do estudo — pelos médicos que as examinaram, pelos técnicos de raios X, pela recepcionista?

Equipes de epidemiologistas, estatísticos, radiologistas e pelo menos um grupo de peritos em medicina legal passaram a debruçar-se sobre esses cadernos arranhados numa tentativa de responder a essas perguntas e de decifrar o que deu errado nos dois estudos. "A suspeita, como a beleza, está nos olhos de quem vê",[36] rebateu um de seus principais pesquisadores. Mas havia muitos motivos para suspeita. Os cadernos estavam cobertos de erros escriturais: nomes trocados, identidades mudadas, linhas apagadas, nomes substituídos ou escritos por cima. Depoimentos de funcionários reforçaram essas observações. Num centro, um coordenador distribuiu, seletivamente, amigas suas para o grupo de mamografia (supostamente na esperança de fazer-lhes um favor e salvar sua vida). Noutro, um técnico informou que houve alterações generalizadas no processo de aleatorização, com mulheres sendo "direcionadas" para grupos. Acusações foram trocadas nas páginas das revistas acadêmicas. "Uma lição ficou clara", o pesquisador Norman Boyd escreveu desdenhosamente num editorial, "a aleatorização em estudos clínicos deveria ser feita de tal maneira que tornasse impossível a subversão."[37]

Lições dolorosas à parte, quase nada mais ficou claro. O que surgiu daquela névoa de detalhes foi um estudo ainda mais desequilibrado do que o estudo do HIP. Strax e Shapiro tinham vacilado ao desfalcar seletivamente o grupo de mamografia de pacientes de alto risco. O NBSS errou, acusavam os céticos, ao cometer o pecado oposto: *enriquecera*, seletivamente, o grupo de mamografia com pacientes de alto risco. Como é natural, o NBSS foi negativo: mais mulheres morreram de câncer de mama no grupo de mamografia do que no grupo não rastreado.

Foi na Suécia, finalmente, que esse titubeante legado chegou ao fim. No inverno de 2007, visitei Malmö, onde um dos estudos clínicos de mamografia suecos era feito no fim dos anos 1970. Empoleirada quase no extremo meridional da península sueca, Malmö é uma cidade industrial tranquila e cinza-azulada, situada no meio de uma paisagem também cinza-azulada e inexpressiva. A nua e vasta planície de Skåne estende-se ao norte, e as águas do estreito de

Oresund correm ao sul. Golpeada por uma grave recessão em meados dos anos 1970, a região ficou congelada econômica e demograficamente por quase duas décadas. A migração entrando e saindo da cidade caiu para espantosos 2% do que era quase vinte anos antes.[38] Malmö estivera no limbo, com uma coorte cativa de homens e mulheres. Era o lugar ideal para realizar um estudo difícil.

Em 1976, 42 mil mulheres se inscreveram no Estudo de Mamografia de Malmö.[39] Metade da coorte (cerca de 21 mil mulheres) foi testada no início, numa pequena clínica perto do Hospital Geral de Malmö, e a outra metade não foi submetida a teste — e os dois grupos têm sido acompanhados de perto desde então. A experiência funcionou como um relógio. "Só havia uma clínica de mama em Malmö — fato incomum para uma cidade deste tamanho",[40] lembra-se o pesquisador-chefe, Ingvar Andersson. "Todas as mulheres eram examinadas na mesma clínica todos os anos", o que resultou num estudo altamente consistente e controlado.

Em 1988, ao fim do 12º ano, o estudo de Malmö divulgou seus resultados.[41] No geral, 588 mulheres tinham sido diagnosticadas com câncer de mama no grupo rastreado, e 447 no grupo-controle — ressaltando mais uma vez a capacidade da mamografia de detectar cânceres incipientes. Mas, notavelmente, pelo menos à primeira vista, a detecção precoce não se traduziu num número avassalador de vidas salvas. Cento e vinte e uma mulheres morreram de câncer de mama — 63 no grupo rastreado e 66 no grupo não rastreado —, sem nenhuma diferença estatisticamente perceptível no geral.

Mas as mortes seguiam um padrão. Quando os grupos foram analisados por idade, mulheres de mais de 55 anos tinham se beneficiado do exame, com uma redução de 20% nas mortes por câncer de mama.[42] Já nas mulheres mais jovens, o exame de mamografia não mostrou benefício consistente.

Esse padrão — benefício claramente discernível para mulheres mais velhas e quase indiscernível para as mais jovens — seria confirmado em dezenas de estudos depois desse de Malmö. Em 2002, 26 anos depois de lançado o experimento original em Malmö, uma exaustiva análise combinando os três estudos suecos foi publicada na *Lancet*.[43] Ao todo, 247 mil mulheres tinham sido inscritas nesses estudos clínicos. A análise conjunta confirmava os resultados de Malmö. Em resumo, ao longo de quinze anos, a mamografia tinha causado uma redução de 20 a 30% na mortalidade do câncer de mama entre mulheres de 55 a setenta anos. Mas entre as mulheres abaixo de 55, os benefícios eram praticamente indiscerníveis.

A mamografia não seria a inequívoca salvação de todas as mulheres com câncer de mama. Seus efeitos, como disse o estatístico Donald Berry, "são incontestáveis para certo segmento de mulheres — mas também incontestavelmente modestos nesse segmento".[44] Ele ainda escreveu: "Fazer o rastreamento é uma loteria. Qualquer ganho é dividido pela minoria das mulheres [...] A proporção esmagadora delas não tem benefício nenhum e paga com o tempo e os riscos associados ao rastreamento [...] O risco de não fazer uma mamografia depois dos cinquenta é mais ou menos o mesmo de andar de bicicleta por quinze horas sem capacete".[45] Se todas as mulheres do país resolvessem andar sem capacete quinze horas seguidas, haveria, certamente, muito mais mortes do que se usassem capacete. Mas para *uma* mulher que vai de bicicleta sem capacete até a mercearia da esquina uma vez por semana o risco é tão pequeno que muitas simplesmente o ignorariam.

Em Malmö, pelo menos, essa mensagem matizada ainda não fora assimilada. Muitas mulheres da coorte mamográfica original morreram (de várias causas), mas a mamografia, como disse uma residente, "é quase uma religião por aqui". Na ventosa manhã de inverno em que parei diante da clínica, dezenas de mulheres — algumas acima dos 55 e outras mais jovens — foram religiosamente fazer seu exame de raios X anual. A clínica, suspeito, ainda trabalha com a mesma eficiência e diligência que lhe permitiram, depois de desastrosas tentativas em outras clínicas, completar, rigorosamente, um dos estudos clínicos mais fundamentais e difíceis da história da prevenção do câncer. Pacientes iam e vinham, com a maior facilidade, quase como se tivessem saído à tarde para resolver um assunto de rotina. Muitas — indiferentes às advertências de Berry — andavam de bicicleta sem capacete.

Por que uma técnica simples, reproduzível, barata, facilmente aprendida — uma imagem de raios X para detectar a sombra de um pequeno tumor no seio — teve de lutar cinco décadas e passar por nove estudos clínicos antes que algum benefício lhe fosse atribuído?

Parte da resposta está na complexidade de realizar estudos de detecção precoce, que são inerentemente enganosos, polêmicos e suscetíveis de erros. O estudo de Edimburgo foi arruinado pela aleatorização defeituosa; o BCDDP, pela não aleatorização. Shapiro foi derrotado por um errôneo desejo de ser imparcial; o estudo canadense, por um impulso de ser compassivo.

Parte da resposta está no velho enigma sobre o excesso e a insuficiência de diagnóstico — com um toque importante. A mamografia, como se viu, não é ferramenta particularmente boa para detectar câncer de mama precoce. Seus índices de falso positivo e falso negativo fazem dela um exame de rastreamento muito distante do ideal. Mas o defeito fatal da mamografia está no fato de que esses índices não são absolutos: *dependem da idade*. Para mulheres acima dos 55, a incidência de câncer de mama é alta o suficiente para que até mesmo uma ferramenta de triagem relativamente ruim possa detectar um tumor precoce na linha de partida e oferecer um ganho de sobrevida. Para mulheres entre os quarenta e os cinquenta anos, porém, a incidência de câncer de mama cai para um ponto em que uma "massa" detectada numa mamografia, não raro, acaba dando falso positivo. Usando uma analogia visual, uma lente de aumento projetada para tornar legível uma letra pequena funciona perfeitamente quando o tamanho da fonte é de dez ou até mesmo seis pontos. Mas então atinge o seu limite. Para fontes de certo tamanho, a probabilidade de ler uma letra corretamente é quase a mesma de ler incorretamente. Em mulheres de mais de 55, nas quais o "tamanho da fonte" da incidência de câncer é suficientemente grande, uma mamografia funciona adequadamente. Mas em mulheres entre os quarenta e os cinquenta, a mamografia começa a operar num limiar desconfortável — excedendo sua capacidade inerente de tornar-se um exame seletivo. Não importa a intensidade com que a mamografia é testada nesse grupo de mulheres: ela será sempre uma má ferramenta de triagem.

Mas a última parte da resposta está, seguramente, na forma de imaginar o câncer e a triagem. Somos uma espécie visual. É ver para crer, e acreditamos que ver o câncer em sua forma inicial, incipiente, é a melhor maneira de preveni-lo. Como observou certa vez o escritor Malcolm Gladwell: "Eis um exemplo didático de como a batalha contra o câncer deveria, supostamente, funcionar. Usa-se uma câmara poderosa. Tira-se uma fotografia detalhada. Localiza-se o tumor o mais cedo possível. Trata-se dele de imediato e com agressividade [...] O perigo de um tumor é representado visualmente. Grande é ruim; menor é melhor".[46]

Mas, por mais poderosa que seja a câmara, o câncer desmente essa regra simples. Uma vez que é a metástase que mata a portadora de câncer de mama, costuma ser verdade, é claro, que a capacidade de detectar e remover tumores pré-metastáticos salva vidas. Mas também é verdade que não é por ser pequeno que um tumor é pré-metastático. Mesmo tumores relativamente menores, difíceis de detectar com mamografia, carregam programas genéticos que os tornam vastamente propensos a dar metástase já no início. Ao contrário, grandes tumores talvez sejam projetados para ser geneticamente benignos — sendo pouco provável que invadam outros tecidos e iniciem metástase. Tamanho é importante, em outras palavras — mas só até certo ponto. A diferença de comportamento dos tumores não é apenas consequência de crescimento quantitativo, mas de crescimento qualitativo.

Uma imagem estática não pode capturar esse crescimento qualitativo. Ver um "pequeno" tumor e extraí-lo do corpo não garante que estejamos livres do câncer — uma verdade que ainda lutamos para acreditar. No fim, uma mamografia ou um exame papanicolau é um retrato do câncer em sua infância. Como qualquer retrato, é traçado na esperança de que capture algo essencial sobre o retratado — sua psique, seu ser mais íntimo, seu futuro, seu *comportamento*. "Todas as fotos são fiéis", gostava de dizer o artista Richard Avedon, "[mas] nenhuma delas é a verdade."[47]

Mas se a "verdade" de cada câncer está impressa em seu comportamento, como capturar essa misteriosa qualidade? Como podem os cientistas fazer a transição crucial entre simplesmente visualizar o câncer e conhecer seu potencial maligno, suas vulnerabilidades, seu padrão de difusão — seu futuro?

No fim dos anos 1980, toda a disciplina da prevenção do câncer parecia paralisada num momento crítico. O elemento que faltava ao quebra-cabeça era uma compreensão mais profunda da carcinogênese — uma compreensão *mecanicista* que explicasse como uma célula normal se torna cancerosa. A inflamação crônica por hepatite e *H. pylori* deu partida à marcha da carcinogênese, mas por que rota? O teste de Ames provou que a mutagenicidade estava ligada à carcinogenicidade, mas mutações em que genes e por qual mecanismo?

Se essas mutações fossem conhecidas, será que poderiam ser usadas para lançar iniciativas mais inteligentes de prevenção do câncer? Em vez de realizar estudos clínicos de mamografia maiores, por exemplo, seria possível realizar estudos mais inteligentes — estratificando mulheres por risco (identificando aquelas com mutações que predispõem ao câncer de mama) de tal maneira que aquelas em situação de alto risco recebessem um nível mais alto de vigilância? Essa estratégia, somada a novas tecnologias, seria capaz de capturar a identidade do câncer com mais exatidão do que um retrato simples e estático?

O tratamento do câncer parecia ter chegado ao mesmo gargalo. Huggins e Walpole mostraram que o conhecimento da maquinaria íntima das células cancerosas poderia revelar vulnerabilidades únicas. Mas era preciso que a descoberta viesse de baixo para cima — *da* célula cancerosa *para* seu tratamento. "Quando a década chegava ao fim", lembra-se Bruce Chabner, "era como se toda a disciplina da oncologia, tanto a prevenção quanto a cura, tivesse ido de encontro a uma limitação fundamental do conhecimento. Tentávamos combater o câncer sem compreender a célula cancerosa, que é o mesmo que lançar foguetes sem compreender o motor de combustão interna."[48]

Mas outros discordavam. Com exames de rastreamento ainda vacilantes, com a carcinogênese ainda indomada e com a compreensão mecanicista do câncer ainda engatinhando, a impaciência para lançar ataques terapêuticos em larga escala contra o câncer chegou ao seu ponto culminante. Um veneno quimioterápico continuava sendo veneno, e não era preciso compreender uma célula cancerosa para envená-la. E, após uma geração de médicos adeptos da cirurgia radical que não olhava para os lados e conduziu a disciplina a extremos aterradores, veio uma geração de quimioterapeutas radicais que fez a mesma coisa. Se era preciso eliminar toda célula que se dividia para livrar o corpo do câncer, isso seria feito. Foi essa convicção que levou a oncologia ao seu momento mais tenebroso.

STAMP

Eu os esmago, e eles viram o pó que o vento leva; eu piso neles como se fossem a lama das ruas.

— Samuel, 22:43

A terapia do câncer equivale a espancar um cão com uma vara para livrá-lo das pulgas.[1]

— Anna Deaveare Smith, *Let Me Down Easy*

Fevereiro foi o mês mais cruel para mim. O segundo mês de 2004 chegou com uma salva de mortes e recaídas, cada uma destacando-se com a espantosa e enfática claridade de uma descarga de arma de fogo no inverno. Steve Harmon, de 36 anos, tinha um câncer de esôfago que crescia na entrada do estômago. Durante seis meses, persistira nas sessões de quimioterapia, como se estivesse condenado a um mítico ciclo de punições inventado pelos gregos. Provavelmente a mais severa forma de náusea que eu já vira num paciente o delibitava, mas ele tinha de continuar comendo, para evitar a perda de peso. Enquanto o tumor o invalidava visivelmente a cada semana, ele se concentrou na medição do peso, preocupando-se com decigramas como se a ideia de chegar a zero e desaparecer por completo o apavorasse.

Enquanto isso, um séquito cada vez maior de parentes o acompanhava em suas visitas à clínica: duas crianças levaram jogos e livros e observaram, de modo insuportável, enquanto o pai tremia de calafrios certa manhã; um irmão rondou, primeiro desconfiado, depois acusador, enquanto misturávamos remédios para impedir que Steven vomitasse; a mulher, corajosa, pastoreava o séquito durante toda a visita, como se aquilo fosse uma viagem de família que tivesse dado muito errado.

Certa manhã, ao deparar com Steve numa das cadeiras reclináveis, perguntei-lhe se não preferia fazer a sessão de quimioterapia sozinho, num quarto particular. Não seria talvez demais para a família — para os filhos?

Ele desviou o olhar, com uma centelha de irritação. "Conheço as estatísticas." Sua voz era tensa, como se saísse de dentro de uma armadura. "Por mim, eu nem sequer tentaria. Faço isso *pelos meninos*."

"Se um homem morre", escreveu William Carlos Williams, "é porque a morte/ primeiro tomou conta de sua imaginação."[2] A morte tomou conta da imaginação dos meus pacientes naquele mês, e minha tarefa era recuperá-la das garras dela. É uma tarefa impossível de descrever, uma operação muito mais delicada e complexa do que a administração de um remédio ou a realização de uma cirurgia. Era fácil reapoderar-se da imaginação com falsas promessas; muito mais difícil era fazê-lo com verdades. O que se exigia era um ato de medições requintadas e repetidas, para encher e esvaziar de oxigênio um respirador psicológico. Com excesso de "recobramento da imaginação", ela poderia inchar-se de ilusão. Com insuficiência, poderia asfixiar, totalmente, a esperança.

Em seu pungente texto biográfico sobre a doença da mãe, o filho de Susan Sontag, David Rieff, descreve o encontro dela com um conceituado médico em Nova York.[3] Sontag, tendo sobrevivido ao câncer de mama, fora diagnosticada com mielodisplasia, doença pré-cancerosa que geralmente leva à leucemia. (A mielodisplasia de Sontag foi causada pela quimioterapia de alta dose, que recebera no tratamento de outro câncer.) O médico — que Rieff chama de dr. A. — foi irredutivelmente pessimista. Não havia esperança, ele disse, sem rodeios. E não era só isso: não havia nada que pudesse ser feito além de esperar que o câncer se espalhasse a partir da medula óssea. Todas as opções eram inviáveis.

Sua palavra — a Palavra — era final, imutável, estática. "Como tantos médicos", lembra-se Rieff, "ele falou conosco como se fôssemos crianças, mas sem os cuidados que um adulto inteligente tomaria ao escolher as palavras para falar com uma."[4]

A absoluta inflexibilidade da atitude e a arrogância da conclusão foram um golpe quase fatal para Sontag. A falta de esperança tornou-se falta de ar, em especial para uma mulher que queria viver com uma energia duas vezes maior, absorver o mundo duas vezes mais rapidamente do que qualquer outra pessoa — para quem imobilidade era desistência, morte. Ela levou meses para encontrar outro médico cuja atitude fosse mais comedida e que estivesse disposto a negociar com sua psique. O dr. A., é claro, estava certo num sentido formal, estatístico. Uma leucemia taciturna, saturnina, explodiu vulcanicamente da medula de Sontag e, sem dúvida, havia poucas opções. Mas o novo médico de Sontag lhe deu exatamente a mesma informação sem jamais eliminar a possibilidade de uma remissão miraculosa. Ele a conduziu, sucessivamente, de drogas comuns a drogas experimentais, e de drogas experimentais para drogas paliativas. Tudo foi feito com maestria, num movimento gradual de reconciliação com a morte, é certo, mas num movimento — estatística sem estase.

De todos os médicos que conheci durante minha pesquisa, o mestre dessa abordagem era Thomas Lynch, médico de câncer de pulmão que eu geralmente acompanhava na clínica. Clinicar com ele, homem de aparência jovial, com um surpreendente tufo de cabelos grisalhos, era um exercício de sutileza médica. Certa manhã, por exemplo, uma mulher de 66 anos, Kate Fitz, foi à clínica logo depois de remover cirurgicamente uma grande massa no pulmão que se revelara cancerosa. Sentada sozinha na sala, aguardando informações sobre o que viria em seguida, ela tinha tanto medo que parecia em estado catatônico.

Eu estava prestes a entrar na sala quando Lynch me pegou pelo braço e me levou para outra saleta. Ele tinha examinado o resultado do seu exame e os laudos. Tudo o que dizia respeito ao tumor extirpado sugeria alto risco de reincidência. Mas o mais importante é que ele vira Fitz encolhida de medo na sala de espera. Naquele momento, ela precisava de algo mais. "Ressurreição", ele disse, enigmaticamente, ao dirigir-se para a sala de espera.

Vi Lynch ressuscitá-la. Ele dava mais importância ao processo do que ao resultado e transmitia impressionante volume de informações com tal leveza de toque que mal dava para sentir. Contou a Fitz sobre o tumor, deu-lhe a boa notícia da cirurgia, perguntou-lhe pela família, falou da família dele. Lynch falou da filha, que reclamava dos dias na escola, que custavam a passar. Perguntou se ela tinha netos. Algum filho ou filha vivia perto? E começou a inserir números aqui e ali, com uma leveza de mão que dava gosto observar.

"Pode-se ler em algum lugar que, para essa forma particular de câncer, há alta probabilidade de reincidência local ou de metástase", ele disse. "Talvez de 50% ou 60%."

Ela acenou com a cabeça, já tensa.

"Bem, há recursos aos quais recorremos quando isso ocorre."

Percebi que ele disse "quando", e não "se". Os números proclamavam uma verdade estatística, mas a frase tinha nuances. "Aos quais recorremos", ele disse, e não "com os quais eliminaremos o câncer". Solicitude, e não cura. A conversa durou quase uma hora. Em suas mãos, a informação era algo vivo e fluente, pronto para congelar-se numa forma dura a qualquer momento, em algo cristalino mas negociável; ele a cutucava e moldava, como vidro nas mãos de um soprador.

Uma mulher ansiosa, com câncer de mama no estágio III, precisa se reapoderar de sua imaginação, antes de aceitar a quimioterapia que provavelmente estenderá sua vida. Um homem de 66 anos que tenta outro ciclo de quimioterapia experimental agressiva contra uma leucemia fatal e resistente às drogas precisa reconciliar a imaginação com o fato de que sua doença não pode ser tratada. *Ars longa, vita brevis.* A arte da medicina é longa, disse Hipócrates, "e a vida é curta; a oportunidade, passageira; a experiência, perigosa; o julgamento, defeituoso".

A segunda parte dos anos 1980 foi extraordinariamente cruel para o tratamento do câncer, mesclando promessa com frustração, resistência com desespero. O médico e escritor Abraham Verghese apontou:

> Dizer que foi uma época de confiança irreal e sem precedentes, que raiava a presunção, no mundo da medicina ocidental, é subestimar os fatos [...] Quando o resultado do tratamento não era bom, isso se devia ao fato de o hospedeiro ser idoso, o protoplasma ser frágil ou o paciente ter se apresentado tarde demais — e nunca porque a ciência médica era impotente.[5]

[...] Parecia haver pouca coisa fora do alcance da medicina. [...] Cirurgiões, como Tom Starzl [...] entravam em "cirurgias em grupo" que duravam de doze a catorze horas, nas quais fígado, pâncreas, duodeno e jejuno eram retirados em bloco de um doador e transplantados para um paciente cuja barriga, previamente tomada pelo câncer, tinha sido eviscerada e raspada na preparação para receber esse buquê de órgãos.

Starzl foi um ícone dessa fase da medicina, dos dias pré-aids, dos dias de fronteira com os chamados noite sim, noite não.[6]

Apesar disso, nem mesmo pacientes sem vísceras, nos quais esses "buquês de órgãos" eram reimplantados, tinham êxito: sobreviviam à operação, mas não à doença.

O equivalente quimioterápico do ataque cirúrgico — de tirar as vísceras de um corpo e fazer um implante — era um procedimento conhecido como transplante autólogo de medula óssea (ABMT, em inglês), que ganhou estrondoso destaque nacional e internacional em meados dos anos 1980. Em essência, o ABMT baseava-se numa conjectura audaciosa. Desde que os regimes de múltiplas drogas em altas doses tiveram êxito na cura da leucemia aguda e da doença de Hodgkin nos anos 1960, quimioterapeutas se perguntavam se tumores sólidos, como o câncer de mama e o de pulmão, não continuavam resistindo à destruição quimioterápica apenas porque as drogas usadas não eram suficientemente fortes. O que ocorreria, imaginavam alguns, se o corpo humano fosse empurrado para mais perto ainda do abismo da morte, com doses mais elevadas de drogas citotóxicas? Poderia o corpo ser puxado de volta dessa borda quase fatal, deixando o câncer para trás? E se a dosagem das drogas fosse dobrada ou mesmo quadruplicada?

O limite de dosagem de uma droga é estabelecido por sua toxicidade para as células normais. No caso da grande maioria das drogas quimioterápicas, esse limite baseia-se principalmente num único órgão — a medula óssea, cuja sibilante usina de células, como Farber descobrira, era tão sensível à maioria das drogas que pacientes que recebiam substâncias para matar o câncer ficavam sem células normais formadoras de sangue. Por um momento, portanto, a sensibilidade da medula óssea às drogas citotóxicas definira os horizontes distantes da dosagem quimioterápica. A medula óssea representava a fronteira da toxicidade, a barreira inviolável que limitava a capacidade de aplicar a quimioterapia eliminadora — "o teto vermelho", na definição de alguns oncologistas.

Mas, no fim dos anos 1960, até esse teto parecia ter subido. Em Seattle, um dos primeiros protegidos de Farber, E. Donnall Thomas, tinha mostrado que a medula óssea, de modo muito semelhante aos rins e ao fígado, poderia ser colhida num paciente e transplantada — para o mesmo paciente (o chamado transplante autólogo) ou para outro paciente (o chamado transplante alogênico).[7]

O transplante alogênico (ou seja, o transplante de medula de uma pessoa para outra) era temperamental — complicado, inconstante, quase sempre mortal. Mas em alguns cânceres, em especial nas leucemias, era potencialmente curativo. Podia-se, por exemplo, destruir uma medula impregnada de leucemia usando quimioterapia de alta dose e substituí-la por medula fresca e limpa de outro paciente. Uma vez que a medula estava enxertada, o recipiente corria o risco de que a medula estranha se virasse contra ele e atacasse seu próprio corpo, além de qualquer leucemia residual deixada na medula, complicação mortal chamada de doença do enxerto contra hospedeiro (GVHD, em inglês). Mas, em alguns pacientes, essa trifeta de ataques — quimioterapia eliminadora, substituição de medula e ataque ao tumor por células estranhas — poderia ser transformada numa arma terapêutica de refinada potência contra o câncer. O procedimento implicava sérios riscos. No estudo inicial de Thomas em Seattle,[8] apenas doze de uma centena de pacientes tinham sobrevivido. Mas, no começo dos anos 1980, médicos já usavam o procedimento contra leucemias refratárias, mielomas múltiplos e síndrome mielodisplásica — doenças com inerente resistência à quimioterapia. O êxito foi limitado, mas pelo menos alguns pacientes acabaram curados.

O transplante autólogo de medula óssea era, se é possível dizer assim, o irmão gêmeo fraterno mais brando do transplante alogênico. Neste caso, a medula do próprio paciente era colhida, congelada e transplantada de volta para o corpo original. Não havia necessidade de doador. O objetivo principal não era substituir a medula enferma (usando uma medula estranha), mas maximizar a dosagem quimioterápica. A medula do próprio paciente, contendo células formadoras de sangue, era colhida e congelada. Depois, drogas em níveis abrasadoramente altos eram administradas para matar o câncer. A medula era descongelada e implantada. Como as células de medula congeladas eram poupadas do impacto da quimioterapia, o transplante permitia aos médicos, pelo menos em tese, elevar as doses de quimioterapia a seus extremos.

Para defensores da megadose quimioterápica, o ABMT rompeu uma cru-

366

cial e derradeira barricada. Era possível aplicar cinco ou dez vezes a dose típica de drogas, em venenosos coquetéis e combinações até então considerados incompatíveis com a sobrevivência. Um dos primeiros e mais ardorosos proponentes dessa estratégia foi Tom Frei — o cauteloso e equilibrado Frei, que se mudara de Houston para Boston como diretor do instituto de Farber. No começo dos anos 1980, ele estava convencido de que um regime de megadoses de combinações, reforçado pelo transplante de medula, era a única solução aceitável na terapia do câncer.

Para testar sua teoria, Frei esperava lançar um dos mais ambiciosos estudos da história da quimioterapia. Com seu bom ouvido para siglas atraentes, batizou o protocolo de Solid Tumor Autologous Marrow Program [Programa de Medula Autóloga em Tumores Sólidos], ou STAMP. Esse nome cristalizava o que havia de mais agressivo na medicina; se a força bruta era necessária, então seria usada. Com doses avassaladoras de drogas citotóxicas, o STAMP marcharia sobre o câncer, esmagando-o. "Temos a cura do câncer de mama",[9] disse Frei a um colega no verão de 1982. Contra suas características, já deixara seu otimismo voar para os extremos da temeridade. Nenhum paciente se inscrevera ainda no estudo.

O VAMP fora um êxito, acreditava Frei, não só devido à rara sinergia quimioterápica entre as drogas, mas também à rara sinergia no NCI — aquele coquetel de jovens cabeças brilhantes e corpos que assumiam riscos, reunidos em Bethesda entre 1955 e 1960. Em Boston, vinte anos depois, Frei dedicou-se assiduamente a recriar a mesma e poderosa atmosfera, jogando fora o peso morto de profissionais esclerosados e substituindo-os por sangue novo. "Era um lugar altamente competitivo", recorda Robert Mayer, oncologista, "uma panela de pressão para profissionais novos e antigos."[10] A realização de estudos clínicos era o que fazia alguém avançar na carreira, e salvas e salvas de estudos foram lançados no instituto com uma determinação sombria e quase atlética. Metáforas belicistas permeavam o Farber. O câncer era o inimigo definitivo, e aquele era seu cadinho definitivo, o épico campo de batalha. Espaço laboratorial e espaço clínico eram deliberadamente misturados nos andares para dar a impressão de uma máquina de alta sofisticação dedicada a uma única causa. Em quadros-negros instalados nas paredes dos laboratórios, complexos diagramas com setas e linhas em zigue-zague representavam a corda de salvamento da célula cancerosa. Andar pelos corredores do instituto era penetrar numa gigantesca sala de comando subterrânea, onde a valentia tecnológica estava em plena exibição e cada molécula de ar parecia preparada para a guerra.

Em 1982, Frei recrutou William Peters, jovem médico de Nova York, como residente do instituto. Peters era um astro acadêmico.[11] Formara-se na Universidade Estadual da Pensilvânia com três diplomas, em bioquímica, biofísica e filosofia, depois abrira caminho implacavelmente na faculdade de médicos e cirurgiões da Columbia, obtendo um mestrado e um doutorado. Afável, resoluto, entusiasmado e ambicioso, era tido como o mais apto cabo das tropas de jovens profissionais do Farber. A relação entre Frei e Peters foi quase magnética, talvez até como a de pai e filho. Peters sentiu-se instintivamente atraído pela reputação, pela criatividade e pelos métodos nada ortodoxos de Frei; e Frei, pela energia e pelo entusiasmo de Peters. Um viu no outro uma encarnação anterior ou posterior de si mesmo.

Nas tardes de quinta-feira, residentes e profissionais do Farber reuniam-se na sala de conferência do 16º andar. A sala ficava localizada simbolicamente no último piso do prédio, com suas grandes janelas que davam para os jardins de sempre-vivas de Boston, e suas paredes de madeira castanho-claro faziam pensar num ataúde cheio de luz suspenso no ar. Servia-se o almoço. As portas eram fechadas. Era um momento dedicado ao pensamento acadêmico, isolado do zunido diário dos laboratórios e das clínicas dos andares inferiores.

Foi numa dessas conferências vespertinas que Frei lançou a ideia de combinação quimioterápica de megadose, com autólogo apoio de medula dos residentes e dos profissionais jovens. No outono de 1983, ele convidou Howard Skipper, o "doutor rato", homem de fala macia que influenciara profundamente o trabalho inicial de Frei.[12] Vagarosamente, Skipper aumentava as doses de drogas citotóxicas em seus modelos com ratos e falava, entusiasmado, da possibilidade de tratamento curativo com esse regime. Logo foi seguido por Frank Schabel, outro cientista que demonstrou que agentes combinados em doses letais para a medula tinham efeitos sinergéticos em tumores de ratos. A conferência de Schabel foi particularmente reanimadora, um "evento seminal",[13] como a descreveu Peters. Depois da palestra, recordava Frei, a sala ficou agitada. Schabel foi cercado por jovens e ansiosos investigadores, hipnotizados por suas ideias. Um dos mais jovens, e de longe o mais ansioso, era Bill Peters.

Apesar disso, quanto mais Frei se convencia da quimioterapia em megadose, menos seguros se tornavam outros à sua volta. George Canellos, por exemplo, foi cauteloso desde o início.[14] Alto e rijo, um pouco curvado e dono de uma autoritária voz de baixo profundo, Canellos era o que mais se aproximava da estatura de Frei no instituto, membro original do NCI desde os inebriantes primeiros tempos, em meados dos anos 1960. Diferentemente de Frei, porém, passara de defensor a adversário dos regimes de megadose quimioterápica, em parte porque fora dos primeiros a perceber os arrasadores efeitos colaterais em longo prazo; à medida que as doses aumentavam, algumas drogas quimioterápicas danificavam a medula tão severamente que, com o tempo, esses regimes podiam precipitar uma síndrome pré-maligna chamada mielodisplasia, que tendia a progredir para a leucemia. Quando surgida das cinzas das medulas tratadas com quimioterapia, a leucemia continha mutações tão grotescas e aberrantes que resistia a praticamente qualquer droga, como se a travessia daquele primeiro fogo nela houvesse forjado o dom da imortalidade.

Com Canellos interpelando de um lado e Frei do outro, o instituto dividiu-se em campos implacavelmente opostos. Mas nada podia conter o entusiasmo de Peters e Frei. No fim de 1982, orientado por Frei, Peters tinha concluído a redação de um minucioso protocolo para o regime STAMP. Poucas semanas depois, o Conselho de Revisão Institucional do Farber aprovou o STAMP, dando a Peters e Frei sinal verde para começar o estudo. "Íamos partir para a luta", recordava Peters.[15] "Aquilo nos estimulou. É preciso acreditar que vamos conseguir algo capaz de mudar a história."

A primeira paciente a "mudar a história" com o STAMP foi uma motorista profissional de trinta anos, de Massachusetts.[16] Mulher carrancuda, resoluta, corpulenta, endurecida pela enérgica cultura das paradas de caminhão nas estradas, ela tinha sido tratada mais de uma vez com regimes múltiplos de quimioterapia, comuns e cada vez mais fortes. Seu tumor, um disco de tecido friável e inflamado, tinha quase seis centímetros de largura, visivelmente pendurado na parede torácica. Mas tendo "fracassado" em todos os tratamentos convencionais, ela tornara-se praticamente invisível para o instituto. Seu caso era considerado tão terminal que ela fora excluída de todos os outros protocolos experimentais. Quando se inscreveu para o protocolo de Peters, não houve objeção.

O transplante de medula começa, é claro, pela "colheita" de medula óssea. Na manhã da primeira colheita, Peters foi à clínica de leucemia e juntou uma braçada de agulhas de medula óssea. Levou sua primeira paciente, em cadeira de rodas, para a sala de cirurgia do hospital vizinho Beth Israel (não havia sala de cirurgia no Farber) e pôs-se a extrair a medula, enfiando um trocarte de aço várias vezes no quadril para retirar as células e deixando-o cheio de manchas vermelhas. Cada vez que ele puxava, gotículas de borra avermelhada enchiam a seringa.

Então, ocorreu o desastre. Enquanto Peters retirava um espécime, a agulha quebrou, e um pedaço dela ficou enterrado profundamente no quadril da paciente. Por alguns momentos, houve tumulto na sala de operação. Enfermeiras fizeram ligações para outros andares, pedindo a ajuda de cirurgiões. Uma hora depois, usando alicates ortopédicos para penetrar no quadril, Peters recuperou a agulha.

Mais tarde, na mesma noite, ele compreendeu o pleno impacto daquele momento. Fora por pouco. "O estudo clínico definitivo de intensificação quimioterápica", disse, "quase ruiu por causa de uma velha agulha."[17] Para Peters e Frei, era uma óbvia metáfora da ferruginosidade e da obsolescência do statu quo. A guerra contra o câncer começava a ser travada por médicos tímidos (que não queriam maximizar a quimioterapia) com armas embotadas e ultrapassadas.

Por algumas semanas depois do tumulto inicial, a vida de Peters caiu numa rotina razoavelmente estável. De manhã cedo, evitando Canellos e outros céticos resmungões, ele reunia seus pacientes num canto do 12º andar, onde algumas salas tinham sido separadas para o estudo. Passava as noites em casa, com *Masterpiece Theater* como ruído de fundo, enquanto afiava agulhas e ficava cada vez mais afiado na teoria. À medida que crescia em ímpeto, o estudo também ganhava visibilidade. Os primeiros poucos pacientes de Peters tinham sido casos de esforço derradeiro, já dados como perdidos, mulheres com tumores tão resistentes a todas as drogas que não tinham dificuldade para se inscrever em experimentos, como último recurso, na esperança de conseguir mesmo uma pequena remissão. Mas, enquanto rumores sobre o estudo

370

percorriam as redes de relações entre pacientes e amigos, pacientes de câncer começaram a procurar Peters e Frei a fim de tentar a estratégia de megadose *primeiro* — e não depois de terem fracassado em regimes mais convencionais —, antes de tentarem qualquer outra coisa. No fim do verão de 1983, quando uma mulher com câncer de mama metastático, que nunca fora tratada, se inscreveu no STAMP, como Peters recorda, o instituto levantou-se e reagiu. "De repente", lembra-se, "tudo desandou e caiu por terra."[18]

A mulher tinha 36 anos — era graciosa, sofisticada, intensa e tinha sido desgastada pela batalha de um ano contra a doença.[19] Tinha visto a mãe morrer de um câncer de mama agressivo, que resistira ferozmente à terapia convencional. Instintivamente, estava convencida de que o dela era tão virulento e resistente quanto o da mãe. Desejava viver, e queria o tratamento mais agressivo, sem ter que passar por estudos que de qualquer maneira haveriam de fracassar. Quando Peters lhe ofereceu o STAMP, ela agarrou a oportunidade sem hesitar.

Sua trajetória clínica foi uma das observadas com mais atenção na história do instituto. Felizmente para Peters, a quimioterapia e o transplante transcorreram sem dificuldades. No sétimo dia depois da megadose de quimioterapia, quando ele e Frei correram para o subsolo a fim de olhar o primeiro exame de raios X do tórax depois do tratamento, descobriram que tinham chegado tarde. Toda uma congregação de médicos curiosos se reunira na sala como membros de um júri, agrupando-se em torno dos filmes. Vistos contra a luz forte e fluorescente, os raios X mostravam uma boa resposta. Os depósitos metastáticos salpicados pelo pulmão tinham diminuído visivelmente, e até mesmo os nódulos linfáticos aumentados em volta dele também haviam recuado. Foi "a remissão mais linda que se poderia imaginar",[20] recorda Peters.

Ainda naquele ano, Peters tratou e transplantou mais casos e obteve boas remissões. No verão de 1984, o banco de dados de casos transplantados já era grande o suficiente para que se começasse a vislumbrar padrões. As complicações médicas do regime STAMP tinham sido, como era de esperar, terríveis: infecções quase fatais, anemia grave, pneumonia e hemorragia no coração. Mas, sob a nuvem de raios X, exames de sangue e tomografias, Peters e Frei viram a indicação de algo positivo. As remissões produzidas por STAMP, como estavam convencidos, tinham sido mais duradouras do que as produzidas pela quimioterapia convencional. Era apenas uma impressão — na melhor das hipóteses, um palpite. Para prová-lo, Peters precisava de um estudo clínico aleatorizado.

Em 1985, encorajado por Frei, ele partiu de Boston para preparar um programa STAMP na Duke University, na Carolina do Norte. Queria deixar para trás a "panela de pressão" do Farber, em troca de um ambiente acadêmico tranquilo e estável, onde pudesse realizar um estudo em paz.

Enquanto William Peters sonhava com um ambiente calmo e estável para testar a quimioterapia em megadose, o mundo da medicina foi virado pelo avesso por um acontecimento inesperado e, aparentemente, sem relação com o assunto. Em março de 1981, na revista *Lancet*, uma equipe de médicos relatou oito casos de uma forma altamente inusitada de câncer chamada sarcoma de Kaposi numa coorte de homens em Nova York.[21] A doença não era nova; batizada com o nome de um dermatologista húngaro do século XIX, já fora reconhecida como um tumor violáceo, indolente, de crescimento lento, que se infiltrava sob a pele de italianos idosos e que, apesar de por vezes sério, era tido em geral como uma forma um tanto exaltada de verruga ou carbúnculo. Mas os casos da *Lancet* eram formas praticamente irreconhecíveis da doença, variantes agressivas e violentas que tinham explodido em manchas hemorrágicas, metastáticas e preto-azuladas, espalhadas por todo o corpo desses homens jovens. Os oito homens eram homossexuais. Os oito casos provocaram alarme e interesse particulares: um dos homens, com lesões na cabeça e nas costas, também foi diagnosticado com uma rara forma de pneumonia, chamada PCP, causada pelo organismo *Pneumocystis carinii*. O surto de uma doença obscura, num grupo de homens jovens, já era estranho. A confluência das duas enfermidades sugeria uma aberração mais profunda e sinistra — não apenas uma doença, mas uma síndrome.

Longe de Nova York, o súbito aparecimento do *Pneumocystis carinii* também fazia muita gente franzir a testa nos Centros de Controle de Doenças em Atlanta, Geórgia. O CDC é o radar médico nacional, uma agência que rastreia doenças emergentes, para distinguir padrões e conter sua propagação. A pneumonia PCP só ocorre em seres humanos quando o sistema imunológico está gravemente comprometido. As principais vítimas eram pacientes de câncer cujos glóbulos brancos tinham sido dizimados pela quimioterapia. (DeVita a encontrara em portadores da doença de Hodgkin tratados com combinação quimioterápica de quatro drogas.) Os novos casos de PCP não faziam muito sentido: aqueles jovens tinham sucumbido com seus sistemas imunológicos à beira do colapso.

No fim do verão daquele ano, enquanto as cidades costeiras sofriam uma intensa onda de calor, o CDC começou a perceber que uma catástrofe epidemiológica se formava no ar tênue. Entre junho e agosto de 1981, o cata-vento meteorológico de estranhas doenças girou freneticamente em volta do seu eixo: relatou-se a presença de agrupamentos adicionais de PCP, sarcoma de Kaposi, meningite criptocócica e raros linfomas em homens jovens nas cidades americanas. O padrão comum observado por essas doenças, além de sua exagerada predileção por homens gays, era um maciço, quase total, colapso do sistema imunológico. Uma carta na *Lancet* chamou a doença de "síndrome do comprometimento gay".[22] Outros a chamavam de GRID (imunodeficiência relacionada aos gays) ou, mais cruelmente, câncer gay. Em julho de 1982, com o reconhecimento de que a causa ainda era desconhecida, a doença por fim encontrou seu nome: síndrome da imunodeficiência adquirida, ou aids.[23]

Geminadas manifestamente no nascedouro, as trajetórias da aids e do câncer estavam destinadas a se cruzar e interceptar em muitos níveis. E foi Sontag, mais uma vez, escrevendo com sagacidade em seu apartamento de Nova York (de cujas janelas podia ver a epidemia de aids se alastrar pelas ruas de Chelsea), que reconheceu de imediato os paralelos simbólicos entre as duas doenças. Num ensaio mordaz escrito em resposta a *Doença como metáfora*, Sontag afirmava que a aids, como o câncer, tornava-se não apenas uma doença biológica, mas algo muito maior — uma categoria social e política, repleta de suas próprias metáforas punitivas.[24] Como os pacientes de câncer, os de aids também foram imobilizados e cobertos por essas metáforas — desnudados, como o paciente de câncer de *Pavilhão de cancerosos*, de Soljenítsin, depois obrigados a usar o macabro uniforme da sua doença. Os estigmas associados ao câncer — culpa, sigilo, vergonha — foram reciclados e reaparelhados para a aids, com força e potência decuplicadas: culpa *sexual*, sigilo *sexual*, vergonha *sexual*. Se o câncer, como Sontag afirmara certa vez, era visto como o produto de um germe estragado, de uma mutabilidade biológica que fugira do controle, então a aids era o resultado de um germe contaminado, de uma mutabilidade social que fugira do controle: homens livres das amarras das costumeiras convenções sociais, em processo de metástase de costa a costa em aviões, levando com eles a doença e a devastação. Um paciente atingido pela aids evaporava-se da existência individual e metamorfoseava-se instantaneamente num arquéti-po imaginário — um jovem gay, acabado de sair das saunas, denegrido e arra-sado pela devassidão, que jazia anonimamente na enfermaria de um hospital em Nova York ou San Francisco.

Sontag ocupava-se de paralelos metafóricos, mas nessas enfermarias as batalhas médicas também se assemelhavam às batalhas travadas contra o cân-cer. No início, entre os primeiros médicos a depararem com a aids e tratarem dela estavam os oncologistas. Uma das doenças "sentinelas" da imunodeficiên-cia era o sarcoma de Kaposi, explosiva variante de um câncer indolente que aparecia sem aviso no corpo de homens jovens. Em San Francisco, epicen-tro da epidemia, a primeira clínica a ser organizada para pacientes de aids foi uma clínica de sarcoma que começou a funcionar uma vez por semana, em setembro de 1981, comandada por um dermatologista, Marcus Conant, e um oncologista, Paul Volberding. Volberding personificava os destinos cruzados das duas doenças. Formado em oncologia na Universidade da Califórnia, pas-sara um período decepcionante no laboratório, estudando retrovírus de rato e, frustrado, mudara-se para a oncologia clínica no San Francisco General Hos-pital.

Para Volberding e para muitos dos seus primeiros pacientes, aids *era* cân-cer.[25] Para tratar pessoas com sarcoma, Volberding tomou emprestados mui-tos regimes quimioterápicos dos protocolos do NCI.* Entretanto, mais do que protocolos de quimioterapia, Volberding tomou emprestado algo mais inefável — um etos.[26] No San Francisco General Hospital, no fim de um corredor com piso de linóleo, paredes descascadas e lâmpadas expostas balançando nos fios, Volberding e sua equipe criaram a primeira enfermaria de aids do mundo, a Enfermaria 5A, imitando explicitamente as enfermarias de câncer que ele co-nhecera como residente. "O que fazíamos ali", lembra-se ele, era "exatamente igual a uma unidade de oncologia, mas com um foco diferente, a aids [...] Se-guia, realmente, o modelo das unidades de oncologia, onde temos complexas doenças com um bocado de revestimento psicológico, muito uso de drogas que são complexas e exigem uma equipe de enfermagem sofisticada e apoio psicossocial."[27]

---

* A ideia de usar um "coquetel" de drogas contra o HIV foi tomada de empréstimo da oncologia — apesar de drogas anti-HIV só terem sido disponibilizadas anos depois.

Enfermeiros, muitos deles gays, gravitavam em torno da Enfermaria 5A para cuidar dos amigos (ou retornavam, penosamente, quando a epidemia se espalhou, como pacientes). Os médicos reinventaram ali a medicina, enfrentando com sua inteligência uma doença hostil e misteriosa, que não conseguiam compreender direito e que atormentava uma comunidade que também não conseguiam compreender direito. Enquanto os pacientes ferviam de estranhas febres espectrais, regras eram desfeitas e reinventadas, criando-se com isso uma enfermaria parecida com a vida nada ortodoxa dos homens que a habitavam. Os horários de visitação foram extintos. Amigos, companheiros, amantes e parentes eram até encorajados a se instalar em beliches para ajudar pacientes a atravessar as noites abrasadoras e alucinatórias. Nas tardes de domingo, um dançarino organizava elaborados lanches, dos quais faziam parte sapateados, boás de plumas e brownies com maconha. Farber talvez não tivesse previsto essas inovações particulares, mas aquilo, numa comunidade impregnada de dor, também era uma interpretação própria e inimitável do conceito de "cuidado total".

No campo político, os ativistas da aids tomaram a linguagem e as táticas emprestadas dos lobistas do câncer, imbuindo-a de urgência e potência especiais. Em janeiro de 1982, enquanto os casos de aids se multiplicavam de maneira explosiva, um grupo de seis homens fundou a Gay Men's Health Crisis em Nova York (GMHC), organização de voluntários dedicada a combater a aids por meio de sensibilização, lobby, campanhas e protestos.[28] Os primeiros voluntários esgueiravam-se à entrada de discotecas, bares e saunas para pedir doações e distribuir pôsteres. De seu escritório numa casa geminada caindo aos pedaços em Chelsea, a GMHC coordenou um extraordinário esforço nacional para conscientizar o grande público sobre a aids. Eram os laskeritas da aids, sem os ternos cinza e as pérolas.

A descoberta científica seminal acerca da aids ocorria, enquanto isso, num laboratório do Instituto Pasteur, em Paris. Em janeiro de 1983, o grupo de Luc Montagnier encontrou sinal de um vírus na biópsia de nódulo linfático de um jovem gay portador de sarcoma de Kaposi e numa mulher zairense que morrera de imunodeficiência. Montagnier logo deduziu que se tratava de um vírus RNA que se transforma em vírus DNA e se aloja no genoma humano — um retrovírus.[29] Deu a ele o nome de IDAV, vírus associado à imunodeficiência, sustentando que ele, provavelmente, era a causa da aids.

No Instituto Nacional do Câncer, um grupo comandado por Robert Gallo também dava voltas em torno do mesmo vírus, mas usando um nome diferente. Na primavera de 1984, os dois esforços convergiram dramaticamente. Gallo também descobriu um retrovírus em pacientes de aids — o IDAV de Montagnier.[30] Poucos meses depois, a identidade do vírus foi confirmada por outro grupo em San Francisco. Em 23 de abril de 1984, Margaret Heckler, secretária do Departamento de Saúde e Serviços Humanos, fez uma audaciosa declaração à imprensa sobre o futuro da epidemia.[31] Com um agente causador, a cura parecia próxima. "A seta composta por fundos, funcionários de medicina e pesquisa [...] atingiu o alvo", ela disse. "Esperamos ter uma vacina pronta para ser testada em cerca de dois anos [...] A descoberta de hoje representa o triunfo da ciência sobre uma doença terrível."

Mas ativistas da aids, diante da espiral crescente da epidemia que dizimava sua comunidade, não podiam se dar ao luxo de esperar. Na primavera de 1987, um grupo de voluntários separou-se do GMHC para formar outro grupo chamado Aids Coalition to Unleash Power, ou ACT UP.[32] Comandado por um escritor sarcástico e hipereloquente de nome Larry Kramer (chamado pelos amigos, com admiração, de "agitador em tempo integral"), prometia transformar o cenário do tratamento da aids usando um tipo de ativismo militante inédito na história da medicina. Kramer acusou muitas forças de ajudarem e instigarem a epidemia — no que ele chamava de "genocídio por descaso"[33] —, mas o maior de todos os negligentes era o FDA. "Muitos de nós, que vivemos o terror diário da epidemia de aids", escreveu Kramer, no *Times*, "não conseguimos entender por que o Departamento de Alimentos e Remédios tem sido tão intransigente em face dessa monstruosa maré de mortes."[34]

Sintomático dessa intransigência era o processo pelo qual o FDA avaliava e aprovava drogas salvadoras para a aids, processo que Kramer caracterizou como terminalmente preguiçoso e lento. E terminalmente decrépito: o lento e contemplativo mecanismo "acadêmico" de teste de drogas, lamentava Kramer, tornava-se uma ameaça à vida, em vez de uma possibilidade de salvá-la. Estudos clínicos aleatorizados, controlados com placebo, eram ótimos nas frias torres de marfim da medicina, mas pacientes atormentados por uma doença mortal precisavam de drogas *imediatamente*. "Drogas nos corpos, drogas nos corpos",[35] cantava o ACT UP. Um novo modelo de estudos clínicos acelerados fazia-se necessário. "O FDA está perdido, o NIH está perdido [...] os rapazes e as moças que comandam este espetáculo foram incapazes de fazer funcionar o sistema que operam, seja ele qual for",[36] disse Kramer a seus ouvintes em Nova York. "Estudos duplo-cegos", ele afirmou num editorial, "não foram criados com doenças terminais em mente."[37] E concluiu: "Pacientes de aids, que nada têm a perder, estão mais do que dispostos a fazer o papel de cobaia".[38]

Até Kramer sabia que a declaração era extraordinária. Afinal, o fantasma de Halsted mal acabara de ser enterrado. Mas, enquanto os militantes do ACT UP marchavam pelas ruas de Nova York e Washington, espumando de raiva e queimando em efígie administradores do FDA, seus argumentos repercutiam poderosamente na mídia e na imaginação popular. Os argumentos tiveram efeito colateral para outras doenças igualmente politizadas. Se pacientes de aids exigiam acesso direto a drogas e tratamentos, outros pacientes com doenças terminais não deveriam também fazer exigências semelhantes? Pacientes de aids queriam drogas nos corpos, e por que então pessoas com câncer deveriam ficar sem drogas?

Em Durham, Carolina do Norte, cidade que mal fora atingida pela epidemia de aids em 1987, o barulho dessas manifestações talvez soasse como uma trovoada distante. Totalmente envolvido com seu estudo sobre quimioterapia em megadose na Duke University, William Peters não poderia, de forma nenhuma, prever que aquela tempestade estava prestes a voltar-se para o sul, e bater à sua porta.

O regime STAMP — megadose de quimioterapia para o câncer de mama — ganhava ímpeto a cada dia. No inverno de 1984, 32 pacientes tinham completado o estudo preliminar da Fase I — projetado para investigar se o STAMP poderia ser administrado com segurança.[39] Os dados pareciam promissores: apesar de evidentemente tóxico, pacientes selecionados podiam sobreviver ao regime. (Estudos de Fase I não se destinavam a testar eficácia.) Em dezembro daquele ano, no 5º Simpósio sobre Câncer de Mama em San Antonio, Texas, havia muito otimismo sobre a eficácia também. "Havia tanta excitação na comunidade do câncer que muitos já estavam convencidos",[40] lembra-se o estatístico Donald Berry. Peters foi encantador como sempre na conferência — jovial, animado, cauteloso e positivo. Ele descreveu o encontro como uma "pequena vitória".

Depois de San Antonio, os estudos da fase inicial ganharam velocidade. Estimulado pela reação positiva, Peters empenhou-se em avaliar o STAMP não apenas para câncer de mama metastático, mas também como terapia adjuvante para pacientes de alto risco com câncer avançado localmente (pacientes com mais de dez nódulos linfáticos atingidos pelo câncer). Seguindo as observações iniciais de Peters, vários grupos no país passaram a buscar ardentemente a quimioterapia em megadoses associada ao transplante de medula óssea. Dois anos depois, concluídos com êxito os estudos de fase inicial, era preciso, claramente, um estudo clínico de Fase III aleatorizado. Peters foi ao Cancer and Leukemia Group B (CALGB), o grupo centralizado que atua como câmara de compensação para estudos clínicos, em busca de patrocínio para um estudo multicêntrico definitivo, aleatorizado.

Numa tarde de inverno, ele voou de Duke a Boston a fim de expor detalhadamente um estudo STAMP ao CALGB para aprovação.[41] Como era de esperar, ferozes discussões começaram na sala. Alguns médicos ainda sustentavam que o STAMP não era, na realidade, diferente da quimioterapia citotóxica levada ao extremo — vinho rançoso vendido em garrafa nova. Outros diziam que a batalha quimioterápica contra o câncer *precisava* ser levada ao extremo. A reunião alongou-se durante horas, cada lado defendendo ardorosamente seus pontos de vista. No fim, o CALGB concordou em patrocinar o estudo. Peters saiu da sala de conferência no 6º andar do Hospital Geral de Massachusetts aturdido mas aliviado. Quando a porta de mola da sala se fechou atrás dele, foi como se tivesse acabado de sair de uma sórdida briga de bar.

O mapa e o paraquedas

Édipo: Que é o rito de purificação? Como deve ser feito?
Creonte: Banindo-se um homem ou expiando-se sangue com sangue.
— Sófocles, *Édipo Rei*

William Peters tentava convencer-se, usando um estudo clínico estritamente aleatorizado, que a quimioterapia em megadoses funcionava. Mas outros já estavam convencidos. Muitos oncologistas supunham que o regime era tão obviamente eficaz que não havia necessidade de estudo. Afinal, se os mais profundos reservatórios da medula podiam ser esvaziados com doses causticantes de drogas, como poderia o câncer resistir?

No fim dos anos 1980, hospitais e, em número cada vez maior, clínicas particulares que ofereciam transplante de medula para o câncer de mama tinham brotado nos Estados Unidos, na Inglaterra e na França, com centenas de mulheres na fila de espera. Um dos mais destacados e bem-sucedidos realizadores de transplante com megadose era Werner Bezwoda, oncologista da Universidade de Witwatersrand, em Joanesburgo, África do Sul, que recrutava dezenas de mulheres para seu estudo clínico todos os meses. Transplante era um grande negócio: medicina avançada, muito dinheiro, boa infraestrutura, altos riscos. Em grandes centros acadêmicos, como o hospital Beth Israel, em Boston, andares inteiros eram reaparelhados para funcionar como unidades de transplante, com dezenas de casos por semana. Reduzir ao mínimo os riscos do procedimento usando fraseologia fantasiosa tornou-se indústria caseira. Enquanto as clínicas particulares se preparavam para fazer transplantes em mulheres, o procedimento era batizado de "minitransplante" ou "transplante light", ou mesmo "transplante drive-thru". Médicos que faziam transplantes, como disse um oncologista, "tornaram-se deuses nos hospitais".[1]

Esse cenário frenético tornou-se ainda mais confuso quando as pacientes começaram a pedir a seguradoras que pagassem pelo procedimento, que custava de 50 mil a 400 mil dólares. No verão de 1991, uma professora de escola pública, Nelene Fox, em Temecula, Califórnia, foi diagnosticada com câncer de mama avançado.[2] Fox tinha 38 anos e três filhos. Quando seu câncer metastático reincidiu depois de exaustivas terapias convencionais, os médicos lhe sugeriram um transplante autólogo de medula óssea como tratamento de último recurso. Fox pensou na sugestão. Mas quando pediu à Health Net, seu plano de saúde, que pagasse pelo transplante, eles se recusaram, alegando que o procedimento era "experimental" demais e por isso não estava coberto pela lista padrão da HMO de protocolos clinicamente provados.

Fossem outras a década e a doença, o caso de Fox talvez não atraísse a atenção pública. Mas algo fundamental sobre a relação entre os pacientes e a medicina tinha mudado na esteira da aids. Até o fim dos anos 1980, uma droga ou um procedimento experimentais eram apenas isso, experimentais, e portanto indisponíveis para uso do público em geral. Mas o ativismo em torno da aids alterara essa ideia. Um agente experimental, insistiam eles, já não era uma flor a ser cultivada apenas nas estufas rarefeitas da medicina acadêmica, mas um recurso público que estava à espera nas cálidas antecâmaras da ciência, enquanto os médicos concluíam estudos clínicos que, de qualquer maneira, comprovariam a eficácia daquelas drogas e daqueles procedimentos.

Em resumo, os pacientes tinham perdido a paciência. Não queriam estudos; queriam drogas. A ACT UP, marchando pelas ruas de Nova York e Washington, tinha feito do FDA um confuso avô burocrático — exigente, mas vagaroso de uma maneira enlouquecedora, e seu único objetivo era retardar o acesso a remédios cruciais. A recusa da Health Net a pagar o transplante de Nelene Fox provocou uma reação pública visceral. Furiosa e desesperada, Fox resolveu levantar o dinheiro por conta própria, escrevendo milhares de cartas. Na metade de abril de 1992, uma enorme campanha para conseguir dinheiro para pagar o transplante ia a pleno vapor. Temecula, sossegado vilarejo com campos de golfe e antiquários, tinha uma missão. O dinheiro brotava de partidas de softball e da venda de tortas; de barracas de limonada e lavagens de carro; de um restaurante Sizzler local; de uma loja de iogurte que doava parte dos lucros. Em 19 de junho, um séquito de partidários cantando "Transplante, transplante" e o nome de Fox fez uma manifestação diante da sede da Health Net.[3] Dias depois, o irmão dela, um advogado chamado Mark Hiepler, moveu uma ação contra a Health Net para forçar a HMO a pagar o transplante. "Vocês venderam esse plano quando ela estava bem de saúde", escreveu Hiepler. "Por favor, forneçam a cobertura agora que ela está doente."[4]

No fim do verão de 1992, quando a Health Net recusou outro pedido de cobertura, mais uma vez citando falta de comprovação clínica, Fox decidiu ir em frente. Àquela altura, já levantara 220 mil dólares, doados por quase 2500 amigos, vizinhos, parentes, colegas de trabalho e desconhecidos — o suficiente para pagar pelo transplante.

Em agosto de 1992, Nelene Fox foi submetida à quimioterapia de alta dose e a um transplante de medula óssea para curar-se de um câncer de mama metastático, na esperança de ganhar novo alento.[5]

Nas enfermarias novas e resplandecentes do Norris Center em Los Angeles, onde Fox era submetida ao transplante, a história do notável êxito de Werner Bezwoda com a quimioterapia de megadose já era notícia importante. Nas mãos de Bezwoda, tudo o que dizia respeito ao regime parecia funcionar como um feitiço perfeito. Atarracado, intenso, solitário, capaz de inspirar ao mesmo tempo grande fascínio e suspeita, como o mágico de Oz, Bezwoda era um pretenso mago dos transplantes autólogos, que presidia um crescente império clínico em Witwatersrand, Joanesburgo, com pacientes chegando da Europa, da Ásia e da África. Enquanto as séries de casos de Bezwoda cresciam, o mesmo ocorria com sua reputação. Em meados dos anos 1990, ele viajava regularmente para discutir sua experiência com a quimioterapia de megadoses em reuniões e conferências organizadas no mundo inteiro. "A barreira de limite de dosagem", anunciou, audaciosamente, em 1992, tinha sido "ultrapassada"[6] — lançando instantaneamente a si próprio e à sua clínica para a fama estratosférica.

Oncologistas, cientistas e pacientes que lotavam suas conferências encantavam-se com os resultados. Bezwoda dava suas palestras de forma lenta e desapaixonada, numa voz seca, impassível, voltando-se de vez em quando para a tela com um característico olhar de esguelha, fazendo as observações mais excitantes da oncologia clínica como se lesse as notícias soviéticas da noite. Às vezes, o estilo pesado parecia quase deliberadamente incompatível, pois até Bezwoda sabia que seus resultados eram espantosos. Enquanto as luzes tremulavam na reunião anual de oncologia em San Diego em maio de 1992, médicos se juntaram à sua volta, inundando-o de perguntas e cumprimentos. Em Joanesburgo, mais de 90% das mulheres tratadas com o regime de megadose tinham tido resposta completa[7] — taxa que nem mesmo centros de poder acadêmico nos Estados Unidos tinham sido capazes de alcançar. Parecia que Bezwoda ia tirar a oncologia do seu impasse de décadas com o câncer.

Nelene Fox, porém, não teve tanta sorte. Ela persistiu no punitivo regime de quimioterapia de alta dose, com suas múltiplas complicações. Mas, menos de um ano depois do transplante, o câncer reapareceu no corpo todo, incluindo pulmões, fígado, nódulos linfáticos e, o mais importante, cérebro. Em 22 de abril, onze meses depois que o pôster de Bezwoda foi pendurado na cidade vizinha de San Diego, Fox morreu em sua casa, num ensombrado cul-de-sac em Temecula.[8] Tinha apenas quarenta anos. Deixou marido e três filhas, de quatro, nove e onze anos. E uma ação contra a Health Net percorrendo sua trajetória pelo sistema judicial da Califórnia.

Em comparação com os fenomenais resultados de Bezwoda, a agonizante luta de Fox e sua morte prematura pareciam ainda mais odiosas. Convencido de que o transplante *atrasado* — e não o câncer — apressara a morte da irmã, Hiepler ampliou sua ação contra a Health Net e emprenhou-se vigorosamente para que o caso chegasse aos tribunais. O ponto crucial da reivindicação dele repousava na definição da palavra *experimental*. A quimioterapia de altas doses dificilmente poderia ser considerada procedimento "experimental", ele alegava, se quase todos os grandes centros clínicos do país a ofereciam a seus pacientes, tanto dentro como fora de estudos clínicos. Só em 1993, 1777 artigos foram escritos sobre o assunto e publicados em revistas médicas.[9] O rótulo *experimental* foi pespegado pela HMO para economizar dinheiro e negar cobertura. "Se o que temos é resfriado ou gripe, tudo bem, eles cuidarão de nós. Mas, quando se tem câncer de mama, o que acontece? Logo aparece esse 'investigativo'. Logo aparece esse 'experimental.'"[10]

Na manhã de 28 de dezembro de 1993, Mark Hiepler levou quase duas horas na sala do tribunal para descrever os últimos e arrasadores anos de vida da irmã.[11] Os balcões e bancos transbordavam de amigos e partidários de Fox e de pacientes, muitos deles chorando de raiva e empatia. O júri precisou de menos de duas horas para deliberar. Naquela noite, pronunciou seu veredicto, concedendo à família de Fox 89 milhões de dólares de indenização[12] — o segundo valor mais alto em toda a história dos litígios na Califórnia e um dos mais altos atribuídos a um caso médico nos Estados Unidos.

Oitenta e nove milhões era um montante em grande parte simbólico (o caso foi resolvido extrajudicialmente, por um valor menor não divulgado), mas era um tipo de simbolismo que qualquer HMO compreenderia de imediato. Em 1993, grupos de defesa de pacientes insistiram com as mulheres para travar batalhas semelhantes em todo o país. Compreensivelmente, a maioria das seguradoras começou a ceder. Em Massachusetts, Charlotte Turner, enfermeira de 47 anos diagnosticada com câncer de mama metastático, pressionou ferozmente por seu transplante, correndo, numa cadeira de rodas, do gabinete de um legislador para outro, com resmas de artigos médicos nos braços.[13] No fim de 1993, como resultado dos esforços de Turner, o Legislativo estadual de Massachusetts promulgou a chamada Lei de Charlotte, tornando obrigatória a cobertura de transplante para pacientes habilitados dentro do estado. Em meados dos anos 1990, sete estados exigiam que a HMO pagasse transplantes de medula óssea, e legislação semelhante aguardava solução em mais sete. Entre 1988 e 2002, 86 casos foram apresentados por pacientes contra as HMO que haviam negado transplantes.[14] Em 47 instâncias o paciente ganhou o caso.

Não passou despercebido como essa virada — quimioterapia agressiva e transplante de medula *ordenados* por lei — foi extraordinária. Foi um momento de liberação para muitos pacientes e defensores deles. Mas as revistas médicas encheram-se de críticas severas ao protocolo. É uma "tecnologia complicada, cara e potencialmente perigosa",[15] afirmava um artigo. O rosário de queixas era implacável: infecções, hemorragias, entupimento das artérias e do fígado, insuficiência cardíaca, cicatrizes nos pulmões, na pele, nos rins e nos tendões. A infertilidade costumava ser permanente. Pacientes eram confinados ao hospital durante semanas, e, o que era talvez mais assustador, entre 5% e 10% das mulheres corriam o risco de desenvolver um segundo câncer ou uma lesão pré-cancerosa como resultado do tratamento.

Mas, enquanto o transplante autólogo para câncer avolumava-se, tornando-se um grande empreendimento, a avaliação científica do protocolo ficava cada vez mais para trás. A rigor, os estudos foram apanhados num velho e perverso atoleiro. Todo mundo — pacientes, médicos, HMOs, grupos de defesa — em princípio queria estudos clínicos. Mas, na prática, ninguém queria participar desses estudos. Quanto mais os planos de saúde abriam suas comportas para cobrir transplante de medula óssea, mais mulheres fugiam dos estudos clínicos, temendo ficar no braço sem tratamento, o que era pouco mais do que um jogo de cara ou coroa.

Entre 1991 e 1999, mais ou menos 40 mil mulheres no mundo inteiro fizeram transplante de medula para câncer de mama, a um custo estimado de 2 bilhões a 4 bilhões de dólares (este último número correspondia a quase duas vezes o orçamento anual do NCI).[16] Enquanto isso, a acumulação de pacientes para os estudos clínicos, incluindo os de Peters em Duke, chegou quase ao ponto de estagnação. A situação era absurda. Enquanto as clínicas transbordavam de mulheres tratadas com quimioterapia de altas doses e as enfermarias lotavam com pacientes transplantadas, a medida seminal para testar a eficácia daquele regime era posta de lado, quase como algo secundário. "Transplantes, transplantes em toda parte", como disse Robert Mayer, "mas nenhuma paciente para testar."[17]

Quando Bezwoda retornou para sua reunião anual sobre o câncer em Atlanta em maio de 1999, não havia dúvida de que fora uma volta triunfante. Ele subiu à tribuna confiante, fingindo-se irritado por ter o nome pronunciado erroneamente durante a apresentação, e mostrou os primeiros slides. Enquanto apresentava os dados — a voz monocórdia estendendo-se sobre o mar de rostos à sua frente —, um manto de silêncio caiu sobre a plateia.[18] O mago de Wits mais uma vez executara sua mágica. No hospital de Witwatersrand, jovens mulheres portadoras de câncer de mama de alto risco, tratadas com transplante de medula, apresentaram resultados assombrosamente positivos. Com oito anos e meio, quase 60% das pacientes no braço de megadose/transplante ainda estavam vivas, contra apenas 20% no braço de controle. Para pacientes tratadas com o regime de Bezwoda, a linha de sobrevida chegara ao patamar de cerca de sete anos sem mortes adicionais, o que sugeria que as pacientes restantes não estavam apenas vivas, mas provavelmente curadas. Os médicos aplaudiram.

Mas o triunfo de Bezwoda tinha algo de esquisito, pois, embora os resultados em Witwatersrand fossem inquestionavelmente espetaculares, três outros estudos apresentados aquela tarde, incluindo o de Peters, eram ambíguos ou negativos.[19] Em Duke, constrangedoramente, o estudo nem sequer fora concluído por causa do baixo recrutamento.[20] E, apesar de cedo para avaliar os benefícios de sobrevida ao transplante, sua face sinistra era mais que evidente: das mais de trezentas pacientes aleatorizadas para o braço de transplante, 31 tinham morrido de complicações — infecções, entupimento de veias, falência de órgãos e leucemia. As notícias da Filadélfia ainda eram mais lúgubres. O regime quimioterápico de megadose não produzira vestígio de benefício nem "uma melhora modesta",[21] como os investigadores informaram, desalentados, à plateia. Um complexo e emaranhado estudo da Suécia com pacientes divididas em grupos e subgrupos também estava destinado, inexoravelmente, ao fracasso, sem qualquer benefício óbvio de sobrevida à vista.[22]

Como reconciliar, portanto, resultados tão díspares? O presidente da Sociedade Americana de Oncologia Clínica (ASCO, em inglês) pedira a um grupo de debatedores que tentasse dar aos dados contraditórios uma forma coerente e única, mas até os especialistas desistiram. "Meu objetivo aqui", começou dizendo um dos debatedores, completamente perdido, "é criticar os dados apresentados, preservar alguma credibilidade no setor e continuar amigo tanto dos apresentadores como dos debatedores."[23]

Mas até isso era difícil de conseguir. No palco e fora dele, os apresentadores e debatedores desentendiam-se sobre detalhes, uns criticando os estudos clínicos dos outros. Nada foi resolvido, e certamente nenhuma amizade foi feita. "As pessoas que gostam de transplante continuarão a fazer transplantes, e as pessoas que não gostam continuarão a não fazer",[24] disse a um repórter do *New York Times* o oncologista especializado em mama Larry Norton, poderoso presidente da Aliança Nacional de Organizações de Câncer de Mama

(NABCO, em inglês). A conferência fora um desastre. Quando a exausta plateia deixou o colossal auditório em Atlanta, já estava escuro e o sopro de ar quente e úmido não foi alívio nenhuum.

Bezwoda saiu às pressas da reunião em Atlanta, deixando atrás de si um cenário de confusão e tumulto. Subestimara o impacto de seus dados, pois eles agora haviam se transformado no único sustentáculo de toda uma teoria de terapia de câncer, para não falar de uma indústria de 4 bilhões de dólares. Oncologistas tinham ido a Atlanta em busca de clareza. Voltaram da reunião exasperados e confusos.

Em dezembro de 1999, com os benefícios do regime ainda incertos e milhares de mulheres clamando por tratamento, uma equipe de investigadores americanos escreveu a Bezwoda em Witwatersrand perguntando se poderia ir a Joanesburgo conferir pessoalmente os dados do seu estudo. Os transplantes dele eram os únicos que tinham dado certo. Talvez pudessem aprender importantes lições e levá-las para os Estados Unidos.

Bezwoda prontamente concordou.[25] No primeiro dia da visita, quando os investigadores pediram para ver os registros e diários das 154 pacientes do seu estudo, Bezwoda lhes entregou apenas 58 arquivos — todos, estranhamente, do braço de tratamento. Quando a equipe insistiu para ver os registros do controle, Bezwoda alegou que tinham sido "perdidos".

Desconcertada, a equipe insistiu na investigação, e o quadro começou a tornar-se perturbador. Os registros entregues à equipe eram notavelmente ruins: riscados, com notas de uma página rabiscadas quase como se as ideias tivessem ocorrido tardiamente, resumindo seis ou oito meses de supostos cuidados médicos. Quase sempre estavam ausentes dos registros os critérios para aceitação no estudo. Bezwoda dizia ter realizado transplantes em número igual de mulheres negras e brancas, mas quase todos os registros pertenciam a mulheres negras pobres, praticamente analfabetas, do hospital Hillbrow em Joanesburgo. Quando os investigadores perguntaram pelos formulários de consentimento para um processo conhecido por suas consequências letais, não foi mostrado um só formulário. O comitê de ética do hospital, que deveria proteger tais protocolos, não tinha cópias. Aparentemente ninguém aprovara o procedimento ou tinha o mais vago conhecimento do estudo. Muitas pacientes computadas como "vivas" tinham, havia muito tempo, sido despachadas para instalações de cuidados na fase terminal, com lesões de câncer de mama avançadas e de crescimento rápido, aparentemente para lá morrerem, sem qualquer acompanhamento prescrito. Uma mulher computada no braço de tratamento nunca tinha sido tratada com nenhuma droga. O registro de outra paciente, rastreado até suas origens, pertencia na verdade a um homem — que não tinha câncer de mama.[26]

A coisa toda era uma fraude, uma invencionice, uma farsa. No fim de fevereiro de 2000, com o estudo desandando e o nó da investigação à sua volta cada dia mais apertado, Bezwoda datilografou uma sucinta carta a seus colegas de Witwatersrand admitindo ter falsificado partes do estudo (diria, posteriormente, que alterou os registros para tornar o estudo mais "acessível" a pesquisadores americanos). "Cometi uma grave violação da honestidade e da integridade científica",[27] escreveu. Em seguida, renunciou ao cargo na universidade e parou imediatamente de dar entrevistas, encaminhando todas as perguntas a seu advogado. O número do seu telefone foi tirado da lista de Joanesburgo. Em 2008, quando tentei falar com Werner Bezwoda para uma entrevista, não foi possível localizá-lo.

A queda épica de Werner Bezwoda foi um golpe definitivo nas ambições da quimioterapia em megadose. No verão de 1999, realizou-se um estudo final para examinar se o STAMP poderia aumentar a sobrevida entre mulheres com câncer de mama já espalhado por múltiplos nódulos linfáticos. Quatro anos depois, a resposta foi clara. Não havia benefício perceptível. Das quinhentas pacientes designadas para o grupo de alta dose, nove morreram de complicações do transplante. Outras nove desenvolveram leucemia mieloide aguda, altamente agressiva e resistente à quimioterapia, em consequência do tratamento — cânceres muito piores do que os que tinham de início. (Ainda que malsucedido no tratamento do câncer de mama e de outros tumores sólidos, o ABMT mais tarde se mostrou eficaz na cura de certos linfomas, reiterando o caráter heterogêneo do câncer.)

"No fim dos anos 1990, o romance acabou", disse Robert Mayer. "Os estudos clínicos finais foram destinados a bater os pregos no caixão. Suspeitamos dos resultados durante quase uma década."[28]

Maggie Keswick Jencks assistiu ao fim da era do transplante em 1995.[29] Jencks, paisagista que vivia na Escócia, criou jardins fantásticos e desolados — redemoinhos futuristas de gravetos, lagos, pedras e terra escorados contra as forças desordenadas da natureza. Diagnosticada com câncer de mama em 1988, ela foi tratada com nodulectomia e depois com mastectomia. Durante meses, achou que estivesse curada. Mas, cinco anos depois, às vésperas de completar 52 anos, teve uma recaída, com câncer de mama metastático no fígado, nos ossos e na coluna vertebral. No Western General Hospital, em Edimburgo, foi tratada com quimioterapia de alta dose, seguida de transplante autólogo. Jencks não sabia que o estudo com STAMP daria errado. "O dr. Bill Peters [...] já tratou centenas de pacientes com transplante", ela escreveu, sem perder a esperança de cura. "O período médio de remissão para seus pacientes depois do tratamento foi de dezoito meses. Parecia uma vida." Mas a remissão de Jencks não durou uma vida: em 1994, pouco antes dos dezoito meses, ela teve nova recaída e morreu em julho de 1995.

Num ensaio intitulado *A View from the Front Line*, Jencks comparou sua experiência com o câncer com ser acordada durante o voo num Jumbo e lançada de paraquedas numa paisagem estranha sem mapa:

> E lá vai você, a futura paciente, calmamente seguindo viagem com outros passageiros para um lugar distante, quando, surpreendentemente (Por que eu?), um buraco se abre no piso perto de você. Pessoas de jaleco branco aparecem, ajudam-na a colocar um paraquedas e — sem tempo para pensar — *lá vai você*.
>
> Você desce. Atinge o chão [...] Mas onde está o inimigo? *O que* é o inimigo? O que está aprontando? [...] Nenhuma estrada. Nada de bússola. Nada de mapa. Nenhum treinamento. Será que você devia saber alguma coisa que não sabe?
>
> Os jalecos brancos estão longe, muito longe, colocando outras pessoas nos paraquedas. De vez em quando, acenam, mas, mesmo que você pergunte, eles não sabem responder. Estão lá no Jumbo, e o negócio deles é paraquedas, não preparar mapas.[30]

A imagem captura a desolação e o desespero de uma era. Obcecados com terapias radicais e agressivas, oncologistas inventavam paraquedas novos, mas sem mapas sistemáticos do pântano para orientar pacientes e médicos. A guerra contra o câncer estava perdida — nos dois sentidos da palavra.

388

* * *

O verão é uma estação de continuações, mas ninguém aguardava com expectativa a de John Bailar. Isolado na Universidade de Chicago, ele permanecia num estado latente em seu escritório desde que seu primeiro artigo — "Progresso contra o câncer" — deixara um profundo corte na testa do NCI, em maio de 1986. Mas onze anos tinham transcorrido desde a publicação, e Bailar, o "sinalizador-chefe" do país em matéria de câncer, esperava aparecer com uma atualização a qualquer momento. Em maio de 1997, exatamente onze anos depois da publicação do primeiro artigo, ele voltou às páginas da *New England Journal of Medicine* com outra avaliação do progresso na luta contra o câncer.[31]

A frase-chave do artigo de Bailar (escrito a quatro mãos com uma epidemiologista chamada Heather Gornik) estava evidente no título: "Câncer invicto". Ele começava, direto:

> Em 1986, quando um de nós informou sobre tendências na incidência de câncer nos Estados Unidos de 1950 a 1982, estava claro que cerca de quarenta anos dedicados à pesquisa do câncer, centrados basicamente no tratamento, tinham sido incapazes de inverter um longo e lento aumento de mortalidade. Aqui atualizamos essa análise até 1994. Nossa avaliação começa por 1970, tanto para podermos justapô-la ao primeiro artigo como porque a aprovação da Lei Nacional do Câncer, em 1971, assinalou um aumento crucial na magnitude e no vigor dos esforços do país em matéria de pesquisa do câncer.

Pouco mudara em metodologia desde a primeira análise de Bailar. Como antes, ele e Gornik começaram "fazendo um ajuste etário" na população dos EUA, de tal maneira que cada ano entre 1970 e 1994 continha exatamente a mesma distribuição de idades (o método foi descrito com mais minúcia em páginas anteriores). A mortalidade do câncer para cada faixa etária também foi ajustada proporcionalmente, criando-se, a rigor, uma população congelada, estática, a fim de que a mortalidade do câncer pudesse ser comparada diretamente de ano para ano.

O padrão que surgiu dessa análise era arrefecedor. Entre 1970 e 1994, a mortalidade relacionada ao câncer *aumentara* levemente, cerca de 6%, de 189 mortes por 100 mil para 201. Reconhecidamente, a taxa de mortalidade nivelara-se um pouco nos últimos dez anos, mas mesmo assim isso estava longe de poder ser considerado uma vitória. O câncer, concluía Bailar, reinava invicto. Representado num gráfico, o progresso global do país em matéria de câncer era uma linha horizontal. A guerra, até então, estava empatada.

Mas a linha de mortalidade do câncer estaria mesmo inanimada? A física nos ensina a distinguir um equilíbrio estático de um equilíbrio dinâmico; o produto de duas reações iguais e opostas pode dar a impressão de imobilidade, até que as forças opostas sejam separadas. E se a linha horizontal da mortalidade do câncer representasse um equilíbrio dinâmico de forças contrabalançadas, em que uma empurrava e puxava a outra?

Investigando mais a fundo seus dados, Bailar e Gornik começaram a distinguir essas forças que se contrapunham com quase delicada precisão. Quando a mortalidade do câncer entre 1970 e 1994 foi dividida em dois grupos etários, a compensação de forças tornou-se óbvia quase de imediato: em homens e mulheres acima de 55 anos, a mortalidade aumentou, mas em homens e mulheres abaixo de 55 a mortalidade diminuiu exatamente na mesma proporção. (Parte do motivo para isso ficará claro adiante.)

Um equilíbrio dinâmico semelhante apareceu quando a mortalidade foi reavaliada por *tipo* de câncer. Em algumas formas diminuiu, em outras nivelou-se ou aumentou, quase compensando cada ganho com uma perda igual e oposta. As taxas de morte de câncer de cólon, por exemplo, caíram quase 30%, e as de câncer cervical e uterino, 20%. Ambas as doenças poderiam ser detectadas com exames (colonoscopia para o câncer de colon e exames papanicolau para o câncer cervical) e pelo menos parte do declínio da mortalidade deveu-se à detecção precoce.

As taxas de mortalidade na maioria das formas de câncer em crianças também tinham caído desde os anos 1970, e o declínio estendera-se por toda a década. O mesmo ocorreu com a mortalidade na doença de Hodgkin e no câncer de testículo. Embora o número desses cânceres ainda representasse uma pequena fração da mortalidade total, o tratamento tinha alterado de maneira fundamental a fisionomia dessas doenças.

O contrapeso mais destacado desses avanços era o câncer de pulmão. Ele ainda era o maior assassino entre todos os cânceres, responsável por quase 1/4 de todas as mortes. A mortalidade geral do câncer de pulmão tinha aumentado entre 1970 e 1994. Mas a distribuição das mortes fora acentuadamente distorcida. As taxas de mortalidade entre homens atingiram o ponto mais alto e caíram em meados dos anos 1980. Em contrapartida, a mortalidade do câncer de pulmão tinha aumentado drasticamente entre as mulheres, em especial as mais velhas, e continuava subindo. Entre 1970 e 1994, as mortes por câncer de pulmão entre mulheres acima de 55 anos tinham aumentado 400%, mais do que o aumento nas taxas de mortalidade de câncer de mama e de cólon *combinadas*. Essa alta exponencial na mortalidade eliminara praticamente todos os ganhos de sobrevida não só para o câncer de pulmão, mas para todos os outros tipos de câncer.

Alterações no padrão da mortalidade de câncer de pulmão também explicavam parcialmente a distorção geral da mortalidade do câncer por faixa etária. A incidência de câncer de pulmão era mais alta nas pessoas acima de 55, e mais baixa entre homens e mulheres abaixo de 55, consequência das mudanças nos hábitos tabagísticos dos anos 1950. A queda na mortalidade entre homens e mulheres mais jovens tinha sido perfeitamente compensada pelo aumento na mortalidade entre homens e mulheres mais velhos.

Em certo sentido, "Câncer invicto" era um artigo cujo título desmentia a mensagem. O empate nacional na luta contra o câncer não era bem empate, mas produto de uma frenética morte súbita em andamento. Bailar tinha resolvido provar que a guerra contra o câncer chegara a um ponto de estagnação terminal. Mas em vez disso o que relatou foi uma batalha dinâmica e móvel contra um alvo também dinâmico e móvel.

Assim, mesmo Bailar — *especialmente* Bailar, o crítico mais feroz e inventivo da guerra — não podia negar a feroz inventividade dessa guerra. Pressionado num programa da televisão pública, ele se rendeu, embora relutante:[32]

Entrevistador: Por que o senhor acha que estão caindo um pouco ou estabilizando?

Bailar: Achamos que caíram talvez 1%. Eu gostaria de esperar um pouco mais para ver esse declínio confirmado, mas, se ainda não aconteceu, está para acontecer...

Entrevistador: Doutor Bailar?

Bailar: Acho que podemos concordar que o copo está meio cheio.

Nenhuma estratégia única de prevenção ou cura tinha sido um grande sucesso. Mas inegavelmente o copo "meio cheio" era produto de um impressionante e habilidoso agrupamento de forças lançado contra o câncer. As promessas alardeadas dos anos 1960 e 1970 e as lutas dos anos 1980 tinham cedido a vez a um realismo mais fundamentado nos anos 1990 — mas a nova realidade trouxera suas próprias promessas.

Numa severa crítica ao derrotismo da avaliação de Bailar e Gornik, Richard Klausner, diretor do NCI, chamou a atenção para o seguinte:

> O câncer é, na verdade, uma variedade de doenças. Vê-lo como uma doença única, que cederá a uma abordagem única, não é mais lógico do que ver a doença neuropsiquiátrica como uma entidade única que responderá a uma só estratégia. É improvável que vejamos, tão cedo, uma "bala mágica" para o tratamento do câncer. Mas é igualmente improvável que haja uma bala mágica de prevenção ou detecção precoce capaz de derrubar toda a gama de cânceres [...] Estamos progredindo. Apesar de ainda termos muito caminho pela frente, é fácil afirmar que o ritmo de tendências favoráveis nos índices de mortalidade reflete más políticas ou prioridades equivocadas.[33]

Uma era da oncologia chegava ao fim. O setor já tinha dado as costas para a sua feroz adolescência, seu encantamento com as soluções universais e as curas radicais, e empenhava-se num corpo a corpo com questões fundamentais sobre o câncer. Quais eram os princípios subjacentes que governavam o comportamento de determinada forma de câncer? O que todos os cânceres tinham em comum e o que tornava o câncer de mama diferente do câncer de pulmão ou de próstata? Poderiam essas trilhas comuns ou essas diferenças criar novos mapas para a cura ou a prevenção do câncer?

A missão de combater o câncer voltou-se, portanto, para dentro, para a biologia básica, para os mecanismos fundamentais. A fim de responder a essas perguntas, precisamos nos voltar para dentro também. Precisamos, finalmente, voltar para a célula cancerosa.

PARTE V
"UMA VERSÃO DISTORCIDA DO NOSSO EU NORMAL"

É inútil falar de curas ou pensar em remédios até termos considerado as causas [...] as curas podem ser imperfeitas e não servir para nada enquanto as causas não tiverem sido pesquisadas.[1]
— Robert Burton, *The Anatomy of Melancholy*, 1893

Impossível fazer experiências para ver o que causa o câncer. Não se trata de um problema acessível, nem é algo que os cientistas possam se dar ao luxo de fazer.[2]
— I. Hermann, pesquisador do câncer, 1978

Qual será a causa desses acontecimentos?[3]
— Peyton Rous, 1966, sobre o mistério da origem do câncer

"A causa unitária"

É primavera de 2005 — ponto crucial na residência de oncologia médica. Nossos caminhos vão se separar. Três de nós continuarão na clínica, com foco primário na pesquisa e no cuidado diário dos pacientes. Quatro vão explorar o câncer em laboratório, mantendo apenas uma presença episódica na clínica, vendo alguns pacientes por semana.

A escolha entre os dois caminhos é instintiva. Alguns de nós nos vemos, por natureza, como clínicos; outros, basicamente como cientistas. Minhas inclinações mudaram um pouco desde o primeiro dia de residência. A medicina clínica me comove visceralmente. Mas sou, por instinto, rato de laboratório, criatura noturna e peripatética, atraída pela biologia básica do câncer. Rumino a respeito do tipo de câncer que devo estudar no laboratório e gravito em torno da leucemia. Talvez escolha o laboratório, mas minha matéria de pesquisa é governada por uma paciente. A doença de Carla deixou marcas em minha vida.

Apesar disso, na luz mortiça do crepúsculo do meu mergulho em tempo integral na vida hospitalar, há momentos inquietantes, que me lembram como a medicina clínica pode me surpreender e envolver profundamente. É tarde da noite na sala dos residentes e faz silêncio no hospital à nossa volta, exceto pelo tinir metálico de talheres trazidos para as refeições. O ar exterior é pesado, com ameaça de chuva. Nós sete, agora amigos íntimos, preparamos listas para entregar à próxima classe de residentes quando Lauren começa a ler a sua em voz alta, pronunciando os nomes das pessoas de que cuidava e que morreram durante os dois anos da residência. Na inspiração do momento, ela para e acrescenta uma frase a cada nome, como uma espécie de epitáfio.

Esse serviço fúnebre improvisado mexe conosco. Eu me junto a eles, recitando os nomes de meus pacientes que morreram e acrescentando uma ou duas frases em memória de cada um.

Kenneth Armor, 62 anos, câncer de estômago. Em seus últimos dias, tudo o que queria era tirar férias com a mulher e ter tempo para brincar com seus gatos.

Oscar Fisher, 38 anos, tinha câncer de pulmão de pequenas células. Deficiente cognitivo desde que nasceu, era o filho predileto da mãe. Quando morreu, ela enfiava rosários entre seus dedos.

Aquela noite fico sentado sozinho com minha lista, lembrando nomes e rostos até tarde. Como é que se presta homenagem fúnebre a um paciente? Esses homens e mulheres foram meus amigos, meus interlocutores, meus mestres — uma família substituta. Levanto-me junto à minha escrivaninha, como se estivesse num funeral, as orelhas quentes de emoção, os olhos rasos de lágrimas. Passo os olhos pelo quarto, pelas escrivaninhas vazias, e me dou conta da rapidez com que os últimos dois anos mudaram todos nós. Eric, arrogante, ambicioso e inteligente, está mais humilde e introspectivo. Edwin, de uma alegria e um otimismo sobrenaturais em seu primeiro mês, fala abertamente de resignação e dor. Rick, químico orgânico de formação, tornou-se tão apaixonado pela medicina clínica que já não sabe se voltará para o laboratório. Lauren, cautelosa e madura, tempera suas astutas avaliações com piadas sobre oncologia. Nosso encontro com o câncer nos arredondou, alisou e poliu como pedras na corrente.

Poucos dias depois, encontro Carla na sala de infusão. Ela bate papo com os enfermeiros, como se pusesse a conversa em dia com velhos amigos. De longe, está quase irreconhecível. A tez alva, de que me lembro da primeira visita ao hospital, subiu vários graus de vermelho. Os machucados no braço, produzidos por repetidas infusões, desapareceram. Os filhos retornaram à rotina, o marido voltou a trabalhar, a mãe estava em casa na Virgínia. A vida de Carla é quase normal. Ela me conta que a filha de vez em quando acorda de um pesadelo chorando. Quando pergunto se isso reflete algum trauma remanescente do ano de provação de Carla com a doença, ela balança a cabeça energicamente: "Não, são apenas monstros no escuro".

Pouco mais de um ano se passou desde o seu diagnóstico original. Ela ainda toma pílulas de 6-mercaptopurina e metotrexato — a droga de Burchenal e a droga de Farber, combinação projetada para conter o crescimento de quaisquer células cancerosas remanescentes. Quando se lembra do pior momento da doença, ela estremece de repugnância. Mas algo se normaliza e cura dentro dela. Seus próprios monstros desaparecem, como antigas contusões.

Quando suas contagens sanguíneas chegam do laboratório, são absolutamente normais. A remissão continua. A notícia me espanta e exalta, mas eu a transmito com cautela, com a neutralidade de que sou capaz. Como qualquer paciente, Carla sente no excesso de entusiasmo um odor suspeito: um médico que se empolga exageradamente com pequenas vitórias é o mesmo médico que pode estar preparando o paciente para alguma derrota definitiva. Mas dessa vez não há motivo para suspeita. Eu lhe digo que sua contagem parece perfeita, e que hoje não há mais necessidade de exame. Tratando-se de leucemia, como ela sabe muito bem, não há melhor notícia do que a falta de notícia.

Ainda naquela noite, depois de terminar minhas anotações, volto ao laboratório. É uma colmeia de atividades. Alunos de pós-graduação e graduação rondam em torno dos microscópios e centrífugas. Ouvem-se ocasionalmente palavras e frases médicas, porém o dialeto dos laboratórios tem pouca semelhança com o da medicina. É como viajar a um país vizinho — onde os maneirismos são parecidos, mas se fala outra língua.

"Mas o PCR sobre as células leucêmicas deveria pegar a banda."

"Que condições você usa para administrar esse gel?"

"Agarose, 4%."

"O RNA foi degradado na fase de centrifugação?"

Retiro uma placa de células da incubadora. Tem 384 minúsculas cavidades, em cada uma das quais mal dá para colocar dois grãos de arroz. Em cada cavidade, coloquei duzentas células leucêmicas, depois adicionei uma substância química exclusiva de uma grande coleção de substâncias não testadas. Paralelamente, tenho a placa "gêmea" — contendo duzentas células-tronco humanas normais formadoras de sangue com a mesma substância química adicionada a cada cavidade.

Várias vezes por dia uma câmara microscópica automática fotografa cada cavidade das duas placas, e um programa computadorizado calcula o número de células leucêmicas e de células-tronco normais. A experiência ainda depende de uma substância química que possa matar células leucêmicas e poupar células-tronco normais — uma terapia especificamente direcionada contra a leucemia.

Aspiro alguns microlitros contendo células leucêmicas de uma cavidade e observo-as ao microscópio. As células parecem inchadas e grotescas, com o núcleo dilatado e uma fina borda de citoplasma, o sinal da célula cuja alma foi cooptada para dividir-se e continuar dividindo, com insistência patológica, monomaníaca. Essas células chegaram ao meu laboratório provenientes do Instituto Nacional do Câncer, onde foram cultivadas e estudadas durante quase três décadas. O fato de ainda crescerem com obscena fecundidade é testamento do poder aterrador da doença.

Tecnicamente falando, as células são imortais. A mulher de cujo corpo foram extraídas morreu há trinta anos.

Já em 1858, Virchow reconheceu esse poder de proliferação.[1] Examinando espécimes de câncer com o microscópio, ele compreendeu que se tratava de uma hiperplasia celular, crescimento perturbado, patológico, de células. Mas, apesar de ter reconhecido e descrito a anormalidade, Virchow não conseguiu identificar sua causa. Ele sustentou que a inflamação — a reação do corpo a um dano perigoso, caracterizado por vermelhidão, inchaço e ativação do sistema imunológico — fazia as células proliferarem, levando ao crescimento de células malignas. Estava quase certo: inflamação crônica, ardendo durante décadas, causa câncer (infecção crônica do vírus da hepatite no fígado precipita o câncer de fígado), mas Virchow deixou escapar a essência da causa. A inflamação faz as células proliferarem como reação a um agente externo, como uma bactéria ou uma ferida. No câncer, a célula adquire proliferação *autônoma* — é compelida a proliferar por um aviso interno. Virchow atribuía o câncer ao ambiente fisiologicamente perturbado em redor da célula, mas deixou de perceber que a verdadeira perturbação está dentro da própria célula cancerosa.

Trezentos quilômetros ao sul do laboratório de Virchow em Berlim, Walther Flemming, biólogo que trabalhava em Praga, também concentrou-se na proliferação, usando ovos de salamandra em vez de células humanas como matéria de estudo.[2] Em 1879, Flemming manchou células de salamandra em processo de divisão com anilina — o corante químico que servia para tudo, usado por Paul Ehrlich. A mancha realçava uma substância azul, fina como um fio, no interior do núcleo da célula, que condensava e iluminava-se, num matiz cerúleo, pouco antes da divisão. Flemming chamou essas estruturas manchadas de azul de cromossomos — "corpos coloridos". Percebeu que as células de cada espécie tinham um número distinto de cromossomos (seres humanos têm 46; salamandras, catorze). Os cromossomos eram duplicados durante a divisão celular e dividiam-se igualmente em duas células-filhas, mantendo constante o número de cromossomos de uma geração para a outra. Mas Flemming não pôde atribuir nenhuma outra função a esses misteriosos "corpos coloridos" azuis da célula.

Se Flemming tivesse movido suas lentes dos ovos de salamandra para os espécimes humanos de Virchow, talvez tivesse dado o salto conceitual seguinte. Em 1890, David Paul von Hansemann,[3] ex-assistente de Virchow, seguindo os passos de Flemming e do próprio Virchow, deu o salto lógico entre os dois. Examinando ao microscópio células cancerosas manchadas com corantes de anilina, Von Hansemann percebeu que os cromossomos de Flemming eram acentuadamente anormais no câncer. As células tinham cromossomos partidos, desgastados, desconjuntados, cromossomos quebrados e rejuntados, cromossomos em tercetos e quartetos.

A observação de Von Hansemann teve um profundo corolário. A maioria dos cientistas continuou a procurar parasitas em células cancerosas. (A teoria de supuração espontânea de Bennett ainda exercia macabro fascínio sobre alguns patologistas.) Mas Von Hansemann propôs que a verdadeira anormalidade estava na estrutura desses corpos dentro das células cancerosas — os cromossomos — e, por consequência, na própria célula cancerosa.

Mas isso era causa ou efeito? O câncer teria alterado a estrutura dos cromossomos? Ou as mudanças cromossômicas precipitavam o câncer? Von Hansemann tinha notado uma correlação entre mudança cromossômica e câncer.

O que ele precisava era de uma experiência para estabelecer a relação causal entre os dois.

Um elo da corrente experimental que faltava veio do laboratório de Theodor Boveri, que também fora assistente de Virchow. Como Flemming, que trabalhava com células de salamandra, ele preferia estudar células simples em organismos simples, ovos de ouriço-do-mar, que coletava nas praias perto de Nápoles. Ovos de ouriço-do-mar, como a maioria dos ovos no reino animal, são estritamente monógamos; quando um espermatozoide penetra um ovo, uma barreira instantânea é erguida para impedir que outros entrem. Depois da fertilização, o ovo se divide, dando origem a duas, depois a quatro células — a cada vez duplicando os cromossomos e dividindo-os igualmente entre as duas células-filhas. Para compreender a natural separação dos cromossomos, Boveri inventou uma experiência altamente antinatural.[4] Em vez de permitir que fossem fertilizados apenas por um espermatozoide, ele removeu a membrana externa dos ovos com produtos químicos e os fertilizou, à força, com dois espermatozoides.

A fertilização múltipla, como Boveri descobriu, criava um caos cromossômico. A fertilização de um ovo com dois espermatozoides resultou em três de cada cromossomo — número impossível de ser dividido igualmente. O ovo de ouriço-do-mar, incapaz de dividir o número de cromossomos adequadamente entre suas células-filhas, ficou totalmente confuso. A rara célula que conseguiu a combinação certa dos 36 cromossomos desenvolveu-se normalmente. As células que ficaram com a combinação errada não se desenvolveram ou abortaram o desenvolvimento, voltaram-se para dentro de si e morreram. Os cromossomos, concluiu Boveri, precisam transmitir informação vital para o desenvolvimento e o crescimento adequados das células.

Essa conclusão permitiu a Boveri fazer uma conjectura ousada, apesar de talvez forçada, sobre a anormalidade fundamental das células cancerosas. Como essas células tinham surpreendentes aberrações nos cromossomos, Boveri deduziu que as anormalidades cromossômicas podiam ser a causa do crescimento patológico característico do câncer.

Boveri acabou descrevendo uma rota circular de volta a Galeno, à antiquíssima noção de que os cânceres estão ligados por uma anormalidade comum a todos eles — "a causa unitária do carcinoma",[5] como dizia Boveri. O câncer não era um "grupo antinatural de diferentes enfermidades",[6] ele escreveu. Havia uma característica comum a todos os cânceres, uma anormalidade uniforme que emanava dos cromossomos anormais — e era, portanto, intrínseca à célula cancerosa. Boveri não conseguiu pôr o dedo na natureza dessa mais profunda anormalidade interna. Mas a "causa unitária" do carcinoma estava nessa desordem — não um caos de bile negra, mas um caos de cromossomos azuis.

Boveri publicou sua teoria cromossômica do câncer num elegante folheto científico intitulado "A respeito da origem dos tumores malignos" em 1914. Era uma maravilha de fato, fantasia e adivinhação inspirada, que costurava ouriços-do-mar e malignidade no mesmo tecido. Mas a teoria de Boveri deparou com um problema imprevisto, um difícil fato contraditório que não conseguia explicar. Em 1910, quatro anos antes de Boveri publicar sua teoria, Peyton Rous, que trabalhava no Instituto Rockefeller, tinha demonstrado que o câncer em galinhas podia ser causado por um vírus, logo chamado de vírus do sarcoma de Rous (RSV, em inglês).[7]

O problema central era: como agentes causais, os vírus de Rous e os cromossomos de Boveri eram incompatíveis. O vírus é um patógeno, um agente extraordinário, um invasor exógeno da célula. O cromossomo é uma entidade interna, uma estrutura endógena localizada bem dentro da célula. Como é que uma estrutura interna, um cromossomo, e um agente infeccioso externo, um vírus, poderiam ambos causar o câncer?

Na ausência de prova concreta para qualquer uma das teorias, uma causa viral para o câncer parecia bem mais atraente e fácil de acreditar. Os vírus, inicialmente isolados em 1898 como minúsculos micróbios infecciosos que causavam doenças em plantas, tornavam-se causa reconhecida de uma variedade de doenças em animais e seres humanos. Em 1909, um ano antes de Rous isolar seu vírus causador de câncer, Karl Landsteiner atribuiu a um vírus a causa da poliomielite.[8] No começo dos anos 1920, os vírus que causam a varíola bovina e herpes em seres humanos tinham sido isolados e cultivados em laboratório, cimentando a conexão entre vírus e doenças humanas e animais.

Inegavelmente, à crença em uma causa misturava-se à esperança de cura. Se o agente causal era exógeno e infeccioso, então a cura do câncer parecia mais provável. Vacinas com varíola bovina, como Jenner tinha mostrado, preveniam a infecção variólica, muito mais letal, e a descoberta por Rous de um vírus causador de câncer (mesmo que em galinhas) tinha imediatamente levado à ideia de uma vacina contra a doença. Em contrapartida, a teoria de Boveri de que o câncer era causado por um misterioso problema à espreita nos cromossomos finos como fios baseava-se em escassas provas experimentais e não oferecia perspectiva de cura.

Enquanto a compreensão mecânica da célula cancerosa continuava suspensa no limbo entre vírus e cromossomos, uma revolução no entendimento das células normais estendeu-se por toda a biologia no começo do século xx. As sementes dessa revolução foram plantadas por um monge aposentado e míope em um isolado mosteiro de Brno, Áustria, que plantava ervilhas para distrair-se. No começo dos anos 1860, trabalhando sozinho, Gregor Mendel tinha identificado em suas plantas de raça pura algumas características que eram herdadas pela geração seguinte — a cor da flor de ervilha, a textura da semente de ervilha, a altura da planta de ervilha.[9] Ao cruzar plantas altas e baixas, ou plantas de flor azul com plantas de flor verde, usando um minúsculo par de pinças, Mendel deparou com um fenômeno surpreendente. Plantas baixas misturadas com altas não produziam plantas de altura intermediária; produziam plantas altas. Ervilhas de sementes enrugadas cruzadas com ervilhas de sementes lisas produziam ervilhas de sementes enrugadas.

A experiência de Mendel tinha implicações de longo alcance: traços herdados, ele propôs, são transmitidos em pacotes discretos e indivisíveis. Organismos biológicos passam "instruções" de uma célula para sua progênie por meio da transferência desses pacotes de informação. Mendel só pôde visualizar essas características ou propriedades de um modo descritivo — com cores, textura ou altura que passavam de geração para geração; não podia ver ou compreender aquilo que comunicava essa informação de uma planta para a sua progênie. Seu primitivo microscópio iluminado à lâmpada, que mal lhe permitia espiar o interior das células, carecia de potência para revelar o mecanismo da hereditariedade. Ele não tinha sequer um nome para essa unidade hereditária; décadas depois, em 1909,[10] botânicos lhe dariam o nome de gene. Mas ainda era apenas um nome; não oferecia explicações adicionais sobre a estrutura ou função do gene. Os estudos de Mendel deixaram uma pergunta provocadora pairando sobre a biologia durante meio século: de que forma corpórea, física, o "gene" — a partícula hereditária — era transportado dentro da célula?

* * *

Em 1910, Thomas Hunt Morgan, embriologista da Universidade Columbia em Nova York, encontrou a resposta.[11] Como Mendel, ele era um criador compulsivo, mas de drosófilas, que criava aos milhares em bananas podres na Sala de Moscas, nos fundos do campus universitário. Mais uma vez, como Mendel, Morgan descobriu traços herdáveis passando invisivelmente por suas drosófilas de geração para geração — cor de olhos e padrões de asas que eram comunicados de pais para rebentos sem se misturar.

Morgan fez outra descoberta: ele notou que uma rara característica ocasional, como a cor branca dos olhos, estava intrinsecamente ligada ao gênero da mosca: olhos brancos só ocorriam nos machos. Mas a "masculinidade" — legado do sexo — estava ligada aos cromossomos, como ele sabia. Machos e fêmeas — assim como em quase todas as espécies — tinham um cromossomo diferente (o cromossomo Y dos machos humanos). Se o gene do olho branco estava relacionado ao sexo masculino e se a "masculinidade" era comunicada por um cromossomo, então os genes tinham, necessariamente, de ser comunicados por cromossomos — as estruturas finas como fios identificadas por Flemming três décadas antes. De fato, muitas observações iniciais de Flemming sobre as propriedades dos cromossomos começaram a fazer sentido para Morgan. Os cromossomos eram duplicados durante a divisão celular, e os genes eram duplicados também e transmitidos de uma célula para outra, de um organismo para outro. Anormalidades cromossômicas precipitavam anormalidades no crescimento e desenvolvimento de ouriços-do-mar, e, portanto, genes anormais tinham de ser responsáveis por essa disfunção. Em 1915, Morgan propôs um avanço crucial à teoria da hereditariedade de Mendel: os genes eram transportados por cromossomos. A transmissão de cromossomos durante a divisão celular permitia a eles ir de uma célula para a sua progênie.

A terceira visão do "gene" veio do trabalho de Oswald Avery, bacteriologista da Universidade Rockefeller, em Nova York.[12] Mendel tinha descoberto que os genes podiam passar de uma geração para outra; Morgan provara que eram transportados por cromossomos. Em 1926, Avery descobriu que, em certas espécies de bactérias, os genes também podiam ser *literalmente* transmitidos entre dois organismos — de uma bactéria para a bactéria ao lado. Mesmo bactérias mortas, inertes — não mais do que conglomerações de substâncias químicas —, podiam transmitir informações genéticas para bactérias vivas. Isso implicava que uma substância química inerte era responsável por transmitir os genes. Avery decompôs bactérias mortas por calor em seus componentes químicos. E testando em cada componente químico a capacidade de transmitir genes, Avery e seus colegas mostraram que eles eram transmitidos por uma substância química, o ácido desoxirribonucleico, ou DNA. O que os cientistas anteriormente supunham ser um componente celular sem função real — uma "molécula estúpida", como o biólogo Max Delbruck certa vez definiu com desdém — era na verdade o transmissor central das informações genéticas entre as células, a menos estúpida de todas as moléculas da química.

Nos anos 1940, três décadas depois que os biólogos cunharam a palavra, a natureza molecular do gene entrou em foco. Do ponto de vista funcional, um gene é uma unidade de herança que carrega um traço biológico de uma célula para outra ou de uma geração para outra. Do ponto de vista físico, os genes são carregados dentro da célula em forma de cromossomo. Do ponto de vista químico, são compostos de DNA, o ácido desoxirribonucleico.

Mas um gene apenas transmite informações. A compreensão funcional, física e química do gene exigia uma compreensão mecânica: como a informação genética se manifestava dentro da célula? O que "fazia" o gene — e como?

George Beadle, aluno de Thomas Morgan, passou das drosófilas de Morgan para um organismo ainda mais primitivo, os fungos, a fim de responder a essas perguntas.[13] Trabalhando em colaboração com o bioquímico Edward Tatum, da Universidade de Stanford, na Califórnia, Beadle descobriu que genes transmitem instruções para produzir proteínas — macromoléculas complexas, multidimensionais, que eram os burros de carga da célula.

As proteínas, como pesquisadores descobriram nos anos 1940, executam a maior parte das funções celulares. Elas formam enzimas, catalisadores que aceleram reações químicas vitais para a vida de cada célula. As proteínas são receptores de outras proteínas ou moléculas, responsáveis pela transmissão de sinais de uma célula para outra. Elas podem criar componentes estruturais da célula, como o andaime molecular que permite à célula existir numa determinada configuração no espaço. E podem regular outras proteínas, criando dentro da célula minúsculos circuitos responsáveis pela coordenação do ciclo de vida da célula.

Beadle e Tatum descobriram que um gene "funciona" fornecendo o plano para construir uma proteína. Uma proteína é um gene realizado — a máquina construída a partir das instruções de um gene. Mas as proteínas não são criadas diretamente dos genes. No fim dos anos 1950, Jacques Monod e François Jacob, trabalhando em Paris, descobriram que a gênese da proteína dos genes requer uma fase intermediária — uma molécula chamada ácido ribonucleico, ou RNA.

O RNA é a cópia de trabalho do plano genético. E é ele, e não o gene, que se traduz em proteína. Essa cópia intermediária de RNA de um gene é chamada de "mensagem" do gênio. A informação genética é transmitida de uma célula para a sua progênie por meio de uma série de passos discretos e coordenados. Primeiro, os genes, localizados nos cromossomos, são duplicados quando uma célula se divide, e transmitidos para a progênie. Em seguida, o gene, na forma de DNA, é convertido em sua "cópia" de RNA. Finalmente, essa mensagem de RNA é traduzida numa proteína. A proteína, produto final da informação genética, executa a função codificada pelo gene.

Um exemplo, emprestado de Mendel e Morgan, ajuda a ilustrar o processo de transferência de informação celular. As moscas de olhos vermelhos têm olhos brilhantes e da cor do rubi porque possuem um gene que carrega a informação para construir uma proteína de pigmento vermelho. Uma cópia desse gene é criada todas as vezes que a célula se divide e desse modo passa de uma mosca para seu ovo, e então para as células do filhote. Nas células dos olhos da progênie da mosca, esse gene é "decifrado" — isto é, convertido em uma mensagem intermediária de RNA. A mensagem de RNA, por sua vez, instrui as células do olho a construir a proteína do pigmento vermelho, dando assim origem às moscas de olhos vermelhos das gerações futuras. Qualquer interrupção nesse fluxo de informação pode alterar a transmissão do traço de olho vermelho, produzindo moscas com olhos coloridos.

Descobriu-se que esse fluxo unidirecional de informação genética — DNA → RNA → proteína — era universal nos organismos vivos, da bactéria ao fungo, da drosófila aos seres humanos. Em meados dos anos 1950, biólogos chamaram esse fluxo unidirecional de informação de "dogma central" da biologia molecular.[14]

* * *

Um século incandescente de descobertas biológicas — estendendo-se da descoberta dos genes por Mendel em 1860 à identificação da cópia de RNA dos genes no fim dos anos 1950 por Monod — lançou luz sobre o mecanismo interno de uma célula normal. Mas pouco fez para iluminar o mecanismo de uma célula cancerosa, ou a causa do câncer — exceto em dois casos tentadores.

O primeiro veio de estudos em seres humanos. Médicos do século XIX tinham notado que algumas formas de câncer, como o de mama e o ovariano, tendiam a ocorrer em famílias. Isso não bastava para comprovar uma causalidade hereditária: famílias compartilham não apenas genes, mas hábitos, vírus, alimentos, exposições a substâncias químicas e comportamentos neuróticos — fatores implicados num ou noutro momento como causa de câncer. Mas, ocasionalmente, a história de uma família era tão surpreendente que uma causa hereditária (e, por extensão, uma causa *genética*) não poderia ser ignorada. Em 1872, Hilário de Gouvêa,[15] oftalmologista brasileiro que clinicava no Rio de Janeiro, tratou de um menino com uma rara forma de câncer no olho, o retinoblastoma, removendo-lhe o olho cirurgicamente. O menino sobreviveu, chegou à idade adulta e casou-se com uma mulher sem histórico familiar de câncer. O casal teve vários filhos, e duas filhas desenvolveram o retinoblastoma do pai nos dois olhos — e morreram. Gouveia relatou seu caso como um enigma desconcertante. Ele não dominava a linguagem da genética, mas para observadores que vieram depois o caso sugeria um fator herdado que "vivia" nos genes e causava o câncer. Porém, tais casos eram tão raros que se tornava difícil testar essa hipótese experimentalmente, e o relato de Gouvêa permaneceu em grande medida ignorado.

A segunda vez em que cientistas deram voltas em torno da causa do câncer — quase atingindo o ponto nevrálgico da carcinogênese — veio décadas depois do estranho caso brasileiro. Nos anos 1910, Thomas Hunt Morgan, o geneticista das drosófilas que criou milhares e milhares de moscas em bananas podres numa enorme sala na Columbia, notou que moscas mutantes de vez em quando apareciam em seu bando. Em biologia, mutantes são definidos como organismos que diferem do normal. Ele percebeu que um enorme bando de moscas com asas normais podia, ocasionalmente, dar origem a um "monstro" com asas ásperas ou fatiadas. Essas mutações, como Morgan descobriu, resultavam de alterações nos genes — no DNA —, e as mutações podiam ser transmitidas de uma geração para a próxima.

Mas o que causara as mutações? Em 1928, Hermann Joseph Muller,[16] aluno de Morgan, descobriu que os raios X podiam aumentar enormemente o índice de mutação nas drosófilas. Na Columbia, Morgan tinha produzido moscas mutantes espontaneamente. (Quando o DNA é copiado durante a divisão celular, um erro de cópia de vez em quando gera uma mudança acidental nos genes, provocando a mutação.) Muller descobriu que podia acelerar a incidência desses acidentes. Usando raios X para bombardear moscas, ele percebeu que podia produzir centenas de mutantes no período de alguns meses — mais do que Morgan e seus colegas tinham produzido usando seu vasto programa de reprodução em quase duas décadas.

A ligação entre raios X e mutações quase levou Morgan e Muller a fazer uma constatação crucial a respeito do câncer. A radiação era uma causa de câncer conhecida. (Lembremo-nos da leucemia de Marie Curie e dos cânceres na língua das fabricantes de relógios a rádio.) Como os raios X também causavam mutações nos genes das drosófilas, não seria o câncer uma doença de *mutações*? E como as mutações eram mudanças nos genes, não seriam as alterações genéticas a "causa unitária" do câncer?

Tivessem Muller e Morgan, aluno e mentor, juntado suas formidáveis habilidades científicas, é possível que respondessem a essa questão e revelassem a ligação essencial entre mutações e malignidade. Mas de colegas muito unidos eles se tornaram rivais amargurados. Intratável e rígido na velhice, Morgan recusava-se a reconhecer plenamente a contribuição de Muller à teoria da mutagênese, que ele via como observação em grande parte secundária. Muller, por sua vez, era sensível e paranoico; achava que Morgan tinha roubado suas ideias e partilhado o mérito indevidamente. Em 1932, tendo mudado seu laboratório para o Texas, Muller entrou numa floresta próxima e engoliu um maço de pílulas soporíferas, numa tentativa de suicídio. Sobreviveu, mas marcada pela ansiedade e pela depressão, sua produção científica entrou em declínio nos últimos anos.

Morgan continuou pessimista sobre a relevância do trabalho com as drosófilas para a compreensão de doenças humanas. Em 1933, recebeu o prêmio Nobel de fisiologia e medicina por sua obra de amplo alcance sobre a genética das drosófilas. (Muller receberia o Nobel sozinho em 1946.) Mas Morgan escreveu com desdém sobre a relevância da própria obra: "A mais importante contribuição da genética à medicina é, a meu ver, intelectual". A certa altura no futuro distante, ele previa a convergência entre a medicina e a genética. "O médico talvez queira então chamar seus amigos geneticistas para consulta!",[17] especulava.

Mas para os oncologistas nos anos 1940, essa "consulta" parecia improvável. A busca de uma causa do câncer interna, genética, estava paralisada desde Boveri. A mitose patológica era visível em tecido canceroso. Mas tanto geneticistas como embriologistas eram incapazes de responder à pergunta principal: o que fazia a mitose transformar-se abruptamente de um processo refinadamente regulado em caos?

Mais profundamente, o que tinha fracassado era uma espécie de imaginação biológica. A mente de Boveri dera um salto tão acrobático de ouriços-do-mar para carcinomas, ou a de Morgan de ervilhas para drosófilas, em parte porque a própria biologia saltava de organismo para organismo, descobrindo planos celulares sistemáticos que permeavam profundamente todo o mundo vivo. Mas estender aquele mesmo plano para doenças humanas revelara-se tarefa muito mais difícil. Na Columbia, Morgan tinha montado uma boa coleção de drosófilas monstruosas, mas nenhuma tinha a mais remota semelhança com um sofrimento humano real. A noção de que o médico de câncer pudesse chamar um "amigo geneticista" para ajudá-lo a compreender a patofisiologia do câncer parecia risível.

Pesquisadores do câncer voltariam à linguagem dos genes e das mutações nos anos 1970. Mas a viagem de retorno para essa linguagem — e para a verdadeira causa "unitária" do câncer — faria um desconcertante desvio pelo terreno da nova biologia, e precisaria de mais cinquenta anos para isso.

Sob a luz dos vírus

Objetos voadores não identificados, abomináveis homens das neves,
o monstro do lago Ness e vírus de cânceres humanos.[1]
— *Medical World News*, 1974, sobre quatro "mistérios" que são
amplamente divulgados, mas nunca foram vistos

O bioquímico Arthur Kornberg certa vez disse em tom de piada que a biologia moderna, em seus primórdios, lembrava a conhecida história do homem que procura nervosamente suas chaves à luz de uma lâmpada de rua.[2] Quando um passante lhe pergunta se perdeu as chaves por ali, o homem diz que as perdeu em casa — mas procura perto do poste porque lá "a luz é melhor".

Na madrugada da biologia moderna, era tão difícil realizar experiências com organismos biológicos, e eram tão imprevisíveis os resultados das manipulações, que quando um fenômeno podia ser medido, ou se comportava de uma forma moderadamente previsível, logo, logo passava a ocupar o centro de todas as investigações. As experiências eram feitas com os modelos de organismos mais simples — drosófilas, ouriços-do-mar, bactérias, fungos ameboides — porque a luz ali era melhor.

Na biologia do câncer, o vírus do sarcoma de Rous representava a única luz desse tipo. Reconhecidamente, era um raro vírus que produzia um raro câncer numa espécie de galinha.* Mas era a maneira mais confiável de produzir um câncer real num organismo vivo. Pesquisadores sabiam que raios X, fuligem, fumaça de cigarro e asbesto representavam fatores de risco de câncer em seres humanos muito mais comuns. Tinham ouvido falar no estranho caso brasileiro de uma família que parecia carregar o câncer de retinoblastoma nos genes. Mas a capacidade de *manipular* o câncer num ambiente experimental era exclusiva do vírus de Rous, que por isso ocupou o centro do palco atraindo toda a atenção pública.

O apelo do estudo do vírus de Rous era reforçado pela formidável personalidade de Peyton Rous. Teimoso, convincente e inflexível, ele desenvolvera um apego quase paternal ao seu vírus, e não estava disposto a aceitar nenhuma outra teoria de causa. Reconhecia que os epidemiologistas tinham mostrado que carcinógenos exógenos e câncer estavam *correlacionados* (o estudo de Doll e Hill, publicado em 1950, tinha demonstrando claramente que fumar estava associado ao aumento dos casos de câncer de pulmão), mas isso não oferecia nenhuma explicação mecânica da causa do câncer. Os vírus eram, para Rous, a única resposta.

No começo dos anos 1950, os pesquisadores se dividiram em três campos rivais. Os virologistas, comandados por Rous, afirmavam que vírus causavam câncer, muito embora nenhum vírus desse tipo tivesse sido encontrado em estudos com seres humanos. Epidemiologistas, como Doll e Hill, diziam que substâncias químicas exógenas causavam câncer, muito embora não pudessem oferecer uma explicação mecânica para sua teoria ou para seus resultados. O terceiro campo, dos sucessores de Theodor Boveri, ficava na periferia mais remota. Eles tinham provas débeis, circunstanciais, de que genes intrínsecos às células podem causar câncer, mas não dispunham nem dos poderosos dados humanos dos epidemiologistas nem dos refinados insights experimentais dos virologistas de galinhas. A grande ciência nasce da grande contradição, e eis que ali se abria uma grande brecha na biologia do câncer. Seria o câncer humano causado por um agente infeccioso? Por uma substância química exógena? Por um gene intrínseco? Como era possível que os três grupos de cientistas

---

* Outras viroses que causam câncer, como o sv40 e o papilomavírus humano (HPV), seriam por fim descobertos em 1960 e 1983, respectivamente.

tivessem examinado o mesmo elefante e tirado conclusões tão radicalmente diferentes sobre sua anatomia essencial?

Em 1951, um jovem virologista chamado Howard Temin, pós-doutorando em pesquisa, chegou ao Instituto de Tecnologia da Califórnia em Pasadena para estudar a genética da drosófila. Incansável e inventivo, Temin logo se cansou das drosófilas. Trocando de campo, decidiu estudar o vírus do sarcoma de Rous no laboratório de Renato Dulbecco. Dulbecco, aristocrata calabrês de modos refinados, dirigia seu laboratório no Caltech com um ar distante e vagamente patrício. Temin era o parceiro perfeito: se Dulbecco queria distância, ele queria independência. Temin foi morar numa casa em Pasadena com outros jovens cientistas (entre eles John Cairns, futuro autor do artigo da *Scientific American* sobre a guerra contra o câncer) e passava o tempo preparando alimentos em panelas comunais pesadas e falando com loquacidade sobre enigmas biológicos até tarde da noite.

No laboratório, Temin fazia uma experiência inusitada, praticamente fadada ao fracasso.[3] Até o fim dos anos 1950, mostrara-se que o vírus do sarcoma de Rous só causava tumores em galinhas vivas. Temin queria estudar o processo pelo qual o vírus convertia células normais em cancerosas. Para tanto, precisava de um sistema bastante simplificado — livre de galinhas e tumores, análogo à bactéria numa placa de Petri —, e teve a ideia de criar câncer numa placa de Petri. Em 1958, em seu sétimo ano no laboratório de Dulbecco, Temin conseguiu. Ele adicionou o vírus do sarcoma de Rous a uma camada de células normais numa placa de Petri. A infecção das células estimulou o desenvolvimento descontrolado, obrigando-as a formar montículos distorcidos contendo centenas de células que Temin chamou de *focos*. Os focos, pelo raciocínio dele, representavam o câncer destilado até alcançar sua forma essencial, elementar: células que se multiplicavam de maneira descontrolada e irrefreável — mitoses patológicas. Foi a força da imaginação de Temin que lhe permitiu olhar para um montículo de células e ver nele a essência de uma difusa doença sistêmica que mata seres humanos. Mas Temin acreditava que a célula e sua interação com o vírus continham todos os componentes biológicos necessários para impulsionar o processo de malignidade. O fantasma estava fora do organismo.

Temin podia então usar seu câncer em placa para realizar experiências que teriam sido quase impossíveis com o uso de animais inteiros. Um dos primeiros estudos com esse sistema, realizado em 1959, produziu um resultado inesperado. Em geral, vírus infectam células, produzem mais vírus e infectam mais células, mas não afetam diretamente a composição genética, o DNA. O vírus da influenza, por exemplo, infecta células pulmonares e produz mais vírus, mas não deixa uma impressão digital permanente em nossos genes; quando vai embora, nosso DNA permanece ileso. Mas o vírus de Rous comportava-se de forma diferente. Tendo infectado as células, ele ficara preso *fisicamente* ao DNA dela, alterando, portanto, sua composição genética, seu genoma. "O vírus, num sentido estrutural e também funcional, torna-se parte do genoma da célula",[4] escreveu Temin.*

Essa observação — de que uma cópia de DNA de um vírus podia anexar-se estruturalmente aos genes da célula — deixou Temin e Dulbecco intrigados. Mas levantou um problema conceitual ainda mais intrigante. Nos vírus, diferentemente de outros organismos, os genes são por vezes transportados em sua forma intermediária de RNA. Certos vírus deixam de lado a cópia original do DNA dos genes e conservam seu genoma no RNA, que é diretamente traduzido em proteínas virais quando o vírus infecta uma célula.

Temin sabia, graças ao trabalho de outros pesquisadores, que o vírus do sarcoma de Rous é um desses vírus RNA. Mas se os genes do vírus começavam como RNA, como era possível que uma cópia deles se convertesse em DNA? O dogma central da biologia molecular proíbe esse tipo de transição. De acordo com ele, as informações biológicas viajam por uma rua de mão única, que leva do DNA para o RNA e para as proteínas. Temin se perguntava como era possível que o RNA fizesse uma acrobacia e tirasse uma cópia de DNA de si mesmo, viajando na contramão pela rua da informação biológica.

O cientista deu um salto de fé; se os dados não se ajustavam ao dogma, então o dogma — e não os dados — precisava ser mudado. Ele pressupôs que o vírus do sarcoma de Rous tinha uma propriedade especial, sem precedentes em qualquer outro organismo vivo: era capaz de converter o RNA de volta em DNA. Nas células normais, a conversão de DNA em RNA é chamada de transcri-

---

* A afirmação de Temin era especulativa, mas continha seu infalível instinto biológico. A prova formal da ligação estrutural dos genes do RSV no genoma celular só surgiria anos mais tarde.

412

ção. O vírus devia, portanto, ser dotado da capacidade inversa: transcrição *inversa*. "Temin tinha uma suspeita",[5] lembrava-se o virologista Michael Bishop, 25 anos depois, "mas sua prova era tão circunstancial — tão frágil — que quase não convencia ninguém." "A hipótese [...] o expôs ao ridículo e ao sofrimento."[6]

De início, Temin mal conseguia convencer a si próprio. Tinha apresentado uma proposição arrojada, mas precisava de provas. Em 1960, decidido a encontrar uma, transferiu seu laboratório para o McArdle, em Wisconsin. Madison, diferentemente da Caltech, era um lugar gélido, distante, isolado tanto física como intelectualmente, mas isso convinha a Temin. Sem saber que estava prestes a provocar uma revolução molecular, ele queria silêncio. Em sua caminhada diária pela trilha de Lakeshore, geralmente coberta de uma densa camada de neve, planejava experiências que comprovassem esse fluxo inverso de informações.

De RNA para DNA. O mero pensamento lhe causava arrepios: uma molécula que pudesse escrever a história de trás para a frente, reverter o implacável fluxo da informação biológica. Para provar que esse processo existia, Temin precisava isolar numa proveta a enzima viral capaz de inverter a transcrição e provar que ela era capaz de fazer uma cópia de DNA a partir do RNA. No começo dos anos 1960, em busca dessa enzima, ele contratou um aluno japonês de pós-doutorado chamado Satoshi Mizutani. A tarefa dele consistia em purificar essa enzima da transcrição reversa a partir de células infectadas por vírus.

Mizutani foi uma catástrofe.[7] Nunca fora um biólogo celular, como atestou um colega, e contaminava as células, infectava as culturas e cultivava bolas de fungo nas placas de Petri. Frustrado, Temin o transferiu para um projeto que não envolvia células. Se Mizutani não era capaz de manipulá-las, podia tentar purificar a enzima a partir de extratos químicos feitos de células infectadas por vírus. A mudança favoreceu as habilidades naturais de Mizutani: ele era um químico muito talentoso. Da noite para o dia, percebeu uma atividade enzimática débil e trêmula nos extratos celulares do vírus de Rous que era capaz de converter RNA em DNA. Quando adicionava RNA a essa enzima purificada, conseguia "vê-la" criar uma cópia de DNA — invertendo a transcrição. Temin tinha então sua prova. O vírus do sarcoma de Rous não era um vírus qualquer. Podia escrever a informação genética de trás para a frente: era um retrovírus.*

No MIT, em Boston, outro jovem virologista, David Baltimore, também tinha percebido a conversão de RNA para DNA, embora num retrovírus diferente.[8] Brilhante, audacioso e determinado, Baltimore conhecera Howard Temin e fizera amizade com ele nos anos 1940, num acampamento de verão dedicado às ciências no Maine, onde Temin fora professor assistente e Baltimore, aluno. Eles trilharam caminhos separados durante quase uma década, mas suas trajetórias intelectuais se cruzaram novamente. Enquanto Temin explorava transcrição inversa no vírus do sarcoma de Rous em Madison, Baltimore começou a juntar provas de que seu retrovírus também tinha uma enzima capaz de converter RNA em DNA. Ele também estava às vésperas de isolar a enzima.

Na tarde de 27 de maio de 1970, poucas semanas depois de ter descoberto prova sólida da existência de uma enzima capaz de converter RNA em DNA em seu laboratório, Temin tomou um avião para Houston a fim de apresentar seu trabalho no X Congresso Internacional do Câncer. Na manhã seguinte, ele se dirigiu ao cavernoso auditório do Centro Cívico de Houston. Sua palestra tinha um título deliberadamente ameno: "O papel do DNA na replicação de vírus RNA". Foi uma apresentação breve, de apenas quinze minutos. O salão estava tomado por especialistas em vírus tumorais, a maioria com sono.

Mas quando Temin começou a revelar suas descobertas, aos poucos a plateia deu-se conta da importância da palestra. Na superfície, como se lembra um pesquisador, "era tudo bioquímica do tipo mais árido [...] Temin falou com a voz nasalada, alta e monótona de costume, sem trair o menor entusiasmo".[9] Porém, o significado do trabalho tornou-se claro no meio daquela monótona exposição bioquímica. Ele não falava apenas de vírus. Ele desmontava, sistematicamente, um dos princípios fundamentais da biologia. Seus ouvintes começaram a ficar agitados, assustados. Quando Temin chegou à metade da palestra, havia já um silêncio boquiaberto. Cientistas tomavam notas furiosamente, enchendo páginas e páginas de rabiscos atormentados. Depois da palestra, fora do auditório, Temin se lembra de que "pessoas corriam para o telefone [...] ligavam para outras em seus laboratórios". O anúncio de que ele havia purificado a tão procurada enzima nas partículas de vírus não deixava

---

* O termo *retrovírus* foi cunhado mais tarde pelos virologistas.

praticamente nenhuma dúvida sobre a teoria. RNA podia *tornar-se* DNA. Um vírus causador de câncer podia tornar-se parte física integrante dos genes de uma célula.

Temin voltou para Madison na manhã seguinte e encontrou seu escritório inundado de mensagens telefônicas. A mais urgente delas era de David Baltimore, que tinha ouvido falar sobre a palestra de Temin no congresso. Ele retornou a ligação.

"Você sabe que existe uma enzima nas partículas de vírus", disse Baltimore.

"Eu sei", confirmou Temin.

Baltimore, que nada dissera sobre seu trabalho, estava espantado.

"Como é que você sabe?"

"Nós a encontramos."

Baltimore também a encontrara. Ele também tinha purificado a enzima que transforma RNA em DNA das partículas de vírus. Cada laboratório, trabalhando separadamente, tinha chegado ao mesmo resultado. Os dois correram para publicar suas observações. Seus relatórios apareceram em sequência na revista *Nature* no verão de 1970.

Em seus artigos, Temin e Baltimore propunham uma teoria radicalmente nova sobre o ciclo de vida dos retrovírus, que, diziam eles, existem como RNA fora das células.[10] Esses vírus RNA, quando infectam as células, fazem uma cópia DNA de seus genes e a anexam aos genes da célula. Essa cópia DNA, chamada provírus, faz cópias RNA, e o vírus é regenerado, como uma fênix, para formar novos vírus. O vírus, portanto, troca constantemente de status, surgindo do genoma celular e caindo nele de novo — de RNA para DNA para RNA; de RNA para DNA para RNA — *ad infinitum*.

É um sinal da esquizofrenia que predominava na época o fato de o trabalho de Temin ter sido imediatamente adotado por cientistas do câncer como poderosa explicação mecanicista da doença, mas ter sido amplamente ignorado pelos oncologistas clínicos. A apresentação de Temin em Houston era parte de um grande encontro sobre o câncer. Farber e Frei tinham viajado de avião de Boston para participar. Apesar disso, a conferência foi uma demonstração da segregação, praticamente insuperável, entre a terapia e a ciência do câncer. A quimioterapia e a cirurgia foram discutidas numa sala. A carcinogênese viral em outra. Era como se uma divisória tivesse sido construída no meio do mundo do câncer, com "causa" de um lado e "cura" do outro. Poucos cientistas ou oncologistas clínicos faziam a travessia entre esses mundos isolados. Frei e Farber voltaram para Boston sem nenhuma mudança significativa na trajetória de seus pensamentos sobre a cura.

Mas, para alguns cientistas que estiveram na conferência, o trabalho de Temin, levado às extremas consequências lógicas, sugeria uma poderosa explicação mecanicista da doença e portanto apontava um caminho bem definido rumo à cura. Sol Spiegelman, virologista da Universidade Columbia conhecido pelo entusiasmo incendiário e pela insopitável energia, ouviu a palestra de Temin e a partir dela construiu de imediato uma teoria monumental — uma teoria tão ferozmente lógica e convincente que Spiegelman quase a transformou em realidade. Temin tinha provado que RNA podia tornar-se DNA pela transcrição inversa. Um vírus RNA podia, portanto, entrar numa célula, fazer uma cópia DNA de si próprio e anexar-se aos genes da célula. Spiegelman estava convencido de que esse processo, por meio de um mecanismo ainda desconhecido, poderia ativar um gene viral. Ativado, esse gene viral deveria, por força, induzir a célula infectada a proliferar — deflagrando mitose patológica, ou seja, câncer.

Era uma explicação irresistivelmente sedutora. A teoria viral de Rous sobre a origem do câncer seria fundida com a teoria genética intrínseca de Boveri. O vírus, como Temin mostrara, podia tornar-se elemento endógeno anexado aos genes da célula, e portanto uma aberração interna e uma infecção seriam responsáveis pelo câncer. "A conversão de Spiegelman à nova religião [do vírus do câncer] deu-se em coisa de minutos", lembra-se Robert Weinberg, biólogo de câncer do MIT. "No dia seguinte [à palestra de Temin] ele já estava de volta ao seu laboratório na Universidade Columbia em Nova York preparando uma repetição da obra."

Spiegelman apressou-se a provar que os retrovírus podiam causar câncer em seres humanos.[11] "Aquilo se tornou para ele uma preocupação única",[12] recordava Weinberg. A obsessão deu resultados rapidamente. Para que o esquema de Spiegelman funcionasse, ele precisava provar que os cânceres humanos tinham genes retrovírus ocultos dentro deles. Trabalhando rápido e com persistência, Spiegelman descobriu traços de retrovírus em leucemia, câncer de mama, linfoma, sarcoma, tumor cerebral, melanoma — em quase todos os cân-

416

ceres humanos que examinou. O Programa Especial de Vírus de Câncer (svcp, em inglês), lançado nos anos 1950 para procurar vírus causadores de câncer em seres humanos e moribundo durante duas décadas, foi rapidamente ressuscitado: depois de tanto tempo, ali estavam os milhares de vírus de câncer que esperavam descobrir. Enxurradas de dinheiro dos cofres do svcp desaguaram no laboratório de Spiegelman. Era uma perfeita *folie à deux* — fundos inesgotáveis juntaram-se ao entusiasmo ilimitado. Quanto mais Spiegelman tentava achar retrovírus em células cancerosas, mais encontrava e mais fundos recebia.

No fim, porém, o esforço dele revelou-se sistematicamente falho. Em sua caçada frenética aos retrovírus do câncer humano, Spiegelman tinha forçado tanto o estudo para detectar vírus que enxergou vírus e traços deles que não existiam. Quando outros laboratórios do país tentaram reproduzir o trabalho em meados dos anos 1970, os vírus não foram encontrados em parte nenhuma. Apenas um câncer humano, como se viu, era causado por um retrovírus — uma rara forma de leucemia endêmica em algumas partes do Caribe. "O vírus do câncer humano, tão desejado, mergulhou calmamente na noite", escreveu Weinberg. "Centenas de milhões de dólares gastos pelo svcp [...] não puderam torná-lo realidade. O foguete jamais saiu da plataforma de lançamento."[13]

A conjectura de Spiegelman a respeito de retrovírus humanos estava em parte certa, em parte errada: ele procurou o vírus certo na doença errada. Descobriu-se que os retrovírus causavam uma doença diferente — não o câncer. Spiegelman morreu em 1983 de câncer pancreático, depois de ouvir falar de uma estranha doença que se difundia entre homens gays e receptores de transfusão de sangue em Nova York e San Francisco. Um ano após a morte dele em Nova York, a causa dessa doença finalmente foi identificada. Era um retrovírus humano chamado hiv.

"A caça ao sarc"

Pois o snark é um boojum, sabe?[1]
— Lewis Carroll

Sol Spiegelman tinha se perdido irremediavelmente durante a caçada aos retrovírus causadores de câncer em seres humanos. Suas vicissitudes eram sintomáticas: a biologia do câncer, o NCI e o Programa Especial do Vírus do Câncer tinham investido com tanta convicção na existência de retrovírus de cânceres humanos no começo dos anos 1970 que quando os vírus não se materializaram foi como se uma parte essencial de sua identidade ou de sua imaginação tivesse sido amputada. Se retrovírus de câncer humano não existiam, então o câncer humano tinha de ser causado por outro mecanismo misterioso. O pêndulo, tendo oscilado fortemente na direção de uma causa viral infecciosa do câncer, voltou com a mesma força em sentido contrário.

Temin também tinha rejeitado os retrovírus como agentes causais de cânceres humanos em meados dos anos 1970. Sua descoberta da transcrição inversa tinha certamente derrubado o dogma da biologia celular, mas não levara muito adiante a compreensão da *carcinogênese* humana. Vírus podiam "tornar-se" genes, como Temin sabia, mas isso não explicava como causavam câncer.

Diante de mais uma discrepância entre teoria e dados, Temin propôs outra conjectura ousada — mais uma vez com base em fiapos de provas. Spiegelman e os caçadores de retrovírus, afirmava Temin, tinham misturado analogia e fato, confundindo o mensageiro com a mensagem. O vírus do sarcoma de Rous podia causar câncer inserindo um gene viral nas células. Isso provava que alterações genéticas podiam causar câncer. Mas a alteração genética, propôs Temin, não precisava ter origem num vírus. O vírus apenas levava uma mensagem para a célula. A fim de compreender a gênese do câncer, era a *mensagem* daquele criminoso — e não o mensageiro — que precisava ser identificada. Os caçadores de vírus de câncer deviam voltar a examinar seus vírus iluminados, dessa vez com uma nova indagação em mente: qual é o gene viral que deflagra a mitose patológica nas células? E qual é a relação desse gene com uma mutação interna na célula?

Nos anos 1970, diversos laboratórios concentraram suas atenções nesse gene. Fortuitamente, o vírus do sarcoma de Rous tem apenas quatro genes em seu genoma. Na Califórnia, o principal ponto de pesquisa sobre um possível vírus causador do câncer, os virologistas Steve Martin, Peter Vogt e Peter Duesberg fizeram mutações do vírus do sarcoma de Rous que se multiplicavam normalmente mas não criavam tumores — sugerindo que o gene causador do tumor tinha sido anulado. Analisando os genes alterados nesses vírus mutantes, finalmente foi localizado um único gene no vírus do sarcoma de Rous com a capacidade de causar câncer.[2] Foi chamado de *src* [pronuncia-se "sarc"] — diminutivo de *sarcoma*.

O *src*, portanto, era a resposta ao enigma de Temin, a "mensagem" causadora de câncer transmitida pelo vírus do sarcoma de Rous. Vogt e Duesberg, trabalhando independentemente, removeram ou desativaram o *src* do vírus e demonstraram que o vírus sem *src* não provocava a proliferação das células nem causava câncer em animais vivos. O *src*, segundo concluíram, era uma espécie de gene malformado adquirido pelo RSV durante sua evolução e introduzido em células normais. Foi chamado de oncogene,* um gene capaz de causar câncer.

Uma descoberta casual no laboratório de Ray Erikson na Universidade

---

* O termo parece ter sido cunhado antes por dois cientistas do NCI, Robert Huebner e George Todaro, em 1969, embora a evidência seja escassa.

do Colorado esclareceu melhor a função do *src*.[3] Erikson era aluno de pós-graduação em Madison no começo dos anos 1960, quando Temin descobriu o retrovírus. Acompanhara com atenção a descoberta do gene *src* na Califórnia e desde então vivia intrigado com a função do *src*. Em 1977, trabalhando com Mark Collett e Joan Brugge, Erikson dedicou-se a decifrar a função do *src*. Tratava-se, descobriu, de um gene nada comum. Ele codificava uma proteína cuja função mais proeminente era modificar outras proteínas unindo uma substância química pequena, um grupo fosfato, a essas proteínas — em um jogo elaborado de etiqueta molecular.* De fato, cientistas tinham descoberto diversas proteínas similares em células normais, enzimas que impingiam grupos fosfatos em outras proteínas. Eram chamadas de quinases e se comportavam como interruptores gerais dentro da célula. A vinculação de um grupo fosfato a uma proteína atuava como um interruptor ligado — ativando a função da proteína. Geralmente, uma quinase ligava outra quinase, que ligava outra quinase, e assim por diante. O sinal era ampliado a cada fase da reação em cadeia, até que muitos interruptores moleculares fossem colocados na posição de ligado. A confluência de tantos interruptores ativados produzia um poderoso sinal interno para que a célula mudasse seu "estado" — passando, por exemplo, de célula que não se divide a célula que se divide.

Src era a quinase prototípica — apesar de ser uma quinase em superaceleração. A proteína feita pelo gene *src* viral era tão potente e hiperativa que fosforilava por reflexo qualquer coisa à sua volta, incluindo o anticorpo que Erikson tinha usado para vinculá-la. *Src* funcionava deflagrando uma saraiva de fosforilação — e ligando dezenas de interruptores moleculares. No caso do *src*, a série de proteínas ativadas acabava incidindo sobre proteínas que controlavam a divisão celular. Com isso, *src* induzia a célula a mudar do estado em que não se divide para aquele em que se divide, provocando, em última instância, uma mitose acelerada, marca distintiva do câncer.

No fim dos anos 1970, os esforços combinados de Temin, Erikson, Brugge, Vogt e outros virologistas especialistas em tumores tinham produzido uma visão relativamente simples da capacidade de transformação celular do *src*. O vírus do sarcoma de Rous causava câncer em galinhas pela introdução nas

---

* Art Levinson, no laboratório de Michael Bishop, na Universidade da Califórnia, também descobriu essa atividade de fosforilação. Voltaremos à sua descoberta nas próximas páginas.

células de um gene, o *src*, que codificava uma quinase superexuberante e hiperativa. Essa quinase ativava uma cascata de sinais, para que as células se dividissem incessantemente. Tudo isso representava um trabalho belo, cuidadoso, meticulosamente executado. Mas, sem retrovírus de cânceres humanos no estudo, a pesquisa parecia irrelevante de imediato para os cânceres humanos.

Porém, o infatigável Temin ainda sentia que o *src* viral resolveria o mistério do câncer humano. Na cabeça dele, havia um enigma a ser resolvido: a origem evolucionária do gene *src*. Como era possível que um vírus tivesse "adquirido" um gene com qualidades tão poderosas e perturbadoras? Seria o *src* uma quinase viral fora de controle? Ou seria uma quinase que o vírus tinha construído a partir de pedaços de outros genes, como uma bomba remendada? A evolução, Temin sabia, podia construir novos genes a partir de antigos. Mas onde o vírus do sarcoma de Rous tinha encontrado os componentes necessários de um gene para tornar cancerosa uma célula de galinha?

Na Universidade da Califórnia em San Francisco (UCSF), num prédio no topo de uma das colinas da cidade, um virologista chamado J. Michael Bishop ficou muito preocupado com a origem evolucionária do *src* viral. Nascido na zona rural da Pensilvânia, onde seu pai tinha sido pastor luterano, Bishop estudou história no Gettysburg College, depois mudou drasticamente de trajetória e fez medicina em Harvard. Após sua residência no Massachusetts General Hospital, ele se especializou em retrovirologia. Nos anos 1960, Bishop mudara-se para a UCSF a fim de montar um laboratório para explorar retrovírus.

A UCSF era, nessa época, uma faculdade de medicina pouco conhecida. O escritório que Bishop compartilhava ficava num pequeno espaço numa extremidade do prédio, uma sala tão atulhada e estreita que seu colega tinha de levantar-se para que ele conseguisse chegar à sua mesa. No verão de 1969, quando um pesquisador magricela e confiante do NIH, Harold Varmus, que fazia uma viagem a pé pela Califórnia, bateu à porta para perguntar se podia entrar no laboratório para pesquisar a origem do gene *src*, praticamente não havia lugar para mais uma pessoa nem mesmo em pé.

Varmus tinha ido à Califórnia em busca de aventura. Graduado em letras, ele fora seduzido pela medicina, formando-se na Universidade Columbia em Nova York, depois estudando virologia no NIH. Como Bishop, ele também era um acadêmico itinerante — viajando da literatura medieval para a medicina e para a virologia. "A caça ao snark", de Lewis Carroll, conta a história de um grupo heterogêneo de caçadores que se lança numa angustiante jornada para pegar uma criatura invisível chamada snark. Essa caçada dá errado. De maneira pouco promissora, quando Varmus e Bishop partiram em busca das origens do gene *src*, no começo dos anos 1970, outros cientistas apelidaram o projeto de "a caça ao sarc".[4]

Varmus e Bishop começaram sua caçada usando uma técnica muito simples, um método inventado, em parte, por Sol Spiegelman nos anos 1960. Seu objetivo era descobrir genes celulares que fossem remotamente similares ao gene viral *src* — e depois procurar seus precursores evolucionários. Moléculas de DNA costumam ter um par complementar, como yin-yang, que são mantidas juntas por forças moleculares poderosas. Cada molécula, se separada, pode se agarrar a outra que seja semelhante em estrutura. Se uma molécula de DNA for atingida por radioatividade, buscará uma molécula similar (sua homóloga) numa mistura para se agarrar a ela, com isso transmitindo radioatividade para a segunda molécula. A capacidade de agarrar-se pode ser medida pela quantidade de radioatividade.

Em meados dos anos 1970, Bishop e Varmus começaram a usar o gene viral *src* para caçar seus homólogos, por meio da reação de "agarramento". O *src* era um gene viral, e eles esperavam encontrar apenas fragmentos ou pedaços dele em células normais — ancestrais e parentes distantes do gene *src* causador de câncer. Mas a caçada logo tomou um rumo perturbador e incompreensível. Quando Varmus e Bishop examinaram células normais, não encontraram um primo genético de terceiro ou quinto grau do *src*. Encontraram uma versão quase idêntica do *src* viral alojada firmemente no genoma das células normais.

Varmus e Bishop, trabalhando com Deborah Spector e Dominique Stehelin, sondaram mais células, e de novo o gene *src* apareceu nelas: em patos, codornas, gansos. Homólogos estreitamente relacionados do gene *src* espalhavam-se por todo o reino das aves; cada vez que Varmus olhava para cima ou para baixo da divisão evolucionária, encontrava alguma variante do *src* olhando para ele. Logo, a equipe da UCSF corria por todo o reino animal em busca de homólogos do *src*. Acharam *src* nas células de faisões, perus, camundongos, coelhos e peixes. Células de uma ema recém-nascida no zoológico de Sacramento tinham *src*. Células de ovelhas, vacas e, mais importante, células de seres humanos também. "O *src* está em toda parte", escreveu Varmus, desconcertado, numa carta de 1976.[5]

Mas o gene *src* que existia em células normais não era idêntico ao viral. Quando Hidesaburo Hanafusa, virologista japonês da Universidade Rockefeller, em Nova York, comparou o gene *src* viral com o gene *src* celular normal, descobriu uma diferença crucial no código genético das duas formas. O *src* viral carregava uma mutação que afetava dramaticamente sua função. A proteína *src* viral, como Erikson descobrira no Colorado, era uma quinase perturbada, hiperativa, que atingia incessantemente proteínas com grupos fosfatos e com isso dava um sinal de ligado perpetuamente aceso para que as células se dividissem. A proteína celular *src* tinha a mesma atividade quinase, mas era bem menos hiperativa; diferentemente do *src* viral, ela era estritamente regulada — ora ligada, ora desligada — durante a divisão celular. A proteína viral *src*, por sua vez, era um interruptor permanentemente ligado — "um autômato", como Erikson a descreveu — que tinha transformado a célula numa máquina de dividir autônoma. O *src* viral — gene causador do câncer — era o *src* celular a toda velocidade.

Com esses resultados, uma teoria tão magnífica e poderosa começou a ser formulada que explicaria décadas de observações díspares numa só investida: talvez o *src*, o gene causador de câncer, fosse endógeno. Talvez o *src* viral tivesse evoluído do celular. Retrovirologistas acreditavam havia muito que o vírus tinha introduzido um *src* ativado nas células normais para transformá-las em malignas. Mas o gene *src* não se originara no vírus. Originara-se num gene precursor que existia na célula — em *todas* as células. A busca da biologia do câncer, que já durava várias décadas, tinha começado com uma galinha e terminado, metaforicamente, no ovo — em um gene progenitor presente em todas as células humanas.

A evolução do vírus do sarcoma de Rous, portanto, fora mero acidente. Retrovírus, como mostrara Temin, viajam constantemente no genoma da célula: de RNA para DNA e para RNA de novo. Durante esse ciclo, eles podem pegar pedaços dos genes das células e carregá-los, como cracas, de uma célula para outra. O vírus do sarcoma de Rous tinha provavelmente apanhado um gene *src* ativado numa célula cancerosa e levado para outras células, causando mais câncer. O vírus nada mais era do que um portador acidental de um gene causador de câncer que se originara numa célula cancerosa — um parasita parasitado pelo câncer. Rous estava errado — completamente errado. Os vírus causavam câncer, mas faziam isso em geral adulterando os genes que se originam nas células.

A ciência costuma ser descrita como um processo iterativo e cumulativo, um quebra-cabeça resolvido peça a peça, cada uma contribuindo com alguns vagos pixels para a formação de uma imagem muito maior. Mas a chegada de uma nova teoria realmente potente na ciência costuma parecer tudo menos iterativa. Em vez de explicar uma observação ou fenômeno num único e caprichoso passo, um campo inteiro de observações de repente parece cristalizar-se num todo perfeito. O efeito é quase como o de assistir à resolução de um quebra-cabeça.

Os experimentos de Varmus e Bishop tiveram esse efeito cristalizador, concludente, na genética do câncer. A implicação crucial da experiência de Varmus e Bishop era que o precursor de um gene causador de câncer — o "proto-oncogene", como Varmus o chamou — era um gene celular normal. Mutações induzidas por substâncias químicas ou por raios X causavam câncer não pela "inserção" de genes estrangeiros nas células, mas porque ativavam esses proto-oncogenes *endógenos*.

"A natureza", escreveu Rous em 1966, "parece ter um senso de humor sarcástico."[6] E a lição final do vírus do sarcoma de Rous tinha sido a mais sarcástica de todas. Durante quase seis décadas, esse vírus tinha atraído biólogos — o caso mais melancólico foi o de Spiegelman — para uma falsa trilha. Mas essa trilha os levara, em círculo, até o destino correto — de *src* viral para *src* celular e para a noção de proto-oncogenes internos, onipresentes no genoma das células normais.

No poema de Lewis Carroll, quando os caçadores finalmente capturam o enganoso snark, vê-se que ele não é um animal exótico, mas um dos caçadores humanos despachados para capturá-lo. E foi assim com o câncer. Seus genes vinham de *dentro* do genoma humano. A rigor, os gregos tinham sido peculiarmente proféticos mais uma vez, no uso que fizeram da palavra "oncos". O câncer estava intrinsecamente "carregado" em nosso genoma, à espera de ativação. Estávamos condenados a carregar esse fardo fatal em nossos genes — nosso próprio "oncos" genético.

Varmus e Bishop receberam o Nobel pela descoberta da origem celular dos oncogenes retrovirais em 1989. No banquete em Estocolmo, Varmus, recordando sua vida de estudante de literatura, leu versos do poema épico *Beowulf*, que recapitulavam a morte de um dragão. "Não matamos nossa inimiga, a célula cancerosa, nem arrancamos, figurativamente, os membros de seu corpo", disse Varmus. "Em nossas aventuras, apenas vimos nossos monstros com mais clareza e descrevemos suas escamas e presas de novas formas — formas que mostram que uma célula cancerosa é, como Grendel, uma versão distorcida do nosso eu normal."[7]

O vento nas árvores

O bom vento que faz o seu caminho pelo caos do mundo
Como um bom e delicado cinzel, uma lâmina inserida[1]
— D. H. Lawrence

Os acontecimentos do verão de 1976 reorganizaram drasticamente o universo da biologia do câncer, recolocando os genes no centro. A teoria do proto-oncogene de Harold Varmus e Michael Bishop foi a primeira teoria persuasiva e abrangente da carcinogênese. Explicava como a radiação, a fuligem e a fumaça do cigarro, questões diversas e aparentemente sem relação entre si, podiam dar início ao câncer — provocando a mutação e, com isso, a ativação de oncogenes precursores dentro da célula. A teoria deu sentido à peculiar correlação de Bruce Ames entre carcinógenos e mutagênicos: substâncias químicas que causam mutações no DNA produzem cânceres porque alteram os proto-oncogenes celulares. A teoria esclareceu por que o mesmo tipo de câncer pode surgir em fumantes e não fumantes, embora em taxas diferentes: tanto fumantes como não fumantes têm os mesmos proto-oncogenes em suas células, mas os fumantes desenvolvem câncer a uma taxa mais alta porque os carcinógenos do tabaco aumentam a velocidade de mutação desses genes.

Mas qual a cara dos genes do câncer humano? Varmus e Bishop tinham encontrado *src* em vírus e em células, mas certamente outros proto-oncogenes endógenos estavam espalhados pelo genoma celular humano.

A genética tem duas maneiras distintas de "ver" genes. A primeira é estrutural: eles podem ser visualizados como estruturas físicas — pedaços de DNA alinhados ao longo de cromossomos, do jeito que Morgan e Flemming foram os primeiros a visualizar. A segunda é funcional: os genes podem ser imaginados, à maneira de Mendel, como o legado de traços que passam de uma geração para outra. Na década de 1970, a genética começou a "ver" genes causadores de câncer sob essas duas luzes. Cada visão melhorava a compreensão mecânica da carcinogênese, aproximando esse campo de estudos de um entendimento da aberração molecular no câncer humano.

Estrutura — anatomia — vem em primeiro lugar. Em 1973, quando Varmus lançava seus estudos iniciais sobre o *src*, uma hematologista de Chicago, Janet Rowley, viu um gene de câncer humano em forma física. A especialidade dela era estudar o padrão de coloração dos cromossomos nas células, para localizar anormalidades cromossômicas em células cancerosas.[2] A coloração de cromossomos, técnica que ela aperfeiçoou, é tanto arte como ciência. É, também, uma arte curiosamente anacrônica, como a têmpera na era digital. Naquela época, quando a genética do câncer se apressava a explorar o mundo do RNA, vírus tumorais e oncogenes, Rowley estava determinada a levar a disciplina de volta às suas raízes — aos cromossomos azuis de Boveri e Flemming. Somando anacronismo a anacronismo, o câncer que ela resolveu estudar foi a leucemia mieloide crônica (LMC) — a infame "supuração do sangue" de Bennett.

O estudo de Rowley baseava-se no trabalho anterior de uma dupla de patologistas da Filadélfia, que também estudara a LMC. No fim dos anos 1950, Peter Nowell e David Hungerford tinham descoberto um inusitado padrão cromossômico nessa forma de leucemia:[3] as células cancerosas tinham um cromossomo consistentemente abreviado. As células humanas têm 46 cromossomos divididos em 23 pares — um cromossomo de cada par herdado de cada pai. Nas células da LMC, Nowell descobriu que uma cópia do 22º cromossomo tinha a cabeça decepada. Nowell deu à anormalidade o nome de "cromossomo filadélfia", em homenagem ao lugar da descoberta. Mas Nowell e Hungerford não entendiam de onde vinha o cromossomo decapitado, ou onde sua "cabeça" tinha ido parar.

Seguindo esse estudo, Rowley começou a traçar o cromossomo sem cabeça em suas células de LMC. Ao arranjar fotografias coloridas e ampliadas milhares de vezes — ela costumava espalhá-las na mesa de jantar e debruçar-se à procura de peças ausentes do infame cromossomo filadélfia —, Rowley descobriu um padrão. A cabeça que faltava ao cromossomo 22 tinha se agarrado a outro lugar — à ponta do cromossomo 9. E um pedaço do cromossomo 9, fazendo o caminho inverso, agarrara-se ao cromossomo 22. Esse acontecimento genético foi chamado de "translocação" — a transposição dupla de dois pedaços de cromossomo.

Rowley examinou inúmeros casos de pacientes com LMC. Em todos, descobriu a mesma translocação nas células. Anormalidades cromossômicas em células cancerosas eram conhecidas desde os tempos de Von Hansemann e Boveri. Mas os resultados de Rowley afirmavam algo muito mais profundo. O câncer não era um caos de desorganização cromossômica. Era um caos cromossômico *organizado*: mutações específicas e idênticas ocorriam em determinadas formas de câncer.

Translocações cromossômicas podem criar novos genes chamados quimeras pela fusão de dois genes anteriormente localizados em cromossomos diferentes — a "cabeça" do cromossomo 9, digamos, funde-se com a "cauda" de um gene no cromossomo 13. A translocação na LMC, propôs Rowley, tinha criado essa quimera. Ela não sabia qual era a identidade ou a função desse novo monstro quimérico. Mas demonstrou que um gene novo e único — um oncogene potencial — podia existir na célula humana, revelando-se puramente em virtude de uma estrutura cromossômica aberrante.

Em Houston, Alfred Knudson, geneticista formado no Caltech, também "viu" um gene causador de câncer humano no começo dos anos 1970, embora em um sentido distinto.

Rowley tinha visualizado genes causadores de câncer ao estudar a estrutura física de cromossomos de células cancerosas. Knudson concentrou-se monasticamente na função do gene. Os genes são unidades hereditárias: transportam propriedades — características — de uma geração para outra. Se causavam câncer, raciocinou, então ele talvez pudesse captar um padrão na hereditariedade do câncer, assim como Mendel captara a ideia de gene estudando a herança da cor das flores ou da altura das plantas de ervilha.

428

Em 1969, Knudson mudou-se para o MD Anderson Cancer Center no Texas, onde Freireich instalara um próspero centro clínico para câncer infantil.[4] Knudson precisava de um câncer "modelo", uma malignidade hereditária cujo padrão subjacente de herança revelasse como os genes causadores de câncer funcionavam. A escolha natural foi o retinoblastoma, a estranha e rara variante de câncer ocular que Hilário de Gouvêa identificara no Brasil e que tinha notável tendência a manifestar-se em famílias ao longo de gerações.

O retinoblastoma é uma forma de câncer particularmente trágica, não só porque ataca crianças, mas porque ataca o órgão quintessencial da infância: o olho. Crianças afetadas em geral são diagnosticadas quando o mundo à sua volta começa a embaçar e sumir. Com mais frequência, o câncer é descoberto acidentalmente na foto de uma criança em que o olho, iluminado pelo flash, brilha sinistramente, como um olho de gato à luz de uma lâmpada, revelando o tumor oculto atrás das lentes. Se não for tratado, o tumor rasteja através da órbita e toma conta do rosto. Os métodos primários de tratamento consistem em queimar o tumor com doses de radiação gama no olho ou em enuclear o olho cirurgicamente, deixando uma órbita vazia.

O retinoblastoma tem duas variantes distintas, uma forma herdada da família e uma forma esporádica. Hilário de Gouvêa descobriu a forma familiar. Crianças que sofrem dessa forma familiar ou herdada geralmente vêm de famílias com um vasto histórico da doença — pais, mães, primos, irmãos e parentes afetados — e quase sempre desenvolvem tumores nos dois olhos, como no caso citado por Gouvêa no Rio. Mas o tumor também surge em crianças sem histórico familiar da doença. Crianças com a forma esporádica quase sempre desenvolvem tumor em apenas um olho.

Esse padrão hereditário intrigava Knudson. Ele pensou que talvez pudesse observar uma diferença sutil no desenvolvimento do câncer nas versões esporádica e hereditária usando análise matemática. Realizou uma experiência simples: agrupou crianças com a forma esporádica num grupo e crianças com a forma familiar em outro. Vasculhando antigos registros hospitalares, Knudson tabulou as idades em que a doença atingia os dois grupos, depois traçou duas curvas. Curiosamente, dois grupos desenvolveram câncer em "velocidades" diferentes. No retinoblastoma herdado, a aparição do câncer era rápida, diagnosticada normalmente de dois a seis meses depois do nascimento. Já o retinoblastoma esporádico aparecia de dois a quatro anos após o nascimento.

Mas por que a mesma doença se desenvolve em diferentes velocidades em diferentes crianças? Knudson usou esses números e equações simples tiradas da física e da teoria das probabilidades para fazer um modelo do desenvolvimento do câncer nos dois grupos. Partiu do pressuposto de que o câncer era deflagrado por mudanças nos genes. Usando seus modelos matemáticos, pôde fazer um modelo do número de mudanças genéticas necessárias para o desenvolvimento do câncer. Obteve uma resposta surpreendentemente clara. Em crianças com a forma herdada de retinoblastoma, bastava uma mudança genética para que o câncer se desenvolvesse. Nas crianças com a forma esporádica, duas mudanças genéticas eram necessárias.

Isso levantava uma questão enigmática: por que apenas uma mudança genética desencadeava o câncer no caso familiar e eram necessárias duas para desencadear a forma esporádica? Knudson apresentou uma explicação simples e bela. "O número dois", ele recordou, "é o número predileto da genética."[5] Toda célula humana normal tem duas cópias de cada cromossomo, e portanto duas cópias de cada gene. Imagine um gene que, quando alterado, causa o retinoblastoma — vamos chamá-lo de gene *Rb*. Toda célula normal precisa ter duas cópias de *Rb*. Para desenvolver o retinoblastoma esporádico, seria preciso que ambas as cópias do gene fossem desativadas por uma mutação em cada cópia do *Rb*. Assim, o retinoblastoma esporádico se desenvolve mais tarde, porque duas mutações independentes precisam ser acumuladas na mesma célula.

Crianças com a forma hereditária de retinoblastoma, no entanto, nascem com uma cópia defeituosa de *Rb*. Em suas células, uma cópia de gene já é defeituosa, e basta uma mudança genética adicional para que a célula perceba a mudança e comece a dividir-se. Essas crianças são, portanto, intrinsecamente vulneráveis ao câncer e o desenvolvem mais rapidamente, produzindo os tumores de "alta velocidade" que Knudson viu em suas tabelas estatísticas. Ele deu-lhe o nome de hipótese de câncer de "dois eventos". Para certos genes causadores de câncer, são necessários dois "eventos" para provocar a divisão celular e produzir o câncer.

A teoria de dois eventos de Knudson era uma poderosa explicação do padrão hereditário do retinoblastoma, mas à primeira vista parecia em conflito com o entendimento molecular inicial do câncer.[6] O gene *src* requer apenas uma cópia ativada para provocar a divisão descontrolada das células. O gene de Knudson exigia duas. Por que uma única mutação no *src* provocava a divisão celular e no caso do *Rb* eram necessárias duas?

A resposta está na função dos dois genes. O *src* ativa uma função na divisão celular. A mutação no *src*, como Ray Erikson e Hidesaburo descobriram, cria uma proteína celular incapaz de extinguir sua função — uma quinase insaciável e hiperativa, em marcha superveloz, que provoca uma divisão celular perpétua. O gene de Knudson, o *Rb*, executa a função oposta. Reprime a proliferação celular, e é a desativação desse gene (em virtude de dois eventos) que desencadeia a divisão celular. *Rb*, portanto, é um gene *supressor* de câncer — o oposto funcional do *src* — um "antioncogene", como Knudson o chamou.

"Duas classes de gene são, ao que tudo indica, fundamentais na origem do câncer em crianças", ele escreveu.

> Uma classe, a dos oncogenes, age em virtude de atividade anormal ou elevada [...] A outra classe, a dos antioncogenes, é recessiva na oncogênese; o câncer aparece quando as duas cópias normais sofreram mutação ou foram apagadas. Algumas pessoas carregam uma mutação dessas em sua linha germinativa e são altamente suscetíveis a tumores, porque apenas um evento somático é necessário. Algumas crianças, muito embora carreguem essa mutação na linha germinativa, podem adquirir tumores como resultado de dois eventos somáticos.[7]

Era uma hipótese admiravelmente astuta, surgida, de maneira notável, do simples raciocínio estatístico. Knudson não conhecia a identidade molecular dos fantasmagóricos antioncogenes. Nunca tinha olhado uma célula cancerosa para "vê-los"; nunca tinha realizado uma experiência biológica para definir o *Rb*. Como Mendel, Knudson conhecia seus genes apenas num sentido estatístico. Ele os deduzira, disse, "como se deduz a existência do vento pelo movimento nas árvores".

No fim dos anos 1970, Varmus, Bishop e Knudson puderam começar a descrever a aberração molecular essencial da célula cancerosa, juntando as ações coordenadas de oncogenes e antioncogenes. Os genes cancerosos, propôs Knudson, vinham em dois sabores. Genes "positivos", como o *src* ou *ras*, são versões mutantes ativadas de genes celulares normais. Nas células normais, esses genes aceleram a divisão celular, mas apenas em circunstâncias apropriadas, como quando a célula recebe um sinal para crescer. Em sua forma mutante, esses genes são levados à hiperatividade perpétua, desencadeando divisões celulares descontroladas. Um proto-oncogene ativado, para usar a analogia de Bishop, é um "acelerador travado" num carro. Uma célula com esse acelerador travado corre pela estrada da divisão celular, incapaz de deter a mitose, dividindo-se, depois dividindo-se de novo, incessantemente.

Genes "negativos", como o *Rb*, suprimem a divisão celular. Em células normais, esses antioncogenes, ou genes supressores de tumor, fornecem "freios" para a proliferação celular, interrompendo-a quando a célula recebe sinais apropriados. Em células cancerosas, esses freios foram desativados pela mutação. Nas células sem freio, para usar novamente a analogia de Bishop, o sinal de "pare" já não pode ser registrado pela mitose. De novo a célula se divide e continua se dividindo, desafiando todos os sinais de "pare".

As duas anomalias, proto-oncogenes ativados e supressores de tumor desativados ("aceleradores travados" e "falta de freios"), representam os defeitos moleculares essenciais na célula cancerosa.[8] Bishop, Knudson e Varmus não sabiam quantos defeitos desses eram necessários para causar cânceres humanos. Mas a confluência deles, sugeriram, causava câncer.

Uma previsão arriscada

Eles só veem a própria sombra ou a sombra um do outro que o fogo projeta na parede oposta da caverna.[1]

— Platão

Karl Popper, filósofo da ciência, cunhou o termo "previsão arriscada" para descrever o processo pelo qual cientistas verificam teorias não testadas. Boas teorias, sugeriu, geram previsões arriscadas. Elas pressagiam um fato ou evento imprevisto que corre o risco real de não ocorrer ou de ser incorreto. Quando esse fato imprevisto se revela verdadeiro ou quando o evento ocorre, a teoria ganha credibilidade e força. A lei da gravitação de Newton foi confirmada espetacularmente quando ele previu, com exatidão, a volta do cometa Halley em 1758. A teoria da relatividade de Einstein foi comprovada em 1919 pela demonstração de que a luz de estrelas distantes é "curvada" pela massa do Sol, exatamente como previsto por suas equações.

No fim dos anos 1970, a teoria da carcinogênese proposta por Varmus e Bishop já tinha dado origem a pelo menos uma dessas previsões arriscadas. Varmus e Bishop tinham demonstrado que precursores de oncogenes — proto-oncogenes — existiam em todas as células normais. Tinham descoberto versões ativadas do proto-oncogene *src* no vírus do sarcoma de Rous. Tinham sugerido que mutações nesses genes internos causavam câncer — mas uma peça indispensável para comprovação ainda faltava. Se Varmus e Bishop estivessem certos, as versões mutantes desses proto-oncogenes deveriam existir dentro das células cancerosas. Mas até então, apesar de outros cientistas terem isolado uma variedade de oncogenes a partir de retrovírus, ninguém tinha isolado um oncogene ativado, mutante, a partir de uma célula cancerosa.

"Isolar esse gene", como disse o biólogo de câncer Robert Weinberg, "seria como sair de uma caverna de sombras [...] Onde cientistas tivessem visto oncogenes apenas indiretamente, poderiam ver esses genes, em carne e osso, vivendo dentro da célula cancerosa."[2]

Robert Weinberg tinha uma preocupação particular com sair das sombras. Retrovirologista formado numa época de grandes retrovirologistas, ele tinha trabalhado no laboratório de Dulbecco no Salk Institute, nos anos 1960, isolando o RNA de vírus de macaco para estudar seus genes. Em 1970, quando Dulbecco, Temin e Baltimore descobriram a transcrição reversa, Weinberg ainda estava à mesa de trabalho, purificando laboriosamente o RNA de vírus de macaco. Seis anos depois, quando Varmus e Bishop anunciaram a descoberta do *src* celular, Weinberg ainda purificava o RNA de retrovírus. Ele se sentia como se estivesse condenado a uma penumbra perpétua, cercado pela fama dos outros, sem jamais ficar famoso. A revolução do retrovírus, com todos os seus mistérios e recompensas, passara calmamente ao seu lado.

Em 1972, Weinberg foi para o MIT, onde passou a ocupar um pequeno laboratório perto do laboratório de Baltimore, para estudar vírus causadores de câncer. "O diretor do departamento", ele disse, "me achava um idiota. Um bom idiota. Um idiota trabalhador, mas ainda assim um idiota."[3] O laboratório de Weinberg ficava num espaço nada inspirador e estéril do MIT, num prédio brutalista dos anos 1960, servido por um único elevador trepidante. O rio Charles estava longe o suficiente para não ser visto das janelas, mas perto o bastante para enviar gélidas baforadas de vento no inverno. O subsolo do prédio ligava-se a um labirinto de túneis com salas mal arejadas, onde chaves eram feitas e máquinas consertadas para outros laboratórios.

Ele foi iluminado certa manhã, no meio de uma das abomináveis e ofuscantes nevascas de Boston.[4] Num dia de fevereiro de 1978, enquanto andava para o trabalho, Weinberg se viu no meio de uma épica tempestade de neve.

O transporte público parara de funcionar, e ele, de chapéu de borracha e galochas, resolvera arrastar-se através da estrondeante ponte Longfellow de sua casa para o laboratório, plantando o pé lentamente na neve. A neve obscurecia a paisagem e absorvia todos os sons, criando um clima silencioso e hipnótico. Atravessando o rio congelado, Weinberg pensava em retrovírus, câncer e genes causadores.

Weinberg sabia que tinha sido fácil isolar o *src* e identificá-lo como gene causador de câncer porque o vírus do sarcoma de Rous tem apenas quatro míseros genes. É difícil olhar para o lado, no genoma retroviral, sem deparar com um oncogene. Já uma célula cancerosa tem cerca de 30 mil genes. Procurar um gene causador de câncer nessa tempestade era praticamente impossível.

Mas a oncogênese, por definição, tem uma propriedade especial: ela provoca a proliferação celular desenfreada em uma célula normal. Temin tinha usado essa propriedade no experimento em que criara o câncer numa placa para induzir as células a formarem "focos". E, enquanto pensava sobre os oncogenes, Weinberg continuou recorrendo a essa propriedade essencial.

Dos 20 mil genes que existem numa célula cancerosa, Weinberg deduziu que a vasta maioria devia ser normal e apenas uma pequena parcela era constituída de proto-oncogenes mutantes. Imagine, por um momento, ser possível tirar os 20 mil genes da célula cancerosa, os bons, os maus e os feios, e transferi-los para 20 mil células normais, de tal modo que cada célula receba um dos genes. Os genes normais, não mutantes, teriam pouco efeito nas células. Mas uma célula qualquer receberia um oncogene e, espicaçada por esse sinal, começaria a crescer e reproduzir-se insaciavelmente. Reproduzida dez vezes, essas células formariam um pequeno torrão na placa de Petri; com doze divisões celulares, o torrão formaria um "foco" visível — câncer destilado em sua forma primordial, elementar.

A nevasca foi a catarse de Weinberg; ele se livrara dos retrovírus. Se oncogenes ativados existiam dentro das células cancerosas, então a transferência desses genes para células normais deveria induzir as células normais a se dividir e proliferar. Durante décadas, biólogos especialistas em câncer tinham recorrido ao vírus do sarcoma de Rous para introduzir *src* ativado nas células e, com isso, provocar a divisão celular. Mas Weinberg contornaria o vírus de

Rous e determinaria se os genes causadores de câncer podiam ser transferidos diretamente de células cancerosas para normais. No fim da ponte, com a neve ainda rodopiando à sua volta, ele chegou a um cruzamento deserto, com sinais luminosos ainda piscando. Atravessou e seguiu para o centro de câncer.

O desafio mais imediato de Weinberg era técnico: como transferir o DNA de uma célula cancerosa para uma população de células normais? Felizmente, ele tinha com muito trabalho aperfeiçoado essa habilidade técnica no laboratório durante sua década de estagnação. Seu método preferido de transferência de DNA começava pela purificação do DNA de células cancerosas, quando gramas dele eram precipitadas de estratos de células numa suspensão densa e floculenta, como leite coalhado. Esse DNA era então cortado em milhares de pedaços, com um ou dois genes. A fim de transferir o DNA para as células, era preciso um meio de transporte, uma molécula que inserisse DNA no interior de uma célula. Aqui, Weinberg apelava para um truque. O DNA vincula-se ao fosfato de cálcio para formar minúsculas partículas brancas. Essas partículas são ingeridas pelas células, que também ingerem pedaços de DNA presos ao fosfato de cálcio ao ingerir as partículas. Salpicadas sobre uma camada de células normais desenvolvidas numa placa de Petri, as partículas de DNA e fosfato de cálcio lembram um globo de neve com flocos brancos flutuando dentro, a nevasca de genes que Weinberg imaginara vividamente durante sua caminhada em Boston.

Uma vez que a nevasca de DNA era salpicada sobre as células e por elas internalizada, Weinberg realizava uma experiência bem simples. A célula que tinha recebido o oncogene lançava-se num crescimento desenfreado, formando o foco de células proliferativo. Weinberg isolava esses focos e purificava o fragmento de DNA que induzira a proliferação. E, com isso, capturava um oncogene humano real.

No verão de 1979, Chiaho Shih, estudante que trabalhava no laboratório de Weinberg, começou a abrir caminho através de quinze diferentes células cancerosas de camundongo, na tentativa de encontrar um fragmento de DNA que pudesse produzir focos a partir de células normais.[5] Shih era lacônico e discreto, dono de um temperamento mercurial, evasivo e quase sempre paranoico no que dizia respeito a suas experiências. Também era teimoso: segundo seus colegas, quando discordava de Weinberg carregava no sotaque e fingia não entender inglês, língua que falava com a maior facilidade e fluência em circunstâncias normais. Mas, apesar das idiossincrasias, Shih era perfeccionista. Aprendera a técnica de transfecção de DNA com os que o precederam no laboratório e, ainda mais importante, tinha um sentimento instintivo com relação a suas células, quase um instinto de jardineiro para distinguir o crescimento normal do crescimento anormal.

Shih cultivou uma enorme quantidade de células normais em placas de Petri e salpicava-as semanalmente com genes derivados de seu grupo de células cancerosas. Placas de células transfectadas empilhavam-se no laboratório. Como Weinberg tinha imaginado em sua caminhada na ponte, Shih logo deparou com um primeiro resultado de vital importância. Ele descobriu que a transferência do DNA de células cancerosas de camundongo sempre produzia focos em células normais, prova de que oncogenes podiam ser descobertos por esse método.*

Animados e perplexos, Weinberg e Shih realizaram uma ousada variante da experiência. Até então tinham usado células cancerosas de camundongo para conseguir DNA. Mudando de tática e de espécie, passaram para células cancerosas humanas. "Se teríamos tanto trabalho para capturar um oncogene real", disse Weinberg, "achamos que seria melhor procurá-lo em cânceres humanos reais."[6] Shih foi até o Dana-Farber Cancer Institute buscar uma linha de células cancerosas derivadas de um paciente, Earl Jensen, fumante de longa data que morrera de câncer de bexiga. O DNA dessas células foi picotado em pequenos fragmentos e transfectado para a linha de células humanas normais. Shih voltou para seu microscópio, contando os focos em cada placa.

A experiência deu certo novamente. Como no caso das linhas de células cancerosas de camundongo, focos destacados e desinibidos apareceram nas placas. Weinberg convenceu Shih a encontrar o gene exato que poderia converter uma célula normal em cancerosa. O laboratório de Weinberg agora corria para isolar e identificar o primeiro oncogene humano nativo.

---

* Na verdade, as células "normais" que Weinberg usara não eram exatamente normais. Eram células já adaptadas ao crescimento, de modo que bastava um único oncogene ativado para fazê-las crescer de forma alterada. As células verdadeiramente "normais", Weinberg descobriria mais tarde, precisam de vários genes para se tornar alteradas.

Weinberg logo percebeu que tinha adversários nessa corrida. No Farber, do outro lado da cidade, Geoff Cooper, ex-aluno de Temin, também havia demonstrado que o DNA das células cancerosas podia induzir a transformação nas células. Michael Wigler também tinha feito a mesma coisa no Cold Spring Harbor Laboratory, de Nova York. E Weinberg, Cooper e Wigler tinham outros concorrentes. No NCI, um pesquisador espanhol pouco conhecido chamado Mariano Barbacid tinha encontrado fragmento de DNA de outra linha de células cancerosas capaz de transformar células normais. No fim do inverno de 1981, os três laboratórios corriam para a linha de chegada. No começo da primavera, todos tinham encontrado seu tão procurado gene.

Em 1982, Weinberg, Barbacid e Wigler publicaram, independentemente, suas descobertas e compararam resultados.[7] Foi uma convergência inesperada e poderosa: os três laboratórios tinham isolado o mesmo fragmento de DNA, contendo um gene chamado *ras*, a partir de suas respectivas células cancerosas.* Como o *src*, o *ras* era um gene presente em todas as células. Mas, de novo como o *src*, o *ras* das células normais era diferente, do ponto de vista funcional, do *ras* presente em células cancerosas. Nas células normais, o gene *ras* codificava uma proteína rigorosamente controlada que "ligava" e "desligava" como um interruptor programado com cuidado. Em células cancerosas, o gene sofrera mutação, exatamente como Varmus e Bishop tinham previsto. O *ras* mutante trazia codificada uma proteína frenética, perpetuamente hiperativa e "ligada". Essa proteína mutante produzia um sinal insaciável para que a célula se dividisse — e continuasse a dividir-se. Era o tão procurado oncogene humano "nativo", capturado em carne e osso numa célula cancerosa. "Quando clonarmos um gene de câncer", escreveu Weinberg, "teremos o mundo aos nossos pés."[8] Novas maneiras de compreender a carcinogênese e novos progressos terapêuticos viriam logo em seguida. "Tudo aquilo foi", como escreveria Weinberg posteriormente, "uma maravilhosa quimera."

Em 1983, poucos meses depois de Weinberg ter purificado *ras* mutante a partir de células cancerosas, Ray Erikson viajou a Washington para receber

---

* Na verdade, o *ras*, como o *src*, também havia sido descoberto antes em um vírus que causava câncer, reforçando a capacidade impressionante que esses vírus têm de revelar os mecanismos dos oncogenes endógenos.

o importante prêmio da General Motors por sua pesquisa da atividade e da função do *ras*.[9] Tom Frei também foi homenageado aquela noite por sua contribuição para a cura da leucemia.

Foi uma noite esplêndida. Houve um elegante jantar à luz de velas num salão de festas de Washington, com muitos discursos de parabéns e brindes. Cientistas, médicos e políticos, incluindo muitos antigos laskeritas,* reuniram-se em volta de mesas com toalhas de linho. A conversa voltava-se frequentemente para a descoberta dos oncogenes e a invenção da quimioterapia curativa. Mas os dois temas pareciam transcorrer em universos selados e separados, numa situação muito parecida com a da conferência de Temin em Houston, mais de uma década antes. O prêmio de Frei, pela cura da leucemia, e o prêmio de Erikson, pela identificação da função de um oncogene fundamental, poderiam muito bem ter sido conferidos a duas buscas sem qualquer relação entre si. "Não me lembro de ter notado nenhum entusiasmo entre os médicos no sentido de se aproximarem de biólogos do câncer para sintetizar os dois polos de conhecimento",[10] lembrou Erikson. As duas metades do câncer, a causa e a cura, depois de festejarem e serem aclamadas juntas, desapareceram na noite, em táxis separados, cada uma para um lado.

A descoberta do *ras* acabara com um desafio para os geneticistas do câncer: eles tinham finalmente purificado um oncogene mutante de uma célula cancerosa. Mas lançara outro desafio. A hipótese de dois eventos de Knudson também tinha gerado uma previsão arriscada: a de que as células cancerosas do retinoblastoma continham duas cópias inativas do gene *Rb*. Weinberg, Wigler e Barbacid tinham provado que Varmus e Bishop estavam certos. Agora alguém precisava comprovar a previsão de Knudson, isolando seu lendário gene supressor de tumor e provando que suas duas cópias estavam desativadas no retinoblastoma.

Esse desafio, porém, continha um estranho toque conceitual. Genes supressores de tumor, por natureza, impõem-se pela *ausência*. Um oncogene,

---

* Os laskeritas tinham praticamente debandado depois da Lei Nacional do Câncer, de 1971. Mary Lasker ainda estava envolvida com a política da ciência, muito embora sem sombra da força e da energia visceral que reunira e demonstrara nos anos 1970.

quando sofre mutação, fornece um sinal de "ligar" para que as células cresçam. Já um gene supressor de tumor, quando sofre mutação, apaga o sinal de "ligar" e crescer. O teste de transfecção de Weinberg e Chiaho Shih tinha funcionado porque os oncogenes podem levar células normais a se dividir descontroladamente, com isso formando um foco de células. Mas não se pode esperar que um antioncogene, transfectado numa célula, crie um "antifoco". "Como capturar genes que se comportam como fantasmas", escreveu Weinberg, "e influenciam células de algum lugar atrás de uma cortina escura?"[11]

Em meados dos anos 1980, geneticistas do câncer começaram a vislumbrar difusos contornos atrás da "cortina escura" do retinoblastoma. Ao analisar cromossomos de células cancerosas de retinoblastoma usando a técnica de vinculação introduzida por Janet Rowley, os geneticistas tinham demonstrado que o gene *Rb* "vivia" no cromossomo 13. Mas um cromossomo contém milhares de genes. Isolar um desse vasto conjunto — particularmente um gene cuja presença funcional só era revelada quando inativo — parecia tarefa impossível. Grandes laboratórios equipados profissionalmente para caçar genes de câncer — Webster Cavenee, em Cincinnati, Brenda Gallie, em Toronto, e Weinberg, em Boston — empenhavam-se freneticamente na busca de uma estratégia para isolar o *Rb*. Mas esses esforços tinham chegado a um impasse. "Sabíamos onde vivia o *Rb*", lembrou Weinberg, "mas não tínhamos a menor ideia do que ele era."[12]

Em frente ao laboratório de Weinberg, do outro lado do rio Charles, Thad Dryja, oftalmologista que se tornara geneticista, também se juntara ao grupo de caçadores de *Rb*. O laboratório dele ficava no 6º andar da Massachusetts Eye and Ear Infirmary — a Eyeball, como era conhecida informalmente entre os residentes. A enfermaria oftalmológica era famosa por sua pesquisa de doenças oculares, mas não tinha praticamente reputação nenhuma por suas pesquisas de laboratório. O Instituto Whitehead de Weinberg ostentava o poder das tecnologias mais avançadas, um exército de máquinas que podia fazer o sequenciamento de megabases de DNA e poderosos microscópios fluorescentes capazes de perscrutar o coração da célula. Em contraste, a Eyeball, com sua orgulhosa exibição de óculos e lentes do século XIX em vitrines de madeira laqueada, era anacrônica de uma maneira quase megalomaníaca.

Dryja era um improvável geneticista de câncer. Em meados de 1980, depois de concluir sua residência em oftalmologia na enfermaria em Boston, ele

440

atravessara a cidade para ir ao Children's Hospital estudar a genética das doenças oculares. Como oftalmologista interessado em câncer, Dryja tinha um objetivo claro: o retinoblastoma. Mas até mesmo ele, inveterado otimista, hesitava em embarcar na pesquisa de *Rb*. "Brenda [Gallie] e Web [Cavenee] tinham empacado em suas tentativas [de clonar *Rb*]. Foi uma época lenta, frustrante."

Dryja começou sua caça ao *Rb* com alguns pressupostos fundamentais.[13] As células humanas normais, como ele sabia, tinham duas cópias de cada cromossomo (à exceção dos cromossomos sexuais), uma de cada pai, 23 pares de cromossomos, num total de 46. Cada célula normal tem portanto duas cópias do gene *Rb*, uma em cada cromossomo 13.

Supondo que Knudson estava certo com sua hipótese de dois eventos, cada tumor ocular deveria ter duas independentes mutações desativadoras no gene *Rb*, uma em cada cromossomo. Mutações, como Dryja sabia, se apresentam de muitas formas. Podem ser pequenas mudanças no DNA capazes de ativar um gene ou podem ser grandes supressões estruturais num gene, estendendo-se sobre um grande pedaço do cromossomo. Como o gene *Rb* precisa estar desativado para deflagrar o retinoblastoma, Dryja concluiu que a mutação responsável era, muito provavelmente, a supressão do gene. Apagar parte considerável de um gene, afinal de contas, deveria ser a maneira mais rápida e grosseira de paralisá-lo e desativá-lo.

Na maioria dos tumores de retinoblastoma, como Dryja suspeitava, as duas supressões nas duas cópias do gene *Rb* estariam em duas partes diferentes do gene. Como as mutações são aleatórias, a possibilidade de ambas estarem precisamente na mesma região do gene seria algo como obter dois seis ao rolar um dado de cem faces. Uma das supressões provavelmente "atingiria" a parte da frente do gene, enquanto a outra supressão atingiria a parte de trás (nos dois casos, a consequência do ponto de vista funcional seria a mesma — desativar o *Rb*). Os dois "eventos" na maioria dos tumores seriam, portanto, assimétricos — afetando duas partes diferentes do gene nos cromossomos.

Mas mesmo um dado de cem faces jogado muitas vezes pode dar dois seis. Raramente, como Dryja sabia, se encontra um tumor no qual ambos os eventos tenham apagado exatamente a mesma parte do gene nos dois cromossomos irmãos. Nesse caso, o pedaço de cromossomo estaria totalmente ausente da célula. E, se pudesse achar um jeito de identificar um pedaço totalmente ausente do cromossomo 13 numa célula tumoral de retinoblastoma, Dryja chegaria ao gene *Rb*. Era a mais simples de todas as estratégias: para caçar o gene com função ausente, Dryja procuraria localizar a ausência na estrutura.

Para identificar esse pedaço que faltava, Dryja precisava de marcos estruturais ao longo do cromossomo 13 — pequenos pedaços de DNA chamados sondas, alinhados longitudinalmente no cromossomo. Ele poderia usar essas sondas de DNA numa variante da mesma reação "de ligação" que Varmus e Bishop tinham usado nos anos 1970: se houvesse pedaço de DNA numa célula, ela se prenderia; se não houvesse, a sonda não se prenderia, identificando, assim, o pedaço que faltava na célula. Dryja tinha preparado uma série de sondas desse tipo. Mas, mais do que de sondas, ele precisava de um recurso que era quase exclusividade sua: um enorme banco de tumores congelados. A probabilidade de encontrar uma supressão compartilhada no gene *Rb* em ambos os cromossomos era pequena, por isso seria necessário testar um enorme conjunto de amostras para encontrar uma.

Essa era, pois, a vantagem crucial que ele tinha sobre os vastos laboratórios profissionais de Toronto e Houston. Cientistas de laboratório raramente se aventuram fora do seu âmbito em busca de amostras humanas. Dryja, que era clínico, tinha um freezer repleto delas. "Eu armazenava tumores como se fosse uma obsessão", ele disse, exibindo o deleite infantil de um colecionador.

> Espalhei entre pacientes e médicos a notícia de que estava interessado em casos de retinoblastoma. Sempre que alguém via um caso desses, a primeira coisa que dizia era: "Chamem aquele sujeito, o Dryja". Eu pegava o carro, o avião ou caminhava para ir buscar as amostras. Cheguei a conhecer pacientes pelo nome. Como a doença ocorre em famílias, eu ligava para a casa de alguém e perguntava se tinha um irmão, uma irmã, um primo com retinoblastoma. Às vezes eu sabia [do tumor] antes dos médicos.[14]

Semana após semana, Dryja extraía os cromossomos de tumores e aplicava seu conjunto de sondas neles. Se as sondas ficavam agarradas, ele em geral fazia um sinal num gel; se uma sonda se perdia totalmente, o sinal era um espaço em branco. Certa manhã, depois de investigar mais uma dezena de tumores, Dryja foi para o laboratório, segurou a mancha contra a janela e correu os olhos da esquerda para a direita, raia após raia, automaticamente, como um pianista lendo uma partitura. Num tumor, viu um espaço em branco. Uma de suas sondas — que chamou de H3-8 — estava apagada nos dois cromossomos daquele tumor. Dryja sentiu o calor súbito do êxtase percorrer-lhe o corpo, deixando-o tonto. "Foi naquele momento que tive a sensação de estar com um gene nas mãos. Eu aterrissara no retinoblastoma."[15]

Dryja tinha descoberto um pedaço de DNA ausente em células tumorais. Precisava então encontrar a parte correspondente em células normais, isolando, assim, o gene *Rb*. Perigosamente próximo ao fim, Dryja era como um acrobata no trecho final da corda bamba. Seu laboratório de sala única era pura tensão, tendo sido forçado até seu limite. Dryja não tinha as habilidades adequadas para isolar genes e dispunha de poucos recursos. Para fazer isso, precisaria de ajuda. Então fez outra investida. Tinha ouvido falar que pesquisadores no laboratório de Weinberg também estavam à caça do gene de retinoblastoma. Suas opções eram duras: ou se juntava ao grupo de Weinberg ou tentava isolar o gene sozinho e talvez perdesse a corrida.

O cientista do laboratório de Weinberg que tentava isolar o *Rb* era Steve Friend. Geneticista molecular de temperamento alegre, espirituoso e muito simples, Friend mencionara, por acaso, seu interesse pelo *Rb* em uma conversa com Dryja numa reunião. Diferentemente dele, que trabalhava com estoque de amostras tumorais, Friend reunira uma coleção de células normais, células nas quais o gene *Rb* estava intacto. A abordagem de Friend consistia em encontrar genes presentes em células normais de retina e depois tentar identificar as que fossem anormais em tumores de retinoblastoma — trabalhando ao encontro dos esforços de Dryja.

Para Dryja, a complementaridade das duas abordagens era óbvia. Ele tinha identificado um pedaço ausente de DNA em tumores. Será que Friend e Weinberg poderiam agora tirar o gene intacto das células normais? Eles esboçaram uma colaboração possível entre os dois laboratórios. Certa manhã, em 1985, Dryja pegou sua sonda H3-8 e atravessou correndo a ponte Longfellow (naquela altura, a estrada principal da oncogênese), levando-a em mãos à mesa de Friend em Whitehead.

Friend precisou realizar uma rápida experiência para testar a sonda de Dryja. Usando a reação de "ligação" de DNA novamente, Friend capturou e isolou o gene celular normal que se agarrou à sonda H3-8. O gene isolado "vivia" no cromossomo 13, como previsto. Quando Dryja voltou a testar o gene candidato em seu banco de amostras tumorais, encontrou exatamente o que Knudson tinha sugerido mais de uma década antes: todas as células de retinoblastoma continham inativações em ambas as cópias do gene — dois eventos —, enquanto as células normais continham duas cópias normais do gene. O gene candidato que Friend isolara era, inquestionavelmente, o *Rb*.

Em outubro de 1986, Friend, Weinberg e Dryja publicaram suas descobertas na revista *Nature*. O artigo era o complemento perfeito para o artigo de Weinberg sobre *ras*, o yin do seu yang — o isolamento de um proto-oncogene ativado (*ras*) e a identificação do antioncogene (*Rb*). "Quinze anos atrás", escreveu Weinberg, "Knudson forneceu a base teórica da gênese do tumor do retinoblastoma sugerindo que pelo menos dois eventos genéticos são necessários para provocar o desenvolvimento de tumores." E Weinberg fez a seguinte observação: "Isolamos [um gene humano] que aparentemente representa essa classe de genes"[16] — um supressor de tumores.

O que o *Rb* faz em células normais ainda é um enigma a ser desvendado. Seu nome, como visto, é totalmente inadequado. O *Rb*, retinoblastoma, não é apenas um raro tumor ocular de crianças que sofreu mutação. Quando cientistas testaram o gene isolado por Dryja, Friend e Weinberg em outros cânceres no começo dos anos 1990,[17] encontraram-no com amplas mutações em cânceres de pulmão, osso, esôfago, mama e bexiga em adultos. Como o *ras*, ele está presente em quase toda célula que se divide e fica desativado numa imensa quantidade de malignidades. Chamá-lo de retinoblastoma é subestimar, vastamente, a influência, a profundidade e a intrepidez desse gene.

O gene do retinoblastoma traz codificada uma proteína, também chamada *Rb*, com um "bolso" molecular profundo. Sua principal função é ligar-se a outras proteínas e mantê-las hermeticamente seladas nesse bolso, impedindo-as de ativar a divisão celular.[18] Quando resolve dividir-se, a célula rotula o *Rb* com um grupo de fosfato, sinal molecular que desativa o gene e com isso obriga a proteína a liberar suas parceiras. Dessa forma, o *Rb* atua como guardião da divisão celular, abrindo uma série de importantes comportas moleculares cada vez que a divisão é ativada, e fechando-as bruscamente quando a divisão celular termina. Mutações no *Rb* desativam essa função. Para a célula cancerosa, é como se as comportas estivessem perpetuamente abertas, e ela não consegue parar de se dividir.

* * *

A clonagem de *ras* e *retinoblastoma* — oncogene e antioncogene — foi um momento transformador na genética do câncer. Na década que se estendeu de 1983 a 1993, uma horda de oncogenes e antioncogenes (genes supressores de tumor) foi rapidamente identificada em cânceres humanos:[19] *myc, neu, fos, int, ret, akt* (todos oncogenes) e p53, VHL, APC (todos supressores de tumor). Retrovírus, veículos acidentais de oncogenes, desapareceram de vista ao longe. A teoria de Varmus e Bishop — de que oncogenes eram genes celulares ativados — foi aceita como amplamente verdadeira para muitas formas de câncer. E descobriu-se que a hipótese de dois eventos para os genes supressores de tumor — de que supressores de tumor eram genes que precisavam ser desativados em ambos os cromossomos — também tinha vasta aplicação no câncer. Um contexto conceitual bastante genérico para a carcinogênese tornava-se lentamente visível. A célula cancerosa era uma máquina quebrada e desarranjada. Os oncogenes eram seus aceleradores travados e os supressores de tumor, os freios que faltavam.*

No final dos anos 1980, outra linha de pesquisa, ressurgida do passado, deu outra contribuição à questão dos genes relacionados ao câncer. Desde o relato de Gouvêa sobre a família brasileira com tumores nos olhos em 1872, os geneticistas tinham descoberto muitas outras que aparentavam carregar o câncer em seus genes. As histórias dessas famílias tinham uma trágica semelhança: o câncer assombrava geração após geração, surgindo e ressurgindo em pais, filhos e netos. Duas características se destacavam. Primeiro, os geneticistas reconheceram que o espectro de cânceres em cada família era limitado e em geral estereotípico: câncer de cólon e de ovário atingiam uma família; de mama e ovário atingiam outra; sarcomas, leucemias e gliomas, uma terceira. Segundo, padrões similares geralmente reapareciam em diferentes famílias, sugerindo, assim, uma síndrome genética comum. Na síndrome de Lynch (descrita pela primeira vez por um brilhante oncologista, Henry Lynch, em

---

* Embora o câncer não seja causado apenas por vírus, certos vírus originam certos cânceres, como o vírus do papiloma humano (HPV), que causa o câncer cervical. Quando o mecanismo que impulsiona esse câncer foi decifrado, nos anos 1990, descobriu-se que o HPV desativa o sinal do *Rb* e do p53 — enfatizando a importância dos genes endógenos até mesmo em cânceres induzidos por vírus.

uma família de Nebraska), os cânceres de cólon, ovário, estômago e bile eram recorrentes geração após geração. Na síndrome de Li-Fraumeni, havia sarcomas ósseos e viscerais, leucemias e tumores no cérebro.

Usando técnicas de genética molecular poderosas, os geneticistas especializados em câncer entre 1980 e 1990 podiam clonar e identificar alguns desses genes relacionados ao câncer. Muitos deles, como o *Rb*, eram supressores de tumor (embora oncogenes também fossem encontrados ocasionalmente). Algumas dessas síndromes eram raras e efêmeras. Os geneticistas, contudo, identificaram alterações nos genes que predispõem ao câncer representadas na população com bastante frequência. Talvez o mais notável entre esses, sugerido pela primeira vez pela geneticista Mary Claire-King e depois clonado definitivamente pela equipe de Mark Skolnick na empresa farmacêutica Myriad Genetics, tenha sido o BRCA-1, um gene que predispõe mulheres a desenvolver câncer de mama e ovário. O BRCA-1 (a que vamos retornar nas páginas seguintes) pode ser encontrado em até 1% das mulheres em populações selecionadas, o que o torna um dos genes relacionados ao câncer mais comuns encontrados em seres humanos.

No início dos anos 1990, as descobertas na área da biologia do câncer tinham, portanto, atravessado o fosso entre os tumores de galinha de Peyton Rous e os verdadeiros cânceres existentes nos seres humanos. Mas os puristas ainda reclamavam. O ríspido espectro de Robert Koch ainda perseguia a teoria genética do câncer. Koch tinha postulado que para que um agente fosse identificado como "causa" de uma doença, precisava: 1) estar presente no organismo doente; 2) poder ser isolado a partir do organismo doente; 3) recriar a doença num hospedeiro secundário quando transferido do organismo doente. Os oncogenes atendiam aos dois primeiros critérios. Sua presença fora constatada em células cancerosas (como mostrado por Temin, Varmus e Bishop), e eles foram isolados a partir de células cancerosas (como demonstrado por Weinberg e Dryja). Mas ninguém tinha mostrado que um gene de câncer, em si ou por si mesmo, pudesse criar um autêntico tumor em animais.

Em meados dos anos 1980, uma série de notáveis experimentos permitiu aos geneticistas atender ao critério final de Koch. Em 1984, biólogos que trabalhavam com células-tronco inventaram uma nova tecnologia para introduzir genes exógenos em células-tronco embrionárias de camundongo e criaram um camundongo a partir dessas células modificadas. Isso tornou possível produzir "camundongos transgênicos", nos quais um ou mais genes foram modificados de modo artificial e permanente. Geneticistas do câncer aproveitaram a oportunidade. Um dos primeiros genes desse tipo a serem postos num camundongo foi o *c-myc*, um oncogene descoberto em células de linfoma.

Usando a tecnologia do camundongo transgênico, a equipe de Philip Leder em Harvard engendrou *c-myc* em camundongos, com um toque pessoal: eles tomaram cuidado para que apenas tecidos da mama no camundongo expressassem o gene ativado.[20] (O *myc* não podia ser ativado em todas as células. Se fosse permanentemente ativado no embrião, este se transformaria numa bola de células superproliferativas, depois pararia de crescer e morreria por meio de mecanismos desconhecidos. A única maneira de ativar o *myc* num camundongo vivo era restringir a ativação a apenas um subconjunto de células. Como o laboratório de Leder estudava câncer de mama, ele escolheu células mamárias.) Coloquialmente, Leder chamava seu camundongo de OncoMouse. Em 1988, ele pediu e obteve o registro do OncoMouse,[21] que se tornou o primeiro animal patenteado da história.

Leder esperava que seus camundongos transgênicos explodissem com o câncer, mas para sua surpresa os animais desenvolveram a doença de maneira bastante tímida. Muito embora um oncogene agressivo tivesse sido suturado a seu cromossomo, o camundongo desenvolveu pequenos cânceres mamários unilaterais, mais para o fim da vida. De maneira ainda mais surpreendente, os camundongos de Leder desenvolveram câncer apenas depois do nascimento de filhotes, sugerindo que influências ambientais, como hormônios, eram estritamente exigidas para a plena transformação das células mamárias. "O gene *myc* ativo não parece ser suficiente para o desenvolvimento desses tumores", escreveu Leder.

> Se esse fosse o caso, seria de esperar que houvesse um desenvolvimento uniforme de massas tumorais envolvendo todas as glândulas [mamárias] bilaterais dos cinco animais portadores de tumor. Um desses provavelmente será mais um evento transformador [...] O outro parece ser um ambiente hormonal relacionado à gravidez, apenas sugerido por esses estudos iniciais.[22]

Para testar a função de outros oncogenes e de estímulos ambientais, Leder criou um segundo OncoMouse, no qual dois proto-oncogenes ativados, *ras* e *myc*, foram engendrados no cromossomo em células mamárias.[23] Múltiplos tumores brotaram nas glândulas mamárias desses camundongos ao longo dos meses. A condição do meio hormonal da gravidez foi parcialmente melhorada. Ainda assim, apenas uns poucos clones distintos de câncer brotaram do camundongo *ras-myc*. Milhões de células mamárias no camundongo tinham *ras* e *myc* ativados. Mas, desses milhões dotados dos mais potentes oncogenes, apenas algumas dezenas se transformaram em tumores reais.

Ainda assim, foi uma experiência histórica: o câncer tinha sido criado artificialmente num animal. "A genética do câncer", como diz o geneticista Cliff Tabin, "ultrapassou uma fronteira. Agora lida não apenas com genes, trajetórias e torrões artificiais no laboratório, mas com um tumor real cultivado num animal."[24] A longa querela de Peyton Rous com a disciplina — ele dizia que nunca se produzira câncer num organismo vivo pela alteração de um conjunto definido de genes celulares — foi finalmente sepultada.

As marcas registradas do câncer

Não quero alcançar a imortalidade com o meu trabalho. Quero alcançar a imortalidade não morrendo.[1]

— Woody Allen

Correndo de um lado para outro em sua gaiola no viveiro no topo da faculdade de medicina de Harvard, o OncoMouse de Philip Leder carregava grandes implicações em suas pequenas ancas. O camundongo representava a maturidade da genética do câncer: cientistas criaram tumores reais, vivos (não apenas focos abstratos, empalidecidos, em placas de Petri), pela manipulação artificial de dois genes, *ras* e *myc*, num animal. Apesar disso, a experiência de Leder levantou outras perguntas sobre a gênese do câncer. O câncer não é apenas um caroço no corpo; é uma doença que migra, evolui, invade órgãos, destrói tecidos e resiste a drogas. A ativação de dois proto-oncogenes, ainda que potentes, não sumarizava toda a síndrome do câncer em cada célula do camundongo. A genética da doença iluminara muita coisa sobre sua gênese, mas evidentemente havia muito a compreender.

Se dois oncogenes eram insuficientes para criar câncer, então quantos proto-oncogenes ativados e supressores de tumor seriam necessários? Quais eram os passos genéticos para converter uma célula normal numa célula cancerosa? Essas perguntas não podiam ser respondidas experimentalmente no caso de cânceres humanos. Afinal, não se pode "criar" proativamente um câncer humano e seguir a ativação e a inativação de genes. Mas as perguntas podiam ser respondidas em retrospecto. Em 1988, usando espécimes humanos, um cientista médico chamado Bert Vogelstein, da faculdade de medicina Johns Hopkins, em Baltimore, tomou a iniciativa de descrever o número de mudanças genéticas necessárias para começar um câncer. A pesquisa, em várias formas, ocuparia Vogelstein por quase duas décadas.

Vogelstein foi inspirado pelas observações de George Papanicolau e Oscar Auerbach nos anos 1950. Tanto Papanicolau como Auerbach, trabalhando em cânceres diferentes, tinham notado que a doença não surge diretamente de uma célula normal. O câncer em geral arrasta-se rumo ao nascimento, passando por estágios discretos, transicionais, entre a célula plenamente normal e a célula francamente maligna. Décadas antes de o câncer cervical atingir sua encarnação ferozmente invasiva, espirais de células pré-malignas não invasivas podiam ser observadas no tecido, dando os primeiros passos na sinistra marcha em direção ao câncer. (Identificar e erradicar esse estágio pré-maligno antes que o câncer se espalhe é a base do papanicolau.) Da mesma forma, observou Auerbach, células pré-malignas eram vistas nos pulmões de fumantes muito antes de o câncer de pulmão aparecer. O câncer de cólon em seres humanos também passava por mudanças graduais e discretas em sua progressão, partindo de uma lesão pré-maligna não invasiva chamada adenoma até chegar ao altamente invasivo estágio terminal chamado carcinoma invasivo.

Vogelstein preferiu estudar essa progressão no câncer de cólon. Coletou amostras de pacientes representando cada estágio da doença. Depois montou uma série de quatro genes de câncer humano conhecidos — oncogenes e supressores de tumor — e avaliou cada estágio em suas amostras, para verificar ativações e desativações desses quatro genes.*

Conhecendo a heterogeneidade do câncer, podia-se presumir, ingenuamente, que cada paciente de câncer tem sua própria sequência de mutações

---

* Em 1998, era conhecida a identidade precisa de apenas um gene, o *ras*. Os outros três eram antioncogenes humanos pressupostos, embora sua identidade só fosse se tornar conhecida mais tarde.

genéticas e seu conjunto exclusivo de genes mutantes. Mas Vogesltein encontrou um padrão de impressionante consistência em suas amostras de câncer de cólon: em muitos pacientes, as transições nos estágios de câncer eram acompanhadas pelas mesmas transições em mudanças genéticas. As células cancerosas não ativavam e desativavam os genes ao acaso. A mudança de um estado pré-maligno para um câncer invasivo podia ser precisamente correlacionada com a ativação e desativação de genes numa sequência rigorosa e estereotipada.

Em 1988, Vogelstein escreveu na *New England Journal of Medicine*: "As quatro alterações moleculares se acumularam de um modo que se equiparava à progressão clínica dos tumores". E sugeriu: "No início do processo neoplásico uma célula do cólon parecia crescer mais do que suas companheiras para formar uma pequena e benigna neoplasia. Durante o crescimento dessas células, uma mutação no gene *ras* [...] ocorre com frequência. Finalmente, uma perda de genes supressores de tumor [...] pode estar associada à progressão do adenoma rumo a um claro carcinoma".[2]

Como Vogelstein tinha pré-selecionado sua lista de quatro genes, ele não pôde enumerar a quantidade total de genes necessária para a marcha do câncer. (A tecnologia disponível em 1988 não permitia esse tipo de análise; ele teria de esperar duas décadas por isso.) Mas demonstrou algo importante — que essa discreta marcha genética existia. Papanicolau e Auerbach tinham descrito a transição patológica do câncer como um processo de múltiplas etapas, começando com a pré-malignidade e marchando, inexoravelmente, para o câncer invasivo. Vogelstein mostrou que a progressão genética do câncer também era um processo de múltiplas etapas, da pré-malignidade ao câncer invasivo.

Foi um alívio. Na década de 1980 a 1990, proto-oncogenes e genes supressores de tumor foram descobertos em quantidades tão espantosas no genoma humano — pela última contagem, cerca de cem — que sua abundância levantou uma pergunta perturbadora: se o genoma estava tão densamente maculado por esses genes imoderados — genes que pareciam à espera do momento de empurrar uma célula para o câncer —, então por que o corpo humano não se infestava de câncer a cada minuto?

Os geneticistas do câncer já tinham duas respostas. A primeira delas era que os proto-oncogenes precisam ser ativados por mutações, que são acontecimentos raros. A segunda era que os genes supressores de tumor precisam ser desativados, mas costuma haver duas cópias de cada um desses genes, e é preciso que haja duas mutações independentes para desativar um supressor de tumor, evento ainda mais raro. Vogelstein apresentou a terceira resposta. A ativação ou desativação de qualquer gene provocava apenas os primeiros passos de uma marcha rumo à carcinogênese. A marcha do câncer era longa e vagarosa, e passava por muitas mutações em muitos genes, com muitas iterações. Em termos genéticos, nossas células não estavam sentadas à beira do abismo do câncer. Eram arrastadas para esse abismo de maneira gradual e discreta.

Enquanto Bert Vogelstein descrevia a lenta marcha do câncer de uma mutação genética para a próxima, biólogos investigavam as funções dessas mutações. As mutações do gene do câncer, como sabiam, podiam ser descritas, sucintamente, em duas categorias: ativações de proto-genes ou desativações de genes supressores de tumor. Mas embora a divisão celular desregrada seja a marca patológica distintiva do câncer, células cancerosas não se dividem meramente; elas migram através do corpo, destroem outros tecidos, invadem órgãos e colonizam lugares distantes. Para compreender toda a síndrome do câncer, os biólogos precisariam vincular as mutações genéticas das células cancerosas ao complexo e multifacetado comportamento anormal dessas células.

Os genes têm proteínas codificadas que geralmente funcionam como minúsculos interruptores moleculares, ativando ou desativando outras proteínas, virando interruptores moleculares para as posições de "ligado" e "desligado" dentro das células. Com isso, um diagrama conceitual pode ser traçado para qualquer uma dessas proteínas: a proteína A liga a proteína B, que liga a C e desliga a D, que liga a E, e assim por diante. Essa cascata molecular é chamada de "trajetória de sinalização da proteína". Essas trajetórias estão constantemente ativas nas células, fazendo sinais aparecerem e desaparecerem, e permitindo, dessa maneira, que a célula funcione em seu ambiente.

Os proto-oncogenes e os genes supressores de tumor, como os biólogos descobriram, situam-se no centro dessas trajetórias de sinalização. O *ras*, por exemplo, ativa uma proteína chamada *mek*. *Mek*, por sua vez, ativa *erk*, que, através de várias fases intermediárias, acelera a divisão celular. Essa cascata de etapas — chamada de trajetória *ras-mek-erk* — é rigorosamente controlada nas células normais, o que assegura divisões celulares também rigorosamente controladas. Nas células cancerosas, o *ras* ativado acaba por ativar de maneira crônica e permanente o *mek*, que ativa permanentemente o *erk*, dando como resultado a divisão celular descontrolada — a mitose patológica.

Mas a trajetória ativada do *ras* (*ras* → *mek* → *erk*) não causa apenas a divisão celular acelerada; ela também se cruza com outras trajetórias para viabilizar alguns "comportamentos" das células cancerosas. No Children's Hospital, em Boston, nos anos 1990, o cientista-cirurgião Judah Folkman demonstrou que certas trajetórias de sinalização ativadas dentro das células cancerosas, entre elas o *ras*, também podiam induzir o crescimento de vasos sanguíneos vizinhos. Um tumor pode, dessa forma, "adquirir" seu próprio suprimento de sangue estimulando, insidiosamente, uma rede de vasos sanguíneos à sua volta e depois crescendo, como cachos de uva, em torno desses vasos, fenômenos a que Folkman chamou de angiogênese tumoral.[3]

Stan Korsmeyer, colega de Folkman em Harvard, descobriu outras trajetórias ativadas em células cancerosas partindo de genes mutantes, que também bloqueavam a morte das células, dando, assim, às células cancerosas a capacidade de resistir a sinais para morrer.[4] Outras trajetórias permitiam às células cancerosas adquirir motilidade — a capacidade de mover-se de um tecido para outro —, dando início à metástase. Outra cascata de genes prolongava a sobrevivência das células em ambientes hostis, de modo que células cancerosas que viajam pela corrente sanguínea podem invadir outros órgãos sem ser rejeitadas ou destruídas em ambientes não projetados para sua sobrevivência.

O câncer, em suma, não era simplesmente genético em sua origem; era genético em sua totalidade. Genes anormais governavam todos os aspectos do seu comportamento. Cascatas de sinais aberrantes, com origem em genes mutantes, espalhavam-se dentro da célula cancerosa, estimulando a sobrevivência, acelerando o crescimento, possibilitando a motilidade, recrutando vasos sanguíneos, melhorando a alimentação, extraindo oxigênio — em resumo, sustentando o câncer.

Essas cascatas de genes eram, notavelmente, perversões de trajetórias de sinalização usadas pelo corpo em circunstâncias normais. Os "genes da motilidade" ativados por células cancerosas, por exemplo, são os mesmos que as células normais usam ao mover-se pelo corpo, como quando células imunológicas precisam deslocar-se para pontos de infecção. A angiogênese tumoral explora as mesmas trajetórias usadas quando vasos sanguíneos são criados para curar ferimentos. Nada é inventado nem alheio. A vida do câncer é um resumo da vida do corpo, sua existência é um espelho patológico da nossa. Susan Sontag advertiu contra o risco de sobrecarregar uma doença com metáforas. Mas isto não é metáfora. Mesmo em seu núcleo molecular inato, as células cancerosas são cópias de nós mesmos — dotadas de capacidade de sobrevivência, hiperativas, fragmentárias, fecundas e inventivas.

No começo dos anos 1990, biólogos do câncer já podiam começar a construir um modelo da doença em termos de mudanças moleculares ocorridas nos genes. Para compreender esse modelo, vamos partir da célula normal, digamos a célula que reside no pulmão esquerdo de um instalador de equipamento contra incêndio de quarenta anos de idade. Em certa manhã de 1968, uma minúscula lasca de asbesto de seu equipamento flutua no ar e vai alojar-se na vizinhança dessa célula. O corpo reage à lasca de asbesto com uma inflamação. As células em volta da lasca começam a dividir-se furiosamente, como um minúsculo ferimento que tenta sarar, e um pequeno caroço de células derivadas da célula original se forma naquele ponto.

Numa célula desse caroço ocorre uma mutação acidental no gene *ras*. A mutação cria uma versão ativada do *ras*. A célula que contém o gene mutante é levada a crescer mais rapidamente do que suas vizinhas e forma um caroço dentro do caroço de células original. Ainda não é uma célula cancerosa, mas uma célula na qual a divisão descontrolada foi parcialmente desencadeada — o antepassado primordial do câncer.

Passa-se uma década. A pequena coleção de células mutantes *ras* continua proliferando, despercebida, na periferia do pulmão. O homem fuma cigarros, e um carcinógeno químico do alcatrão chega à periferia do pulmão e esbarra no caroço de células mutantes *ras*. Uma célula desse caroço sofre uma segunda mutação em seus genes, ativando um segundo oncogene.

Passa-se mais uma década. Outra célula dessa massa secundária de células é alvo de um raio X errante e sofre outra mutação, dessa vez desativando um gene supressor de tumor. Essa mutação tem pouco efeito, uma vez que a célula tem uma segunda cópia desse gene. Mas, no ano seguinte, outra mutação desativa a segunda cópia do gene supressor de tumor, criando uma célula com dois oncogenes ativados e um gene supressor de tumor desativado.

Uma marcha fatal está em andamento; tem início uma desencadeação. As células, já com quatro mutações, começam a crescer mais do que suas irmãs. À medida que crescem, sofrem mutações adicionais e ativam trajetórias, formando células ainda mais adaptadas ao crescimento e à sobrevivência. Uma mutação no tumor lhes permite estimular o crescimento de vasos sanguíneos; outra mutação dentro desse tumor alimentado por sangue o habilita a sobreviver mesmo em áreas do corpo com pouco oxigênio.

Células mutantes geram células que geram células. Um gene que aumenta a mobilidade é ativado numa célula. Essa célula, tendo adquirido motilidade, pode migrar através do tecido pulmonar e penetrar na corrente sanguínea. Uma descendente dessa célula cancerosa móvel adquire a capacidade de sobreviver no osso. Depois de migrar pelo sangue, chega ao lado externo da pélvis, onde começa outro ciclo de sobrevivência, seleção e colonização. Ela representa a primeira metástase de um tumor que teve origem no pulmão.

O homem de vez em quando sente falta de ar. Uma dor formiga-lhe na periferia do pulmão. Ocasionalmente, sente algo mover-se sob a caixa torácica quando caminha. Mais um ano se passa, e as sensações aumentam. O homem vai ver um médico e faz um exame de tomografia computadorizada, que revela uma espécie de crosta em volta de um brônquio no pulmão. Uma biópsia mostra câncer. Um cirurgião examina o homem e o resultado da tomografia e o declara inoperável. Três semanas depois da visita, o homem volta à clínica médica queixando-se de dor nas costelas e nos quadris. Um exame nos ossos revela metástase na pélvis e nas costelas.

Têm início sessões de quimioterapia intravenosa. As células do tumor do pulmão respondem bem. O homem submete-se a um regime punitivo de drogas que matam múltiplas células. Durante o tratamento, uma célula do tumor sofre outra mutação que a torna resistente à droga usada contra o câncer. Sete meses depois do diagnóstico inicial, o tumor reincide em todo o corpo — nos pulmões, nos ossos, no fígado. Na manhã de 17 de outubro de 2004, profundamente dopado com opiáceos num leito de hospital em Boston, cercado pela mulher e pelos filhos, o homem morre de câncer metastático de pulmão, com uma lasca de asbesto alojada na periferia do órgão. Tem 76 anos.

Comecei a contar essa história como um caso hipotético de câncer. Os genes, os carcinógenos e a sequência de mutações do relato são todos, sem dúvida, hipotéticos. Mas o corpo no centro da história é real. Esse homem foi o primeiro paciente a morrer sob meus cuidados, durante minha residência em oncologia no Massachusetts General Hospital.

A medicina, como eu disse, começa pelo ato de contar histórias. Pacientes contam histórias para descrever doenças; médicos contam histórias para compreendê-las. Esta história da gênese de um câncer — de carcinógenos que causam mutações em genes internos e desencadeiam cascatas de trajetórias nas células que então passam pelo ciclo de mutação, seleção e sobrevivência — representa o esboço mais convincente que temos do nascimento do câncer.

No outono de 1999, Robert Weinberg esteve numa conferência sobre biologia do câncer no Havaí.[5] Uma noite, ele e Douglas Hanahan, outro biólogo especializado em câncer, fizeram uma caminhada pelo leito de lava das montanhas baixas e negras da região até pararem na boca de um vulcão e olharem para dentro. Um toque de frustração ensombrava a conversa. Parecia que as pessoas não se cansavam de falar do câncer como se fosse uma mistura caótica desconcertante. As características biológicas dos tumores eram descritas como algo tão variado que qualquer tipo de organização confiável parecia impossível. Era como se não houvesse regras de organização.

Mas, como Weinberg e Hanahan sabiam, as descobertas das duas décadas anteriores tinham sugerido a existência de regras e princípios profundos. Biólogos que olhavam diretamente pela bocarra do câncer já reconheciam que por trás de sua incrível heterogeneidade havia comportamentos, genes e trajetórias. Em janeiro de 2000, poucos meses depois da caminhada à boca do vulcão, Weinberg e Hanahan publicaram um artigo intitulado "As marcas distintivas do câncer",[6] que resumia essas regras. Era um trabalho ambicioso e icônico que assinalava um retorno, após um desvio de quase um século, à noção original de Boveri da "causa unitária do carcinoma".

> Discutimos [...] regras que governam a transformação das células humanas normais em cânceres malignos. Sugerimos que as pesquisas das últimas décadas revelaram um pequeno número de características moleculares, bioquímicas e celulares — capacidades adquiridas — compartilhadas pela maioria das — e talvez por todas — formas de câncer humano.[7]

Quantas "regras" Weinberg e Hanahan podiam citar para explicar o comportamento fundamental de mais de uma centena de tipos e subtipos distintos de tumor? A pergunta era audaciosa em sua amplitude; a resposta, ainda mais audaciosa em sua economia: seis. "Sugerimos que o vasto catálogo de genótipos de células cancerosas é uma manifestação de seis alterações essenciais na fisiologia celular que coletivamente impõe o crescimento maligno."

1. *Autossuficiência em sinais de crescimento*: células cancerosas adquirem um impulso autônomo para proliferar — mitose patológica — em virtude da ativação de oncogenes como *ras* ou *myc*.

2. *Insensibilidade a sinais inibidores de crescimento* (*anticrescimento*): células cancerosas desativam genes supressores de tumor, como o retinoblastoma (*Rb*), que normalmente inibe o crescimento.

3. *Evasão de morte programada das células* (*apoptose*): células cancerosas suprimem e desativam genes e trajetórias que normalmente possibilitam a morte das células.

4. *Infinito potencial de replicabilidade*: células cancerosas ativam trajetórias genéticas específicas que as tornam imortais, mesmo depois de crescerem por gerações.

5. *Angiogênese sustentada*: células cancerosas adquirem a capacidade de obter seu próprio suprimento de sangue e vasos sanguíneos — angiogênese tumoral.

6. *Invasão de tecido e metástase*: células cancerosas adquirem a capacidade de migrar para outros órgãos, invadir outros tecidos e colonizar esses órgãos, espalhando-se pelo corpo todo.

Notavelmente, como escreveram Weinberg e Hanahan, essas seis regras não eram descrições abstratas do comportamento do câncer. Muitos genes e trajetórias que tornam possíveis esses comportamentos foram concretamente identificados — *ras*, *myc*, *Rb*, para citar alguns. A tarefa agora era conectar essa compreensão causal da profunda biologia do câncer à missão de encontrar a cura:

Alguns alegarão que a busca da origem e do tratamento dessa doença continuará, pelos próximos 25 anos, mais ou menos da mesma maneira que foi no passado recente, acrescentando novas camadas de complexidade a uma literatura científica cuja complexidade já quase ultrapassa nossa capacidade de avaliação. Mas fazemos uma previsão diferente: aqueles que investigam o problema do câncer praticarão uma ciência bem diferente da que praticamos nos últimos 25 anos.

A maturidade mecanicista da ciência do câncer criaria uma nova espécie de medicina do câncer, propunham Weinberg e Hanahan: "Com holística clareza de mecanismo, o prognóstico e o tratamento do câncer se tornarão uma ciência racional, irreconhecível pelos praticantes de hoje".[8] Depois de andar no escuro durante décadas, os cientistas finalmente chegaram a uma clareira na compreensão do câncer. A tarefa da medicina era continuar essa viagem na direção de um novo ataque terapêutico.

PARTE VI
OS FRUTOS DE LONGOS ESFORÇOS

Estamos realmente colhendo os frutos dos nossos longos esforços.[1]
— Michael Gorman a Mary Lasker, 1985

O Instituto Nacional do Câncer, que tem supervisionado os esforços americanos na pesquisa e no combate do câncer desde 1971, deveria estabelecer uma nova e ambiciosa meta para a próxima década: o desenvolvimento de drogas que assegurem a cura permanente de muitos, senão de todos, os cânceres. Derrotar essa doença é agora uma ambição realista, porque finalmente conhecemos bem suas verdadeiras características químicas e genéticas.[2]
— James Watson, 2009

Quanto mais perfeito o poder, mais difícil subjugá-lo.[3]
Atribuído a são Tomás de Aquino

"Ninguém trabalhou em vão"

Você conhece Jimmy? [...] Jimmy é qualquer criança dos milhares que sofrem de leucemia ou de outro tipo de câncer, seja no país ou em qualquer lugar do mundo.[1]

Panfleto em favor do Fundo Jimmy, 1963

No verão de 1997, uma mulher chamada Phyllis Clauson, de Billerica, Massachusetts, enviou uma carta para o Dana-Farber Cancer Institute.[2] Escrevia em nome de "Jimmy", mascote de Farber. Fazia quase cinquenta anos que Jimmy chegara à clínica de Farber em Boston, vindo do norte do Maine, com diagnóstico de linfoma intestinal. Supunha-se que, como todos os companheiros de enfermaria nos anos 1950, ele estava morto havia muito tempo.

Não era verdade, escreveu Clauson: ele estava vivo e bem de saúde. Jimmy — Einar Gustafson — era seu irmão, motorista de caminhão do Maine com três filhos. Durante cinco décadas, a família tinha guardado segredo sobre a identidade e a sobrevivência de Jimmy. Apenas Sidney Farber sabia; cartões de Natal dele chegavam todos os invernos até que o médico morreu, em 1973.[3] Todo ano, durante décadas, Clauson e seus irmãos enviaram modestas doações ao Fundo Jimmy, sem dizer a ninguém de quem era a face que aparecia em silhueta no cartão de pedido de contribuições. Mas, passados cinquenta anos, ela achava que não podia mais manter o segredo. "A história de Jimmy", lembrou, "tornara-se uma história que eu não podia deixar de contar. Sabia que tinha de escrever a carta enquanto Jimmy ainda estivesse vivo."[4]

A carta de Clauson quase foi jogada no lixo. "Visões" de Jimmy, como as visões de Elvis, eram relatadas com frequência, mas quase nunca levadas a sério; tudo não passava de mistificação. Médicos tinham informado ao departamento de publicidade do Fundo Jimmy que as chances de o menino ter sobrevivido eram quase nulas, e que todas as alegações deviam ser tratadas com a maior desconfiança. Mas a carta de Clauson trazia detalhes que não podiam ser ignorados. Ela dizia que tinha ligado o rádio em New Sweden, Maine, no verão de 1948, para ouvir o programa de Ralph Edwards. Lembrava-se das viagens que o irmão fazia a Boston no meio do inverno durante dois dias, com Jimmy, de uniforme de beisebol, pacientemente deitado na traseira de um caminhão.

Quando Clauson contou ao irmão que tinha mandado a carta, ele pareceu mais aliviado do que irritado. "Foi como livrá-lo de um fardo também", ela disse. "Einar era um homem modesto. Não falara sobre o assunto porque não era de se gabar." ("Eu lia nos jornais que eles tinham me achado num lugar qualquer", ele disse, "e achava graça.")

A carta de Clauson foi lida por Karen Cummings, do escritório de desenvolvimento do Fundo Jimmy, que imediatamente percebeu seu potencial. Entrou em contato com Clauson e chegou a Gustafson.

Poucas semanas depois, em janeiro de 1998, Cummings combinou um encontro com Jimmy numa parada de caminhoneiros perto de um shopping center num subúrbio de Boston.[5] Eram seis da manhã de um gélido dia de inverno, e Gustafson e a mulher amontoaram-se no carro aquecido de Cummings. Ela tinha uma fita de Jimmy cantando sua canção favorita em 1948. Ligou para que ouvissem:

> *Levem-me para ver o jogo,*
> *Levem-me com a multidão.*
> *Comprem-me amendoim e salgadinhos,*
> *Nem ligo se nunca mais voltar.*

Gustafson ouviu com lágrimas nos olhos. Cummings e a mulher dele estavam sentadas no carro com os olhos também cheios de lágrimas silenciosas.

Ainda naquele mês, Cummings foi de carro até New Sweden, uma linda cidade do norte do Maine, com casas austeras numa paisagem ainda mais austera e rude. Velhos moradores da cidade também se lembravam das viagens de Gustafson a Boston para fazer quimioterapia. Ele tinha pegado carona em carros, caminhões e vans de entrega, sempre que alguém da cidade subia ou descia pela costa; fora preciso uma cidade inteira para salvar uma criança. Enquanto Cummings ficou sentada na cozinha de Gustafson, ele foi para cima e voltou com uma caixa de papelão. Enrolado dentro dela estava o gasto uniforme de beisebol que o Boston Braves dera a Jimmy na noite do programa de Edwards. Cummings não precisava de mais provas.

Com isso, em maio de 1998, quase exatamente cinquenta anos depois de ter saído de uma pequena cidade do interior do Maine para o Children's Hospital para encontrar-se com um médico esquisito e formal, de terno, Jimmy voltou, ao som de trombetas, ao Fundo Jimmy.[6] Seus colegas de enfermaria no hospital — um dos gêmeos Sandler, com uma leucemia recalcitrante devorando-lhe o baço, a menina loura, de tranças, perto da televisão, a pequena Jenny, com leucemia — havia muito tempo tinham sido sepultados em pequenos túmulos em Boston e nos arredores. Gustafson entrou no prédio do Fundo Jimmy,* subindo as baixas e longas escadas, até o quarto onde o trem de brinquedo passava por dentro de um túnel na montanha. Pacientes, sobreviventes, enfermeiras e médicos circulavam em torno. Como um moderno Rip van Winkle, ele achava o presente insondável e irreconhecível. Clauson se lembra de tê-lo ouvido dizer: "Tudo mudou. Os quartos, os pacientes, as drogas".[7] Mais do que qualquer coisa, porém, o índice de sobrevida tinha mudado. "Einar lembrava-se da enfermaria de câncer como um lugar com muitas cortinas", ela prosseguiu. "Quando as crianças estavam bem, as cortinas ficavam abertas. Mas logo eram fechadas, e, quando abriam de novo, não havia mais criança nenhuma."

Ali estava Gustafson, cinquenta anos depois, de volta aos longos corredores, com cartuns desbotados nas paredes, as cortinas bem abertas. Impos-

---

* Jimmy começou a quimioterapia no Children's Hospital em 1948, mas depois fez o tratamento e acompanhamento no prédio do Fundo Jimmy, em 1952.

sível saber se Jimmy sobreviveu por causa da cirurgia, da quimioterapia ou se seu câncer era de comportamento inerentemente benigno. Porém os fatos de seu histórico médico são irrelevantes; seu retorno era simbólico. Jimmy tinha sido escolhido, involuntariamente, como ícone da criança com câncer. Porém, Einar Gustafson, agora com 63 anos, voltava como ícone do homem adulto depois do câncer.

O memorialista italiano Primo Levi, que sobreviveu a um campo de concentração, depois atravessou uma Alemanha arrebentada até sua Turim natal, costumava dizer que uma das características mais fatais do campo era a capacidade de eliminar a ideia de uma vida fora e além dele mesmo. O passado e o presente eram aniquilados rotineiramente — estar no campo era renegar história, identidade e personalidade —, mas o que mais assustava era a eliminação do futuro. Com essa aniquilação, escreveu Levi, vinha uma morte moral e espiritual que perpetuava o statu quo do encarceramento. Se não havia vida fora do campo, a lógica distorcida pela qual o campo operava tornava-se a vida de sempre.

O câncer não é um campo de concentração, mas partilha com ele a característica da aniquilação: nega a possibilidade de vida fora e além de si mesmo; engloba toda a vida. A rotina diária de um paciente torna-se tão intensamente dedicada à sua doença que o mundo desaparece de vista. Cada última gota de energia é consumida cuidando do câncer. "Derrotá-lo virou obsessão", escreveu o jornalista Max Lerner a respeito do seu linfoma no baço. "Se seria um combate, então só me restava envolver-me com tudo o que tinha — conhecimento e astúcia, de maneira dissimulada ou aberta."[8]

Para Carla, no meio da pior fase da quimioterapia, os rituais diários de sobrevivência apagaram totalmente qualquer pensamento de sobrevida a longo prazo. Quando perguntei a uma mulher que sofria de uma rara forma de sarcoma muscular sobre sua vida fora do hospital, ela respondeu que passava dias e noites vasculhando a internet em busca de notícias sobre a doença. "Estou no hospital", ela disse, "mesmo quando estou fora dele." "O câncer", escreveu o poeta Jason Shinder, "é uma grande oportunidade de ter o rosto espremido contra a vidraça da nossa mortalidade."[9] Mas o que pacientes veem através do vidro não é um mundo fora do câncer, e sim um mundo tomado por ele — o câncer refletido infinitamente em volta deles como numa sala de espelhos.

Eu não estava imune a essa preocupação compulsiva. No verão de 2005, quando minha residência se aproximava do fim, passei talvez por uma experiência singularmente transformadora em minha vida: o nascimento de minha filha. Radiante, linda e angelical, Leela nasceu numa noite cálida no Massachusetts General Hospital e foi levada para a unidade dos recém-nascidos, no 14º andar, enrolada em um cobertor. A unidade fica bem em frente à enfermaria do câncer. (A aposição das duas não é apenas coincidência. Como procedimento médico, o parto tem pouca probabilidade de envolver complicações infecciosas e é, portanto, vizinho seguro para uma ala de quimioterapia, onde qualquer infecção pode transformar-se num letal alvoroço. Como em tantas outras partes da medicina, a justaposição das duas alas é puramente funcional e profunda.)

Eu queria estar ao lado de minha mulher esperando o momento milagroso do nascimento de nossa filha, como é desejo de tantos pais. Mas na verdade estava vestido e enluvado como um cirurgião, com um pano azul esterilizado na minha frente e uma longa seringa nas mãos, preparado para colher o jato marrom de células sanguíneas do cordão umbilical. Quando cortei o cordão, parte de mim era pai, mas outra parte era oncologista. O sangue umbilical contém uma das mais ricas fontes conhecidas de células-tronco formadoras de sangue — células que podem ser guardadas em criobancos e usadas em transplante de medula óssea para tratamento de leucemia no futuro, fonte preciosíssima que costuma ser derramada em pias de hospital depois do parto.

As parteiras reviravam os olhos; a obstetra, velha amiga, perguntou se eu nunca parava de pensar no trabalho. Mas eu estava mergulhado demais no estudo do sangue para ignorar meus instintos. Nas salas de transplante de medula do outro lado daquele corredor havia pacientes para os quais eu tinha vasculhado bancos de tecidos do país em busca de um pouco dessas células-tronco — meio litro ou um litro — que pudesse salvar a vida deles. Mesmo em momentos de afirmação da vida como aquele, as sombras da malignidade — e da morte — nunca cessavam de operar em minha psique.

Mas nem tudo descambava para a morte. Algo transformador também acontecia nas clínicas dos residentes no verão de 2005: muitos pacientes meus, cujas faces foram apertadas com muita força contra a vidraça de sua mortalidade, começaram a vislumbrar uma vida depois do câncer. Fevereiro, como eu já disse, assinalara o ponto intermediário de uma piora abissal. O câncer atingira sua plena e letal florescência naquele mês, consumindo e aniquilando tudo, incluindo qualquer contemplação do futuro. Quase toda semana trazia a notícia de um dano crescente, culminando, assustadoramente, com a chegada de Steve Harmon em minha sala de emergência e sua arrasadora queda em parafuso para a morte. Havia dias em que eu tinha medo de passar pelas máquinas de fax em frente ao meu escritório, onde uma pilha de certificados de óbito aguardava minha assinatura.

Mas então, como uma venenosa maré vazante, as más notícias diminuíram. Os telefonemas noturnos de hospitais ou de salas de emergência da área de Boston com notícias de mais uma morte ("Estou ligando para dizer que seu paciente chegou aqui esta noite com tontura e dificuldade para respirar") de repente cessaram. Era como se o véu da morte tivesse sido levantado — e sobreviventes aparecessem.

Ben Orman fora definitivamente curado do linfoma de Hodgkin. Não tinha sido uma viagem fácil. Sua contagem sanguínea caíra calamitosamente no ciclo intermediário da quimioterapia. Durante algumas semanas, parecia que o linfoma deixara de responder — sinal de prognóstico nada esperançoso. Mas, com o tempo, a massa do pescoço e o grande arquipélago de massas do peito dissolveram-se, deixando apenas minúsculos vestígios de tecido lesionado. A formalidade de seu comportamento tinha relaxado visivelmente. Quando o vi pela última vez, no verão de 2005, ele falou em mudar-se de Boston para San Francisco. Garantiu-me que faria uma consulta de acompanhamento, mas não me convenceu. Orman era o próprio símbolo da vida depois do câncer — ansioso para esquecer a clínica e seus tristes rituais, como uma viagem ruim a outro país.

Katherine Fitz também podia visualizar a vida depois do câncer. Para ela, o maior obstáculo imposto por um tumor pulmonar envolto nefastamente em seus brônquios tinha sido o controle local do câncer. A massa fora extraída durante uma cirurgia extremamente meticulosa; então, ela tinha concluído sua quimioterapia adjuvante e a radiação. Quase doze meses depois da cirurgia, não havia sinal de reincidência local. Nem daquela mulher que chegara à clínica meses antes, encolhida de medo. Tumor eliminado, quimioterapia concluída, radiação deixada para trás, uma exaltação escorria de todas as torneiras da alma de Fitz. Às vezes, vendo sua personalidade emergir como de uma mangueira, parecia tremendamente claro que os gregos tivessem pensado em doença como um bloqueio patológico de humores.

Carla reapareceu para me ver em julho de 2005, trazendo fotos dos três filhos. Recusava-se a deixar outro médico realizar a biópsia de sua medula óssea, por isso saí do laboratório numa manhã quente para fazer o procedimento. Ela pareceu aliviada ao ver-me, saudando-me com um sorriso ansioso. Tínhamos desenvolvido uma relação ritualística; e quem era eu para profanar um ritual de sorte? A biópsia revelou total ausência de leucemia na medula óssea. Sua remissão, por ora, permanecia intacta.

Escolhi esses casos não por serem "miraculosos", mas exatamente pela razão oposta. Eles representam uma gama rotineira de sobreviventes — a doença de Hodgkin curada com quimioterapia de múltiplas drogas; câncer de pulmão local em estágio avançado controlado com cirurgia, quimioterapia e radiação; leucemia linfoblástica em prolongada remissão após quimioterapia intensiva. Para mim, eram milagrosos o bastante. Uma velha reclamação sobre a prática da medicina é que ela nos habitua à ideia da morte. Mas, quando a medicina nos habitua à ideia da vida, da sobrevivência, é porque falhou completamente. O romancista Thomas Wolfe, recordando uma vida inteira de luta contra doenças escreveu, em sua última carta: "Fiz uma longa viagem, estive num país estranho e vi a escuridão bem de perto".[10] Não fiz a viagem e só vi a escuridão refletida nos olhos de outros. Mas sem dúvida o momento mais sublime da minha vida clínica foi testemunhar essa viagem em sentido inverso, encontrar homens e mulheres que *voltavam* desse país estranho — vê-los de perto, subindo de volta.

Avanços graduais podem resultar em mudanças transformadoras. Em 2005, uma avalanche de artigos na literatura científica convergiu numa mensagem notavelmente consistente[11] — a fisionomia nacional do câncer tinha mudado, de maneira sutil, mas fundamental. A mortalidade de quase todas as formas importantes de câncer — de pulmão, mama, cólon e próstata — caíra durante quinze anos seguidos.[12] Não tinha havido nenhum avanço drástico isolado, mas uma fricção constante e poderosa: a mortalidade diminuíra cerca de 1% ao ano.[13] O índice pode parecer modesto, porém seu efeito cumulativo foi notável: entre 1990 e 2005, a taxa específica de mortalidade por câncer caíra quase 15%,[14] um declínio sem precedentes na história da doença. O império do câncer ainda era inquestionavelmente vasto — mais de meio milhão de americanos morreram de câncer em 2005[15] —, mas era um poder que diminuía, desfazendo-se em suas fronteiras.

O que precipitou esse declínio constante? Não há uma resposta única, mas uma avalanche de respostas. Para o câncer de pulmão, o que impulsionou o declínio foi basicamente a prevenção — uma fricção lenta no consumo de cigarros, provocada pelos estudos de Doll-Hill e Wynder-Graham, alimentada pelo relatório do ministro da Saúde e elevada à máxima potência por uma combinação de ativismo político (a ação da FTC com seus rótulos de advertência), processos judiciais criativos (os casos de Banzhaf e Cipollone), militância médica e combate ao marketing (comerciais antitabaco).

Para os cânceres de cólon e cervical, o declínio muito provavelmente foi resultado de êxitos da prevenção secundária — o rastreamento do câncer. O câncer de cólon era detectado cada vez mais cedo em sua evolução, em geral no estágio pré-maligno, e tratado com cirurgias relativamente simples. O rastreamento do câncer cervical usando a técnica de Papanicolau era feito em centros de cuidados primários em todo o país, e, como ocorria com o câncer de cólon, lesões pré-malignas eram retiradas com cirurgias relativamente menores.*

Já para a leucemia, o linfoma e o câncer testicular, os números declinantes refletiam êxitos de tratamento quimioterápico. Na LLA infantil, índices de cura de 80% eram atingidos rotineiramente. A doença de Hodgkin era igualmente curável, assim como os linfomas agressivos de células grandes. Na verdade, a questão importante a respeito da doença de Hodgkin, do câncer de testículo e da leucemia infantil não era *quanta* quimioterapia era necessária para a cura, mas qual seria a *quantidade mínima*: foram realizados estudos para determinar se doses menores e menos tóxicas de drogas, reduzidas em relação aos protocolos originais, seriam capazes de alcançar índices de cura equivalentes.

Talvez mais simbolicamente, o declínio da mortalidade do câncer de mama sintetizava a natureza cumulativa e colaborativa dessas vitórias — e a importância de atacar o câncer usando múltiplas investidas independentes. Entre 1990 e 2005, a mortalidade do câncer de mama tinha caído para inéditos 24%.

---

* A vacinação contra o papilomavírus (HPV) terminou diminuindo a taxa de incidência do câncer.

Três intervenções tinham potencialmente empurrado para baixo essa taxa — a mamografia (exame para detectar câncer de mama em estágio inicial e, com isso, impedir o câncer invasivo), a cirurgia e a quimioterapia adjuvante (aplicada depois da cirurgia para remover células cancerosas remanescentes). Donald Berry, estatístico de Houston, Texas, resolveu responder a uma questão controvertida:[16] quanto a mamografia e a quimioterapia tinham contribuído, *independentemente*, para a sobrevida? De quem era a vitória — da prevenção ou da intervenção terapêutica?*

A resposta de Berry era o emoliente que faltava num campo assolado por querelas entre os defensores da prevenção e os fãs da quimioterapia. Quando ele avaliou o efeito de cada intervenção independentemente, usando métodos estatísticos, o resultado foi um empate satisfatório: a prevenção e a intervenção tinham ajudado a baixar igualmente a mortalidade do câncer de mama — 12% para a mamografia e 12% para a quimioterapia, totalizando os 24% observados. "Ninguém", disse Berry, parafraseando a Bíblia, "trabalhou em vão."[17]

Foram vitórias profundas, audaciosas e significativas, carregadas nas costas por trabalhadores sérios e significativos. Mas, na verdade, foram vitórias de outra geração — resultados de descobertas feitas nos anos 1950 e 1960. Os avanços conceituais essenciais de onde essas estratégias de tratamento emergiram eram anteriores a todo trabalho significativo na biologia celular do câncer. Numa arrancada desconcertante que durou apenas duas décadas, cientistas tinham desvendado um fantástico mundo novo — de errantes oncogenes e genes supressores de tumor, que aceleravam e desaceleravam o crescimento para desencadear o câncer; de cromossomos que podiam ser decapitados e deslocados para criar novas quimeras genéticas; de trajetórias celulares corrompidas para subverter a morte do câncer. Mas os avanços terapêuticos que tinham levado à lenta fricção da mortalidade não utilizaram essa nova biologia do câncer. Havia a nova ciência de um lado e a velha medicina de outro. Mary Lester certa vez procurara uma mudança no câncer que marcasse época. Porém, a mudança ocorrida parecia pertencer a outra época.

---

* A contribuição da cirurgia não pôde ser julgada, já que precede 1990, e quase todas as mulheres são tratadas cirurgicamente.

Mary Lasker morreu de insuficiência cardíaca em 1994, em sua casa zelosamente cuidada em Connecticut, depois de retirar-se fisicamente dos ásperos epicentros da pesquisa do câncer e da formulação política em Washington, Nova York e Boston.[18] Tinha 93 anos. Sua vida estendera-se sobre o século mais transformador e turbulento da ciência biomédica. Sua exuberância diminuíra nos dez anos anteriores. Raramente falava das conquistas (ou desilusões) da guerra contra o câncer. Mas tinha esperado que a medicina do câncer avançasse mais durante sua vida — desse um passo decidido rumo à "cura universal" de Farber e conseguisse uma vitória mais definitiva na guerra. A complexidade e a tenacidade — a força absoluta do câncer — fizeram com que seus oponentes mais dedicados e resolutos parecessem circunspectos e submissos.

Em 1994, poucos meses depois da morte de Lasker, o geneticista especialista em câncer Ed Harlow compreendeu bem a agonia e o êxtase daquela época.[19] Ao fim de uma conferência de uma semana no laboratório Cold Spring Harbor, em Nova York, impregnada de vertiginoso senso de expectativa sobre as espetaculares conquistas da biologia do câncer, Harlow fez uma avaliação sóbria: "Nosso conhecimento dos [...] defeitos moleculares do câncer veio de vinte anos de dedicação da melhor pesquisa de biologia molecular. Mas essa informação não se traduz em tratamentos eficazes nem na compreensão do fato de que muitos dos tratamentos atuais têm êxito e outros falham. É uma época frustrante".

Mais de uma década depois, pude sentir a mesma frustração na clínica do Massachusetts General Hospital. Uma tarde eu vi Tom Lynch, clínico de câncer de pulmão, resumir magistralmente carcinogênese, genética do câncer e quimioterapia para uma nova paciente, uma mulher de meia-idade com carcinoma broncoalveolar. Ela era professora de história, tinha maneiras graves e mente afiada. Lynch sentou-se de frente para ela, traçando um desenho enquanto falava. As células dos brônquios, ele explicou, tinham sofrido mutações genéticas que lhes permitiam crescer de maneira autônoma e descontrolada, formando um tumor local. Sua propensão era sofrer novas mutações, que lhes possibilitasse migrar, invadir tecidos, espalhar-se por metástase. A quimioterapia com carboplatina e taxol (duas drogas quimioterápicas de praxe), aumentada com radiação, mataria as células e talvez as impedisse de migrar para outros órgãos e semear metástases. Na melhor das hipóteses, as células com genes mutantes morreriam e o câncer seria curado.

A mulher observava atentamente Lynch usar a caneta, com seus olhos ágeis e aguçados. A explicação parecia lógica e organizada, mas ela captara a faísca de uma peça quebrada no encadeamento lógico. Qual era a relação entre aquela explicação e a terapia proposta? Ela queria saber como a carboplatina "consertaria" seus genes mutantes. Como o taxol saberia que células tinham sofrido mutações para poder matá-las? Qual era a relação entre a explicação mecanicista de sua doença e as intervenções médicas?

Ela percebera uma discrepância muito conhecida dos oncologistas. Por quase uma década, praticar a medicina do câncer foi como viver dentro de uma panela de pressão — empurrado, de um lado, pela força crescente da clareza biológica sobre o câncer, mas também apertado contra a parede da estagnação médica que parecia não ter produzido remédios verdadeiros a partir dessa clareza biológica. No inverno de 1945, Vannevar Bush escreveu ao presidente Roosevelt: "Os notáveis avanços da medicina durante a guerra só foram possíveis porque dispúnhamos de uma grande provisão de dados científicos acumulados por meio de pesquisa básica em muitas áreas científicas nos anos que a antecederam".[20]

Para o câncer, a "provisão de dados científicos" tinha alcançado um ponto crítico. A fervura da ciência, como Vannevar Bush gostava de imaginar, inevitavelmente produzia uma espécie de vapor — uma pressão urgente e rapsódica, que só poderia encontrar alívio na tecnologia. A ciência do câncer estava desesperada para encontrar alívio numa nova espécie de medicina.

Novas drogas para velhos cânceres

> *Na história de Pátroclo*
> *Ninguém sobrevive, nem mesmo Aquiles*
> *Que era quase um deus.*
> *Pátroclo se parece com ele; os dois usavam*
> *A mesma armadura.*[1]
>
> — Louise Glück

> *A terapia perfeita não foi desenvolvida. A maioria de nós acredita que ela não terá nada a ver com terapia citotóxica, e é por isso que apoiamos as investigações básicas voltadas para uma compreensão mais fundamental da biologia do tumor [...] precisamos fazer o melhor uso possível do que temos agora.*[2]
>
> — Bruce Chabner para Rose Kushner

Na lenda, Aquiles foi rapidamente imergido no rio Estige, segurado apenas pelo calcanhar. Ao contato com a escura lâmina de água, seu corpo tornou-se de imediato impenetrável mesmo à arma mais letal — exceto no calcanhar não mergulhado. Uma simples seta apontada para esse ponto vulnerável o acabaria matando no campo de batalha de Troia.

Antes dos anos 1980, o arsenal da terapia do câncer fora construído em grande parte em torno de duas vulnerabilidades fundamentais das células cancerosas. A primeira é que a maioria dos cânceres tem origem como doença local antes de se espalhar sistematicamente. A cirurgia e a terapia de radiação exploram essa vulnerabilidade. Retirando, fisicamente, tumores restritos antes que as células cancerosas se espalhem — ou queimando células cancerosas com explosões de poderosa energia mediante o uso de raios X —, a cirurgia e a radiação tentam eliminar o câncer do corpo em bloco.

A segunda vulnerabilidade é o rápido ritmo de crescimento das células cancerosas.* A maioria das drogas quimioterápicas descobertas antes dos anos 1980 tem por alvo essa segunda vulnerabilidade. Antifolatos, como a aminopterina de Farber, interrompem o metabolismo do ácido fólico e privam todas as células de um nutriente fundamental para a divisão celular. O nitrogênio mostarda e a cisplatina reagem quimicamente com o DNA, e células com a informação genética danificada não conseguem duplicar seus genes e, portanto, não podem se dividir. A vincristina, o veneno das apocináceas, elimina a capacidade de as células cancerosas construírem o "andaime" molecular necessário para a divisão celular.

Mas esses dois tradicionais calcanhares de aquiles do câncer — crescimento local e divisão celular rápida — só podem ser atacados até certo ponto. A cirurgia e a radiação são, intrinsecamente, estratégias localizadas e falham quando as células cancerosas já se espalharam além dos limites do que pode ser cirurgicamente removido ou irradiado. Mais cirurgia, portanto, não resulta em mais cura, como os cirurgiões radicais descobriram nos anos 1950, para seu desespero.

O ataque ao crescimento celular também atinge um teto biológico, porque as células normais precisam crescer. O crescimento pode ser a marca distintiva do câncer, mas é também a marca distintiva da vida. Um veneno dirigido ao crescimento celular, como a vincristina ou a cisplatina, acaba atacando o crescimento normal, e as células que crescem mais rapidamente no corpo começam a pagar o preço colateral da quimioterapia. Cabelos caem. O sangue se torna involuto. O revestimento da pele e do intestino se solta. Mais drogas

---

* Nem todos os tipos de câncer se desenvolvem rapidamente. Alguns dos mais lentos às vezes resistem a drogas que deveriam frear a multiplicação de células malignas.

produzem mais toxicidade, sem produzir a cura, como os quimioterapeutas radicais descobriram nos anos 1980, para seu desespero.

Para atacar as células cancerosas com novas terapias, cientistas e médicos precisavam encontrar novas vulnerabilidades exclusivas do câncer. As descobertas da biologia nos anos 1980 ofereceram uma visão muito mais matizada dessas vulnerabilidades. Três novos princípios surgiram, representando três novos calcanhares de aquiles do câncer.

Primeiro, as células cancerosas são levadas a crescer por causa da acumulação de mutações em seu DNA. Essas mutações ativam proto-oncogenes internos e desativam genes supressores de tumor, desatrelando, com isso, os "aceleradores" e os "freios" que operam durante a divisão celular normal. Atacar esses genes hiperativos, poupando, ao mesmo tempo, seus precursores modulados normais, pode ser uma nova maneira de combater células cancerosas com mais critério.

Segundo, os proto-oncogenes e os genes supressores de tumor normalmente ficam no centro das trajetórias de sinalização celular. Células cancerosas dividem-se e crescem porque são impulsionadas por sinais hiperativos ou inativos nessas trajetórias cruciais. As trajetórias existem em células normais, mas são estritamente controladas. A dependência potencial de uma célula cancerosa dessas trajetórias permanentemente ativadas é uma segunda vulnerabilidade possível da célula cancerosa.

Terceiro, o incessante ciclo de mutação, seleção e sobrevivência cria uma célula cancerosa com diversas propriedades adicionais adquiridas, além do crescimento descontrolado. Isso inclui a capacidade de resistir aos sinais de morte, de espalhar-se por metástase pelo corpo e de estimular o crescimento de vasos sanguíneos. Essas "marcas distintivas do câncer" não são inventadas pela célula cancerosa; elas costumam derivar da corrupção de processos similares que ocorrem na fisiologia normal do corpo. A dependência adquirida por uma célula cancerosa desses processos é uma terceira vulnerabilidade possível do câncer.

O desafio terapêutico principal da mais nova medicina do câncer era, portanto, descobrir, no vasto número de similaridades nas células normais e nas células cancerosas, sutis diferenças nos genes, nas trajetórias e nas capacidades adquiridas — e enfiar uma estaca envenenada nesse novo calcanhar.

* * *

Uma coisa é identificar um calcanhar de aquiles — e outra bem diferente é descobrir uma arma para atacá-lo. Até o fim dos anos 1980, nenhuma droga tinha revertido a ativação de oncogenes ou a desativação de supressores de tumor. Mesmo o tamoxifeno, a droga mais especificamente direcionada ao câncer até aquele momento, opera atacando a dependência de certas células de câncer de mama para com o estrogênio, e não desativando diretamente um oncogene ou uma trajetória de oncogene ativado. Em 1986, a descoberta da primeira droga dirigida contra oncogene instantaneamente estimulou a medicina do câncer. Embora descoberta em grande parte por acaso, a existência de tal molécula abriu caminho para o vasto esforço de encontrar drogas da década seguinte.

A doença que estava na encruzilhada fundamental da oncologia era outra variante da leucemia chamada promielocítica aguda — LPA. Identificada de início como uma forma distinta da leucemia adulta nos anos 1950, essa doença tem uma característica própria: as células não apenas se dividem rapidamente, mas ficam congeladas em desenvolvimento imaturo. Células sanguíneas brancas normais que se desenvolvem na medula óssea passam por uma série de fases de amadurecimento para chegar ao estágio de células adultas plenamente funcionais. Uma dessas células intermediárias é chamada de promielócito, célula adolescente prestes a tornar-se funcionalmente madura. A LPA caracteriza-se pela proliferação maligna desses promielócitos imaturos. Os promielócitos normais estão carregados de enzimas e grânulos tóxicos que costumam ser liberados pelas células sanguíneas brancas normais para matar vírus, bactérias e parasitas. Na leucemia promielocítica, o sangue se enche desses promielócitos carregados de toxinas. Mal-humoradas, inconstantes e nervosas, as células da LPA podem liberar seus grânulos venenosos por capricho — precipitando sangramentos intensos ou simulando uma reação séptica no corpo. Na LPA, a proliferação patológica do câncer vem, portanto, com um toque especial. A maioria dos cânceres contém células que não param de crescer. Na LPA, as células cancerosas não crescem.

Desde o começo dos anos 1970, essa parada no amadurecimento das células da LPA levava cientistas à busca de uma substância química que pudesse forçá-las a amadurecer. Uma grande quantidade de drogas foi testada em células de LPA em provetas, e apenas uma se destacou — o ácido retinoico, forma oxidada da vitamina A. Mas o ácido retinoico, como os pesquisadores descobriram, era um reagente indigno de confiança. Uma quantidade de ácido pode amadurecer as células da LPA e outra pode falhar. Frustrados com essas respostas vacilantes, inescrutáveis, biólogos e químicos perderam o interesse depois do entusiasmo inicial por essa substância química maturadora.

No verão de 1985, uma equipe de pesquisadores de leucemia da China foi à França encontrar-se com Laurent Degos, hematologista do hospital St. Louis em Paris que se interessava pela LPA.[3] A equipe chinesa, chefiada por Zhen Yi Wang, também tratava pacientes com LPA, no hospital Ruijin, um movimentado centro clínico de Xangai, China. Tanto Degos como Wang tinham tentado agentes quimioterápicos comuns — drogas dirigidas contra células em crescimento acelerado — para obter remissões em pacientes com LPA, mas com péssimos resultados. Os dois falavam da necessidade de uma nova estratégia para atacar essa doença caprichosa e letal, e voltavam sempre a insistir na peculiar imaturidade das células de LPA e na busca de um agente de maturação para a doença.

O ácido retinoico, como Wang e Degos sabiam, apresenta-se em duas formas moleculares estreitamente relacionadas: o ácido cis-retinoico e o ácido trans-retinoico. As duas formas são idênticas em composição, mas têm pequenas diferenças na estrutura molecular e comportam-se de maneiras bem diversas nas reações moleculares. (O ácido cis-retinoico e o ácido trans-retinoico têm os mesmos átomos, mas eles estão arranjados de formas diferentes nas duas substâncias químicas.) O ácido cis-retinoico tinha sido testado com mais intensidade e produzira respostas oscilantes, efêmeras. Mas Wang e Degos se perguntavam se o ácido trans-retinoico não seria o verdadeiro agente de maturação. As respostas pouco confiáveis da antiga experiência não teriam sido causadas por uma quantidade baixa e variável da forma trans-retinoica presente em cada lote de ácido retinoico?

Wang, que tinha estudado num colégio franco-jesuíta em Xangai, falava um francês cadenciado, com forte sotaque. Superadas as barreiras linguísticas e geográficas, os dois hematologistas esboçaram uma colaboração internacional. Wang sabia da existência de uma empresa de produtos farmacêuticos nos arredores de Xangai que fabricava ácido trans-retinoico puro — sem a mistura de ácido cis-retinoico. Ele testaria a droga em pacientes com LPA no hospital

Ruijin. A equipe de Degos em Paris faria o mesmo depois da rodada inicial de testes na China, revalidando a estratégia em pacientes franceses de LPA.

Wang lançou seu estudo clínico em 1986, com 24 pacientes. Vinte e três deles responderam de maneira impressionante. Promielócitos leucêmicos no sangue sofreram brusca maturação em glóbulos brancos. "O núcleo ficou maior", escreveu Wang, "e um número menor de grânulos primários foi observado no citoplasma. No quarto dia de cultura, as células deram origem a mielócitos contendo grânulos específicos, ou secundários [...] [indicando o desenvolvimento de] granulócitos plenamente maduros."[4]

Então algo ainda mais inesperado aconteceu: tendo amadurecido plenamente, as células cancerosas começaram a morrer. Em alguns pacientes, a diferenciação e a morte surgiram como num vulcão em erupção: a medula óssea aumentou, repleta de promielócitos diferenciados, antes de esvaziar-se lentamente, num período de semanas, enquanto as células cancerosas amadureciam e sofriam um acelerado ciclo de morte. A súbita maturação de células cancerosas produziu uma breve confusão metabólica, que foi controlada com remédios, mas os únicos efeitos colaterais extras do ácido trans-retinoico foram a secura dos lábios e da boca e uma ocasional erupção cutânea. As remissões produzidas pelo ácido trans-retinoico duraram semanas, com frequência meses.

A leucemia promielocítica aguda ainda reincidiu, normalmente em três ou quatro meses depois do tratamento com ácido trans-retinóoco. Em seguida, as equipes de Paris e de Xangai combinaram drogas quimioterápicas comuns com ácido trans-retinoico — um coquetel de drogas antigas e novas —, e as remissões se prolongaram por mais meses. Em cerca de 3/4 dos pacientes, a remissão começou a prolongar-se por um ano, depois se estendeu por cinco. Em 1993, Wang e Degos concluíram que 75% dos pacientes tratados com a combinação de ácido trans-retinoico e quimioterapia padrão nunca mais reincidiriam — percentagem inédita na história da LPA.

Biólogos do câncer precisavam de mais uma década para explicar, no nível molecular, as impressionantes respostas de Ruijin, usando os elegantes estudos realizados por Janet Rowley, a citologista de Chicago. Em 1984, Rowley identificara uma translocação ímpar nos cromossomos de células de LPA — o fragmento de um gene do cromossomo 15 fundiu-se com o fragmento de um gene do cromossomo 17. Isso criava um oncogene "quimérico" ativado que impulsionava a proliferação de promielócitos e bloqueava seu amadurecimento, dando origem à peculiar síndrome da LPA.

Em 1990, quatro anos depois do estudo clínico de Wang em Xangai, esse oncogene culpado foi isolado por equipes independentes de cientistas na França, na Itália e nos Estados Unidos. O oncogene da LPA, como descobriram os cientistas, trazia codificada uma proteína firmemente vinculada por ácido trans-retinoico. A ligação extingue de imediato o sinal de oncogene nas células de LPA, explicando, deste modo, as poderosas remissões observadas em Xangai.

A descoberta de Ruijin foi notável: o ácido trans-retinoico representava a sonhada fantasia da oncologia molecular — uma droga anticâncer específica para oncogene. Mas a descoberta foi uma fantasia vivida de trás para a frente. Wang e Degos tinham deparado com o ácido trans-retinoico graças a um inspirado trabalho de adivinhação — e só depois descobriram que a molécula podia atacar diretamente os oncogenes.

Mas seria possível fazer a viagem inversa — *partir* do oncogene e *chegar* à droga? O laboratório de Robert Weinberg em Boston já tinha começado essa controvertida jornada, muito embora o próprio Weinberg não desse muita atenção a ela.

No começo dos anos 1980, o laboratório de Weinberg já tinha aperfeiçoado uma técnica para isolar genes causadores de câncer diretamente a partir de células cancerosas. Usando essa técnica, pesquisadores tinham isolado dezenas de novos oncogenes a partir de células cancerosas. Em 1982, um cientista pós-graduado de Bombaim que trabalhava no laboratório de Weinberg, Lakshmi Charon Padhy, noticiou o isolamento de mais um desses oncogenes a partir de um tumor de rato chamado neuroblastoma.[5] Weinberg batizou o gene com o nome de *neu*, numa referência ao tipo de câncer que abriga esse gene.

O *neu* foi acrescentado à lista crescente de oncogenes, mas era uma anomalia. Células são ligadas por uma fina membrana de lipídios e proteínas que agem como uma barreira oleosa contra a entrada de muitas drogas. A maioria dos oncogenes até agora descobertos, como o *ras* e o *myc*, é ocultada dentro da célula (o *ras* é ligado à membrana da célula, mas voltado para dentro), o que os torna inacessíveis a drogas que não conseguem penetrar a membrana celular. O produto do gene *neu*, diferentemente, era uma nova proteína, não ocultada dentro da célula, mas atada à membrana celular com um grande fragmento pendurado do lado de fora, ao qual quaisquer drogas têm livre acesso.

Lakshmi Charon Padhy tinha até mesmo uma "droga" para testar. Em 1981, enquanto isolava esse gene, ele criou um anticorpo para a nova proteína *neu*. Anticorpos são moléculas destinadas a se ligar a outras, e essa ligação pode, ocasionalmente, bloquear ou desativar a proteína ligada. Mas anticorpos são incapazes de cruzar a membrana celular e precisam de uma proteína exposta fora da célula para se vincularem. *Neu*, portanto, era um alvo perfeito, com um grande pedaço (um longo "pé" molecular) projetado para fora da membrana celular. Padhy não precisaria de mais do que uma tarde de experimentos para acrescentar o anticorpo *neu* às células de neuroblastoma e determinar o efeito da ligação. "Teria sido um teste de uma noite", disse Weinberg, posteriormente. "Eu não me perdoo. Se tivesse me concentrado e estudado mais, e não tivesse sido tão monomaníaco quanto às ideias que eu tinha naquela época, teria feito essa conexão."[6]

Apesar da trilha de irresistíveis hipóteses, Padhy e Weinberg jamais conseguiram fazer a experiência. Tardes e tardes se passaram. Introspectivo e livresco, Padhy arrastava-se pelo laboratório, com um sobretudo surrado durante o inverno, fazendo suas experiências por conta própria e falando pouco a respeito delas para outras pessoas. E, apesar de sua descoberta ter sido publicada numa revista científica de renome, poucos cientistas perceberam que ele talvez tivesse deparado com uma droga anticâncer potencial (o anticorpo que conectava o *neu* estava sepultado numa figura obscura do artigo).[7] O próprio Weinberg, levado pelo redemoinho ascendente de novos oncogenes e obcecado com a biologia básica da célula cancerosa, acabou esquecendo o experimento com o *neu*.*

Wienberg tinha um oncogene e possivelmente uma droga bloqueadora de oncogene, mas o par nunca se encontrou. Nas células de neuroblastoma que se dividiam em suas incubadoras, o *neu* grassava de maneira monomaníaca e determinada, como se fosse invencível. Mas seu pé molecular ainda acenava fora da superfície da membrana do plasma, exposto e vulnerável, como o famoso calcanhar de aquiles.

---

* Em 1986, Jeffrey Drebin e Mark Greene mostraram que o tratamento com um anticorpo anti-*neu* impedia o crescimento das células cancerosas. Mas a possibilidade do desenvolvimento desse anticorpo em uma droga anticâncer humana escapou a todos os grupos.

Uma cidade de fios

> *Em Ercília, para estabelecer as ligações que orientam a vida da cidade, os habitantes estendem fios entre as arestas das casas, brancos ou pretos ou cinza ou pretos e brancos, de acordo com as relações de parentesco, troca, autoridade, representação. Quando os fios são tantos que não se pode mais atravessar, os habitantes vão embora: as casas são desmontadas; restam apenas os fios e os sustentáculos dos fios.*[1]
>
> — Italo Calvino

Weinberg pode ter se esquecido por um momento do *neu*, mas os oncogenes, por sua própria natureza, não podiam ser esquecidos com facilidade. Em *As cidades invisíveis*, Italo Calvino descreve uma metrópole fictícia na qual todas as relações entre os moradores de uma casa e seus vizinhos são denotadas por fios coloridos entre as duas moradas.[2] Quando a metrópole cresce, o emaranhado de cordas se intensifica e as casas desaparecem. No fim, a cidade de Calvino torna-se apenas uma rede de fios coloridos entrelaçados.

Se alguém desenhasse um mapa parecido das relações entre os genes numa célula humana normal, então os proto-oncogenes e os supressores de tumor, como *ras*, *myc*, *neu* e *Rb* ficariam no centro dessa cidade, distribuindo redes de fios coloridos em todas as direções. Os proto-oncogenes e supressores de tumor são os pivôs moleculares da célula. São os guardiães da divisão celular, que é tão fundamental para nossa fisiologia que os genes e as trajetórias que coordenam esse processo se cruzam com quase todos os outros aspectos da nossa biologia. No laboratório, damos a isso o nome de regra dos seis graus de separação do câncer: pode-se fazer qualquer pergunta de biologia, não importa quão distante pareça — o que faz o coração parar, por que as minhocas envelhecem ou como os pássaros aprendem a cantar? —, que, em menos de seis etapas genéticas, acaba-se fazendo a conexão com um proto-oncogene ou um supressor de tumor.

Não deveria ser surpresa nenhuma, portanto, o fato de que o *neu* estava quase esquecido no laboratório de Weinberg quando foi descoberto em outro. No verão de 1984, uma equipe de pesquisadores, em colaboração com Weinberg, descobriu o homólogo humano do gene *neu*.[3] Notando sua semelhança com outro gene modulador de crescimento descoberto anteriormente — o receptor de EGF humano (HER, do inglês) —, os pesquisadores chamaram o gene de *Her-2*.

Um gene, tenha o nome que tiver, será sempre o mesmo gene, mas uma mudança crucial ocorrera na história do *neu*. O gene tinha sido descoberto num laboratório acadêmico. Weinberg dedicara grande parte de sua atenção a dissecar o mecanismo molecular do oncogene *neu*. Já o *Her-2* foi descoberto no vasto campus da empresa farmacêutica Genentech. A diferença de lugar, e a consequente diferença de objetivos, alteraria radicalmente o destino desse gene. Para Weinberg, o *neu* tinha representado uma rota para a compreensão da biologia fundamental do neuroblastoma. Para a Genentech, o *Her-2* representava uma rota para o desenvolvimento de uma nova droga.

Localizada no extremo sul de San Francisco, espremida entre os poderosos laboratórios de Stanford, UCSF e Berkeley, e as incipientes e prósperas empresas do Vale do Silício, a Genentech — abreviatura de Genetic Engineering Technology — nasceu imbuída de profundo simbolismo alquímico. No fim dos anos 1970, pesquisadores de Stanford e da UCSF tinham inventado uma tecnologia chamada "DNA recombinante". Ela permitia que genes fossem manipulados — "engenhados" — de uma maneira até então inimaginável. Genes podiam ser passados de um organismo para outro: o gene de uma vaca poderia ser transferido para uma bactéria, uma proteína humana podia ser sintetizada em células de cachorro. Genes podiam ser juntados para produzir novos genes, criando proteínas que nunca existiram na natureza. A Genentech pensava em tirar o máximo proveito dessa tecnologia de genes para desenvolver uma farmacopeia de novas drogas. Fundada em 1976, a empresa obteve autorização da UCSF para usar a tecnologia do DNA recombinante, levantou irrisórios 200 mil dólares em fundos de capital de risco e lançou-se na caçada a essas novas drogas.

Uma "droga", em termos conceituais, é qualquer substância que produza efeito na fisiologia de um animal. Drogas podem ser simples moléculas; água e sal, nas circunstâncias apropriadas, podem funcionar como potentes agentes farmacológicos. Drogas também podem ser substâncias químicas complexas e multifacetadas — moléculas derivadas da natureza, como a penicilina, ou produtos químicos sintetizados artificialmente, como a aminopterina. Entre as drogas mais complexas da medicina estão as proteínas, moléculas sintetizadas por células que podem exercer variados efeitos na fisiologia humana. A insulina, feita de células pancreáticas, é uma proteína que regula o açúcar do sangue e pode ser usada para controlar o diabetes. O hormônio de crescimento, feito de células pituitárias, favorece o crescimento aumentando o metabolismo de células musculares e ósseas.

Antes da Genentech, as drogas de proteína, apesar de reconhecidamente potentes, eram difíceis de produzir. A insulina, por exemplo, era feita triturando-se vísceras de vacas e porcos numa sopa e extraindo a proteína da mistura — um quilo de insulina para cada 8 mil quilos de pâncreas. O hormônio do crescimento, usado para corrigir uma forma de nanismo, era extraído das glândulas pituitárias de milhares de cadáveres humanos. Drogas coagulantes para tratar doenças hemorrágicas vinham de litros de sangue humano.

A tecnologia do DNA recombinante permitiu à Genentech sintetizar proteínas humanas a partir do zero: em vez de extrair proteínas de órgãos animais e humanos, a empresa podia "engendrar" um gene humano numa bactéria, digamos, e usar a célula dessa bactéria como biorreator para produzir grandes quantidades dessa proteína. A tecnologia era transformadora. Em 1982, a Genentech apresentou a primeira insulina humana "recombinante";[4] em 1984, produziu um fator coagulante usado para controlar hemorragia em pacientes hemofílicos;[5] em 1985, criou uma versão recombinante do hormônio de crescimento humano[6] — tudo isso engendrando a produção de proteínas humanas em células bacterianas ou animais.

No fim dos anos 1980, depois de um espantoso crescimento, não havia mais drogas a serem produzidas em massa pela Genentech usando a tecnologia recombinante. As primeiras vitórias da empresa, no fim das contas, tinham resultado de um *processo*, e não de um produto: a empresa descobrira uma maneira radicalmente nova de produzir velhos medicamentos. Então, quando se dispunha a inventar drogas a partir do zero, a Genentech viu-se obrigada a mudar de estratégia: precisava encontrar alvos para as drogas — proteínas em células capazes de desempenhar papel fundamental na fisiologia de uma doença que, por sua vez, pudesse ser ligada ou desligada por outras proteínas produzidas com o DNA recombinante.

Foi sob a égide desse programa de "descoberta de alvo"[7] que Axel Ullrich, cientista alemão que trabalhava na Genentech, redescobriu o gene de Weinberg — *Her-2/neu*, o oncogene atado à membrana da célula.* Mas, tendo descoberto o gene, a Genentech não sabia o que fazer com ele. As drogas que sintetizara com tanto êxito até então eram destinadas a tratar doenças humanas nas quais uma proteína ou um sinal estava ausente ou era baixo — insulina para diabéticos, fatores de coagulação para hemofílicos, hormônios de crescimento para anões. Um oncogene era o oposto — não um sinal que faltava, mas um sinal superabundante. Genentech poderia fabricar uma proteína que faltava em células bacterianas, mas ainda precisava aprender como desativar uma proteína hiperativa numa célula humana.

No verão de 1986, enquanto a Genentech quebrava a cabeça para descobrir um método de desativar oncogenes, Ullrich apresentou um seminário na Universidade da Califórnia em Los Angeles.[8] Extravagante e entusiasmado, de terno escuro muito formal, ele era um orador fascinante. Hipnotizou a plateia com a incrível história do isolamento do *Her-2* e da convergência casual dessa descoberta com o trabalho anterior de Weinberg. Mas ficou devendo aos ou-

---

* Ullrich na verdade achou o homólogo humano do gene *neu* do rato. Outros dois grupos descobriram independentemente o mesmo gene.

vintes uma frase de efeito. A Genentech era uma empresa fabricante de drogas. E onde estava a droga?

Dennis Slamon, oncologista da UCLA, ouviu a palestra de Ullrich aquela tarde de 1986.[9] Filho de um homem que trabalhava nas minas de carvão dos Apalaches, Slamon chegara à UCLA como residente de oncologia, depois de cursar a faculdade de medicina na Universidade de Chicago. Era um amálgama peculiar de suavidade e perseverança, uma "britadeira aveludada",[10] como o descreveu um repórter. No começo de sua vida acadêmica, tinha adquirido o que chamou de "determinação homicida"[11] de curar o câncer, mas até então era apenas determinação sem resultado. Em Chicago, Slamon realizara uma série de refinados estudos para identificar o oncogene num vírus de leucemia humana chamado HTLV-1, o solitário retrovírus comprovadamente capaz de causar câncer.[12] Mas esse retrovírus era uma causa de câncer rara. Matar o vírus, como Slamon sabia, não curaria o câncer. Era preciso um método para matar oncogenes.

Slamon, ouvindo a história de Ullrich sobre o *Her-2*, fez uma conexão rápida, intuitiva. Ullrich tinha um oncogene: a Genentech queria uma droga — faltava o meio do caminho. Uma droga sem uma doença é ferramenta inútil; para fazer um remédio anticâncer que valha a pena, ambos precisavam de um câncer no qual o gene *Her-2* fosse hiperativo. Slamon tinha um grupo de cânceres em que poderia testar a hiperatividade do gene. Compulsivo colecionador de quinquilharias, como Thad Dryja em Boston, Slamon colecionava amostras de tecidos cancerosos de pacientes operados na UCLA, guardadas num vasto freezer. Slamon propôs uma simples colaboração. Se Ullrich lhe mandasse as sondas de DNA para *Her-2* da Genentech, Salmon poderia testar sua coleção de células cancerosas para amostras com *Her-2* hiperativo[13] — fazendo com isso a ponte entre o oncogene e um câncer humano.

Ullrich aceitou. Em 1986, mandou a sonda de *Her-2* para que Slamon a testasse em amostras de câncer. Em poucos meses, Slamon informou a Ullrich que tinha descoberto um padrão distinto, muito embora não o compreendesse inteiramente.[14] Células cancerosas que se tornam dependentes habituais da atividade de um gene para crescer podem amplificar esse gene fazendo múltiplas cópias no cromossomo. Esse fenômeno — como o do viciado que alimenta o vício aumentando o uso da droga — é chamado de amplificação do oncogene. *Her-2*, como Slamon descobriu, era altamente amplificado em amostras de câncer mamário, mas não em todos os cânceres de mama. Com base no padrão de coloração, cânceres de mama podiam ser claramente divididos em amostras de *Her-2* amplificado e de *Her-2* não amplificado — *Her-2* positivo e *Her-2* negativo.

Intrigado com o padrão "ligado-desligado", Slamon mandou um assistente determinar se tumores *Her-2* positivos se comportavam de forma diferente dos tumores *Her-2* negativos. A busca rendeu outro padrão extraordinário: tumores de mama que amplificavam o gene de Ullrich tendiam a ser mais agressivos, mais metastáticos, com maior probabilidade de matar. A amplificação de *Her-2* marcava os tumores com os piores prognósticos.

Os dados de Slamon provocaram uma reação em cadeia no laboratório de Ullrich na Genentech. A associação do *Her-2* com um subtipo de câncer — câncer de mama agressivo — levou a uma importante experiência. O que aconteceria, perguntava-se Ullrich, se a atividade do *Her-2* pudesse, de alguma forma, ser desligada? Seria o câncer, de fato, "viciado" em *Her-2* amplificado? E, se assim fosse, será que esmagar o sinal de vício usando droga anti-*Her-2* bloquearia o crescimento das células cancerosas? Ullrich andava na ponta dos pés em volta da experiência de uma tarde que Weinberg e Padhy tinham se esquecido de realizar.

Ullrich sabia onde procurar uma droga para desligar a função do *Her-2*. Em meados dos anos 1980, a Genentech transformara-se no impressionante simulacro de uma universidade. O campus do sul de San Francisco tinha departamentos, conferências, palestras, subgrupos, até pesquisadores de bermuda jeans desfiada jogando frisbee nos gramados. Certa tarde, Ullrich foi à divisão de imunologia, especializada na criação de moléculas imunológicas. Ullrich queria saber se alguém da área poderia projetar uma droga para vincular o *Her-2* e possivelmente apagar sua sinalização.

Ullrich tinha em mente uma espécie particular de proteína — um anticorpo. Anticorpos são proteínas imunológicas que vinculam seus alvos com delicada afinidade e especificidade. O sistema imunológico sintetiza anticorpos para vincular e matar alvos específicos em bactérias e vírus; anticorpos são balas mágicas da natureza. Em meados dos anos 1970, dois imunologistas da Universidade de Cambridge, Cesar Milstein e George Kohler, tinham criado um método para produzir vastas quantidades de um anticorpo usando uma célula imune híbrida fisicamente fundida a uma célula cancerosa.[15] (A célula imune produzia o anticorpo enquanto a célula cancerosa, especialista em crescimento descontrolado, o transformava numa fábrica levada ao crescimento ilimitado.) A descoberta fora imediatamente saudada como uma rota provável para a cura do câncer. Mas, para explorar terapeuticamente anticorpos, cientistas precisam identificar alvos exclusivos para as células cancerosas, e esses alvos específicos de câncer tinham se mostrado difíceis de identificar. Ullrich acreditava ter encontrado um desses alvos. O *Her-2* amplificado em alguns tumores de mama, mas quase invisível em células normais, talvez fosse o ponto central do alvo de Kohler que faltava.

Na UCLA, enquanto isso, Slamon tinha realizado outra experiência crucial com cânceres que expressam *Her-2*. Implantara-os em camundongos, que apresentaram tumores friáveis, metastáticos, recapitulando a agressiva doença humana. Em 1988, imunologistas da Genentech produziram um anticorpo de rato que vinculava e desativava o *Her-2*. Ullrich mandou para Slamon os primeiros frascos do anticorpo, e Slamon lançou uma série de experimentos essenciais. Quando tratou células de câncer mamário que superexpressavam o *Her-2* numa placa com o anticorpo, as células pararam de crescer, depois morreram. Mais impressionante é que, quando injetou em seu camundongo vivo, portador de tumor, o anticorpo *Her-2,* os tumores desapareceram. Foi um resultado tão perfeito quanto Ullrich poderia desejar. A inibição do *Her-2* funcionou num modelo animal.

Slamon e Ullrich agora tinham os três ingredientes essenciais para uma terapia dirigida do câncer: um oncogene, uma forma de câncer que ativava esse oncogene e uma droga que o alvejava. Ambos esperavam que a Genentech aproveitasse a oportunidade para produzir uma nova droga proteica capaz de apagar o sinal hiperativo de um oncogene. Mas Ullrich, enfiado em seu laboratório com o *Her-2*, tinha perdido contato com a trajetória da empresa fora do laboratório. A Genentech, como ele descobriu, perdera o interesse pelo câncer. Durante os anos 1980, enquanto Ullrich e Slamon caçavam um alvo específico para células cancerosas, diversas outras empresas farmacêuticas tentaram desenvolver drogas anticâncer usando o limitado conhecimento dos mecanismos responsáveis pelo crescimento das células cancerosas. Como era de prever, as drogas que surgiram eram em grande parte indiscriminadas — tóxicas tanto para as células cancerosas como para as normais — e, também como era de prever, todas elas falharam miseravelmente em estudos clínicos. A abordagem de Ullrich e Slamon — um oncogene e um anticorpo dirigido para o oncogene — era muito mais sofisticada e específica, mas a Genentech temia que investir dinheiro no desenvolvimento de outra droga que falhasse pudesse arrasar as finanças da empresa. Disciplinada pela experiência de outros — "alérgica ao câncer",[16] como um pesquisador da Genentech descreveu —, a Genentech retirou fundos da maioria dos seus projetos relacionados ao câncer.

A decisão provocou um racha profundo na empresa. Um pequeno grupo de cientistas apoiava ardorosamente o programa do câncer, mas os executivos da Genentech queriam concentrar-se em drogas mais simples e lucrativas. O *Her-2* foi apanhado no fogo cruzado. Abatido e desanimado, Ullrich deixou a Genentech.[17] Mais tarde, ingressaria num laboratório na Alemanha, onde pôde trabalhar na genética do câncer sem as instáveis pressões de uma empresa farmacêutica coagindo sua ciência.

Slamon, que passou a trabalhar sozinho na UCLA, tentou furiosamente manter o programa *Her-2* à tona na Genentech, muito embora não fizesse parte da folha de pagamento da empresa. "Ninguém dava a mínima, só ele",[18] disse John Curd, diretor-médico da Genentech. Slamon tornou-se um pária na empresa, um sujeito implicante, agressivo, obcecado, que costumava pegar o avião em Los Angeles para andar pelos corredores, tentando convencer qualquer pessoa disposta a ouvi-lo da importância de seu anticorpo de rato. A maioria dos cientistas perdeu o interesse. Mas Slamon manteve a fé de um pequeno grupo de cientistas da Genentech, nostálgicos dos tempos de pioneirismo da empresa, quando problemas eram atacados justamente por serem intratáveis. Um geneticista formado no MIT, David Botstein, e um biólogo molecular, Art Levinson, ambos altos consultores da Genentech, tinham sido firmes proponentes do projeto *Her-2*. (Levinson chegara à Genentech proveniente do laboratório de Michael Bishop na UCSF, onde estudara a função fosforilante do *src*; os oncogenes estavam embutidos na sua psique.) Mobilizando influência, recursos e relações, Slamon e Levinson convenceram uma minúscula equipe de empreendedores a levar adiante o projeto *Her-2*.

Dispondo de fundos escassos, o trabalho desenvolveu-se lentamente, quase invisível para os executivos da Genentech. Em 1989, Mike Shepard, imunologista da empresa, melhorou a produção e purificação do anticorpo *Her-2*. Mas o anticorpo de rato purificado, como Slamon sabia, estava longe de ser uma droga humana. Anticorpos de rato, por serem proteínas "estrangeiras", provocam uma poderosa resposta imunológica em seres humanos, e são péssimas drogas para eles. Para contornar essa resposta, o anticorpo da Genentech precisava ser convertido numa proteína que se parecesse com um anticorpo humano. Esse processo, sugestivamente chamado de "humanizar" o anticorpo, é uma arte delicada, algo como traduzir um romance; o que importa não é apenas o conteúdo, mas a inefável essência do anticorpo — sua forma. O "humanizador" residente da Genentech era Paul Carter, tranquilo inglês de 29 anos, que tinha aprendido o ofício em Cambridge com Cesar Milstein, o primeiro cientista a produzir esses anticorpos usando células humanas e cancerosas fundidas. Sob a orientação de Slamon e Shepard, Carter pôs-se a humanizar o anticorpo de rato. No verão de 1990, ele orgulhosamente obteve o produto desse notável processo — um anticorpo *Her-2* plenamente humanizado, pronto para ser usado em estudos clínicos. O anticorpo, agora uma droga em potencial, logo seria rebatizado com o nome de Herceptin, fusão das palavras *Her-2, interceptar* e *inibidor*.*

No verão de 1990, Barbara Bradfield, mulher de 48 anos de Burbank, Califórnia, descobriu uma massa no seio e um caroço debaixo do braço. Uma biópsia confirmou o que ela já suspeitava: um câncer de mama se espalhara pelos nódulos linfáticos. Foi tratada com mastectomia bilateral, seguida de quase sete meses de quimioterapia. "Quando acabei de fazer tudo isso", ela disse, "senti que tinha atravessado um rio de tragédia."[19]

Havia mais rios para atravessar: a vida de Bradfield foi atingida por outra incomensurável tragédia.[20] No inverno de 1991, dirigindo por uma estrada não muito longe de casa, sua filha grávida, de 23 anos, morreu num terrível acidente. Poucos meses depois, enquanto assistia, entorpecida, a uma leitura da Bíblia certa manhã, Bradfield encostou os dedos no pescoço. Uma nova massa, do tamanho de uma uva, tinha aparecido pouco acima da clavícula. Seu câncer de mama reincidira e se espalhara em metástase — prenúncio quase certo de morte.

O oncologista de Bradfield em Burbank propôs mais quimioterapia, mas

---

* A droga também é conhecida pelo nome farmacológico, Trastuzumabe; o sufixo "ab" denota o fato de que se trata de um anticorpo (*antibody*, em inglês).

ela recusou. Em vez disso, ingressou num programa alternativo de terapia herbácea, comprou um espremedor de hortaliças e planejou uma viagem ao México. Quando o oncologista lhe perguntou se podia mandar amostras do câncer de mama ao laboratório de Slamon na UCLA para ouvir uma segunda opinião, ela, embora relutante, concordou. Um médico fazendo testes com amostras de seu tumor à distância não poderia afetá-la.

Uma tarde do verão de 1991, Bradfield recebeu um telefonema de Slamon. Ele se apresentou como pesquisador que tinha analisado suas lâminas de microscópio. Falou-lhe a respeito do *Her-2*. "Seu tom de voz alterou-se",[21] ela lembrou. Slamon comentou que seu tumor tinha um dos mais altos níveis de *Her-2* amplificado que ele já vira. Disse-lhe que estava começando um estudo clínico sobre um anticorpo que liga esse gene e que ela seria a candidata ideal para a nova droga. Bradfield recusou-se. "Eu estava no fim da estrada", ela disse, "e já aceitara o que parecia inevitável."[22] Slamon tentou argumentar durante algum tempo, mas, diante da inflexibilidade dela, agradeceu a consideração e desligou.

Na manhã seguinte, bem cedo, Slamon voltou a telefonar. Pediu desculpas pelo incômodo, mas sua decisão o deixara perturbado a noite inteira. De todas as variantes de amplificação do *Her-2* que ele encontrara, o dela era o mais verdadeiramente extraordinário; o tumor de Bradfield estava abarrotado de *Her-2*, quase hipnoticamente embriagado do oncogene. Ele mais uma vez lhe suplicou que participasse do estudo.

"Sobreviventes olham para trás e veem presságios, mensagens que não perceberam",[23] escreveu Joan Didion. Para Bradfield, o segundo telefonema de Slamon foi um presságio que ela não deixou de perceber; qualquer coisa naquela conversa tinha perfurado o escudo que armara à sua volta. Numa cálida manhã de agosto de 1992, Bradfield fez uma visita a Slamon em sua clínica na UCLA.[24] Ele a recebeu no corredor e levou-a a um quarto nos fundos. Ao microscópio, mostrou-lhe que o câncer de mama tinha sido extraído do seu corpo, com suas escuras argolinhas de células rotuladas com *Her-2*. Num quadro interativo, traçou um desenho que mostrava, passo a passo, uma épica jornada científica. Começou pela descoberta do *neu*, sua redescoberta no laboratório de Ullrich, a luta para produzir uma droga, culminando no anticorpo costurado tão cuidadosamente por Shepard e Carter. Bradfield ponderou sobre a linha que se estendia do oncogene à droga. E aceitou participar do estudo clínico.

Foi uma decisão muito feliz. Nos quatro meses que se passaram entre o telefonema de Slamon e a primeira infusão de Herceptin, o tumor de Bradfield tinha entrado em erupção, borrifando dezesseis novas massas em seu pulmão.

Quinze mulheres, incluindo Bradfield, inscreveram-se no estudo de Slamon na UCLA em 1992. (O número aumentaria mais tarde para 36.) A droga foi administrada durante nove semanas, em combinação com cisplatina, agente padrão de quimioterapia usado para matar células de câncer de mama, ambas intravenosamente. Por conveniência, Slamon planejara tratar todas as mulheres no mesmo dia e na mesma sala. O efeito foi teatral; aquilo era um palco ocupado por um grupo de atrizes assediadas. Algumas mulheres tinham suplicado e trapaceado para participar do estudo de Slamon, usando amigos e parentes; outras, como Bradfield, precisaram de súplicas. "Todas sabíamos que nosso tempo estava contado", disse Bradfield, "e por isso nos sentíamos duas vezes vivas e vivíamos duas vezes mais ferozmente." Uma chinesa, já na casa dos cinquenta, levou molhos de ervas e unguentos tradicionais, que ela jurava que a tinham mantido viva; só tomaria a mais nova droga da oncologia, o Herceptin, se pudesse levar consigo as drogas mais antigas. Uma mulher magra e frágil, de seus trinta anos, cujo câncer de mama recidivara mesmo depois de um transplante de medula óssea, olhava com raiva, intensamente, quieta num canto. Algumas tratavam a enfermidade com reverência. Algumas estavam confusas, outras amarguradas demais para ligar. Uma mãe de Boston, cinquentona, contava piadas obscenas sobre seu câncer. Lidar o dia inteiro com infusões e exames de sangue era cansativo. No fim da tarde, depois de todos os testes, as mulheres iam cada uma para seu lado. Bradfield ia para casa rezar. Outra mulher se enchia de martínis.

O nódulo no pescoço de Bradfield — único tumor do grupo que podia ser fisicamente tocado, medido e observado — tornou-se a bússola do estudo. Na manhã da primeira infusão intravenosa de anticorpo *Her-2*, todas as mulheres apalparam o caroço, uma por uma, passando a mão pela clavícula de Bradfield. Foi um ritual peculiarmente íntimo, que se repetiria a cada semana. Duas semanas depois da primeira dose do anticorpo, quando o grupo passou em fila por Bradfield, tocando-lhe o nódulo, a mudança era incontestável. Seu tumor tinha amaciado e encolhido visivelmente. "Começamos a achar que algo acontecia ali", conta Bradfield. "De repente, nos demos conta da nossa sorte."

Nem todas tiveram a sorte de Bradfield. Certa noite, exausta e nauseada, uma jovem com câncer metastático reincidente foi incapaz de reter o líquido necessário para hidratar o corpo. Vomitou a noite toda e então, cansada demais para continuar bebendo e doente demais para compreender as consequências, voltou a dormir. Morreu de insuficiência renal na semana seguinte.

A extraordinária resposta de Bradfield continuou. Quando as tomografias foram repetidas, no segundo mês do estudo, o tumor do pescoço tinha praticamente desaparecido, e as metástases do pulmão também tinham diminuído de número e tamanho. As respostas em muitas das outras treze mulheres foram mais ambíguas. No terceiro mês, metade do estudo, quando Slamon examinou os dados com a Genentech e os monitores externos, difíceis decisões precisaram ser tomadas. O tamanho dos tumores permanecera inalterado em algumas mulheres — não menores, mas estáticos: aquilo deveria ser considerado resposta positiva? Algumas mulheres com metástase óssea relataram a redução da dor nos ossos, mas a dor não pode ser julgada objetivamente. Depois de um áspero e prolongado debate, os coordenadores sugeriram tirar sete mulheres do estudo, porque suas respostas não podiam ser quantificadas. Uma mulher descontinuou a droga por conta própria. Apenas cinco da coorte original, incluindo Bradfield, continuaram até o fim, seis meses depois. Amarguradas e desiludidas, as outras voltaram para seus oncologistas, com a esperança de que um milagre acontecesse mais uma vez frustrada.

Barbara Bradfield concluiu as dezoito semanas de tratamento em 1993. Ela ainda está viva. É uma mulher grisalha, de olhos azuis-acinzentados cristalinos, que mora na pequena cidade de Puyallup, perto de Seattle, faz caminhadas nos bosques vizinhos e comanda grupos de discussão em sua igreja. Lembra-se vividamente dos dias que passou na clínica de Los Angeles — a sala dos fundos meio iluminada, onde as enfermeiras dosavam as drogas, o toque estranhamente íntimo das outras mulheres que apalpavam o nódulo do pescoço. E de Slamon, é claro. "Dennis é meu herói", diz ela. "Eu disse não no primeiro telefonema, mas depois disso nunca mais lhe recusei coisa alguma, nunca." A animação e a energia de sua voz passam pela linha telefônica como uma corrente elétrica. Ela me arguiu a respeito de minha pesquisa. Agradeci-lhe pelo tempo cedido e ela, por sua vez, desculpou-se pela distração. "Volte para o trabalho", disse, rindo. "Há gente esperando por descobertas."

Drogas, corpos e prova

Pessoas que estão morrendo não têm tempo nem energia. Não podemos continuar fazendo isso com uma mulher, uma droga, uma empresa por vez.[1]

— Gracia Buffleben

Parecia que tínhamos entrado num novo mundo de terapias combinadas dirigidas com precisão, menos tóxicas e mais eficazes.[2]

— Boletim da Breast Cancer Action, 2004

No verão de 1993, notícias da fase inicial do estudo clínico de Slamon espalharam-se como incêndio no mato pela comunidade de pacientes com câncer de mama, percorrendo canais oficiais e não oficiais. Em salas de espera, centros de infusão e consultórios de oncologia, pacientes conversavam com pacientes, descrevendo as respostas e remissões ocasionais e inéditas. Boletins publicados por grupos de apoio de câncer de mama provocaram um delírio de propaganda exagerada e de esperanças em torno do Herceptin. Inevitavelmente, um barril de pólvora de expectativas estava prestes a explodir.

A questão era "uso compassivo". O câncer de mama *Her-2* positivo é uma das variantes mais fatais e aceleradas da doença, e pacientes se prontificavam a tentar qualquer terapia que pudesse trazer benefício clínico. Ativistas do câncer de mama batiam à porta da Genentech insistindo que a empresa liberasse a droga para mulheres com câncer *Her-2* positivo que não tinham tido êxito com outras terapias. Essas pacientes, argumentavam as ativistas, não podiam esperar que a droga passasse por testes intermináveis: queriam um medicamento que pudesse salvar vidas *imediatamente*. "O verdadeiro êxito só ocorre", afirmou um escritor em 1995, "quando essas novas drogas penetram nos corpos."[3]

Para a Genentech, "o verdadeiro êxito" era definido por imperativos muito diferentes. O Herceptin não tinha sido aprovado pelo FDA; era uma molécula em sua infância. A Genentech queria estudos iniciais cuidadosamente executados — não apenas drogas penetrando em corpos, mas drogas cuidadosamente monitoradas penetrando em corpos cuidadosamente monitorados, em estudos clínicos também cuidadosamente monitorados. Para a próxima fase do estudo clínico do Herceptin, lançada em 1993, a Genentech queria que as coisas continuassem em pequena escala e focalizadas. O número de mulheres inscritas nesses estudos foi restringido ao mínimo absoluto:[4] 27 pacientes em Sloan-Kettering, dezesseis na UCSF e 39 na UCLA, uma minúscula coorte que a empresa pretendia acompanhar de forma profunda e meticulosa ao longo do tempo. "Não oferecemos [...] programas de uso compassivo",[5] disse Curd aos jornalistas, sem rodeios. A maioria dos médicos envolvidos nos estudos da primeira fase concordava. "Se começarmos a abrir exceções e nos desviarmos do protocolo", disse Debu Tripathy, um dos condutores do estudo da UCSF, "vamos acabar com um bocado de pacientes cujos resultados não nos ajudarão a entender se uma droga funciona ou não. Vamos apenas atrasar [...] a hora de poder levá-la a público."[6]

Fora da clausura dos laboratórios da Genentech, a controvérsia provocou um incêndio. San Francisco, é claro, não era estranha a esse debate sobre uso compassivo ou pesquisa focalizada. No fim dos anos 1980, quando a aids irrompeu na cidade, enchendo a mal-assombrada enfermaria 5A de Paul Volberding com dezenas de pacientes, gays se juntaram em grupos como o ACT UP para exigir acesso mais rápido às drogas, em parte mediante programas de uso compassivo. Ativistas do câncer de mama viam um sinistro reflexo da sua luta nessas primeiras batalhas. Como disse um boletim:

Por que mulheres que estão morrendo de câncer de mama têm tanta dificuldade para obter drogas experimentais que poderiam prolongar sua vida? Durante anos, ativistas da aids têm negociado com empresas farmacêuticas e com o FDA para obter novas drogas contra o HIV, enquanto as terapias ainda estão em fase de estudo clínico. Certamente mulheres com câncer de mama metastático, para as quais o tratamento padrão não funcionou, deveriam saber sobre programas de uso compassivo de drogas experimentais, e ter acesso a eles.[7]

Ou, como disse outro escritor: "A incerteza científica não é desculpa para a inércia [...] Não podemos esperar pela 'prova'".[8]

Marti Nelson, por exemplo, certamente não podia se dar ao luxo de esperar pela prova. Ginecologista extrovertida de cabelos negros que trabalhava na Califórnia, Nelson descobrira uma massa maligna no seio em 1987, quando tinha apenas 33 anos.[9] Submetera-se a uma mastectomia e a múltiplos ciclos de quimioterapia, depois voltara a exercer a medicina numa clínica de San Francisco. O tumor desaparecera. As cicatrizes sararam. Marti achava que talvez estivesse curada.

Em 1993, seis anos depois da primeira cirurgia, Marti percebeu que a cicatriz no peito tinha começado a endurecer. Deu pouca importância a isso. Mas a linha endurecida de tecido delineando o peito era um câncer de mama reincidente, cavando caminho insidiosamente ao longo das linhas da cicatriz e aglutinando-se em pequenas massas foscas no tórax. Marti, que acompanhava compulsivamente a literatura clínica sobre câncer de mama, tinha ouvido falar no *Her-2*. Imaginando, prudentemente, que talvez seu tumor fosse *Her-2* positivo, ela tentou ter seu próprio espécime submetido a teste.

Mas Marti logo se viu mergulhada num pesadelo kafkiano. O seguro-saúde insistia que, como o Herceptin estava na fase de estudos investigativos, testar o *Her-2* do tumor era inútil. A Genentech, por sua vez, insistia que sem a confirmação do status do *Her-2* era impossível dar-lhe acesso ao Herceptin.

No verão de 1993, com o câncer de Marti avançando diariamente e semeando metástases nos pulmões e na medula óssea, a luta adquiriu um tom urgente e político. Marti entrou em contato com o projeto Breast Cancer Action, a BCA, organização de San Francisco ligada ao ACT UP, para que a ajudasse a conseguir alguém que testasse seu tumor e lhe conseguisse Herceptin para uso compassivo. A BCA, através de suas redes de ativistas, pediu a vários laboratórios, em San Francisco e nos arredores, para testar o tumor de Marti. Em outubro de 1994, o tumor foi por fim testado na UCSF, para descobrir sua expressão de *Her-2*. Era notavelmente positivo. Ela era a candidata ideal para a droga. Mas a notícia veio tarde demais. Nove dias depois, ainda esperando a aprovação do Herceptin pela Genentech, Marti Nelson entrou em coma e morreu. Tinha 41 anos.

Para ativistas da BCA, a morte de Marti Nelson foi um divisor de águas. Lívidas e desesperadas, algumas militantes invadiram o campus da Genentech em 5 de dezembro de 1994 para realizar um "préstito fúnebre" de quinze carros, com cartazes que mostravam Marti de turbante, para esconder os efeitos da quimioterapia, pouco antes de morrer. As mulheres gritavam e buzinavam, desfilando de carro por gramados impecáveis. Gracia Buffleben, enfermeira com câncer de mama e uma das mais falantes líderes da BCA, estacionou o carro diante de um dos edifícios principais e algemou-se ao volante. Um pesquisador, furioso, saiu de um dos prédios de laboratórios e gritou: "Sou cientista e trabalho na cura da aids. Por que estão aqui? Vocês estão fazendo barulho demais". A declaração resumia o vasto e crescente distanciamento entre cientistas e pacientes.

O "funeral" de Marti Nelson despertou a Genentech para uma nova realidade. A indignação, num crescendo, ameaçava transformar-se em desastre de relações públicas. A Genentech tinha poucas opções: incapaz de calar as ativistas, foi obrigada a juntar-se a elas. Até mesmo Curd admitiu, ainda que de má vontade, que a BCA era "um grupo forte e seu ativismo não está mal orientado".

Em 1995, uma pequena delegação de cientistas e executivos da Genentech pegou o avião para Washington a fim de reunir-se com Frances Visco, presidente da National Breast Cancer Coalition (NBCC), poderosa coalizão nacional de ativistas do câncer, na esperança de usar a NBCC como intermediária neutra nas relações da empresa com ativistas de câncer de mama de San Francisco. Pragmática, carismática e esperta, a ex-advogada Visco passara quase uma década mergulhada na turbulenta política do câncer de mama. Ela fez uma proposta para a Genentech, mas seus termos eram inflexíveis: a empresa tinha de oferecer um programa mais amplo de acesso ao Herceptin. Esse programa permitiria que oncologistas tratassem pacientes fora dos estudos clínicos. Em troca, a NBCC agiria como mediadora entre a Genentech e a amargurada e alienada comunidade de pacientes de câncer. Visco ofereceu-se para participar do comitê de planejamento de estudos de fase III do Herceptin e para ajudar a recrutar pacientes para o estudo usando a ampla rede da NBCC. Para a Genentech, aquilo foi uma lição que precisava ter sido aprendida. Em vez de fazer estudos clínicos *em* pacientes de câncer, a empresa aprendeu a fazer estudos *com* pacientes de câncer. (A Genentech acabaria terceirizando o programa de acesso compassivo, que foi repassado a um sistema de loteria dirigido por uma agência independente. As mulheres se dirigiam à loteria e "ganhavam" o direito de ser tratadas, poupando à empresa qualquer tomada de decisão eticamente discutível.)

Era um incômodo triângulo de forças — pesquisadores acadêmicos, indústria farmacêutica e defensores de pacientes unidos por uma doença fatal. A fase seguinte de estudos clínicos da Genentech envolvia estudos aleatorizados em larga escala, com milhares de mulheres com câncer metastático *Her-2* positivo, com o objetivo de comparar o tratamento com Herceptin e o tratamento com placebo. Visco mandou boletins da NBCC para pacientes usando as enormes listas de correio eletrônico da coalizão. Kay Dickersin, membro da coalizão e epidemiologista, ingressou na comissão de Monitoramento e Segurança de Dados do estudo, enfatizando a nova parceria entre a Genentech e a NBCC, entre a medicina acadêmica e o ativismo. E uma equipe de celebridades de oncologia de câncer de mama foi montada para dirigir o estudo: Larry Norton, da Sloan-Kettering, Karen Antman, da Columbia, Daniel Hayes, de Harvard, e, é claro, Slamon, da UCLA.

Em 1995, revigorada pelas forças a que resistira por tanto tempo, a Genentech lançou três estudos independentes de fase III para testar o Herceptin. O mais fundamental dos três era o estudo chamado de 648, aleatorizando mulheres recém-diagnosticadas com câncer de mama metastático para a quimioterapia padrão exclusiva, contra a quimioterapia com o acréscimo de Herceptin. O 648 foi lançado em 150 clínicas de câncer de mama no mundo inteiro. Abrangeria 469 mulheres e custaria 15 milhões de dólares à Genentech.

Em maio de 1998, 18 mil especialistas em câncer reuniram-se em Los Angeles para participar do 34º encontro da Sociedade Americana de Oncologia Clínica (ASCO, em inglês), na qual a Genentech revelaria os dados dos estudos com Herceptin, incluindo o estudo 648. Em 17 de maio, um domingo, terceiro dia do encontro, uma plateia ansiosa de milhares de pessoas amontoou-se no abafado anfiteatro central do centro de convenções, para assistir à sessão especial dedicada ao *Her-2/neu* em câncer de mama.[10] Slamon falaria por último. Uma pilha de nervos, com a característica contração do bigode, ele subiu ao palco.

As apresentações clínicas na ASCO costumam ser simples e polidas, com diapositivos azuis e bancos projetados num PowerPoint para mostrar a mensagem mais importante usando curvas de sobrevida e análises estatísticas. Porém, Slamon começou — saboreando o momento crucial — não com números e estatísticas, mas com 49 faixas manchadas num gel preparadas por um de seus alunos em 1987. Oncologistas pararam de rabiscar. Repórteres semicerraram os olhos para ver as faixas no gel.

Esse gel, ele lembrou, tinha identificado um gene sem pedigree — sem história, sem função, sem mecanismo. Era nada mais do que um sinal isolado, amplificado, numa fração de casos de câncer de mama. Slamon tinha arriscado os anos mais importantes de sua vida científica investindo nessas faixas. Outros também tinham assumido riscos: Ullrich, Shepard, Carter, Botstein e Levinson, Visco e as ativistas, executivos da indústria farmacêutica, clínicos e a Genentech. Os resultados do estudo a serem anunciados aquela tarde representavam o produto final dessa aposta. Mas Slamon não ia — nem podia — correr para mostrar o ponto de chegada da viagem sem antes recordar a cada um dos presentes a história real do nascimento de sua droga.

Slamon fez uma pausa teatral antes de revelar os resultados do estudo. No fundamental estudo 648, 469 mulheres tinham recebido quimioterapia citotóxica padrão (uma combinação de adriamicina e Cytoxan, ou Taxol) e foram aleatorizadas para receber Herceptin ou placebo.[11] Em qualquer índice de resposta que se pudesse conceber, as mulheres tratadas com a adição de Herceptin tinham apresentado benefício claro e mensurável. Os índices de resposta à quimioterapia padrão tinham aumentado 150%. Tumores foram reduzidos pela metade nas mulheres tratadas com Herceptin, contra em 1/3 nas mulheres do braço de controle. A progressão do câncer de mama tinha sido retardada de quatro para sete meses e meio. Em pacientes com tumores resistentes ao regime padrão de adriamicina e Cytoxan, o benefício fora mais acentuado: a combinação de Herceptin e Taxol tinha elevado os índices de resposta para quase 50% — inéditos nos experimentos clínicos anteriores. O índice de sobrevida também seguiria essa tendência. Mulheres tratadas com Herceptin viveram quatro ou cinco meses a mais do que as do grupo-controle.

Em valores absolutos, alguns desses ganhos talvez parecessem pequenos — extensão da vida por apenas quatro meses. Mas as mulheres inscritas nesses estudos clínicos iniciais eram pacientes com cânceres metastáticos em estágio final, em geral intensamente bombardeadas por quimioterapias comuns e refratárias a drogas — mulheres portadoras das piores e mais agressivas variantes de câncer de mama. (Esse padrão é típico: em medicina do câncer, os estudos geralmente começam pelos casos mais avançados e refratários, nos quais mesmo os pequenos benefícios de determinada droga podem compensar os riscos.) A verdadeira medida da eficácia do Herceptin estaria no tratamento de pacientes que nunca haviam sido tratadas — mulheres diagnosticadas com câncer de mama em estágio inicial.

Em 2003, dois enormes estudos multinacionais foram lançados para testar o Herceptin nos cânceres de mama em estágio inicial em pacientes que não haviam sido tratadas.[12] Num dos estudos, o tratamento com Herceptin aumentou a sobrevida ao câncer de mama em quatro anos, uma notável diferença de 18% em relação ao grupo tratado com placebo. O segundo estudo, apesar de interrompido antes, mostrou semelhante magnitude de benefício. Quando os estudos foram estatisticamente combinados, a sobrevida geral das mulheres que receberam Herceptin aumentou 33% — magnitude sem precedente na história da quimioterapia para câncer *Her-2* positivo. "Os resultados", escreveu um oncologista, foram "simplesmente espantosos [...] não evolucionários, mas revolucionários. O desenvolvimento racional de terapias molecularmente dirigidas aponta para um aperfeiçoamento sustentado na terapia de câncer de mama. Outros alvos e outros agentes virão."[13]

Na noite de 17 de maio de 1998, depois que Slamon anunciou os resultados do estudo 648 para uma plateia estupefata na reunião da ASCO, a Genentech ofereceu um enorme coquetel no Hollywood Terrace, restaurante ao ar livre numa encosta de Los Angeles. Havia muito vinho, e a conversa era leve e animada. Poucos dias antes, o FDA tinha examinado os dados dos três estudos com Herceptin, incluindo de Slamon, e estava prestes a "acelerar" a aprovação da droga. Foi uma comovente vitória póstuma de Marti Nelson: aquilo que provavelmente lhe teria salvado a vida se tornaria acessível a todas as pacientes de câncer de mama, e não seria mais restrito a estudos clínicos ou ao uso compassivo.

"A empresa", escreveu o jornalista Robert Bazell, "convidou todos os pesquisadores, assim como a maior parte da equipe *Her-2* da Genentech. Os ativistas também compareceram: Marilyn McGregor e Bob Erwin [marido de Marti Nelson] de San Francisco, e Fran Visco, da Coalizão Nacional do Câncer de Mama."[14]

A noite era amena, clara e espetacular. "O cálido fulgor alaranjado do sol poente sobre San Fernando Valley deu o tom das festividades. Todos os presentes comemoravam um enorme êxito. A vida de mulheres seria salva e uma imensa fortuna seria acumulada."

Apenas uma pessoa faltava na festa — Dennis Slamon. Depois de passar a noite planejando a próxima fase dos estudos clínicos do Herceptin com oncologistas especializados em mamà da ASCO, ele pegou seu velho Nissan e foi embora para casa.

Uma milha em quatro minutos

O composto curativo não tóxico ainda está para ser descoberto, mas já sonhamos com ele.[1]

— James F. Holland

Pergunta-se por que o suprimento de novas drogas miraculosas está tão atrasado, enquanto a biologia continua ganhando força [...] Existe ainda uma evidente assimetria entre a biologia molecular e, digamos, a terapia do câncer de pulmão.[2]

— Lewis Thomas, *The Lives of a Cell*, 1978

No verão de 1990, quando o Herceptin era submetido aos primeiros estudos, outra droga dirigida aos oncogenes começava sua longa viagem para a clínica. Mais do que qualquer outro remédio na história do câncer, mais até do que o Herceptin, o desenvolvimento dessa droga — do câncer para o oncogene, para uma terapia dirigida e para sucessivos estudos humanos — anunciaria a chegada de uma nova era na medicina do câncer. Mas, para chegar a essa nova era, os biólogos precisavam, novamente, percorrer o círculo de volta a antigas observações — à doença peculiar que John Bennett tinha chamado de "supuração do sangue", que Virchow classificara como "*weisses Blut*" em 1847 e que pesquisadores depois reclassificaram como leucemia mieloide crônica, ou LMC.

Por mais de um século, a leucemia crônica de Virchow vivera na periferia da oncologia. Em 1973, 126 anos depois de sua descoberta, a LMC foi inopinadamente empurrada para o centro do palco. Examinando os cromossomos de células de LMC, Janet Rowley identificou uma aberração cromossômica exclusiva que existia em todas as células leucêmicas. Essa anormalidade, o chamado cromossomo Filadélfia, era resultado de uma translocação na qual a "cabeça" do cromossomo 22 e a "cauda" do cromossomo 9 haviam se fundido para criar um novo gene.[3] Rowley demonstrou que células de LMC têm uma anormalidade distinta e exclusiva — possivelmente o primeiro oncogene humano.

A observação de Rowley deflagrou uma prolongada caça ao misterioso gene quimérico produzido pela fusão 9:22. A identidade do gene surgiu, pedaço por pedaço, ao longo de uma década.[4] Em 1982, uma equipe de pesquisadores holandeses em Amsterdam isolou o gene no cromossomo 9 e deu-lhe o nome de *abl*.* Em 1984, trabalhando com colaboradores americanos em Maryland, a mesma equipe isolou o parceiro do *abl* no cromossomo 22 — um gene chamado *Bcr*. O oncogene criado pela fusão desses dois genes em células de LMC foi chamado de *Bcr-abl*. Em 1987, o laboratório de David Baltimore em Boston "engendrou" um camundongo contendo o oncogene *Bcr-abl* ativado em suas células sanguíneas. O camundongo desenvolveu uma leucemia fatal que destrói o baço, e que Bennett tinha visto nos colocadores de telhas escoceses, e Virchow numa cozinheira alemã mais de um século antes[5] — provando que o *Bcr-abl* provocava a proliferação patológica de células de LMC.

Como ocorreu com o estudo de qualquer oncogene, o campo passara de estrutura para função: o que fazia o *Bcr-abl* para causar a leucemia? Quando o laboratório de Baltimore investigou a função do oncogene *Bcr-abl* aberrante, descobriu que, como o *src*, ele era outra quinase — proteína que liga outras

---

* O *abl* também foi descoberto primeiro em um vírus; só depois sua presença foi detectada nas células humanas — repetindo a história do *ras* e do *src*. Mais uma vez, o retrovírus havia "pirateado" um gene de câncer humano e transformado em um vírus causador de câncer.

proteínas com grupo fosfato e desencadeia uma cascata de sinais na célula. Em células normais, os genes *Bcr* e *abl* existiam separadamente; ambos eram controlados com rigor durante a divisão celular. Em células de LMC, a translocação criava uma nova quimera — *Bcr-abl*, uma quinase hiperativa, superexuberante, que ativava uma trajetória que forçava células a se dividir sem parar.

Em meados dos anos 1980, com o pouco conhecimento que se tinha da emergente genética molecular da LMC, uma equipe de químicos da Ciba-Geigy, empresa farmacêutica da Basileia, na Suíça, tentou desenvolver drogas que pudessem inibir quinases.[6] O genoma humano tem cerca de quinhentas quinases (das quais cerca de noventa pertencem à subclasse que contém *src* e *Bcr-abl*). Cada célula anexa rótulos de fosfato a um exclusivo conjunto de proteínas nas células. As quinases funcionam, portanto, como chaves-mestras moleculares nas células — ligando algumas trajetórias e desligando outras —, dando à célula um conjunto de sinais internos para crescer, diminuir, mover-se, parar ou morrer. Reconhecendo a função crucial das quinases na fisiologia celular, a equipe da Ciba-Geigy esperava descobrir drogas que pudessem ativar ou inibir quinases seletivamente nas células, manipulando, dessa forma, as chaves-mestras celulares. A equipe era chefiada por um médico e bioquímico suíço alto, reservado e mordaz, Alex Matter. Em 1986, Nick Lydon, bioquímico de Leeds, Inglaterra, juntou-se a Matter em sua caça aos inibidores seletivos de quinase.

Químicos farmacêuticos costumam pensar em moléculas em termos de faces e superfícies. Seu mundo é topológico; eles imaginam o ato de tocar as moléculas com a hipersensibilidade tátil dos cegos. Se a superfície de uma proteína é mole e sem sinais distintivos, então ela é, tipicamente, "não drogável"; topologias chatas, inescrutáveis, são pobres alvos para drogas. Mas se a superfície de uma proteína é marcada por fendas e cavidades profundas, então essa proteína tende a ser um alvo atraente para outras moléculas, que podem se anexar a ela — sendo, portanto, um alvo "drogável".

Quinases, fortuitamente, têm pelo menos uma dessas profundas cavidades. Em 1976, uma equipe de pesquisadores japoneses à procura de venenos em bactérias marinhas descobriu por acidente uma molécula chamada estaurosporina, grande e em forma de uma cruz maltesa desigual, ligada a uma cavidade presente na maioria das quinases. A estaurosporina inibia dezenas de quinases. Era um veneno delicado, mas uma droga terrível — praticamente incapaz de fazer distinções entre quaisquer quinases, ativas ou inativas, boas ou más, na maioria das células.

A existência da estaurosporina inspirou Matter. Se bactérias marinhas podiam sintetizar uma droga capaz de bloquear quinases não especificamente, então com certeza uma equipe de químicos poderia fazer uma droga para bloquear apenas certas quinases nas células. Em 1986, Matter e Lydon acharam uma pista importante. Tendo testado milhões de moléculas potenciais, eles descobriram uma substância química esquelética que, como a estaurosporina, também podia se alojar numa fissura da proteína e inibir sua função. Diferentemente da estaurosporina, entretanto, essa estrutura esquelética era uma substância química muito mais simples. Matter e Lydon podiam fazer dezenas de variantes da substância para determinar se alguma poderia ligar-se melhor a certas quinases. Foi uma imitação consciente de Paul Ehrlich, que nos anos 1890 tinha gradualmente incitado especificidade em seus corantes de anilina e criado um universo de novos medicamentos. A história se repete, mas a química, como sabiam Matter e Lydon, se repete com mais insistência.

Era um jogo penoso, iterativo — química pelo método de tentativa e erro. Jürg Zimmermann, talentoso químico da equipe de Matter, criou milhares de variantes da molécula-mãe e as entregou a uma bióloga, Elisabeth Buchdunger.[7] Ela testou essas novas moléculas em células, extirpando as insolúveis ou tóxicas, depois as devolveu a Zimmermann para nova síntese, recompondo a corrida de revezamento rumo a substâncias químicas mais específicas e não tóxicas. "[É] o que um serralheiro faz para que uma chave entre na fechadura", disse Zimmermann. "Muda a forma dela e testa de novo. Entrou? Se não, muda de novo."[8]

No começo dos anos 1990, esse "ver se cabe" e "ver de novo" tinha criado dezenas de novas moléculas relacionadas que tinham parentesco estrutural com o inibidor de quinase original de Matter. Quando Lydon testou seu grupo de inibidores em diversas quinases encontradas em células, descobriu que essas moléculas tinham especificidade: uma podia inibir *src* e poupar todas as demais quinases, enquanto outra podia bloquear *abl* e poupar *src*. O que Matter e Lydon precisavam então era de uma doença na qual pudessem aplicar sua coleção de substâncias químicas — uma forma de câncer impulsionada por uma quinase presa e superexuberante, que eles bloqueassem usando um inibidor específico.

* * *

No fim dos anos 1980, Nick Lydon viajou até o Dana-Farber Cancer Institute em Boston para investigar se um dos inibidores de quinase sintetizados na Basileia podia inibir o crescimento de uma forma particular de câncer. Lydon conheceu Brian Druker, jovem docente do instituto, recém-saído da residência em oncologia e prestes a abrir um laboratório independente em Boston. Druker tinha especial interesse em leucemia mieloide crônica — o câncer impulsionado pela quinase *Bcr-abl*.

Druker já ouvira falar na coleção de inibidores específicos de quinase de Lydon e não demorou a tirar a conclusão lógica. "Eu me sentia atraído pela oncologia quando estudante de medicina porque tinha lido o artigo original de Farber sobre aminopterina e ela exercera profunda influência em mim", ele contou. "A geração de Farber tinha tentado atingir células cancerosas empiricamente, mas fracassou porque a compreensão mecânica do câncer era pífia. Farber tinha tido a ideia certa, mas na época errada."[9]

Druker teve a ideia certa na época certa. Mais uma vez, como ocorreu com Slamon e Ullrich, duas metades de um enigma se encaixaram. Ele tinha uma coorte de pacientes de LMC atormentados por um tumor impulsionado por uma quinase hiperativa específica. Lydon e Matter tinham sintetizado uma coleção inteira de inibidores de quinase agora estocada no freezer da Ciba-Geigy, na Basileia. Em alguma parte daquela coleção da Ciba, concluiu Druker, escondia-se a droga de sua fantasia — um inibidor químico de quinase com afinidade específica *Bcr-abl*. Druker propôs uma ambiciosa colaboração entre a Ciba-Geigy e o Dana-Farber Institute para testar os inibidores de quinase em pacientes. Mas o acordo caiu por terra; as equipes jurídicas na Basileia e em Boston não conseguiram entender-se sobre os termos do acordo. Drogas podiam reconhecer e ligar quinases especificamente, mas cientistas não conseguiam formar parcerias para levá-las aos pacientes. Depois de gerar uma trilha interminável de memorandos, o projeto foi adiado.

Mas Druker era persistente. Em 1993 saiu de Boston para abrir seu próprio laboratório na Oregon Health and Science University (OHSU), em Portland. Finalmente desligado da instituição que impossibilitara sua colaboração, ele convocou Lydon imediatamente para restabelecer uma ligação.[10] Lydon informou-o de que a equipe da Ciba-Geigy tinha sintetizado uma coleção ainda maior de inibidores e encontrara uma molécula que podia ligar *Bcr-abl* com alta especificidade e seletividade. A molécula fora chamada de CGP57148. Reunindo toda a indiferença que pôde — aprendera suas lições em Boston —, Druker foi ao departamento jurídico da OHSU e, sem dar detalhes sobre o potencial da substância química, viu os advogados assinarem, distraidamente, na linha pontilhada. "Todo mundo ria de mim", ele diz. "Não passava pela cabeça de ninguém que essa droga pudesse funcionar."[11] Em duas semanas, ele recebeu um pacote da Basileia com uma pequena coleção de inibidores de quinase para testar no laboratório.

Enquanto isso, o mundo clínico da LMC se arrastava de decepção para decepção. Em outubro de 1992, poucos meses antes de a CGP57148 atravessar o Atlântico do laboratório de Lydon na Basileia para as mãos de Druker no Oregon, um esquadrão de especialistas em leucemia se reuniu na cidade histórica de Bolonha, na Itália, para uma conferência internacional sobre LMC.[12] O local era resplandecente e evocativo — Vesalius tinha dado palestras e lecionado naqueles pátios e anfiteatros, desmontando a teoria do câncer de Galeno, peça por peça. Mas a notícia divulgada na reunião foi pouco promissora. O principal tratamento para LMC em 1993 era o transplante alogênico de medula óssea, protocolo de que Donnall Thomas tinha sido pioneiro em Seattle nos anos 1960. O alotransplante, no qual a medula óssea externa era transplantada para o corpo do paciente, podia estender a sobrevivência de pacientes de LMC, mas os ganhos costumavam ser tão modestos que eram necessários muitos estudos clínicos para detectá-los. Em Bolonha, até os médicos que realizavam transplantes reconheceram, com tristeza, que os benefícios eram escassos: "Apesar de ficar livre da leucemia só com o TMO",[13] concluía um estudo, "o efeito benéfico do TMO no índice geral de sobrevida só pode ser detectado num subconjunto de pacientes, e [...] muitas centenas de casos e uma década talvez ainda sejam necessários para que se possa avaliar o impacto na sobrevida".

Como a maioria dos especialistas em leucemia, Druker conhecia bem demais sua sombria literatura. "O câncer é complicado, era o que todos me diziam, com ar paternalista — como se eu tivesse insinuado que não era."[14] O dogma que se impunha cada vez mais, ele sabia, era o de que a LMC talvez fosse uma enfermidade intrinsecamente refratária à quimioterapia. Mesmo se a leucemia fosse iniciada por aquela simples translocação do gene *Brc-abl*, na altura em que a doença era identificada, em plena florescência, em pacientes reais, já tinha acumulado numerosas mutações adicionais, criando um tornado genético tão caótico que nem mesmo o transplante, a arma mais contundente do quimioterapeuta, surtia efeito. Provavelmente, a quinase *Bcr-abl* tinha sido esmagada havia muito tempo por mutações mais poderosas. Usar um inibidor de quinase para tentar controlar a doença, e esse era o temor de Druker, poderia ser como soprar com força um palito de fósforo depois de ele ter provocado um incêndio na floresta.

No verão de 1993, quando a droga de Lydon chegou às suas mãos, Druker a acrescentou às células de LMC numa placa de Petri, na esperança de que, na melhor das hipóteses, provocasse um pequeno efeito.[15] Mas as linhagens celulares responderam abruptamente. Durante a noite, células de LMC tratadas com a droga morreram, e os frascos de cultura de tecidos encheram-se de cascas flutuantes de células leucêmicas espiraladas. Druker não conseguia acreditar. Implantou células de LMC em ratos para formar tumores reais e vivos, e tratou os ratos com a droga. Como ocorrera na primeira experiência, os tumores regrediram em poucos dias. A resposta sugeria também uma especificidade: as células sanguíneas normais de rato ficaram intactas. Druker fez uma terceira experiência. Extraiu amostras de medula óssea de alguns pacientes portadores de LMC e aplicou CGP57148 nas células numa placa de Petri. As células leucêmicas na medula morreram de imediato. As únicas que restaram na placa foram as células sanguíneas normais — com o sangue praticamente livre de células leucêmicas. Ele tinha curado a leucemia na placa.

Druker descreveu suas descobertas na revista *Nature Medicine*.[16] O estudo, compacto e incisivo — apenas cinco experimentos claros e bem preparados —, marchava implacavelmente para uma conclusão simples: "Esse composto pode ser útil no tratamento de leucemias *Bcr-abl* positivas". Druker seria o primeiro autor, e Lydon o autor mais graduado, com Buchdunger e Zimmermann como principais colaboradores.

Druker esperava que a Ciba-Geigy ficasse eufórica com os resultados. Afinal de contas, aquela era a cria definitiva da oncologia — uma droga com refinada especificidade para combater um oncogene numa célula cancerosa. Mas, na Basileia, a Ciba-Geigy era uma bagunça só. A empresa se fundira com sua arquirrival do outro lado do rio, o gigante farmacêutico Sandoz, formando um gigante farmacêutico chamado Novartis. Para a Novartis, o defeito fatal da cgp57148 era justamente sua refinada especificidade. Desenvolver a cgp57148 para obter uma droga clínica para uso humano implicaria novos testes — estudos animais e estudos clínicos que custariam de 100 milhões a 200 milhões de dólares. A lcm aflige uns poucos milhares de pacientes no mundo inteiro a cada ano. A perspectiva de gastar milhões numa molécula que beneficiasse milhares desanimava a Novartis.

Druker de repente se viu na situação peculiar do pesquisador acadêmico que tem de suplicar a uma empresa farmacêutica que faça estudos clínicos com seus próprios produtos. A Novartis tinha grandes quantidades de desculpas previsíveis: "A droga [...] nunca funcionaria, seria tóxica demais, jamais daria dinheiro".[17] Entre 1995 e 1997, Druker viveu numa ponte aérea entre Portland e a Basileia, tentando convencer a Novartis a continuar o desenvolvimento da droga. "Façam estudos clínicos ou me autorizem a fazê-lo. Tomem uma decisão", insistia Druker. Se a Novartis não ia fazer a droga, Druker achava que outro químico poderia cumprir a tarefa. "Em último caso", ele disse, "eu mesmo faria no meu porão."

Planejando com antecipação, ele montou uma equipe de médicos para conduzir um provável estudo clínico da droga em pacientes de lmc: Charles Sawyers, da ucla, Moshe Talpaz, hematologista de Houston, e John Goldman, do Hammersmith Hospital em Londres, todos autoridades altamente conceituadas em lmc. "Eu tinha pacientes portadores de lmc em minha clínica sem nenhuma opção de tratamento eficaz. Todo dia eu voltava para casa prometendo a mim mesmo insistir mais um pouco com a Novartis", disse Druker.

No começo de 1998, a Novartis finalmente cedeu.[18] Sintetizaria e liberaria uns poucos gramas de cgp57148, apenas o suficiente para conduzir um estudo em cerca de cem pacientes. Druker teria uma chance — sua única chance. Para a Novartis, a cgp57148, produto de seu mais ambicioso programa de descoberta de drogas até aquela época, já era um fracasso.

A primeira vez que ouvi falar na droga de Druker foi no outono de 2002. Eu era o residente que fazia a triagem de pacientes no pronto-socorro do Massachusetts General Hospital quando um interno me chamou, a propósito de um homem de meia-idade com um histórico de LMC que chegara com uma erupção. Escutei o relato quase instintivamente, tirando conclusões rápidas. O paciente, depreendi, tinha recebido transplante de medula óssea externa, e a erupção era o prenúncio do cataclismo que viria. As células imunológicas da medula alheia estavam atacando o corpo dele — a doença do enxerto contra hospedeiro. O prognóstico era sombrio. Ele precisaria de esteroides, imunossupressores e admissão imediata na sala de transplante.

Mas eu estava errado. Examinando a tabela na pasta vermelha, não vi menção a transplante. À luz de neon da sala de exames, quando ele estendeu a mão para ser examinada, vi que a erupção consistia de apenas algumas pápulas espalhadas de aparência inofensiva — nada que lembrasse a escura névoa sarapintada que costuma ser aviso de uma reação ao enxerto. Em busca de uma explicação alternativa, passei os olhos rapidamente pela lista de medicamentos dele. Só constava uma droga: Glivec, o nome abreviado da CGP57148 de Durker.*

A erupção era um efeito colateral menor da droga. O maior efeito era menos visível e muito mais drástico. Examinadas ao microscópio do laboratório de patologia do segundo andar, suas células sanguíneas pareciam extraordinariamente comuns — "Glóbulos vermelhos normais, plaquetas normais, glóbulos brancos normais", eu murmurava para mim mesmo enquanto corria os olhos lentamente pelas três linhagens. Era difícil conciliar o campo de células sanguíneas que eu tinha diante dos olhos com o diagnóstico; não se via nenhum blasto leucêmico. Se aquele homem tinha LMC, estava em remissão tão profunda que a doença tinha praticamente sumido de vista.

Até o inverno de 1998, Druker, Sawyers e Talpaz já tinham testemunhado dezenas de remissões parecidas. O primeiro paciente de Druker a ser tratado com Glivec foi um condutor de trem aposentado da costa do Oregon na faixa dos sessenta. O paciente lera a respeito da droga num artigo do jornal local sobre Druker. Imediatamente ligou para ele oferecendo-se como cobaia. Druker deu-lhe uma pequena dose da droga e ficou a tarde inteira ao lado do leito aguardando, nervoso, qualquer sinal de toxicidade. Até o fim do dia, nenhum efeito adverso ocorrera. "Foi a primeira vez que a molécula entrou num corpo

---

* Glivec, nome comercial da droga, é usado aqui porque é mais conhecido dos pacientes. O nome científico da CGP57148 é imatinibe. A droga também é chamada de STI571.

humano, e poderia muito bem ter provocado estragos, mas não provocou", disse Druker. "A sensação de alívio foi incrível."

Druker avançou lentamente, passando para doses cada vez maiores — 25, 50, 85 e 140 mg.[19] Sua coorte de pacientes também cresceu. À medida que a dose aumentava nos pacientes, o efeito do Glivec ficava ainda mais evidente. Uma paciente de Portland tinha chegado à sua clínica com uma contagem de sangue quase três vezes acima do número normal; os vasos sanguíneos regurgitavam de leucemia, o baço estava praticamente entupido de células leucêmicas. Depois de algumas doses da droga, Druker descobriu que sua contagem caiu abruptamente, depois normalizou em uma semana. Outros pacientes, tratados por Sawyers na UCLA e Talpaz em Houston, responderam da mesma forma, com a contagem sanguínea normalizada em poucas semanas.

A notícia sobre a droga espalhou-se rápido. O desenvolvimento do Glivec foi concomitante com o nascimento das salas de bate-papo de pacientes na internet; em 1999, pacientes trocavam informações on-line sobre estudos. Em muitos casos, eram eles que informavam os médicos sobre a droga de Druker e, achando que os especialistas estavam mal informados e incrédulos, tomavam ó avião para o Oregon ou para Los Angeles a fim de se inscrever no estudo do Glivec.

Dos 54 pacientes que receberam altas doses da droga no estudo inicial da fase I, 53 apresentaram resposta completa em poucos dias depois de começar a usar Glivec.[20] Eles continuaram a receber o remédio durante semanas, depois meses, e as células malignas não voltaram, visivelmente, para a medula óssea. Quando não tratada, a leucemia mieloide crônica só é "crônica" pelos padrões da leucemia: quando a doença acelera, os sintomas descrevem um arco cada vez mais apertado e rápido, e a maior parte dos pacientes vive apenas de três a cinco anos. Pacientes tratados com Glivec tiveram palpável desaceleração da doença. O equilíbrio entre células normais e células malignas foi restaurado. Era uma *des-supuração* do sangue.

Em junho de 1999, com muitos pacientes originais ainda em remissão, o Glivec era evidentemente um sucesso. E esse sucesso continua; tornou-se o tratamento padrão para pacientes com LMC. Oncologistas costumam falar em "era pré-Glivec" e "era pós-Glivec" quando discutem essa doença que já foi fatal. Hagop Kantarjian, médico de leucemia do MD Anderson Cancer Center, no Texas, recentemente resumiu o impacto da droga na LMC nestes termos:

Antes do ano 2000, quando víamos pacientes com leucemia mieloide crônica, dizíamos a eles que tinham uma doença muito séria, que sua trajetória era fatal, que o prognóstico era ruim, com uma sobrevida média de três a seis anos; a terapia de ponta era o transplante alogênico [...] e não havia tratamento de segunda linha [...] Hoje quando vejo pacientes com LMC digo-lhes que a doença é uma leucemia indolente, com excelente prognóstico, que eles geralmente vão viver seu tempo funcional de vida, desde que tomem um remédio por via oral, Glivec, pelo resto da vida.[21]

A LMC, como a Novartis percebeu, não chega a ser um flagelo de saúde pública, mas o câncer é uma doença de símbolos. Ideias seminais começam na periferia distante da biologia do câncer, depois ricocheteiam nas formas mais comuns da doença. E a leucemia, entre todas as formas de câncer, é em geral a semente de novos paradigmas. Esta história começou com a leucemia na clínica de Sidney Farber, em 1948, e deve, necessariamente, voltar à leucemia. Se o câncer está em nosso sangue, como Varmus nos lembrou, então convém voltarmos, em círculos cada vez mais amplos, ao câncer *do* sangue.

O êxito da droga de Druker deixou profunda impressão no campo da oncologia. "Quando eu era jovem no Illinois, na década de 1950", escreveu num editorial Bruce Chabner,

o mundo esportivo ficou chocado com a façanha de Roger Bannister [...] Em 6 de maio de 1954, ele rompeu a barreira dos quatro minutos na prova de uma milha. Apesar de quebrar o recorde mundial por apenas poucos segundos, ele mudou o aspecto geral da corrida de longa distância numa única tarde [...] Recordes de pista de corrida caíram como maçãs maduras no fim dos anos 1950 e nos anos 1960. Será que o mesmo vai ocorrer no campo do tratamento de câncer?[22]

A analogia de Chabner foi escolhida com cuidado. A prova de Bannister continua sendo um marco na história do atletismo, não apenas porque Bannister estabeleceu um recorde inalcançável — atualmente, a milha mais rápida está uns bons quinze segundos abaixo da estabelecida por Bannister. Durante gerações, pensava-se que quatro minutos representavam um limite fisiológico intrínseco, como se os músculos, inerentemente, não pudessem se mover mais rápido nem os pulmões respirar mais fundo. O que Bannister provou foi que noções sobre limites intrínsecos são mitos. O que ele quebrou para sempre não foi um limite, mas a ideia de limite.

Foi assim com a droga Glivec. "Ela prova um princípio. Justifica uma abordagem", prosseguiu Chabner. "Demonstra que uma terapia altamente específica e não tóxica é possível."[23] Glivec abriu uma nova porta na terapia do câncer. A síntese racional de uma molécula para matar células cancerosas — uma droga projetada para desativar especificamente um oncogene — validou a fantasia de Ehrlich sobre "afinidade específica". A terapia molecular de câncer dirigida era possível; a única coisa de que se precisava era procurá-la estudando a biologia profunda das células cancerosas.

Uma nota final: chamei a LMC de doença "rara", o que era verdade antes do Glivec. A incidência de LMC continua a mesma do passado: apenas alguns milhares de pacientes são diagnosticados com essa forma de leucemia por ano. Mas a *prevalência* da LMC — o número de pacientes portadores da doença que estão vivos hoje — foi drasticamente alterada com a introdução do Glivec. Até 2009, esperava-se que pacientes com LMC tratados com Glivec sobrevivessem em média trinta anos ao diagnóstico. Com base nesse índice de sobrevida, Hagop Kantarjian estima que na próxima década 250 mil pessoas estarão convivendo com a LMC nos Estados Unidos, todas submetendo-se a terapia dirigida. A droga de Druker vai alterar a fisionomia nacional do câncer, convertendo uma doença que já foi rara em relativamente comum. (Druker diz brincando que conseguiu a perfeita inversão dos objetivos da medicina do câncer: sua droga aumentou a prevalência da doença no mundo.) Como a maioria das nossas redes de contatos sociais se estende, geralmente, por cerca de mil indivíduos, cada um de nós, em média, conhecerá alguém com essa leucemia, alguém mantido vivo por uma droga anticâncer dirigida.

A corrida da Rainha Vermelha

> *"Ora, em nosso país", disse Alice, ainda um pouco sem fôlego, "geralmente a gente chega a outro lugar quando a gente corre rápido durante muito tempo, como estamos fazendo."*
>
> *"País lento, esse!", disse a rainha. "Aqui é preciso que se corra o máximo possível para ficar no mesmo lugar. Se quiser ir para outro lugar, tem de correr pelo menos duas vezes mais rápido!"*[1]
>
> — Lewis Carroll, *Alice através do espelho*

Em agosto de 2000, Jerry Mayfield, policial de Louisiana de 41 anos diagnosticado com LMC, começou um tratamento com Glivec.[2] O câncer dele respondeu abruptamente de início. A fração de células leucêmicas em sua medula óssea caiu durante seis meses. A contagem sanguínea normalizou-se e os sintomas melhoraram; ele se sentia rejuvenescido — "como um novo homem [tomando] uma droga maravilhosa". Mas a resposta durou pouco. No inverno de 2003, a LMC parou de responder. Moshe Talpaz, o oncologista que o tratava em Houston, aumentou a dose de Glivec, depois aumentou de novo, esperando vencer a leucemia. Mas, em outubro daquele ano, não houve resposta. As células leucêmicas tinham recolonizado totalmente a medula óssea e o sangue, e invadido o baço. O câncer de Mayfield tornara-se resistente à terapia dirigida.

No quinto ano de seu estudo clínico com Glivec, Talpaz e Sawyers tinham visto alguns casos como o de Mayfield. Eram raros. Uma vasta proporção de pacientes com LMC mantinha remissões profundas e notáveis tomando a droga, sem necessidade de outra terapia. Mas, de vez em quando, a leucemia de um paciente parava de responder ao Glivec, e células leucêmicas resistentes voltavam a crescer. Sawyers, tendo acabado de entrar no mundo da terapia dirigida, rapidamente passou para um mundo molecular além da terapia dirigida: como pode um câncer tornar-se resistente a uma droga que inibe diretamente o oncogene que o impulsiona?

No tempo em que não havia drogas dirigidas, sabia-se que as células cancerosas tornam-se resistentes às drogas por meio de vários mecanismos engenhosos. Algumas células sofrem mutações que ativam bombas moleculares. Em células normais, essas bombas retiram venenos naturais e produtos residuais do interior da célula. Em células cancerosas, essas bombas ativadas expulsam as drogas quimioterápicas do interior da célula. Poupadas pela quimioterapia, as células resistentes crescem mais do que outras células cancerosas, que também podem ativar proteínas que destroem ou neutralizam drogas. E existem ainda outros cânceres que escapam das drogas migrando para reservatórios do corpo onde elas não conseguem penetrar — como no caso da leucemia linfoblástica que reincide no cérebro.

Células de LMC, como Sawyers descobriu, tornam-se resistentes à droga Glivec por meio de um mecanismo ainda mais capcioso:[3] elas sofrem mutações que alteram especificamente a estrutura da *Bcr-abl,* criando uma proteína capaz de impulsionar o crescimento da leucemia, mas não de ligar-se à droga. Normalmente, o Glivec escorrega por uma fenda estreita, em forma de cunha, no centro da *Bcr-abl* — como "uma seta enfiada no centro do coração da proteína",[4] segundo a descrição de um químico. Mutações resistentes a Glivec na *Brc-abl* mudam seu "coração" molecular, de modo que a droga já não tem acesso à fenda crítica da proteína, o que a torna ineficaz. No caso de Mayfield, uma única alteração na proteína *Bcr-abl* deixou-a totalmente resistente, resultando numa súbita reincidência da leucemia. Para escapar da terapia dirigida, o câncer mudou o alvo.

Para Sawyers, essas observações sugeriam que superar a resistência a Glivec com uma droga de segunda geração exigiria um tipo bem diferente de ataque. Aumentar a dose de Glivec ou inventar variantes estreitamente aparentadas da droga seria inútil. Como as mutações alteravam a estrutura da *Bcr-abl*, uma droga de segunda geração seria necessária para bloquear a proteína por meio de um mecanismo independente, talvez conseguindo outro ponto de entrada para chegar à importante fenda central.

Em 2005, trabalhando com químicos da Bristol-Myers Squibb, a equipe de Sawyers gerou outro inibidor de quinase para combater a *Bcr-abl* resistente a Glivec.[5] Como previsto, essa nova droga, dasatinibe, não era um simples análogo estrutural do Glivec; ela acessava o "coração" da *Bcr-abl* através de uma fenda molecular separada na superfície da proteína. Quando Sawyers e Talpaz testaram dasatinibe em pacientes refratários a Glivec, o efeito foi notável: as células leucêmicas involuíram novamente. A leucemia de Mayfiled, resistente a Glivec, foi forçada a entrar em remissão em 2005. A contagem sanguínea mais uma vez normalizou-se. As células leucêmicas dissiparam-se gradualmente na medula óssea. E em 2009 Mayfield continuava em remissão, tratado com dasatinibe.

Mesmo a terapia dirigida, portanto, era um jogo de gato e rato. Podia-se disparar uma quantidade interminável de setas contra o calcanhar de aquiles do câncer, mas tudo o que a doença fazia era mudar de pé, trocando uma vulnerabilidade por outra. Estávamos condenados a uma batalha perpétua com um combatente informe e inconstante. Quando as células de LMC afastavam o Glivec com um chute, só uma variante molecular diferente as faria recuar, e quando elas cresciam mais do que a droga éramos obrigados a buscar uma droga da geração seguinte. Se baixássemos a guarda, mesmo por um instante, o equilíbrio da batalha seria alterado. Em *Alice através do espelho,* de Lewis Carroll, a Rainha Vermelha diz a Alice que o mundo muda tão depressa sob seus pés que ela tem de continuar correndo para poder ficar no mesmo lugar. Esta é a nossa difícil situação no que diz respeito ao câncer: temos de continuar correndo simplesmente para ficarmos parados.

Na década transcorrida desde a descoberta do Glivec, 24 novas drogas foram relacionadas pelo National Cancer Institute em sua lista de medicamentos para terapias dirigidas contra o câncer.[6] Outras dezenas estão em fase de desenvolvimento. As 24 drogas revelaram-se eficazes contra câncer de pulmão, de mama, de cólon e de próstata, sarcomas, linfomas e leucemias. Algumas, como a dasatinibe, desativam oncogenes diretamente. Outras combatem trajetórias de oncogenes ativados — as "marcas distintivas do câncer" identificadas por Weinberg. A droga Avastin interrompe a angiogênese de tumores atacando a capacidade da célula cancerosa de estimular o crescimento de vasos sanguíneos. Bortezomibe, ou Velcade, bloqueia um mecanismo interno de distribuição de resíduos de proteínas particularmente hiperativo em células cancerosas.

Mais do que praticamente qualquer outra forma de câncer, o mieloma múltiplo, câncer das células do sistema imunológico, sintetiza o impacto dessas recém-descobertas terapias dirigidas. Nos anos 1980, o mieloma múltiplo era tratado com altas doses de quimioterapia comum — drogas velhas e obstinadas que, geralmente, acabavam dizimando pacientes quase com a mesma rapidez que dizimavam seu câncer. Ao longo de uma década, três novas terapias dirigidas — Velcade, Talidomida e Revlimid — que interrompem trajetórias ativadas em células de mieloma surgiram para combatê-lo.[7] O tratamento do mieloma múltiplo hoje envolve a mistura e a compatibilização dessas drogas com quimioterapias comuns, substituindo drogas quando o tumor reincide e substitundo-as de novo quando o tumor volta a reincidir. Não há droga ou tratamento único capaz de curar o mieloma. Mas como ocorre com a LMC, o jogo de gato e rato com o câncer prolongou a sobrevida de pacientes de mieloma — de maneira notável, em certos casos. Em 1971, cerca de metade dos pacientes diagnosticados com mieloma múltiplo morria até 24 meses depois do diagnóstico; a outra metade morria até o décimo ano. Cerca de metade dos pacientes diagnosticados com mieloma múltiplo em 2008 e tratados com o mutável arsenal de novas drogas ainda estará viva dentro de cinco anos. Se a tendência de sobrevida continuar, a outra metade viverá bem mais de dez anos.

Em 2005, um homem diagnosticado com mieloma imaginou se estaria vivo para ver a filha formar-se na escola dentro de poucos meses. Em 2009, preso a uma cadeira de rodas, ele viu a filha terminar a faculdade. A cadeira de rodas não tinha nenhuma relação com seu câncer. Ele levara um tombo treinando o time de beisebol do filho mais novo.

Num sentido mais amplo, a síndrome da Rainha Vermelha — correr constantemente para continuar onde está — aplica-se igualmente a todos os aspectos da batalha contra o câncer, incluindo o rastreio e a prevenção. No começo do inverno de 2007, fui a Framingham, em Massachusetts, para visitar o lugar onde se realiza um estudo que muito provavelmente vai alterar nosso modo de conceber a prevenção do câncer. Uma pequena e pouco interessante cidade do nordeste, em meio a um círculo de lagos gelados no inverno, Framingham é, apesar de tudo, um lugar icônico, em grande evidência na história da medicina. Em 1948, epidemiologistas estabeleceram uma coorte de cerca de 5 mil homens e mulheres que viviam lá.[8] O comportamento dessa coorte, seus hábitos, suas relações internas e suas doenças têm sido documentados, ano após ano, em primorosos detalhes, criando-se, com isso, um inestimável acervo de dados longitudinais para centenas de estudos epidemiológicos. A escritora inglesa de livros policiais Agatha Christie usou uma aldeia imaginária, St. Mary Mead, como microcosmo de toda a humanidade. Framingham é a aldeia inglesa dos epidemiologistas americanos. Sob potentes lentes estatísticas, sua coorte cativa vive, reproduz-se, envelhece e morre, permitindo uma rara visão da história natural da vida, da doença e da morte.

O conjunto de dados de Framingham deu origem a muitos estudos sobre risco e doença. A ligação entre colesterol e ataques cardíacos foi formalmente estabelecida ali, assim como a associação do derrame com a pressão alta. Mais recentemente, uma transformação conceitual no pensamento epidemiológico também começou ali. Os epidemiologistas costumam medir os fatores de risco de doenças crônicas, não infecciosas, estudando o comportamento de indivíduos. Ultimamente, eles têm feito uma pergunta diferente: e se o lugar onde se dá o risco não estiver no comportamento de atores individuais, mas em *redes de relações* sociais?

Em maio de 2008, dois epidemiologistas de Harvard, Nicholas Christakis e James Fowler, utilizaram essa noção para examinar a dinâmica do hábito de fumar.[9] Primeiro, Fowler e Christakis traçaram o diagrama de todas as relações existentes em Framingham — amigos, vizinhos, parentes, irmãos, ex-mulheres, tios, tias — como uma rede densamente interconectada. Vista de maneira abstrata, a rede começou a adquirir padrões conhecidos e intuitivos. Alguns homens e mulheres (vamos chamá-los de "socializadores") ocupavam o epicentro dessas redes, densamente conectados entre si por múltiplos laços. Em contraste, outros se mantinham na periferia da rede social — "solitários" —, com poucos e efêmeros contatos.

Quando os epidemiologistas justapuseram o hábito de fumar a essa rede e seguiram o padrão ao longo de décadas, um fenômeno notável apareceu: descobriu-se que círculos de relações eram indicadores mais poderosos da dinâmica do hábito de fumar do que praticamente qualquer outro fator. Redes inteiras pararam de fumar ao mesmo tempo, como circuitos que se apagam. Uma família que jantava unida era uma família que deixava de fumar unida. Quando "socializadores" altamente relacionados paravam de fumar, o denso círculo social circunscrito à sua volta também parava lentamente, em grupo. Como resultado disso, o hábito de fumar ficou gradualmente limitado à periferia de todas as redes, confinado aos "solitários", com poucos contatos sociais, que davam suas baforadas tranquilamente nos remotos e isolados cantos da cidade.

O estudo da rede do fumo representa, a meu ver, um formidável desafio aos modelos simplistas de prevenção de câncer. O hábito de fumar, diz esse modelo, está entrelaçado ao nosso DNA social de maneira tão densa e inextricável como os oncogenes estão entrelaçados ao nosso material genético. A epidemia do cigarro, devemos nos lembrar, originou-se como uma forma de comportamento metastático — um lugar semeando outro, que por sua vez semeava outro. Soldados levaram o hábito para a Europa do pós-guerra; mulheres convenceram outras mulheres a fumar; a indústria do tabaco, percebendo a oportunidade, anunciou cigarros como uma forma de cola social que uniria indivíduos em grupos coesos. A capacidade de metástase é inerente ao hábito de fumar. Se redes inteiras de fumantes podem desaparecer com velocidade catalítica, isso quer dizer que elas também podem aparecer dessa maneira. Cortem-se os laços que prendem os não fumantes de Framingham (ou, pior ainda, forme-se um grande núcleo de ligações sociais com um fumante evangelizador) e então, cataclismicamente, toda a rede pode se alterar.

É por isso que as estratégias de prevenção de câncer mais bem-sucedidas podem decair tão rápido. Quando os pés da Rainha Vermelha param de correr, ainda que temporariamente, ela mantém sua posição; o mundo à sua volta, girando ao contrário, faz com que ela perca o equilíbrio. É assim com a prevenção do câncer. Quando campanhas antitabaco perdem a eficácia ou penetração — como ocorreu recentemente entre adolescentes nos Estados Unidos e na Ásia —, o hábito de fumar volta como uma velha praga. O comportamento social sofre metástase, espalhando-se do centro para a periferia das redes sociais. Miniepidemias de cânceres relacionados com o fumo surgem como consequência.

A paisagem dos carcinógenos também não é estática. Somos macacos químicos: tendo descoberto a capacidade de extrair, purificar e fazer reações moleculares para produzir novas e maravilhosas moléculas, pusemos a girar um novo universo químico à nossa volta. Nosso corpo, nossas células, nossos genes estão, portanto, sendo imersos, e novamente imersos, num fluxo de moléculas mutável — pesticidas, drogas farmacológicas, plásticos, cosméticos, estrogênios, produtos alimentares, hormônios, até mesmo novas formas de impulsos físicos, como radiação e magnetismo. Alguns desses produtos, inevitavelmente, serão carcinógenos. Não podemos fazer esse mundo desaparecer de repente; nossa tarefa, portanto, é peneirá-lo vigilantemente, distinguindo carcinógenos genuínos de espectadores inocentes e úteis.

Isso é mais fácil de falar do que de fazer. Em 2004, uma onda de relatórios científicos preliminares sugeriu que telefones celulares, que produzem energia de radiofrequência, podem causar uma forma fatal de câncer de cérebro chamado glioma. Esse câncer apareceu no mesmo lado do cérebro onde se costuma segurar o celular, reforçando a ligação. Uma avalanche de pânico espalhou-se pela mídia. Mas teria sido uma falsa confluência de um fenômeno com uma doença rara, do uso de celular com o glioma? Ou teriam os epidemiologistas perdido as "meias de náilon" da era digital?

Em 2004, um enorme estudo britânico teve início para tirar a limpo esses sinistros relatórios preliminares. "Casos" — pacientes com glioma — foram comparados com "controles" — homens e mulheres sem glioma — em termos de uso de celulares. O estudo, divulgado em 2006, parecia inicialmente confirmar um aumento do risco de cânceres do lado direito do cérebro em homens e mulheres que seguravam o telefone no ouvido direito. Mas quando os pesquisadores examinaram os dados meticulosamente, um intrigante padrão apareceu: o uso de celular do lado direito *reduziu* o risco de câncer de cérebro do *lado esquerdo*. A explicação lógica mais simples para o fenômeno é o "viés da memória": pacientes diagnosticados com tumores inconscientemente exageram o uso de telefones celulares do mesmo lado da cabeça e se esquecem, seletivamente, do uso do outro lado. Quando os autores corrigiram essa distorção, não restou nenhuma associação detectável entre gliomas e uso de celular. Especialistas em prevenção e adolescentes viciados em celulares provavelmente ficaram felizes — mas por pouco tempo. Quando o estudo foi concluído, novos aparelhos já tinham chegado ao mercado e substituído os antigos — o que torna questionáveis mesmo os resultados negativos.

O caso do celular é uma boa lição sobre o rigor metodológico necessário para a avaliação de novos carcinógenos. É fácil atiçar o medo do câncer. Mas identificar um carcinógeno "evitável", estimar a magnitude do risco de doses e de exposições razoáveis, e reduzir a exposição por meio de intervenções científicas e legislativas — mantendo vivo o legado de Percivall Pott — é muito mais complexo.

"O câncer no *fin de siècle*", como diz o oncologista Harold Burstein, "está na interface entre a sociedade e a ciência."[10] Representa não um, mas dois desafios. O primeiro, o desafio biológico, implica "aproveitar o fantástico avanço do conhecimento científico [...] para derrotar essa antiga e terrível doença". Mas o segundo, o desafio social, é igualmente grave: implica obrigarmo-nos a confrontar nossos costumes, rituais e comportamentos. Esses costumes e comportamentos, porém, não ficam, infelizmente, na periferia da nossa sociedade ou de nós mesmos, mas no núcleo que nos define: o que comemos e bebemos, o que produzimos e expelimos em nosso ambiente, quando decidimos procriar e como envelhecemos.

Treze montanhas

*"Toda doença
é um problema musical",
disse Novalis,
"e toda cura,
uma solução musical."[1]*
— W. H. Auden

A revolução na pesquisa do câncer pode ser resumida numa frase: o câncer é, em sua essência, uma doença genética.[2]
— Bert Vogelstein

Quando comecei a escrever este livro, no início do verão de 2004, muitas pessoas me perguntavam como eu o terminaria. Eu respondia com evasivas ou ignorava a pergunta. Minha resposta cautelosa era: não sei. Ou: não tenho certeza. Na verdade, eu tinha certeza, apesar de não ter a coragem de admitir para mim mesmo. Eu tinha certeza de que terminaria o livro contando a recaída e a morte de Carla.

Enganei-me. Em julho de 2009, exatamente cinco anos depois de ter examinado a medula óssea de Carla ao microscópio e confirmado sua primeira remissão, fui de carro à sua casa em Amesbury, Massachusetts, levando um buquê de flores. Era uma manhã nublada, úmida e quente, com um céu escuro que ameaçava chuva, mas ficava só na ameaça. Pouco antes de sair do hospital, dei uma rápida olhada na primeira nota que escrevi sobre a internação de Carla no hospital, em 2004. Ao escrevê-la, lembrei-me constrangido que eu imaginava que Carla não sobreviveria sequer à fase de indução da quimioterapia.

Mas ela conseguira; uma guerra tórrida e privada chegara ao fim. Na leucemia aguda, o transcurso de cinco anos sem recaída é quase sinônimo de cura. Entreguei-lhe as azaleias e ela ficou olhando para as flores, sem fala, quase impermeável à enormidade de sua vitória. Certa vez, no começo daquele ano, preocupado com o trabalho clínico, eu tinha deixado passar dois dias antes de telefonar-lhe para falar sobre o resultado negativo de uma biópsia de medula óssea. Ela soubera, por minha enfermeira, que os resultados tinham chegado, e minha demora a fez mergulhar numa aterradora espiral de depressão: em 24 horas, ela se convencera de que a leucemia voltara sorrateiramente e de que a minha hesitação era sinal de perdição iminente.

Oncologistas e pacientes estão ligados, ao que parece, por uma intensa força subatômica. Por isso, embora num sentido bem menor, a vitória também era minha. Sentei-me à mesa de Carla e olhei-a encher um copo de água diretamente da torneira para beber. Ela irradiava alegria, com os olhos semicerrados, como se visse a autobiografia comprimida dos últimos cinco anos projetada numa tela de cinema privada e interna. Os filhos brincavam com um jack russell terrier no quarto ao lado, abençoadamente inconscientes da importância da data para a mãe. Tudo era para o bem. "O objetivo de meu livro", escreveu Susan Sontag em *Aids e suas metáforas*, "era tranquilizar a imaginação, e não incitá-la."[3] O mesmo ocorria com a minha visita. O objetivo era declarar a doença curada, para normalizar sua vida — e romper a força que nos mantivera juntos cinco anos.

Perguntei a Carla como ela achava que tinha sobrevivido ao pesadelo. A viagem do hospital até sua casa, aquela manhã, me tomara uma hora e meia ao volante em pesadas condições de tráfego. Como ela conseguira, através dos longos dias daquele sombrio verão, dirigir até o hospital, esperar horas na sala, enquanto seus exames de sangue eram realizados, e depois disso, tendo ouvido que suas contagens sanguíneas eram baixas demais para que fosse submetida com segurança à quimioterapia, ir embora e voltar no dia seguinte, passando por tudo de novo?

"Eu não tinha escolha", ela disse, apontando quase inconscientemente para o quarto onde seus filhos brincavam. "Os amigos me perguntavam se eu achava que minha vida, de alguma forma, se tornara anormal por causa da doença. Eu dava sempre a mesma resposta: para quem está doente, esta *é* a sua nova normalidade."

Até 2003, cientistas sabiam que a principal distinção entre a "normalidade" de uma célula e a "anormalidade" de uma célula cancerosa está na acumulação de mutações genéticas — *ras, myc, Rb, neu* e assim por diante — que desencadeiam comportamentos distintivos. Mas essa descrição do câncer estava incompleta. Levantava uma pergunta inevitável: quantas mutações tem uma célula cancerosa no total? Oncogenes e supressores de tumor individuais foram isolados, mas qual é o conjunto abrangente desses genes mutantes que existe em qualquer câncer humano?

O Projeto Genoma Humano, de total sequenciamento do genoma normal, foi concluído em 2003.[4] Depois dele veio um projeto muito menos divulgado, mas muito mais complexo: o sequenciamento total dos genomas de várias células cancerosas humanas. Quando estiver concluída, essa iniciativa, chamada Atlas do Genoma do Câncer, fará o genoma humano parecer pequeno em seu alcance.[5] O esforço de sequenciamento envolve dezenas de equipes de pesquisadores no mundo inteiro. A lista inicial de cânceres a serem sequenciados inclui os de cérebro, pulmão, pâncreas e ovário. O Projeto Genoma Humano fornecerá o genoma normal, com o qual o genoma anormal do câncer poderá ser comparado e contrastado.

O resultado, como descreve Francis Collins, chefe do Projeto Genoma Humano, será um "colossal atlas" do câncer — um compêndio de todos os genes que passaram por mutações nas formas mais comuns da doença:

> Quando aplicado aos cinquenta tipos mais comuns de câncer, esse esforço talvez equivalha a mais de 10 mil Projetos Genomas Humanos somados, em termos de volume de DNA a ser sequenciado. O sonho deve portanto ser equiparado com uma avaliação ambiciosa mas realista de novas oportunidades científicas que surgem para travar uma batalha mais inteligente.[6]

A única metáfora capaz de descrever adequadamente o projeto é de natureza geológica. Em vez de entender o câncer gene a gene, o Atlas do Genoma Humano vai mapear todo o território do câncer: ao sequenciar o genoma inteiro de vários tipos de tumor, *cada* gene mutante individual será identificado. Será o começo do "mapa" abrangente pressagiado por Maggie Jencks em seu último artigo.

Duas equipes avançaram rapidamente em seus esforços para sequenciar o genoma do câncer. Uma, o consórcio do Atlas do Genoma Humano, tem múltiplas equipes interligadas, em diversos laboratórios de vários países. Outra, o grupo de Bert Vogelstein no Johns Hopkins, montou suas próprias instalações para sequenciamento de genoma, levantou fundos com a iniciativa privada para o projeto e saiu na frente, em disparada, para sequenciar genomas de tumores de mama, cólon e pâncreas. Em 2006, a equipe de Vogelstein revelou o primeiro esforço de sequenciamento histórico, analisando 13 mil genes em onze cânceres de mama e de cólon.[7] (Apesar de o genoma humano ter aproximadamente 30 mil genes no total, a equipe de Vogelstein, de início, só dispunha de ferramentas para avaliar 13 mil.) Em 2008, tanto o grupo de Vogelstein como o consórcio Atlas do Genoma ampliaram seus esforços sequenciando genomas de dezenas de espécimes de tumores cerebrais.[8] Até 2009, os genomas de câncer de ovário, pâncreas e diversas formas de leucemia tinham sido sequenciados, trazendo à luz o catálogo completo de mutações de cada tipo de tumor.

Talvez ninguém tenha estudado o emergente genoma do câncer com a meticulosidade ou a dedicação de Bert Vogelstein. Irônico, animado, irreverente, sempre de jeans e blazer amarrotado, ele recentemente começou uma palestra sobre o genoma do câncer num auditório lotado no Massachusetts General Hospital tentando destilar a imensa quantidade de descobertas em poucos slides. O desafio que enfrentava era o mesmo que enfrenta o pintor de paisagens: como representar a gestalt de um território (nesse caso, o "território" do genoma) com algumas pinceladas? Como fazer uma imagem descrever a essência de um lugar?

A resposta de Vogelstein a essas perguntas assemelha-se a uma intuição familiar aos pintores de paisagens clássicas: espaço negativo pode ser usado para comunicar extensão e espaço positivo, para comunicar detalhes. A fim de mostrar um panorama da paisagem do genoma do câncer, Vogelstein espichou todo o genoma humano, como se fosse um fio ziguezagueando por uma folha de papel quadrada. (A ciência não para de girar de volta para o próprio passado: a palavra *mitose* — do grego "fio" — repercute aqui também.) No diagrama de Vogelstein, o primeiro gene do cromossomo 1 do genoma humano ocupa o canto superior esquerdo da folha de papel; o segundo fica logo embaixo; e assim por diante, ziguezagueando pela página, até o último gene do cromossomo 23, que ocupa o canto inferior direito da folha. Esse é o genoma humano normal, que não sofreu mutação, espalhado em sua enormidade pela superfície da página — o "pano de fundo" de onde surge o câncer.

Contra o pano de fundo desse espaço negativo, Vogelstein colocou as mutações. Sempre que uma mutação genética era encontrada num câncer, o gene mutante era demarcado como um ponto na folha. Quando a frequência de mutações de qualquer gene aumentava, os pontos cresciam, formando cristas e morros nas montanhas. Os genes que mais sofrem mutações em amostras de câncer mamário eram representados por altos picos, enquanto os genes que sofrem mutações mais raramente eram denotados por pequenos morros ou pontos achatados.

Visto assim, a primeira impressão causada pelo genoma do câncer é deprimente. Mutações desarrumam os cromossomos. Em espécimes individuais de câncer de cólon e de mama, de cinquenta a oitenta genes sofrem mutações; em cânceres pancreáticos, de cinquenta a sessenta. Mesmo cânceres de cérebro, que geralmente se desenvolvem mais cedo e por isso esperava-se que acumulassem menos mutações, têm de quarenta a cinquenta genes mutantes.

Poucos cânceres escapam à regra, sofrendo relativamente poucas mutações no genoma.[9] Um desses é um velho conhecido, a leucemia linfoblástica aguda: aparecem apenas cinco ou dez mutações numa paisagem genômica em tudo o mais virginal.* A rigor, a relativa escassez de aberrações genéticas nessa leucemia pode ser uma das razões que tornam o tumor fácil de curar com a aplicação da quimioterapia citotóxica. Cientistas especulam que tumores geneticamente simples (que sofreram poucas mutações) talvez sejam mais suscetíveis às drogas e, portanto, mais intrinsecamente curáveis. Se assim é, a

---

* Até agora, o sequenciamento completo dos genomas da LLA não está completo. As alterações descritas são supressões ou amplificações de genes. O sequenciamento detalhado pode revelar um aumento no número de genes que sofreram mutações.

estranha discrepância entre o êxito da quimioterapia de alta dose na cura da leucemia e o fracasso desse tratamento na cura da maioria dos outros cânceres tem uma profunda explicação biológica. A busca da "cura universal" do câncer baseava-se num tumor que, geneticamente falando, está longe de ser universal.

Em contraste com a leucemia, os genomas de formas mais comuns de câncer, como Vogelstein descobriu, são uma bagunça genética — mutações amontoadas em cima de mutações, amontoadas em cima de mutações. Numa amostra de câncer de mama de uma mulher de 43 anos, 127 genes eram mutantes — quase um em cada duzentos do genoma humano. Até dentro de um mesmo tipo de tumor, a heterogeneidade de mutações é assustadora. Se compararmos dois espécimes de câncer de mama, o conjunto de genes mutantes está longe de ser idêntico. "No fim das contas", diz Vogelstein, "o sequenciamento do genoma do câncer confirma cem anos de observações clínicas. O câncer de cada paciente é exclusivo, porque todo genoma de câncer é exclusivo. Heterogeneidade fisiológica é heterogeneidade genética."[10] Células normais são identicamente normais; células malignas se tornam malignas cada uma à sua maneira.

Não obstante, como sempre, onde outros veem apenas o caos intimidante na paisagem genética atulhada de detritos, Vogelstein vê padrões que se aglutinam no meio da confusão. Ele acredita que as mutações no genoma do câncer apresentam-se de duas formas. Algumas são passivas. Enquanto se dividem, as células cancerosas acumulam mutações, em razão de acidentes na copiagem do DNA, mas essas mutações não têm impacto nenhum na biologia do câncer. Restringem-se ao genoma e são transportadas passivamente quando as células se dividem, identificáveis mas inconsequentes. São mutações "espectadoras", ou "passageiras" ("Elas pegam carona na viagem", diz Vogelstein).

Outras mutações não são atores passivos.[11] Diferentemente das mutações passageiras, esses genes alterados incitam diretamente o crescimento e o comportamento biológico das células cancerosas. São mutações "condutoras", que desempenham papel crucial na biologia da célula cancerosa.

Toda célula cancerosa tem um conjunto de mutações condutoras e passageiras. Na amostra de câncer mamário da mulher de 43 anos com 127 mutações, apenas quinze ou vinte contribuiriam diretamente para o crescimento e a sobrevivência do tumor, enquanto o resto talvez tivesse sido adquirido devido a erros de copiagem genética nas células cancerosas. Mas, apesar de funcionalmente diferentes, essas duas formas de mutação não são fáceis de distinguir. Cientistas podem identificar alguns genes condutores que espicaçam diretamente o crescimento do câncer usando seu genoma. Como ocorrem aleatoriamente, as mutações passageiras se espalham aleatoriamente pelo genoma. Mutações condutoras atacam oncogenes e supressores de tumor específicos, e existe um limitado número desses genes no genoma. Essas mutações — em genes como *ras*, *myc* e *Rb* — recorrem amostra após amostra. Destacam-se como altas montanhas no mapa de Vogelstein, enquanto as mutações passageiras são tipicamente representadas pelos vales. Mas quando uma mutação ocorre num gene até então desconhecido, é impossível prever onde essa mutação é consequente ou inconsequente — condutora ou passageira.

As "montanhas" no genoma do câncer — ou seja, os genes que sofrem mutações mais frequentes numa forma de câncer particular — têm outra propriedade. Elas podem ser organizadas em trajetórias fundamentais de câncer. Numa recente série de estudos, a equipe de Vogelstein no Hopkins voltou a analisar as mutações existentes no genoma do câncer usando outra estratégia.[12] Em vez de se concentrar em genes individuais que sofreram mutação nos cânceres, eles relacionaram o número de *trajetórias* que sofreram mutação nas células cancerosas. Cada vez que um gene sofria mutação em qualquer componente da trajetória *ras-mek-erk*, essa mutação era classificada como "trajetória *ras*". Da mesma forma, se uma célula carregasse uma mutação em qualquer componente da trajetória de sinalização *Rb*, era classificada como " trajetória mutante *Rb*", e assim por diante, até que todas as mutações condutoras foram organizadas em trajetórias.

Quantas trajetórias, normalmente, são desreguladas numa célula cancerosa? De onze a quinze, como descobriu Vogelstein, ou treze em média. A complexidade mutacional num nível gene a gene ainda era enorme. Qualquer tumor tinha cicatrizes de mutações espalhadas pelo genoma. Mas a mesma trajetória essencial era caracteristicamente desregulada em qualquer tipo de tumor, ainda que os genes específicos responsáveis pela trajetória rompida fossem diferentes de tumor para tumor. *Ras* podia estar ativada numa amostra de câncer de bexiga; *mek,* em outra; *erk,* na terceira — mas, em cada caso, alguma peça vital da cascata *ras-mek-erk* estava desregulada.

A bagunça do genoma do câncer, em resumo, é enganadora. Se ouvirmos com atenção, há princípios organizacionais. A linguagem do câncer é gramatical, metódica e até mesmo — hesito em escrever isto — bonita. Genes falam com genes e trajetórias com trajetórias, no tom de voz perfeito, produzindo uma música conhecida, embora estranha, que se acelera cada vez mais para formar um ritmo letal. Debaixo do que poderia parecer uma esmagadora diversidade há uma profunda unidade genética. Cânceres que na superfície não se parecem com outros em geral têm trajetórias iguais ou similares desarranjadas. "O câncer", como disse um cientista recentemente, "é mesmo uma doença de trajetórias."[13]

Essa é uma notícia ou muito boa, ou muito ruim. O pessimista olha para o agourento número treze e perde o ânimo. A desregulamentação de onze a quinze trajetórias essenciais representa um desafio enorme para a terapêutica. Será que os oncologistas precisarão de treze drogas independentes para atacar treze trajetórias independentes, a fim de "normalizar" uma célula cancerosa? Dada a textura escorregadia das células cancerosas, quando uma célula fica resistente a uma combinação de treze drogas, será que precisaremos de mais treze?

O otimista, porém, lembra que treze é um número finito. É um alívio: até Vogelstein identificar essas trajetórias essenciais, a complexidade mutacional dos cânceres parecia quase infinita. Na realidade, a organização hierárquica dos genes em trajetórias em qualquer tipo de tumor sugere que talvez existam hierarquias ainda mais profundas. Talvez nem todas as treze precisem ser alvejadas no ataque a cânceres complexos, como o de mama e o de pâncreas. Talvez algumas trajetórias essenciais sejam particularmente receptivas à terapia. O melhor exemplo disso talvez seja o tumor de Barbara Bradfield, um câncer tão hipnoticamente viciado em *Her-2* que atacar esse oncogene essencial fez o tumor desaparecer e forçou uma remissão de uma década.

Gene a gene, e agora trajetória a trajetória, temos uma visão extraordinária da biologia do câncer. Logo estarão concluídos os mapas completos das mutações nos muitos tipos de tumor (com seus morros, vales e montanhas) e plenamente definidas as trajetórias essenciais que sofreram mutações. Mas, como dizem, há montanhas por trás das montanhas. Uma vez identificadas as mutações, será necessário atribuir funções aos genes mutantes na fisiologia celular. Vamos ter de passar por um renovado ciclo de conhecimento que recapitule um ciclo passado — da anatomia para a fisiologia, para a terapêutica. O sequenciamento do genoma do câncer representa a anatomia genética do câncer. E assim como Virchow deu o salto crucial da anatomia vesaliana para a fisiologia do câncer no século XIX, a ciência precisa dar o salto da anatomia molecular para a fisiologia molecular do câncer. Logo saberemos o que os genes mutantes *são*. O verdadeiro desafio é compreender o que eles *fazem*.

Essa transição seminal da biologia descritiva para a biologia funcional do câncer dará três novas direções para a medicina do câncer.

A primeira é a direção para a terapêutica do câncer. Uma vez que as mutações condutoras de qualquer câncer tiverem sido identificadas, teremos de lançar uma caçada a terapias dirigidas contra esses genes. Não se trata de uma esperança totalmente fantástica: inibidores dirigidos de algumas das treze trajetórias essenciais mutantes de muitos cânceres já entraram no reino clínico. Como drogas individuais, alguns desses inibidores até então tiveram apenas modestos índices de resposta. O desafio agora é determinar que combinações dessas drogas podem inibir o crescimento do câncer sem matar as células normais.

Num artigo publicado no *New York Times* no verão de 2009, James Watson, codescobridor da estrutura do DNA, demonstrou notável reviravolta de opinião. Em testemunho perante o Congresso em 1969, ele tinha desancado a guerra contra o câncer, que qualificava de ridiculamente prematura. Quarenta anos depois, ele foi muito menos crítico:

> Em breve conheceremos todas as mudanças genéticas subjacentes aos principais cânceres que nos afligem. Já conhecemos a maioria das trajetórias importantes — se não todas — pelas quais os sinais indutores de câncer se movimentam através das células. Cerca de vinte drogas bloqueadoras de sinais estão sendo submetidas a estudos clínicos, depois de terem bloqueado câncer em ratos. Algumas delas, como Herceptin e Tarceva, receberam a aprovação do FDA e são amplamente usadas.[14]

A segunda nova direção é para a prevenção do câncer. Até agora, tem se baseado em duas metodologias discrepantes e polarizadas para tentar identificar carcinógenos evitáveis. Estudos intensivos têm feito a ligação entre uma particular forma de câncer e um fator de risco, como o estudo de Doll e Hill para identificar o fumo como fator de risco do câncer de pulmão. E tem havido estudos de laboratório para identificar carcinógenos com base em sua capacidade de causar mutações em bactérias ou estimular pré-câncer em animais e seres humanos, como o experimento de Bruce Ames para capturar mutagenes químicos ou a identificação do *H. pylori*, por Marshall e Warren, como causa de câncer de estômago.

Mas importantes carcinógenos evitáveis podem não ser detectados por qualquer uma dessas estratégias. Fatores de risco de câncer sutis exigem imensos estudos de populações; quanto mais sutil o efeito, maior a população necessária. Esses estudos vastos, incômodos e metodologicamente desafiadores são difíceis de financiar e lançar. Inversamente, há vários agentes estimuladores importantes de câncer que não são fáceis de capturar em experiências de laboratório. Como Evarts Graham descobriu, para sua consternação, nem mesmo a fumaça do cigarro, o mais comum dos carcinógenos humanos, induz com facilidade o câncer de pulmão em ratos. O teste bacteriano de Bruce Ames não registra o asbesto como mutagene.*

Duas controvérsias recentes ressaltaram os pontos cegos da epidemiologia. Em 2000, o chamado Estudo de Um Milhão de Mulheres no Reino Unido identificou o estrogênio e a progesterona, prescritos como terapia de substituição hormonal para aliviar os sintomas da menopausa como importantes fatores de risco na incidência e na fatalidade de cânceres de mama estrogênio-positivos.[15] Cientificamente falando, é constrangedor. Estrogênio não é identificado como mutagene no estudo de Bruce Ames; e, em doses pequenas, também não causa câncer em animais. Mas os dois hormônios são conhecidos como ativadores patológicos do subtipo de câncer de mama ER-positivo desde os anos 1960. A cirurgia de Beatson e o Tamoxifeno induzem remissões em câncer de mama bloqueando o estrogênio, e portanto deveria ser perfeitamente óbvio que o estrogênio exógeno poderia incitar o câncer de mama. Uma abordagem mais integrada da prevenção de câncer, incorporando percepções anteriores de biologia do câncer, poderia ter previsto essa atividade indutora de câncer,

---

* Os ratos filtram muitos componentes carcinogênicos do alcatrão. Os asbestos provocam câncer ao induzir uma reação inflamatória que forma cicatrizes no corpo. As bactérias não geram essa reação e são, portanto, "imunes" aos asbestos.

ter evitado a necessidade de realizar-se um estudo com 1 milhão de pessoas e talvez ter salvado a vida de milhares de mulheres.

A segunda controvérsia também tem seus antecedentes nos anos 1960.[16] Desde a publicação de *Primavera silenciosa*, de Rachel Carson, em 1962, ativistas ambientais têm sustentado, ruidosamente, que o uso excessivo e indiscriminado de pesticidas é parcialmente responsável pelo aumento da incidência de câncer nos Estados Unidos. Essa teoria provocou controvérsias, ativismo e campanhas públicas de grande intensidade ao longo de décadas. Mas, muito embora a hipótese seja verossímil, experiências de larga escala em coortes humanas que implicassem diretamente pesticidas em particular como carcinógenos têm aparecido lentamente, e estudos animais são inconclusivos. Demonstrou-se que o DDT e a aminotriazola em altas doses causam câncer em animais, mas milhares de substâncias químicas indicadas como possíveis carcinógenos ainda não foram testadas. Mais uma vez, é necessária uma abordagem integrada. A identificação de trajetórias ativadas essenciais em células cancerosas pode oferecer um método de detecção mais sensível para a descoberta de carcinógenos em estudos animais. Uma substância química pode não causar câncer explícito em estudos animais, mas pode comprovadamente ativar genes e trajetórias associados ao câncer e com isso alterar o ônus da prova de sua carcinogenidade potencial. De maneira similar, hoje sabemos que há uma ligação entre nutrição e algumas formas de câncer, mas esse campo continua pouco explorado. Dietas com poucas fibras e carne vermelha em excesso aumentam o risco de câncer de cólon, e a obesidade favorece o câncer de mama, mas muito sobre essas relações permanece desconhecido, especialmente em termos moleculares.

Em 2005, o epidemiologista de Harvard David Hunter afirmou que a integração da epidemiologia tradicional com a biologia molecular e a genética do câncer vai gerar uma ressurgente forma de epidemiologia muito mais amplamente fortalecida em sua capacidade de prevenir o câncer. "A epidemiologia tradicional", argumentava Hunter, "preocupa-se em relacionar exposições a resultados de câncer, e tudo que estiver entre a causa (exposição) e o resultado (o câncer) é tratado como uma 'caixa-preta' [...] Na epidemiologia molecular, o epidemiologista [vai] abrir a caixa-preta examinando os eventos que se verificam entre a exposição e a ocorrência ou progressão da doença."[17]

Como a prevenção, o rastreio do câncer também será revigorado pela compreensão molecular do câncer. A rigor, já foi. A descoberta dos genes BRCA do câncer de mama simboliza a integração do rastreio do câncer com sua genética. Em meados dos anos 1990, trabalhando a partir de avanços da década anterior, pesquisadores isolaram dois genes aparentados, BRCA-1 e BRCA-2, que aumentam vastamente o risco de desenvolver câncer de mama.[18] Uma mulher com uma mutação herdada no BRCA-1 tem de 50% a 80% de risco de desenvolver câncer de mama ao longo da vida (o gene também aumenta o risco de câncer ovariano), três a cinco vezes acima da população normal. Hoje, o teste para verificar essa mutação genética está integrado aos esforços de prevenção. Mulheres cujo teste de mutação seja positivo em dois genes (ou seja, mulheres geneticamente mais inclinadas a desenvolver câncer de mama) são examinadas mais intensamente, usando-se técnicas de formação de imagens mais sensíveis, como ressonância magnética da mama. Mulheres com mutação no BRCA podem optar por tomar a droga Tamoxifeno para prevenir o câncer de mama, estratégia que se mostrou eficaz em estudos clínicos. Ou talvez, mais radicalmente, mulheres com mutações no BRCA podem optar por uma mastectomia profilática das duas mamas e do ovário antes que o câncer apareça, outra estratégia que reduz drasticamente as chances de desenvolver câncer de mama. Uma mulher israelense com mutação no BRCA-1 que optou por essa estratégia para prevenir o câncer depois de desenvolver a doença numa mama, contou-me que pelo menos parte de sua escolha foi simbólica.[19] "Estou rejeitando o câncer em meu corpo", ela disse. "Os seios tornaram-se, para mim, nada mais do que lugares de câncer. Não tinham mais utilidade. Prejudicavam meu corpo, comprometiam minha sobrevivência. Fui ao cirurgião e pedi que os retirasse."

A terceira e talvez mais complexa das novas direções para a medicina do câncer é a que integra nossa compreensão dos genes e trajetórias aberrantes para explicar o *comportamento* do câncer em sua completude, renovando com isso o ciclo de conhecimento, descoberta e intervenção terapêutica.

Um dos exemplos mais provocativos do comportamento de uma célula cancerosa, inexplicável pela ativação de qualquer gene ou trajetória isoladamente, é sua imortalidade. A rápida proliferação celular, a insensibilidade a sinais para parar de crescer ou a angiogênese tumoral — tudo isso pode em grande parte ser explicado por trajetórias aberrantemente ativadas ou desativadas, como *ras*, *Rb* ou *myc* em células cancerosas. Mas os cientistas não conseguem explicar como os cânceres continuam a multiplicar-se interminavelmente. A maioria das células normais, mesmo as que crescem rapidamente, prolifera ao longo de várias gerações e exaure sua capacidade de continuar dividindo-se. O que permite que uma célula cancerosa continue se dividindo interminavelmente, sem se exaurir ou esgotar, geração após geração?

Uma resposta que começa a surgir, embora altamente controvertida, é que a imortalidade do câncer também é tomada de empréstimo da fisiologia normal. O embrião humano e muitos dos nossos órgãos adultos têm uma minúscula população de células-tronco, capazes de regeneração imortal. Essas células são o reservatório de renovação do corpo. A totalidade do sangue humano, por exemplo, pode brotar de uma única e altamente potente célula-tronco formadora de sangue (chamada de célula-tronco hematopoiética) que costuma viver oculta na medula óssea. Em circunstâncias normais, apenas uma fração dessas células-tronco formadoras de sangue permanece em atividade; as restantes ficam profundamente dormentes. Mas se o sangue se esgota de repente, seja por lesão ou quimioterapia, as células-tronco despertam e começam a dividir-se com fecundidade assombrosa, produzindo células que geram milhares e milhares de células sanguíneas. Dentro de semanas, uma única célula-tronco hematopoiética pode reabastecer todo o organismo humano de sangue novo — e então, por mecanismos ainda desconhecidos, volta a dormir.

Algo parecido com esse processo, segundo acreditam alguns observadores, ocorre constantemente no câncer — pelo menos na leucemia. Em meados dos anos 1990, John Dick, biólogo canadense que trabalhava em Toronto, sugeriu que uma pequena população de células nas leucemias humanas também tem esse comportamento renovador infinito.[20] Essas "células-tronco cancerosas" atuam como persistente reservatório de câncer — gerando e regenerando o câncer infinitamente. Quando a quimioterapia mata a maior parte das células cancerosas, uma pequena população remanescente dessas células-tronco, que se supõe que seja intrinsecamente mais resistente à morte, regenera e renova o câncer, precipitando as recidivas comuns depois da quimioterapia. De fato, as células-tronco cancerosas adquiriram o comportamento das células-tronco normais ativando os mesmos genes e trajetórias que tornam imortais as células-tronco normais — embora, diferentemente das células-tronco normais, não possam ser enviadas de volta a seu sono fisiológico. O câncer, portanto, está literalmente tentando igualar-se a um órgão que regenera — ou talvez, de maneira mais perturbadora, ao *organismo* que regenera. Sua busca da imortalidade reflete a nossa própria busca, sepultada em nossos embriões e na renovação dos nossos órgãos. Algum dia, se tiver êxito, o câncer produzirá um ser muito mais perfeito do que seu hospedeiro — dotado tanto de imortalidade como do impulso de proliferar. Pode-se afirmar que as células leucêmicas que crescem em meu laboratório, provenientes da mulher que morreu três décadas atrás, já alcançaram essa espécie de "perfeição".

Levada ao seu extremo lógico, a capacidade das células cancerosas de imitar, corromper e perverter consistentemente a fisiologia normal levanta, com isso, a agourenta pergunta sobre o que é "normalidade". O câncer, disse Carla, era sua nova normalidade, e, provavelmente, o talvez seja *nossa* normalidade também — e talvez estejamos inerentemente destinados a nos arrastar rumo a um fim maligno. A rigor, enquanto a fração dos afetados pelo câncer rasteja inexoravelmente em alguns países de um em quatro para um em três, para um em *dois*, é possível que o câncer venha a ser, de fato, a nova normalidade — uma inevitabilidade.[21] A questão nesse caso não é *se* teremos um encontro com essa doença imortal em nossa vida, mas *quando*.

A guerra de Atossa

Envelhecemos cem anos e isso aconteceu
Em apenas uma hora, como num derrame.[1]
— Anna Akhmatova, "In Memoriam, 19 de julho de 1914"

É hora, para mim é hora de partir. Como um velho que sobreviveu a
seus contemporâneos e se sente tristemente vazio por dentro, Kos-
toglotov sentiu, naquele anoitecer, que o pavilhão já não era sua
casa, muito embora [...] ali estivessem os mesmos velhos pacientes,
fazendo as mesmas velhas perguntas, interminavelmente, como se
elas nunca tivessem sido feitas [...] Eles vão me curar ou não vão?
Existem outros remédios que possam ajudar?[2]
— Alexander Soljenítsin, *Pavilhão de cancerosos*

Em 17 de maio de 1973, sete semanas depois da morte de Sidney Farber em Boston, Hiram Gans, um velho amigo, levantou-se no funeral para ler algumas linhas de "A forsaken garden", de Swinburne:

Agora aqui em seu triunfo onde todas as coisas hesitam,

Estendida sobre os despojos que sua própria mão espalhou,
Como um deus autocrucificado em seu próprio e estranho altar,
A morte jaz morta.[3]

Foi — os ouvintes mais cuidadosos devem ter notado — uma peculiar e deliberada inversão do momento. Era o *câncer* que estava prestes a morrer — seu corpo estendido e de braços abertos cerimoniosamente no altar —, a morte jazendo morta.

A imagem nos remete a Farber e sua época, mas sua essência ainda nos assombra nos dias de hoje. No fim, toda biografia precisa enfrentar a questão da morte do biografado. A morte do câncer é concebível no futuro? É possível erradicar esta doença do nosso corpo e da nossa sociedade de uma vez por todas?

As respostas estão na biologia desta doença incrível. O câncer, como descobrimos, está embutido em nosso genoma. Os oncogenes surgem de mutações em genes essenciais que regulam o crescimento das células. Mutações se acumulam nesses genes quando o DNA é danificado por carcinógenos, mas também por erros aparentemente aleatórios na copiagem dos genes quando as células se dividem. Uma coisa pode ser evitável, porém a outra é endógena. O câncer é um defeito no nosso crescimento, mas esse defeito está profundamente consolidado dentro de nós. Podemos nos livrar do câncer, portanto, apenas na medida em que nos livrarmos dos processos, em nossa fisiologia, que dependem de crescimento — envelhecimento, regeneração, cura, reprodução.

A ciência representa o desejo humano de compreender a natureza; a tecnologia complementa esse desejo com a ambição de controlar a natureza. São impulsos interligados — pode-se desejar compreender a natureza para controlá-la —, mas a vontade de intervir é própria da tecnologia. A medicina, portanto, é fundamentalmente uma arte tecnológica; traz em seu núcleo o desejo de melhorar a vida humana intervindo na própria vida. Conceitualmente, a batalha contra o câncer leva a ideia de tecnologia ao seu ponto extremo, pois o objeto de intervenção é nosso genoma. Não está claro se uma intervenção que distingue o crescimento maligno do normal é possível. Talvez não se possa desconectar de nosso corpo o câncer, o fragmentário, fecundo, invasivo, adaptável irmão gêmeo dos nossos fragmentários, fecundos, invasivos, adaptáveis genes e células. Pode ser que o câncer defina o inerente limite exterior de nossa sobrevivência. Quando nossas células se dividem, nosso corpo envelhece e as mutações se acumulam inexoravelmente em cima de mutações, o câncer pode, muito bem, ser a estação terminal de nosso desenvolvimento como organismo.

Mas nossos objetivos podem ser mais modestos. Sobre a porta do escritório de Richard Peto em Oxford lê-se um dos aforismos favoritos de Doll: "A morte na velhice é inevitável, mas a morte antes da velhice, não". A ideia de Doll representa um objetivo muito mais razoável para definirmos o êxito da guerra contra o câncer. É possível que estejamos fatalmente unidos a essa doença antiga, forçados a jogar com ela seu jogo de gato e rato dentro do futuro previsível de nossa espécie. Mas, se a morte por câncer puder ser evitada antes da velhice, se o aterrorizante jogo de tratamento, resistência, recorrência e mais tratamento puder ser prolongado cada vez mais, então talvez passemos a ver essa doença antiga com outros olhos. Em vista do que sabemos sobre o câncer, mesmo esse modesto objetivo representaria uma vitória tecnológica sem paralelo em nossa história. Seria uma vitória sobre a nossa inevitabilidade — uma vitória sobre o nosso genoma.

Para visualizar o que tal vitória poderia ser, permitam-me um exercício de imaginação. Lembremo-nos de Atossa, a rainha persa que provavelmente tinha câncer de mama em 500 a.C. Imaginemos essa mulher viajando através do tempo — aparecendo e reaparecendo numa época depois da outra. Ela é o Dorian Gray do câncer: enquanto percorre o arco da história, seu tumor, congelado num estágio e num comportamento, continua o mesmo. O caso de Atossa permite-nos recapitular avanços na terapia do câncer no passado e pensar em seu futuro. Que mudanças sofreram o tratamento e o prognóstico de Atossa nos últimos 4 mil anos, e o que acontecerá com ela mais adiante, no novo milênio?

Primeiro, voltemos com Atossa à clínica de Imhotep no Egito, em 2500 a.C. Imhotep tem um nome para a doença, um hieróglifo que não conseguimos pronunciar. Ele faz o diagnóstico, mas não há tratamento, diz humildemente, encerrando o caso.

Em 500 a.C., em sua própria corte, Atossa receita para si mesma a mais primitiva forma de mastectomia, que um escravo grego executa. Duzentos anos depois, na Trácia, Hipócrates identifica o tumor da rainha como *karkinos*, dando à doença um nome que ecoará pelo futuro. Claudius Galeno, em 168 d.C., conjectura sobre uma causa universal: uma superdose sistêmica de bile negra — melancolia fervendo como um tumor.

Mil anos transcorrem; a bile negra de Atossa é purgada do seu corpo, mas o tumor continua a crescer, reincidir, invadir e espalhar-se em metástase. Cirurgiões medievais têm um entendimento limitado da doença dela, mas arrancam fragmentos de seu câncer com facas e escalpelos. Alguns administram sangue de rã, placas de chumbo, estrume de bode, água benta, pasta de caranguejo e substâncias cáusticas como tratamento. Em 1778, na clínica de John Hunter em Londres, o câncer da rainha é dividido em etapas — câncer de mama precoce, localizado, ou câncer tardio, avançado, invasivo. Para o primeiro, Hunter recomenda cirurgia local; para o último, remota comiseração.

Quando Atossa ressurge no século XIX, depara com um novo mundo de cirurgia. Na clínica de Halsted em Baltimore, em 1890, o câncer de mama de Atossa é tratado com a terapia mais audaciosa e definitiva existente até aquela altura — mastectomia radical, com uma grande excisão do tumor e remoção dos músculos profundos do tórax e de nódulos linfáticos sob a axila e a clavícula. No começo do século XX, radiologistas tentam eliminar o tumor localmente, usando raios X. Nos anos 1950, outra geração de cirurgiões aprende a combinar as duas estratégias, mas com moderação. O câncer de Atossa é tratado localmente com uma mastectomia simples ou com uma nodulectomia seguida de radiação.

Nos anos 1970, novas estratégias terapêuticas aparecem. A cirurgia de Atossa é seguida de combinação quimioterápica adjuvante para diminuir o risco de recidiva. Seu tumor apresenta resultado positivo no teste de receptor de estrogênio. Tamoxifeno, o antiestrogênio, também é acrescentado para impedir reincidência. Em 1986, descobre-se que o gene *Her-2* do tumor da rainha sofreu amplificação. Além da cirurgia, da radiação, da quimioterapia adjuvante e do Tamoxifeno, ela é tratada com terapia dirigida, usando Herceptin.

É impossível especificar o exato impacto dessas intervenções na sobrevida de Atossa.[4] A mutável paisagem dos estudos clínicos não permite uma comparação direta entre o destino de Atossa em 500 a.C. e seu destino em 1989. Mas cirurgia, quimioterapia, radiação, terapia hormonal e terapia dirigida provavelmente prolongaram sua sobrevida de dezessete a trinta anos. Diagnosticada aos quarenta, Atossa pode, razoavelmente, esperar comemorar seu sexagésimo aniversário.

Em meados dos anos 1990, o controle do câncer de Atossa dá outra volta. O diagnóstico precoce e a ascendência aquemênida levantam a questão de saber se ela carrega uma mutação em BRCA-1 ou BRCA-2. O genoma de Atossa é sequenciado e, de fato, descobre-se uma mutação. Ela ingressa num programa de rastreio intenso para detectar o surgimento de um tumor na mama não afetada. Suas duas filhas também são testadas. Descobrindo-se que são BRCA-1 positivas, elas têm a opção de submeter-se a rastreio intensivo, mastectomia bilateral profilática ou Tamoxifeno para prevenir o desenvolvimento de câncer de mama invasivo. Para as filhas de Atossa, o impacto do rastreio e da profilaxia é dramático. Uma ressonância magnética de mama identifica um pequeno nódulo numa das filhas. Descobre-se um câncer de mama, que é removido em seu estágio inicial, pré-invasivo. A outra filha prefere submeter-se a uma mastectomia bilateral profilática. Tendo extraído as mamas preventivamente, ela viverá o resto da vida livre do câncer de mama.

Agora levemos Atossa para o futuro. Em 2050, ela chegará à clínica de oncologia de mama com um pen drive contendo toda a sequência do genoma de seu câncer, identificando cada mutação em cada gene. As mutações serão organizadas em trajetórias essenciais. Um algoritmo poderá identificar as trajetórias que contribuem para o crescimento e a sobrevivência do câncer. Terapias serão dirigidas contra essas trajetórias, para prevenir a reincidência do tumor depois da cirurgia. Ela começará com uma combinação de drogas dirigidas, devendo passar para um segundo coquetel quando o câncer sofrer outra mutação. Provavelmente tomará algum tipo de remédio, seja para prevenir, curar ou para aliviar a doença pelo resto da vida.

Isso é um progresso, não há dúvida. Mas antes de ficarmos deslumbrados com a sobrevida de Atossa, vale a pena colocá-la em perspectiva. Levando em conta o câncer pancreático de Atossa em 500 a.C., é improvável que seu prognóstico mude mais de alguns meses em 2500 anos. Se Atossa desenvolver câncer de vesícula biliar que não seja receptivo à cirurgia, sua sobrevida se alterará apenas marginalmente ao longo dos séculos. Mesmo o câncer de mama demonstra uma marcante heterogeneidade de resultados. Se o tumor de Atossa tiver metástase ou for receptor de estrogênio negativo, *Her-2* negativo, e não responder à quimioterapia padrão, suas chances de sobrevivência praticamente não terão mudado desde a época da clínica de Hunter. Mas se atribuirmos a Atossa LMC ou a doença de Hodgkin, seu período de vida aumentará talvez trinta ou quarenta anos.

Parte da imprevisibilidade da trajetória do câncer no futuro deve-se ao fato de não conhecermos a base biológica dessa heterogeneidade. Ainda não conseguimos compreender, por exemplo, o que torna o câncer pancreático ou o de vesícula biliar tão acentuadamente diferentes da LMC ou do câncer de mama de Atossa. O que é certo, porém, é que talvez nem mesmo o conhecimento da biologia do câncer erradicará a doença completamente de nossa vida. Como sugere Doll, e como Atossa simboliza, talvez seja melhor nos concentramos em prolongar a vida do que em eliminar a morte. Talvez a melhor maneira de "vencer" a guerra contra o câncer seja redefinir o conceito de vitória.

A tortuosa viagem de Atossa também levanta uma questão implícita neste livro: se nossa compreensão e nosso tratamento do câncer continuarem sofrendo metamorfoses tão radicais ao longo do tempo, como usar o passado do câncer para prever o seu futuro?

Em 1997, o diretor do NCI, Richard Klausner, respondendo a perguntas de repórteres, disse que a mortalidade do câncer tinha permanecido desoladoramente estática durante os anos 1990 e que as realidades médicas de uma década têm pouca relação com a da década seguinte. "Há muito mais bons historiadores do que bons profetas", escreveu Klausner.

> É extremamente difícil prever uma descoberta científica, que costuma ser impelida por percepções seminais, vindas de onde menos se espera. O exemplo clássico é que a descoberta da penicilina por Fleming num pão mofado e o grande impacto desse achado acidental não poderiam ter sido previstos com facilidade, assim como não poderia ter sido prevista a morte da tecnologia do pulmão de aço quando novas técnicas em virologia permitiram o crescimento de poliovírus e a preparação de vacinas. Qualquer extrapolação da história no futuro pressupõe um ambiente de descobertas estáticas — um oximoro.[5]

Num sentido restrito, Klausner está certo. Quando descobertas verdadeiramente radicais aparecem, seu impacto costuma ser cataclísmico, não incremental, e quebrar paradigmas. A tecnologia dissolve o próprio passado. O especulador que comprou opções de ações numa empresa de pulmão de aço antes da descoberta da vacina da poliomielite ou o cientista que considerava as pneumonias bacterianas incuráveis justamente quando a penicilina era descoberta não demoraram a ser vistos como os bobos da história.

Mas no câncer, onde não há cura simples, universal ou definitiva à vista — e é improvável que algum dia haja —, o passado conversa constantemente com o futuro. Velhas observações cristalizam-se em novas teorias, o tempo passado está sempre contido no tempo futuro. O vírus de Rous reencarna, décadas depois, na forma de oncogenes endógenos; a observação de George Beatson de que remover os ovários podia retardar o crescimento do câncer de mama, inspirada na história de um pastor de ovelhas escocês, volta rugindo na forma de uma droga de 1 bilhão de dólares chamada Tamoxifeno; a "supuração do sangue" de Bennett, o câncer com que começou este livro, é também o câncer com que termina.

E há uma razão mais sutil para lembrar essa história: enquanto o conteúdo da medicina muda constantemente, sua *forma*, suspeito, continua espantosamente a mesma. A história se repete, mas a ciência repercute. As ferramentas que usaremos para combater o câncer no futuro sem dúvida vão mudar tão drasticamente em cinquenta anos que a geografia da prevenção do câncer talvez fique irreconhecível. Futuros médicos vão rir dos primitivos coquetéis de venenos que preparamos para matar a mais elementar e magistral das doenças conhecidas da nossa espécie. Mas muito do que diz respeito a essa batalha continuará igual: a implacabilidade, a inventividade, a resistência, o balanço nauseante entre o derrotismo e a esperança, o hipnótico impulso para as soluções universais, a frustração da derrota, a arrogância e a presunção.

Os gregos usavam uma palavra evocativa para descrever tumores, *onkos*, que significa "massa" ou "fardo". A palavra era mais presciente do que eles poderiam ter imaginado. O câncer é, de fato, um fardo construído em nosso genoma, o contrapeso de chumbo das nossas aspirações de imortalidade. Mas se olharmos para além dos gregos, para a ancestral língua indo-europeia, a etimologia da palavra *onkos* se altera. *Onkos* vem de *nek*. E *nek*, diferentemente da estática *onkos*, é a forma ativa da palavra *carregar*. Significa transportar, mover o fardo de um lugar para outro, suportar algo através de longa distância e deixá-lo noutro lugar. É uma imagem que captura não apenas a capacidade de viajar da célula cancerígena — metástase —, mas também a viagem de Atossa, o longo arco da descoberta científica — e embutido nessa jornada o ânimo, tão inextricavelmente humano, de superar e sobreviver.

* * *

Numa noite da primavera de 2005, perto da conclusão da minha residência, sentei-me num quarto do décimo andar com uma mulher moribunda, Germaine Berne. Ela era uma jovial psicóloga do Alabama. Em 1999, foi acometida de náusea, num enjoo tão repentino e violento que ela sentiu como se tivesse sido lançada por uma catapulta. Mais inquietante ainda era que essa náusea foi acompanhada de uma vaga sensação de plenitude, como se ela estivesse perpetuamente devorando uma grande refeição. Germaine tinha ido dirigindo para o Baptist Hospital em Montgomery, onde fizera uma bateria de exames, até que a tomografia revelou uma massa sólida de doze centímetros em seu estômago. Em 4 de janeiro de 2000, um radiologista fez a biópsia da massa. Ao microscópio, mostrou lâminas de células em forma de fuso, que se dividiam rapidamente. O tumor, que invadira os vasos sanguíneos, era um raro tipo de câncer chamado tumor estromal gastrointestinal ou simplesmente GIST.

As notícias pioraram rápido. As tomografias mostraram focos no fígado, inchaços nos nódulos linfáticos e massas salpicando o pulmão esquerdo. O câncer espalhara-se em metástases em todo o corpo. Uma cura cirúrgica era impossível, e em 2000 não se conhecia nenhuma quimioterapia eficaz contra seu tipo de sarcoma. Os médicos no Alabama improvisaram uma combinação de drogas quimioterápicas, mas no fundo estavam apenas ganhando tempo. "Assinei minhas cartas, paguei minhas contas e fiz meu testamento", ela lembrou. "Não havia dúvida sobre o veredicto. Mandaram-me ir para casa morrer."

No inverno de 2000, depois de receber a sentença de morte, Germaine descobriu uma comunidade virtual de sofredores — pacientes com GIST que falavam uns com os outros por intermédio de um website. O site, como a maioria dos seus blogueiros, era algo estranho e moribundo, com pessoas desesperadas em busca de remédios. Mas no fim de abril a notícia sobre uma nova droga começou a espalhar-se como fogo pela comunidade. A nova droga era nada mais nada menos do que o Glivec[6] — imatinibe —, a mesma substância química que Druker tinha projetado para leucemia mieloide crônica. O Glivec fora projetado, de início, para vincular e desativar a proteína *Bcr-abl*. Mas, acidentalmente, a substância desativou outra tirosina quinase, chamada *c-kit*. Assim como a

Bcr-abl induzia as células cancerosas a se dividir e crescer na LMC, a *c-kit* era o gene impulsionador no GIST.

Germaine mexeu os pauzinhos para se inscrever num desses estudos clínicos. Ela era, por natureza, persuasiva, capaz de lisonjear, acossar verbalmente, seduzir, importunar, suplicar e exigir — e sua doença a tornou ousada. ("Cure-me, doutor, e eu o mandarei à Europa", ela me disse, certa ocasião — oferta que educadamente recusei.) Ela abriu caminho num hospital universitário onde os pacientes recebiam a droga em estudo. Justamente quando se inscrevia, o Glivec se mostrara tão eficaz que os médicos já não tinham justificativa para tratar pacientes com GIST com comprimidos de placebo. Germaine começou a tomar a droga em agosto de 2001. Um mês depois, seus tumores começaram a diminuir num ritmo espantoso. Sua energia voltou; sua náusea desapareceu. Ela ressurgiu dos mortos.

A recuperação de Germaine foi um milagre médico. Jornais em Montgomery contaram a história. Ela passou a dar conselhos a outras vítimas de câncer. A medicina estava alcançando a doença, ela escreveu; havia razão para ter esperança. Mesmo que nenhuma cura estivesse à vista, uma nova geração de drogas manteria o câncer sob controle, e outra dobraria a esquina quando a primeira falhasse. No verão de 2004, quando comemorava o quarto aniversário de sua inesperada recuperação, as células do tumor de Germaine de repente ficaram resistentes ao Glivec. Seus nódulos, adormecidos durante três anos, rebentaram vingativamente. Em meses, massas apareceram-lhe no estômago, nos nódulos linfáticos, nos pulmões, no fígado e no baço. A náusea voltou, tão poderosa como da primeira vez. Fluidos malignos encheram as cisternas do seu abdômen.

Cheia de recursos como sempre, Germaine vasculhou a internet, voltando à sua comunidade improvisada de pacientes com GIST em busca de conselho. Descobriu que outras drogas — análogos do Glivec de segunda geração — estavam sendo submetidas a estudo em Boston e outras cidades. Em 2004, num telefonema do meio do país, ela inscreveu-se num estudo clínico de um desses análogos chamado SU11248 que acabava de ser iniciado no Farber.

A nova droga produziu uma resposta, mas não funcionou por muito tempo. Em fevereiro de 2005, o câncer de Germaine tinha fugido de controle, crescendo tão rápido que ela literalmente registrava seu peso na balança onde subia toda semana para pesar-se. Com o tempo, a dor a impossibilitou de caminhar mesmo da cama para a porta, e ela teve de ser hospitalizada. Meu encontro com Germaine naquela noite não era para conversar sobre drogas e terapia, mas para tentar fazer uma honesta reconciliação entre ela e sua condição clínica.

Como sempre, ela já tinha passado à minha frente. Quando entrei no quarto para falar sobre as próximas etapas, fez um aceno de mão com um ar fulminante, interrompendo-me. Seus objetivos agora eram simples, disse-me. Nada de estudos clínicos. Nada de drogas. Os seis anos de sobrevida que conseguira ganhar entre 1999 e 2005 não tinham sido estáticos, congelados; eles a tinham aguçado, esclarecido e purificado. Rompera relações com o marido e estreitara os laços com o irmão, oncologista. Sua filha, adolescente em 1999 e já uma moça fantasticamente madura no segundo ano de uma faculdade de Boston, tornara-se sua aliada, sua confidente, às vezes sua enfermeira, e sua melhor amiga. ("O câncer destrói algumas famílias e forma outras", disse Germaine. "No meu caso, fez as duas coisas.") Ela se deu conta de que sua moratória finalmente chegara ao fim. Queria ir para o Alabama, para casa, e ter a morte que havia esperado em 1999.

Quando me lembro dessa última conversa com Germaine, constrange-me verificar que os objetos parecem destacar-se mais vividamente do que as palavras: um quarto de hospital, com o forte cheiro de desinfetante e de sabonete; a luz do teto, cortante e pouco lisonjeira; uma mesinha de madeira com rodas, cheia de remédios, livros, recortes de jornal, esmaltes, joias, postais. Seu quarto, com as paredes cobertas de fotos de sua bela casa em Montgomery e da filha segurando uma fruta colhida no jardim; uma jarra comum de hospital com uma porção de girassóis numa mesa ao seu lado. Germaine, tanto quanto me lembro, estava sentada perto da cama, com uma perna balançando casualmente, usando sua costumeira e cativante combinação de roupas e grandes e inusitadas joias. Arrumara o cabelo com cuidado. Parecia formal, paralisada e perfeita, como a foto de alguém num hospital à espera da morte. Parecia contente; ria e contava piadas. Dava a impressão de que era possível usar um tubo nasogástrico sem fazer força, com dignidade.

Só anos depois, ao escrever este livro, consegui finalmente explicar com palavras por que aquele encontro me deixou tão desconfortável e até humilhado; por que os gestos naquele quarto pareciam imensos; por que os objetos pareciam símbolos; por que Germaine parecia uma atriz desempenhando um papel. Percebi que nada era acidental. As características da personalidade de Germaine, que antes pareciam espontâneas e impulsivas, eram, na verdade, respostas calculadas e quase reflexas à sua doença. Suas roupas eram soltas e vívidas para encobrir o vulto crescente do tumor na barriga. Seu colar nos distraía pelo tamanho para que não prestássemos atenção em seu câncer. Seu quarto era uma confusão de bugigangas e fotos — a jarra de hospital cheia de flores, os cartões pregados na parede — porque, sem isso, assumiria o frio anonimato de qualquer quarto, de qualquer hospital. Ela balançara a perna naquele ângulo preciso, intencional, porque o tumor lhe invadira a coluna e começara a paralisar a outra perna, tornando-lhe impossível sentar-se em qualquer outra posição. Seu ar casual era estudado. A doença tentara humilhá-la. Ela se tornara anônima, sem humor; fora condenada a morrer uma morte inestética, num gélido quarto de hospital, a milhares de quilômetros de casa. E reagira vingativamente, disposta a estar sempre um passo adiante, tentando ser mais esperta do que a doença.

Era como ver alguém acossado numa partida de xadrez. Sempre que a doença de Germaine fazia um movimento, impondo-lhe outra apavorante restrição, ela respondia com um movimento igualmente agressivo. A doença agia; ela reagia. Era um jogo mórbido, hipnótico — um jogo que lhe tomara conta da vida. Ela desviava-se de um golpe e era atingida por outro. Germaine também era como a Rainha Vermelha de Lewis Carroll, condenada a pedalar furiosamente para ficar onde estava.

Aquela noite, Germaine parecia ter capturado algo essencial a respeito de nossa luta contra o câncer: para acompanhar o ritmo dessa doença, é preciso inventar e reinventar, aprender e desaprender estratégias. Germaine combateu o câncer de maneira obsessiva, astuciosa, desesperada, feroz, louca, brilhante e zelosa — como se canalizasse toda a feroz e inventiva energia de gerações de homens e mulheres que lutaram contra o câncer no passado e lutarão no futuro. A busca da cura levou-a a fazer uma viagem estranha e interminável por blogs da internet e hospitais universitários, por quimioterapias e estudos clínicos, em metade do país, através de um cenário mais desolado, mais desesperado, mais inquietante do que jamais imaginou. Ela lançou mão de cada naco de energia nessa busca, mobilizando e remobilizando os últimos sedimentos de coragem, reunindo suas reservas de vontade, inteligência e imaginação até aquela noite final, quando olhou para dentro da arca de sua capacidade de rea-gir e viu que estava vazia. Naquela noite difícil de esquecer, pendurada à vida apenas por um fio tênue e reunindo todas as suas forças, toda a sua dignidade para ir de cadeira de rodas ao banheiro, foi como se ela encarnasse a essência de uma guerra de 4 mil anos.

— S. M., junho de 2010

Agradecimentos

Tenho muitas pessoas a quem agradecer. Minha mulher, Sarah Sze, cujo amor, fé e paciência sustentaram este livro. Minhas filhas Leela e Aria, para quem este livro foi muitas vezes um irmão rival, e que dormiram muitas noites ao som da canção de ninar mecânica da minha digitação furiosa e acordaram no dia seguinte para me encontrar digitando novamente. À minha agente Sarah Chalfant, que leu e fez anotações, rascunho após rascunho; meu editor Nan Graham, com quem comecei a me comunicar por telepatia e cuja posição está presente em cada página. Meus primeiros leitores: Nell Breyer, Amy Waldman, Neel Mukherjee, Ashok Rai, Kim Gutschow, David Seo, Robert Brustein, Prasant Atluri, Erez Kalir, Yariv Houvras, Mitzi Angel, Diana Beinart, Daniel Menaker e muitos mentores e entrevistados, principalmente Robert Mayer, crucial no desenvolvimento deste livro. Meus pais, Sibeswar e Chandana Mukherjee, minha irmã, Ranu Bhattacharyya e sua família, que viram as férias e as reuniões familiares serem derrubadas por um interminável manuscrito, e Chia-Ming e Judy Sze, que me ampararam e ajudaram durante minhas frequentes visitas a Boston.

Como em qualquer livro do gênero, minha pesquisa só foi possível graças ao trabalho anterior de outros: *Doença como metáfora*, livro magistral e tocante de Susan Sontag, *The Making of the Atomic Bomb*, de Richard Rhode, *Cancer*

Crusade, de Richard Rettig, *The Breast Cancer Wars*, de Barron Lerner, *Natural Obsessions*, de Natalie Angier, *The Lives of a Cell*, de Lewis Thomas, *The Way it Was*, de George Crile, *One in Three*, de Adam Wishart, *Pavilhão de cancerosos*, de Alexander Soljenítsin, *Swimming in a Sea of Death*, memória devastadora de David Rieff, *Her-2*, de Robert Bazell, *Racing to a Beginning of the Road*, de Robert Weinberg, *The Art and Politics of Science*, de Harold Varmus, *How to Win the Nobel Prize*, de Michael Bishop, *The Cancer Treatment Revolution*, de David Nathan, *The Dread Disease*, de James Patterson, e *Postwar*, de Tony Judt. Muitos arquivos e bibliotecas foram fontes iniciais para o livro: os documentos de Mary Lasker, Benno Schmidt e George Papanicolau, os documentos e a coleção de espécimes de Arthur Aufderheide, os documentos de William Halsted, Rose Kushner, os documentos sobre tabaco da UCSF, os documentos de Evarts Graham, Richard Doll, Joshua Lederberg, Harold Varmus, a Biblioteca Pública de Boston, a Biblioteca de Medicina Countway, as bibliotecas da Universidade Columbia, as fotografias pessoais de Sidney Farber e sua correspondência, compartilhadas por diversas fontes, incluindo Thomas Farber, seu filho. O manuscrito foi lido também por Robert Mayer, George Canellos, Donald Berry, Emil Freireich, Al Knudson, Harold Varmus, Dennis Slamon, Brian Druker, Thomas Lynch, Charles Sawyers, Bert Vogelstein, Robert Weinberg e Ed Gelmann, que fizeram correções e alterações no texto.

Harold Varmus, em particular, concedeu comentários e anotações muito detalhadas e brilhantes — emblemáticas da extraordinária generosidade que percebi em cientistas, escritores e médicos.

David Scadden e Gary Gilliland puseram à minha disposição um estimulante ambiente laboratorial em Harvard. Ed Gelmann, Riccardo Dalla-Favera e Cory e Michael Shen deram-me um novo "lar" acadêmico na Universidade Columbia, onde este livro foi concluído. O Remarque Institute Forum, de Tony Judt (onde fui residente), ofereceu um inimitável ambiente para discussões históricas; a rigor, este livro foi concebido, em sua forma atual, à beira de um lago cristalino na Suécia, durante um desses fóruns. Jason Rothauser, Paul Whitlatch e Jaime Wolf leram e editaram o manuscrito, conferindo fatos e números. Alexandra Truitt e Jerry Marshall pesquisaram as fotos e lidaram com a questão dos direitos autorais.

Notas

EPÍGRAFE [p. 7]

1. *Doença como metáfora e Aids e suas metáforas*, Susan Sontag. Tradução de Rubens Figueiredo e Paulo Henriques Britto. São Paulo: Companhia das Letras, 2007, p. 11.

PRÓLOGO [pp. 17-24]

1. *Hamlet*, William Shakespeare, ato IV, cena III.
2. *The Siege of Cancer*, June Goodfield. Nova York: Random House, 1975, p. 219.
3. *Pavilhão de cancerosos*, Alexander Soljenítsin. Rio de Janeiro: Expressão e Cultura, 1969.
4. *The Histories*, Heródoto. Oxford: Oxford University Press, 1998, p. 223.
5. *Possible Worlds and Other Papers*, John Burdon Sanderson Haldane. Nova York: Harper & Brothers, 1928, p. 286.

PARTE I
"A BILE NEGRA, SEM SER FERVIDA" [p. 25]

1. *Um estudo em vermelho*, Arthur Conan Doyle. Whitefish: Kessinger, 2004, p. 107.

"SUPURAÇÃO DO SANGUE" [pp. 27-37]

1. *Cautionary Tales for Children*, Hilaire Belloc. Nova York: Alfred A. Knopf, 1922, pp. 18-9.

2. "Advances in Knowledge concerning Diseases of the Blood, 1949-1950", em *The 1950 Year Book of Medicine: May 1949-May 1950,* William B. Castle. Chicago: Year Book, 1950, pp. 313-26.

3. Detalhes relativos à aminopterina e sua chegada à clínica de Farber vêm de fontes diversas. "The Action of Pteroylglutamic Conjugates on Man", Sidney Farber et al., em *Science,* 106, n. 2764, 1947, pp. 619-21; entrevista com S. P. K. Gupta, fevereiro de 2006; "An Indian Scientist in America: the Story of Dr. Yellapragada SubbaRow", S. P. K. Gupta, em *Bulletin of the Indian Institute of History of Medicine,* Hyderabad 6, n. 2, 1976, pp. 128-43; *In Quest of Panacea,* S. P. K. Gupta e Edgard L. Milford. Nova Delhi: Evelyn Publishers, 1987.

4. "Sidney Farber (1903-1973)", John Craig, em *Journal of Pediatrics* 128, n. 1, 1996, pp. 160-2. Ver também "Looking Back: Sidney Farber and the First Remission of Acute Pediatric Leukemia", Children's Hospital, Boston. Disponível em: <http://www.childrenshospital. org/gallery/index.cfm?G=498cpage=2> (acessado em 4 de janeiro de 2010); "Sidney Farber (1903-1973)", de H. R. Wiedemann, em *European Journal of Pediatrics,* 153, 1994, p. 223.

5. *The Cure of Childhood Leukemia: into the Age of Miracles,* John Laszlo. New Brunswick: Rutgers University Press, 1995, p. 19.

6. *Medical World News,* 11 de novembro de 1966.

7. "Case of Hypertrophy of the Spleen and Liver in Which Death Took Place from Suppuration of the Blood", John Hughes Bennett, em *Edinburgh Medical and Surgical Journal* 64, 1º de outubro de 1845, pp. 413-23. Ver também *Clinical Lectures on the Principles and Practice of Medicine,* John Hughes Bennett, 3ª ed. Nova York: William Wood & Company, 1866, p. 620.

8. "Case of Hypertrophy of the Spleen". Ver também *Clinical Lectures,* p. 896.

9. *Cellular Pathology: as Based upon Physiological and Pathological Histology,* Rudolf Ludwig Karl Virchow. Londres: John Churchill, 1860, pp. 169-71 e 220. Ver também *Clinical Lectures,* p. 896.

10. "Weisses Blut", Charles J. Grant, em *Radiologic Technology,* 73, n. 4, 2003, pp. 373-6.

11. *And the Band Played On,* Randy Shilts. Nova York: St. Martin's, p. 171.

12. "Virchow", em *British Medical Journal,* 2, n. 3171, 1921, pp. 573-4. Ver também *Cellular Pathology.*

13. *The Cancer Problem,* William Seaman Bainbridge. Nova York: Macmillan Company, 1914, p. 117.

14. *The Cure of Childhood Leukemia,* Laszlo, 7-9, p. 15.

15. "Ein Fall von Leukämie", Biermer, em *Virchow's Archives,* 1861, p. 552, citado em "Case of Leukaemia", Suchannek, pp. 255-69.

16. "A Tribute to Sidney Farber: the Father of Modern Chemotherapy", Denis R. Miller, *British Journal of Haematology* 134, 2006, 4, pp. 20-6.

17. Este comentário, atribuído a Monod (talvez apocrifamente), aparece várias vezes na história da biologia molecular, muito embora suas exatas origens permaneçam desconhecidas. Ver, por exemplo, *Exploring the Biological Contributions to Human Health: does Sex Matter?,* organizado por Theresa M. Wizemann e Mary-Lou Pardue, Washington: National Academy Press, 2001, p. 32; "From Butyribacterium to *E. coli:* an Essay on Unity in Biochemistry", Herbert Claus Friedmann, em *Perspectives in Biology and Medicine* 47, n. 1, 2004, pp. 47-66.

UM MONSTRO MAIS INSACIÁVEL DO QUE A GUILHOTINA [pp. 38-50]

1. *Ellie: a Child's Fight Against Leukemia,* Jonathan B. Tucker. Nova York: Holt, Rinehart, and Winston, 1982, p. 46.

2. *The Cure of Childhood Leukemia: into the Age of Miracles,* John Laszlo. New Brunswick: Rutgers University Press, 1995, p. 162.

3. "As Memory Serves: an Informal History of the National Cancer Institute, 1937-57", Michael B. Shimkin, *Journal of the National Cancer Institute* 59, supl. 2, 1977, pp. 559-600.

4. *The Mold in Dr. Florey's Coat: the Story of the Penicillin Miracle,* Eric Lax. Nova York: Henry Holt and Co., 2004, p. 67.

5. "Milestone Moments in Merck History", <http:// www.merck.com/about/feature_story/01062003_penicillin.html>. O site já não existe, mas pode ser acessado por intermédio de <http://www.archive.org/web/web.php>.

6. "Historical Perspectives in Chemotherapy", E. K. Marshall, em *Advances in Chemotherapy* 13, 1974, pp. 1-8. Ver também *Science News Letter* 41, 1942.

7. "Chloromycetin, a New Antibiotic from a Soil Actinomycete", John Ehrlich et al., *Science* 106, n. 2757, 1947, p. 417.

8. "Aureomycin: a Product of the Continuing Search for New Antibiotics", B. M. Duggar, em *Annals of the New York Academy of Science* 51, 1948, pp. 177-81.

9. *Time,* 7 de novembro de 1949.

10. "Cultivation of the Lansing Strain of Poliomyelitis Virus in Cultures of Various Human Embryonic Tissues", John F. Enders, Thomas H. Weller e Frederick C. Robbins, em *Science* 49, 1949, pp. 85-7; "Isolation of Poliovirus: John Enders and the Nobel Prize", Fred S. Rosen, em *New England Journal of Medicine* 351, 2004, pp. 1481-3.

11. "The Production of Penicillin in the United States: Extracts and Editorial Comment", A. N. Richards, em *Annals of Internal Medicine* supl. 8, 1969, pp. 71-3. Ver também *Drug Research and Development,* Austin Smith and Arthur Herrick. Nova York: Revere Publishing Co., 1948.

12. *Intrinsic Factors: William Bosworth Castle and the Development of Hematology and Clinical Investigation at Boston City Hospital,* Anand Karnad. Boston: Harvard Medical School, 1997.

13. "Health in the New Deal", Edgar Sydenstricker, em *Annals of the American Academy of Political and Social Science* 176, Social Welfare in the National Recovery Program, 1934, pp. 131-7.

14. *A Life in Public Health: an Insider's Retrospective,* Lester Breslow. Nova York: Springer, 2004, p. 69. Ver também "Access, Access, Access", Nicholas D. Kristof, *New York Times,* 17 de março de 2010.

15. *In Sickness and in Wealth,* Rosemary Stevens. Nova York: Basic Books, 1989, pp. 204 e 229.

16. *The Give and Take in Hospitals,* Temple Burling, Edith Lentz e Robert N. Wilson. Nova York: Putnum, 1956, p. 9.

17. De anúncios publicados nas revistas *Newsweek* e *Time,* 1946-8. Ver também "Trends in American Consumption", Ruth P. Mack, em *American Economic Review* 46, n. 2, 1956, pp. 55-68.

18. *The Levittowners: Ways of Life and Politics in a New Suburban Community,* Herbert J. Gans. Nova York: Alfred A. Knopf, p. 234.

19. *The Enduring Vision: a History of the American People,* Paul S. Boyer et al. Florence: Cengage Learning, 2008, p. 980.

20. *The Affluent Society,* John Kenneth Galbraith. Nova York: Houghton Mifflin, 1958.

21. "Cancer: the Great Darkness", *Fortune,* maio de 1937.

22. *Cancer Wars: how Politics Shapes What We Know and Don't Know About Cancer,* Robert Proctor. Nova York: Basic Books, 1995, p. 20.

23. "The 1947 Smallpox Vaccination Campaign in New York City, Revisited", K. A. Sepkowitz, em *Emerging Infectious Diseases* 10, n. 5, 2004, pp. 960-1. Ver também "Hands: the Last Great Smallpox Outbreak in Minnesota (1924-25)", D. E. Hammerschmidt, em *Journal of Laboratory and Clinical Medicine* 142, n. 4, 2003, p. 278.

24. *Cancer and Its Non-Surgical Treatment,* Lucius Duncan Bulkley. Nova York: W. Wood & Co., 1921.

25. *Cancer Wars,* Proctor, 66.

26. "U.S. Science Wars against an Unknown Enemy: Cancer", *Life,* 1º de maio de 1937.

27. "Medicine: Millions for Cancer", *Time,* 5 de julho de 1937; "Medicine: after Syphilis, Cancer", *Time,* 19 de julho de 1937.

28. "AACR: a Brief History", American Association for Cancer Research. Disponível em: <http://www.aacr.org/home/about-us/centennial/aacr-history.aspx> (acessado em 4 de janeiro de 2010).

29. "A Cancer Commission", *Los Angeles Times,* 4 de março de 1927.

30. *Congressional Record,* 69º Congresso, 2ª sessão, 1927.

31. *Cancer Crusade: the Story of the National Cancer Act of 1971,* Richard A. Rettig. Lincoln: Author's Choice Press, 1977, p. 44.

32. "National Cancer Act of 1937", Escritório de Relações do Governo e do Congresso, História Legislativa. Disponível em: <http://legislative.cancer.gov/history/1937> (acessado em 8 de novembro de 2009).

33. "As Memory Serves", Shimkin, pp. 559-600.

34. *Congressional Record,* apêndice 84, 2991, 30 de junho de 1939; "How, After a Decade of Public & Private Wrangling, FDR Signed NCI into Law in 1937", Margot J. Fromer, *Oncology Times* 28, pp. 65-7.

35. "Administration of the National Cancer Institute Act, August 5, 1937, to June 30, 1943", Ora Marashino, *Journal of the National Cancer Institute* 4, pp. 429-43.

36. "As Memory Serves", Shimkin, pp. 599-600.

37. Ibid.

38. Ibid.

39. Ver Comitê de Assuntos Estrangeiros da Câmara, Relatório da Câmara 2565, 79º congresso, 2ª sessão. Ver também Relatório 1743 para o 79º congresso, 2ª sessão, 18 de julho de 1946; "Could a 'Manhattan Project' Conquer Cancer?", *Washington Post,* 4 de agosto de 1946.

40. *The Human Side of Cancer,* Jimmie C. Holland and Sheldon Lewis. Nova York: Harper Collins, 2001.

41. "Contested umulations: Configurations of Cancer Treatments through the Twentieth Century", J. V. Pickstone, *Bulletin of the History of Medicine* 81, n. 1, 2007, pp. 164-96.

42. *Pioneers in Pediatric Oncology,* Grant Taylor. Houston: University of Texas M. D. Anderson Cancer Center, 1990.

43. *George Hoyt Whipple and His Friends: the Life-Story of a Nobel Prize Pathologist,* George Washington Corner. Filadélfia: Lippincott, 1963, p. 187.

44. *Pioneers in Pediatric Oncology,* 29, Taylor; "Nobel Lecture: the Development of Liver Therapy in Pernicious Anemia", George R. Minot, em *Nobel Lectures, Physiology or Medicine, 1922-1941.* Amsterdam: Elsevier Publishing Company, 1965.

45. *The Inquisitive Physician: the Life and Times of George Richards Minot,* Francis Minot Rackemann. Cambridge: Harvard University Press, 1956, p. 151.

46. "Treatment of Pernicious Anemia by a Special Diet", George R. Minot e William P. Murphy, em *Journal of the American Medical Association,* 87, pp. 470-6.

47. "Nobel Lecture", Minot.

48. Ibid.

49. "A Biographical Sketch", Lucy Wills, *Journal of Nutrition* 108, 1978, pp. 1379-83.

50. "Lucy Wills (1888-1964): the Life and Research of an Adventurous Independent Woman", Bastian, em *Journal of the Royal College of Physicians of Edinburgh* 38, pp. 89-91.

51. "Nutritional Macrocytic Anemia, Especially in Pregnancy: Response to a Substance in Liver Other Than That Effective in Pernicious Anemia", Janet Watson e William B. Castle, *American Journal of the Medical Sciences* 211, n. 5, 1946, pp. 513-30; "Treatment of 'Pernicious Anaemia' of Pregnancy and 'Tropical Anaemia' with Special Reference to Yeast Extract as a Curative Agent", Lucy Wills, em *British Medical Journal* 1, n. 3676, 1931, pp. 1059-64.

52. "The Action of Pteroylglutamic Conjugates on Man", Sidney Farber et al., em *Science* 106, n. 2764, 1947, pp. 619-21. Ver também "Observations on Acute Leukemia in Children Treated with 4-Aminopteroylglutamic Acid", Mills et al., em *Pediatrics* 5, n. 1, 1950, pp. 52-6.

53. Entrevista com Thomas Farber, novembro de 2007.

54. "An Indian Scientist in America: the Story of Dr. Yellapragada Subbarao", S. P. K. Gupta, em *Bulletin of the Institute of Medicine,* Hyderabad, 6, n. 2, 1976, pp. 128-43.

55. *George Hoyt Whipple,* Corner, p. 188.

56. "An Indian Scientist in America", Gupta.

O DESAFIO DE FARBER [pp. 51-6]

1. *The Cancer Problem,* William Seaman Bainbridge, p. 2.

2. "Cancer Ignored", *The Washington Post,* 5 de agosto de 1946.

3. Detalhes biográficos foram tirados de um artigo no *Boston Herald* de 9 de abril de 1948, mencionado em "An Indian Scientist in America", pp. 128-43; e em entrevista com S. P. K. Gupta, fevereiro de 2006. O endereço de Sandler em Dorchester e a profissão do pai estão na lista telefônica de Boston, ano de 1946, obtida na Biblioteca Pública de Boston. O caso Sandler (R. S.) é descrito em detalhes no artigo de Sidney Farber mencionado em seguida.

4. "Temporary Remissions in Acute Leukemia in Children Produced by Folic Acid Antagonist, 4-Aminopteroyl-Glutamic Acid (Aminopterin)", Sidney Farber, em *New England Journal of Medicine* 238, 1948, pp. 787-93.

5. *Dr. Folkman's War: Angiogenesis and the Struggle to Defeat Cancer,* Robert Cooke. Nova York: Random House, 2001, p. 113.

6. *Surgery of the Soul: Reflections on a Curious Career,* Joseph E. Murray. Sagamore Beach: Science History Publications, 2001, p. 127.

7. "The Team", Robert D. Mercer, em "Chronicle", *Medical and Pediatric Oncology* 33, 1999, pp. 405-10.

8. Entrevista com Thomas Farber.

9. *Pioneers in Pediatric Oncology,* 88, Taylor.

10. "The Team", Mercer.

11. "Temporary Remissions in Acute Leukemia", Farber, pp. 787-93.

12. Ibid.

13. Ibid.

14. "A Tribute to Sidney Farber: the Father of Modern Chemotherapy", Denis R. Miller, em *British Journal of Haematology* 134, 2006, pp. 20-6.

15. "The Team", Mercer.

UMA PESTE PRIVADA [pp. 57-66]

1. *Full House: the Spread of Excellence from Plato to Darwin,* Stephen Jay Gould. Nova York: Three Rivers Press, 1996, p. 7.

2. "Cancer: The Great Darkness", *Fortune,* maio de 1937.

3. *Doença como metáfora e Aids e suas* metáforas, Susan Sontag, p. 12.

4. "John Keats", *Annals of Medical History 2,* n. 5, 1930, p. 530.

5. *Doença como metáfora e Aids e suas* metáforas, Susan Sontag, p. 23.

6. *How We Die: Reflections on Life's Final Chapter,* Sherwin Nuland. Nova York: Vintage Books, 1995, p. 202.

7. *The Edwin Smith Papyrus: Some Preliminary Observations,* James Henry Breasted. Paris: Librairie Ancienne Honoré Champion, Edward Champion, 1922; Disponível em: <http://www.touregypt.net/edwinsmithsurgical.htm> (acessado em 8 de novembro de 2009).

8. Caixa 45 do Imhotep: *Edwin Smith Papyrus.* Ver também "Oncology in Egyptian Papyri", F. S. Boulos, em *Paleo-oncology: the Antiquity of Cancer,* 5ª ed., organizado por Spyros Retsas. Londres: Farrand Press, 1986 p. 36; *Breast Cancer and Its Diagnosis and Treatment,* Edward Lewison. Baltimore: Williams and Walkins, 1955, p. 3.

9. "Did an Epidemic of Tularemia in Ancient Egypt Affect the Course of World History?", Siro I. Trevisanato, *Medical Hypotheses* 63, n. 5, 2004, pp. 905-10.

10. *The Egyptians,* organizado por Sergio Donadoni. Chicago: University of Chicago Press, 1997, p. 292.

11. "Tuberculosis in Ancient India", Reddy D. V. Subba, em *Bulletin of the Institute of Medicine,* Hyderabad 2, 1972, pp. 156-61.

12. *The Histories,* Heródoto, pt. VIII.

13. *The Scientific Study of Mummies,* Arthur Aufderheide. Cambridge: Cambridge University Press, 2003, p. 117; entrevista com Arthur Aufderheide, março de 2009. Ver também *Cambridge Encyclopedia of Paleopathology.* Cambridge: Cambridge University Press, 1998, p. 300.

14. "Some Diseases of Ancient Man", J. L. Miller, *Annals of Medical History* 1, 1929, pp. 394-402.

15. *Cancer: the Evolutionary Legacy,* Mel Greaves. Oxford: Oxford University Press, 2000.

16. Entrevista com Aufderheide, 2009.

17. "Leprosy: Medical Views of Leviticus Rabba", Boris S. Ostrer, *Early Science and Medicine 7,* n. 2, 2002, pp. 138-54.

18. Ver "Risk Factors You Can't Control", Breastcancer.org. Disponível em: <www.breastcancer.org/risk/everyone/cant_control.jsp> (acessado em 4 de janeiro de 2010). Ver também Relatório n. 1743, Lei da Pesquisa Internacional do Câncer, 79º Congresso, 2ª sessão; "U.S. Science Wars against an Unknown Enemy: Cancer", *Life,* 1º de março de 1937.

19. *The Principles and Practice of Medicine: Designed for the Use of Practitioners and Students of Medicine,* 9ª ed, William Osier and Thomas McCrae. Nova York: D. Appleton and Company, 1921, p. 156.

20. Relatório n. 1743, Lei da Pesquisa Internacional do Câncer.

21. *Life,* 1º de março de 1937, p. 11.

22. "Life Expectancy in the United States", Shrestha et al., Relatório CRS ao Congresso, 2006. Ver também *Breast Cancer,* Lewison.

ONKOS [pp. 67-71]

1. "Galen on Cancer and Related Diseases", Jeremiah Reedy, *Clio Medica* 10, n. 3, 1975, p. 227.

2. "Surgery Is Sole Cure for Bad Varieties of Cancer", Francis Carter Wood, *New York Times,* 19 de abril de 1914.

3. *Cancer: the Evolutionary Legacy,* Mel Greaves. Oxford: Oxford University Press, 2000, p. 5.

4. "Disease in History: Frames and Framers", Charles E. Rosenberg, em *Milbank Quarterly* 67, 1989, supl. 1, em *Framing Disease: the Creation and Negotiation of Explanatory Schemes,* pp. 1-2.

5. Ver, "The Historical Development of the Pathology and Therapy of Cancer", Henry E. Sigerist, em *Bulletin of the New York Academy of Medicine* 8, n. 11, 1932, pp. 642-53; *Cancer: What Everyone Should Know about It,* James A. Tobey. Nova York: Alfred A. Knopf, 1932.

6. *Methodus Medendi, with a Brief Declaration of the Worthie Art of Medicine, the Office of a Chirgion, and an Epitome of the Third Booke of Galen, of Naturall Faculties.* Londres: Thomas East, 1586, pp. 180-2.

7. Tradução feita por Emile Littré's do juramento hipocrático. *Oeuvres completes d'Hippocrate,* livro VI, aforismo 38. *Homeopathic Recorder,* v. 58, ns. 10-2, Von Boenninghausen, 1943. Ver também <http://classics.mit.edu/Hippocrates/aphorisms.6.vi.html> e <http://julianwinston.com/archives/periodicals/vb_aphorisms6.php>.

8. *The Early History of Surgery in Great Britain: its Organization and Development,* George Parker. Londres: Black, 1920, p. 44.

9. *Surgery and Ambroise Pare,* Joseph-François Malgaigne. Norman: University of Oklahoma Press, 1965, p. 73.

10. Ver "The History of Hemostasis", *Annals of Medical History* 1, p. 137; *Surgery and Ambroise Pare,* Malgaigne, pp. 73 e 181.

11. Ver "Van de Kanker der boorsten", Lorenz Heister, em *Heelkundige onderwijzingen,* organizado por H. T. Ulhoorn, Amsterdam, 1718, pp. 845-56; também citado em *Bathsheba's Breast: Women, Cancer, and History,* James S. Olson. Baltimore: Johns Hopkins University Press, 2002, p. 50.

12. Ver *The Cancer Problem,* William Seaman Bainbridge.

HUMORES QUE DESAPARECEM [pp. 72-5]

1. "Love's Exchange", John Donne, em *Poems of John Donne,* v. 1, organizado por E. K. Chambers. Londres: Lawrence & Bullen, 1896, pp. 35-6.

2. *The Fabric of the Human Body,* Andreas Vesalius. Ver *Sourcebook of Medical History.* Mineola: Dover, 1960, p. 134; e *The Illustrations from the Works of Andreas Vesalius of Brussels.* Mineola: Dover, 1950, pp. 11-3.

3. *Andreas Vesalius of Brussels, 1514-1564,* Charles Donald O'Malley. Berkeley: University of California Press, 1964.

4. "Andreas Vesalius of Brussels Sends Greetings to His Master and Patron, the Most Eminent and Illustrious Doctor Narcissus Parthenopeus, First Physician to His Imperial Majesty", *The Illustrations from the Works of Andreas Vesalius of Brussels,* com notas e traduções de J. B. de C. M. Saunders e Charles D. O'Malley. Cleveland: World Publishing Company, 1950, p. 233.

5. *The Morbid Anatomy of Some of the Most Important Parts of the Human Body,* 2ª ed., Matthew Baillie. Walpole, 1808, p. 54.

6. Ibid., p. 93.

7. Ibid., p. 209.

"REMOTA COMISERAÇÃO" [pp. 76-81]

1. *A Dictionary of Practical Surgery,* v. 1, Samuel Cooper. Nova York: Harper & Brothers, 1836), p. 49.

2. *Lectures on the Principles of Surgery,* John Hunter. Filadélfia: Haswell, Barrington, and Haswell, 1839.

3. Ver história do éter em: <http://www.anesthesia-nursing.com/ether.html> (acessado em 5 de janeiro de 2010).

4. "On the Dangers of Dissection", M. Percy, em *New Journal of Medicine and Surgery, and Collateral Branches of Science* 8, n. 2, 1819, pp. 192-6.

5. "On the Antiseptic Principle in the Practice of Surgery", Joseph Lister, em *British Medical Journal* 2, n. 351, 1867, p. 246.

6. Ibid., p. 247.

7. *Bathsheba's Breast,* James S. Olson. Baltimore: Johns Hopkins University Press, 2002, p. 67.

8. *Breast Cancer and Its Diagnosis and Treatment,* Edward Lewison. Baltimore: Williams and Walkins, 1955, p. 17.

9. *A History of Surgery*, Harold Ellis. Cambridge: Cambridge University Press, 2001, p. 104.

10. Ver "Offenes schreiben an Herrn Dr. L. Wittelshöfer, Wien Med Wschr", Theodor Billroth, 1881, pp. 161-5; ver também *The Rise of Surgery*, Owen Wangensteen e Sarah Wangensteen. Minneapolis: University of Minnesota Press, 1978, p. 149.

11. "Notes and Remarks on Upwards of Forty Operations for Cancer with Escharotics", Owen Pritchard, *Lancet* 136, n. 3504, 1890, p. 864.

UMA IDEIA RADICAL [pp. 82-95]

1. *Poet Physicians: an Anthology of Medical Poetry Written by Physicians*, Mary Lou McCarthy McDonough. Springfield: Charles C. Thomas, 1945.

2. *Rab and His Friends*, John Brown. Edimburgo: David Douglas, 1885, p. 20.

3. *William Stewart Halsted, Surgeon*, W. G. MacCallum. Kessinger Publishing, 2008, p. 106. Ver também "William Stewart Halsted: His Life and Contributions to Surgery", Michael Osborne; *Halsted of Johns Hopkins: the Man and His Men*, S. J. Crowe. Springfield: Charles C. Thomas.

4. "The Progress of Internal Medicine since 1830", W. H. Witt, em *The Centennial History of the Tennessee State Medical Association, 1830-1930*, organizado por Philip M. Hammer. Nashville: Tennessee State Medical Association, 1930, p. 265.

5. *A Practical Treatise on the Diseases of the Lungs including the Principles of Physical Diagnosis*, 3ª ed., Walter Hayle Walshe. Filadélfia: Blanchard and Lea, 1860, p. 416.

6. *A History of Medicine*, Lois N. Magner. Nova York: Marcel Dekker, 1992, p. 296.

7. *William Stewart Halsted*, MacCallum. Ver também *The Physician Himself* (*1905*), 2, D. W. Cathell.

8. *The Surgeons Surgeon: Theodor Billroth: 1829-1894*, Karel B. Absolon. Kansas: Coronado Press, 1979.

9. "William Stewart Halsted: Our Surgical Heritage", John L. Cameron, em *Annals of Surgery* 225, n. 5, 1996, pp. 445-58.

10. *William H. Welch and the Rise of Modern Medicine*, Donald Fleming. Baltimore: Johns Hopkins University Press, 1987.

11. Carta de Harvey Cushing para a mãe, 1898, em seus documentos na Universidade de Yale.

12. "On the Influence of Inadequate Operations on the Theory of Cancer", Charles H. Moore, *Medico-Chirurgical Transactions* 50, n. 245, 1867, p. 277.

13. *Breast Cancer and Its Diagnosis and Treatment*, Edward Lewison. Baltimore: Williams and Walkins, 1955, p. 16.

14. "A Clinical and Histological Study of Certain Adenocarcinomata of the Breast: and a Brief Consideration of the Supraclavicular Operation and of the Results of Operations for Cancer of the Breast from 1889 to 1898 at the Johns Hopkins Hospital", William S. Halsted, em *Annals of Surgery* 28, pp. 557-76.

15. "Progress of the Medical Sciences: Surgery", W. M. Barclay, em *Bristol Medical-Chirurgical Journal* 17, n. 1, 1899, pp. 334-6.

16. "Clinical and Histological Study", Halsted.

17. Ver "Thoraxexcisie bij recidief can carcinoma mammae", Westerman, *Ned Tijdschr Geneeskd,* 1910, p. 1686.

18. *Surgical Papers,* William Stewart Halsted. Baltimore: Johns Hopkins, 1924, pp. 17, 22 e 24.

19. "William Stewart Halsted, an appreciation", Matas, *Bulletin of the Johns Hopkins Hospital* 36, n. 2, 1925.

20. "Clinical and Histological Study of Certain Adenocarcinomata of the Breast", Halsted, em *Annals of Surgery* 28, p. 560.

21. Ibid., p. 557.

22. Ibid., pp. 557-76.

23. Ibid., p. 572.

24. Relatório de Halsted à American Surgical Association: "The Results of Radical Operations for the Cure of Carcinoma of the Breast", William Stewart Halsted, em *Annals of Surgery* 46, n. 1, 1907, pp. 1-19.

25. "A Vote for Partial Mastectomy: Radical Surgery Is Not the Best Treatment for Breast Cancer, He Says", em *Chicago Tribune,* 2 de outubro de 1973.

26. "Results of Radical Operations", 7, Halsted. Ver também "The Results of Radical Operations for the Cure of Cancer of the Breast", Halsted, em *Transactions of the American Surgical Association* 25, p. 66.

27. Ibid., p. 61.

28. *A Darker Ribbon: Breast Cancer, Women, and Their Doctors in the Twentieth Century,* Ellen Leopold. Boston: Beacon Press, 1999, p. 88.

29. *Transactions of the American Surgical Association* 49.

30. "Breast Cancer, New Choices", *Washington Post,* December 22, 1974.

31. "Partial and Complete Pelvic Exenteration: a Progress Report Based upon the First 100 Operations", Alexander Brunschwig e Virginia K. Pierce, em *Cancer* 3, 1950, pp. 927-74; "Complete Excision of Pelvic Viscera for Advanced Carcinoma: a One-Stage Abdominoperineal Operation with End Colostomy and Bilateral Ureteral Implantation into the Colon above the Colostomy", Alexander Brunschwig, em *Cancer* 1, 1948, pp. 177-83.

32. Dos documentos de George T. Pack, citado em *The Breast Cancer Wars: Hope, Fear, and the Pursuit of a Cure in Twentieth-Century America,* Barron Lerner. Oxford: Oxford University Press, 2003, p. 73.

33. *Radium Treatment of Cancer,* Stanford Cade. Nova York: William Wood, 1929, p. 1.

34. "The Tragedy of Gastric Carcinoma: a Study of 200 Surgical Cases", Urban Maes, em *Annals of Surgery* 98, n. 4, 1933, p. 629.

35. *Hugh Young: a Surgeon's Autobiography*, Hugh H. Young. Nova York: Harcourt, Brace and Company, 1940, p. 76.

36. *The Story of the Johns Hopkins,* Bertram M. Bernheim. Surrey: World's Work, 1949; "A Model of Its Kind", v. 1, A. McGehee Harvey et al., em *A Centennial History of Medicine at Johns Hopkins University.* Baltimore: Johns Hopkins University Press, 1989; *The History of Urology,* Leonard Murphy. Springfield: Charles C. Thomas, 1972, p. 132.

37. "Original Memoirs: the Control of Bleeding in Operations for Brain Tumors. With the Description of Silver Clips' for the Occlusion of Vessels Inaccessible to the Ligature", Harvey Cushing, em *Annals of Surgery* 49, n. 1, 1911, pp. 14-5.

38. "The First Total Pneumonectomy", Evarts G. Graham, em *Texas Cancer Bulletin* 2, 1949, pp. 2-4.

39. "Primary Pulmonary Malignancy: Treatment by Total Pneumonectomy — Analysis of 79 Collected Cases and Presentation of 7 Personal Cases", Alton Ochsner e M. DeBakey, em *Surgery, Gynecology, and Obstetrics* 68, 1939, pp. 435-51.

O TUBO E A LUZ FRACA [pp. 96-103]

1. "X-ray in Cancer Cure", *Los Angeles Times,* 6 de abril de 1902.

2. "Last Judgment", The *Washington Post,* 26 de agosto de 1945.

3. Descoberta dos raios X por Roentgen: "On a New Kind of Rays", Wilhelm C. Roentgen, em *Nature* 53, n. 1369, 1896, pp. 274-6; "The Sensational Discovery of X-rays", John Maddox, em *Nature* 375, 1995, p. 183.

4. *Marie Curie,* Robert William Reid. Nova York: Collins, 1974, p. 122.

5. "Priority in Therapeutic Use of X-rays", Emil H. Grubbe, em *Radiology* 21, 1933, pp. 156-62; *X-ray Treatment: Its Origin, Birth and Early History,* Emil H. Grubbe. St. Paul: Bruce Publishing, 1949.

6. "X-rays Used as a Remedy for Cancer", *New York Times,* 2 de novembro de 1901.

7. "Mining: Surplus of Radium", *Time,* 24 de maio de 1943.

8. *Getting Well Again: a Step-by-Step, Self-Help Guide to Overcoming Cancer for Patients and Their Families,* Oscar Carl Simonton, Stephanie Simonton e James Creighton. Los Angeles: J. P. Tarcher, 1978, p. 7.

9. "Medicine: Advancing Radiotherapy", *Time,* 6 de outubro de 1961.

10. "Atomic Medicine: the Great Search for Cures on the New Frontier", *Time,* 7 de abril de 1952.

11. *Radium Girls: Women and Industrial Health Reform, 1910-1935,* Claudia Clark. Chapel Hill: University of North Carolina Press, 1997; *Deadly Glow: the Radium Dial Worker Tragedy,* Ross Mullner. Washington: American Public Health Association, 1999.

12. A doença de Curie foi diagnosticada como "anemia aplástica", de desenvolvimento rápido e febril, mas acredita-se ter sido uma variante da mielodisplasia, síndrome pré-leucêmica que se parece com a anemia aplástica e progride em direção à leucemia fatal.

13. "Radiation Dangers", Otha Linton, em *Academic Radiology* 13, n. 3, 2006, p. 404.

14. "Inoperable and Malignant Tumors", Willy Meyer, em *Annals of Surgery* 96, n. 5, 1932, pp. 891-2.

TINGIR E EXTINGUIR [pp. 104-14]

1. "As Memory Serves: an Informal History of the National Cancer Institute, 1937-57", Michael B. Shimkin, em *Journal of the National Cancer Institute* 59, supl. 2, 1977, pp. 559-600.

2. *Paul Ehrlich,* Martha Marquardt. Nova York: Schuman, 1951, p. 11. Ver também "Paul Ehrlich: Pathfinder in Cell Biology", Frederick H. Kasten, *Biotechnic & Histochemistry* 71, n. 1, 1996.

3. *British Economic Growth, 1688-1959: Trends and Structure,* Phyllis Deane e William Alan Cole. Cambridge: Cambridge University Press, 1969, p. 210.

4. *The Cotton Industry: its Growth and Impact, 1600-1935,* Stanley D. Chapman. Bristol: Thoemmes, 1999, pp. v-xviii.

5. *The Rainbow Makers: the Origins of the Synthetic Dyestuffs Industry in Western Europe,* A. S. Travis. Bethlehem, PA: Lehigh University Press, 1993, p. 13.

6. Ibid.

7. "The Dyemaking Works of Perkin and Sons, Some Hitherto Unrecorded Details", William Cliffe, em *Journal of the Society of Dyers and Colorists* 73, 1957, pp. 313-4.

8. *Rainbow Makers,* Travis, p. 195.

9. "Gideon Harvey: Sidelights on Medical Life from the Restoration to the End of the XVII Century", H. A. Colwell, em *Annals of Medical History* 3, n. 3, 1921, pp. 205-37.

10. "Researches Conducted in the Laboratories of the Royal College of Chemistry", em *Reports of the Royal College of Chemistry and Researches Conducted in the Laboratories in the Years 1845-6-7.* Londres: Royal College of Chemistry, 1849; *Rainbow Makers,* Travis, p. 35.

11. "Ueber künstliche Bildung des Harnstoffs", Friedrich Wöhler, em *Annalen der Physik und Chemie* 87, n. 2, 1828, pp. 253-6.

12. "Über das Methylenblau und Seine Klinisch-Bakterioskopische Verwerthung", Paul Ehrlich, em *Zeitschrift für Klinische Medizin 2,* 1882, pp. 710-3.

13. "Über die Färbung der Tuberkelbazillen", Paul Ehrlich, em *Deutsche Medizinische Wochenschrift* 8, 1882, p. 269.

14. *Paul Ehrlich,* Marquardt, p. 91.

15. *Rainbow Makers,* Travis, p. 97.

16. Ver "The Contributions of Paul Ehrlich to Pharmacology", Felix Bosch e Laia Rosich, em *Pharmacology,* 2008, pp. 82 e 171-9.

17. *The Secret Malady: Venereal Disease in Eighteenth-Century Britain and France,* organizada por Linda E. Merians. Lexington: The University Press of Kentucky, 1996. Ver também "A Lecture on Chemotherapeutics", Ehrlich, em *Lancet,* pp. ii e 445.

18. *Cures out of Chaos: How Unexpected Discoveries Led to Breakthroughs in Medicine and Health,* M. Lawrence Podolsky. Amsterdam: Overseas Publishers Association, 1997, p. 273.

19. *The First World War,* Richard Lodoïs Thoumin. Nova York: Putnam, 1963, p. 175.

20. "The Blood and Bone Marrow in Yellow Cross Gas (Mustard Gas) Poisoning: Changes Produced in the Bone Marrow of Fatal Cases", E. B. Krumbhaar e Helen D. Krumbhaar, em *Journal of Medical Research* 40, n. 3, 1919, pp. 497-508.

VENENO NA ATMOSFERA [pp. 115-9]

1. *Romeu e Julieta,* William Shakespeare, ato 4, cena 3.

2. "Knowledge Dethroned: Only a Few Years Ago, Scientists, Scholars and Intellectuals Had Suddenly Become the New Aristocracy. What Happened?", Robert Nisbet, *New York Times,* 28 de setembro de 1975.

3. *Paracelsus: an Introduction to Philosophical Medicine in the Era of the Renaissance,* 2ª ed. W. Pagel. Nova York: Karger, 1982, pp. 129-30.

4. "The Bari Incident", D. M. Saunders, em *United States Naval Institute Proceedings*. Annapolis: United States Naval Institute, 1967.

5. *The War on Cancer: an Anatomy of Failure, a Blueprint for the Future*, Guy B. Faguet. Nova York: Springer, 2005, p. 71.

6. "Therapeutic Applications of Chemical Warfare Agents", Alfred Gilman, em *Federation Proceedings* 5, 1946, pp. 285-92; "The Biological Actions and Therapeutic Applications of the B-Chloroethyl Amines and Sulfides", Alfred Gilman e Frederick S. Philips, em *Science* 103, n. 2675, 1946, pp. 409-15; "Nitrogen Mustard Therapy: Use of MethylBis(Beta-Chlorethyl) amine Hydrochloride and Tris(Beta-Chlorethyl)amine Hydrochloride for Hodgkin's Disease, Lymphosarcoma, Leukemia and Certain Allied and Miscellaneous Disorders", Louis Goodman et al., em *Journal of the American Medical Association* 132, n. 3, 1946, pp. 126-32.

7. *Pioneers in Pediatric Oncology*, Grant Taylor. Houston: University of Texas M. D. Anderson Cancer Center, 1990, p. 137. Ver também "The Nobel Chronicles", Tonse N. K. Raju, em *Lancet* 355, n. 9208, 1999, p. 1022; "George Hitchings and Gertrude Elion: Nobel Prizewinners", Len Goodwin, em *Parasitology Today* 5, n. 2, 1989, p. 33.

8. *The Cure of Childhood Leukemia*, John Laszlo. New Brunswick: Rutgers University Press, 1995, p. 65.

9. "Nobel Lecture in Physiology or Medicine — 1988. The Purine Path to Chemotherapy", Gertrude B. Elion, em *In Vitro Cellular and Developmental Biology* 25, n. 4, 1989, pp. 321-30; "Antagonists of Nucleic Acid Derivatives: VI Purines", Gertrude B. Elion, George H. Hitchings e Henry Vanderwerff, em *Journal of Biological Chemistry* 192, 1951, p. 505. Ver também *The Greatest Generation*, Tom Brokaw, 1998, p. 304.

10. "Clinical Evaluation of a New Antimetabolite, 6-Mercaptopurine, in the Treatment of Leukemia and Allied Diseases", Joseph Burchenal, Mary L. Murphy, et al., em *Blood* 8, n. 11, 1953, pp. 965-99.

A GENEROSIDADE DO SHOW BUSINESS [pp. 120-8]

1. *The Children's Cancer Research Foundation: the House That "Jimmy" Built: the First Quarter-Century*, George E. Foley. Boston: Sidney Farber Cancer Institute, 1982.

2. "The Last Letter of Thomas Wolfe and the Reply to It", Maxwell E. Perkins, em *Harvard Library Bulletin*, outono de 1947, p. 278.

3. "The Use of a New Apparatus for the Prolonged Administration of Artificial Respiration: I. A Fatal Case of Poliomyelitis", Philip Drinker e Charles F. McKhann III, em *Journal of the American Medical Association* 92, pp. 1658-60.

4. Para uma discussão dos primórdios da história da poliomielite, ver *Dirt and Disease: Polio before FDR*, Naomi Rogers. Rutgers: Rutgers University Press, 1992. Ver também *A Summer Plague: Polio and Its Survivors*, Tony Gould. New Haven: Yale University Press, 1995.

5. *In the Shadow of Polio: a Personal and Social History*, Kathryn Black. Nova York: Perseus Books, p. 25; *The Cutter Incident: How America's First Polio Vaccine Led to the Growing Vaccine Crisis*, Paul A. Offit. New Haven: Yale University Press, 2005; *History of the National Foundation for Infantile Paralysis Records; Volume II: Raising Funds to Fight Infantile Paralysis, Book 2*. March of Dimes Archives, 1957, pp. 256-60.

6. "Our History", Variety, organização de caridade. Disponível em: <http://www.usvariety.org/about_history.html> (acessado em 11 de novembro de 2009).

7. *Dr. Folkman's War: Angiogenesis and the Struggle to Defeat Cancer*, Robert Cooke. Nova York: Random House, 2001, p. 115.

8. *Children's Cancer Research Foundation*, Foley. Boston: Sidney Farber Cancer Institute, 1982.

9. Entrevista com Phyllis Clauson, julho de 2009; Entrevista com Karen Cummins, julho de 2009. Ver também *Children's Cancer Research Foundation*, Foley.

10. A gravação da transmissão original pode ser acessada no site do Fundo Jimmy em <http://www.jimmyfund.org/abo/broad/jimmybroadcast.asp>. Ver também *Images of America: the Jimmy Fund of the Dana-Farber Cancer Institute*, Saul Wisnia. Charleston: Arcadia, 2002, pp. 18-9.

11. *Children's Cancer Research Foundation*, Foley.

12. Ver "The Manhattan Project, An Interactive History", Departamento de Energia dos Estados Unidos, Escritório de História, 2008.

13. *For God, Country and Coca-Cola: the Definitive History of the Great American Soft Drink and the Company That Makes It*, Mark Pendergrast. Nova York: Basic Books, 2000, p. 212.

A CASA QUE JIMMY CONSTRUIU [pp. 129-32]

1. *Doença como metáfora e Aids e suas* metáforas, Susan Sontag, p. 107.

2. *Medical World News*, 25 de novembro de 1966.

3. *The Children's Cancer Research Foundation: the House That "Jimmy" Built: the First Quarter-Century*, George E. Foley. Boston: Sidney Farber Cancer Institute, 1982.

4. Nome não revelado, voluntário nos anos 1950 e 1960. Entrevista com o autor, maio de 2001.

5. "Braves Move to Milwaukee; Majors' First Shift since '03'", *New York Times*, 19 de março de 1953.

6. "Dinner Honors Williams: Cancer Fund Receives $150,000 from $100-Plate Affair", *New York Times*, 18 de agosto de 1953.

7. *Children's Cancer Research Foundation*, Foley.

8. "A Museum of One's Own", Robin Pogrebin e Timothy L. O'Brien, *New York Times*, 5 de dezembro de 2004.

9. "Medicine: On the Track", *Time*, 21 de janeiro de 1952.

10. "Preface to My Mother's Diary", Jeremiah Goldstein, *Journal of Pediatric Hematology/Oncology* 30, n. 7, 2008, pp. 481-504.

11. "Malignant Tumors of Childhood", Sidney Farber, em *CA: a Cancer Journal for Clinicians*, 1953, pp. 106-7.

12. Carta de Sidney Farber a Mary Lasker, 19 de agosto de 1955.

PARTE II

UMA GUERRA IMPACIENTE [pp. 133-4]

1. *The Great Wall of China and Other Pieces,* Franz Kafka. Londres: Secker and Warburg, 1946, p. 142.

2. Sidney Farber, citado em *The War on Cancer: an Anatomy of Failure, a Blueprint for the Future,* Guy B. Faguet. Nova York: Springer, 2005, p. 97.

"ELES FORMAM UMA SOCIEDADE" [pp. 135-44]

1. "As Memory Serves: an Informal History of the National Cancer Institute, 1937-57", Michael B. Shimkin, em *Journal of the National Cancer Institute* 59, supl. 2, 1977, pp. 559-600.

2. "A Strong Independent Cancer Agency", senador Lister Hill, 5 de outubro de 1971, documentos de Mary Lasker.

3. *Democracy in America,* Alexis de Tocqueville. Nova York: Penguin, p. 296.

4. Projeto de história oral de Mary Lasker, parte 1, sessão 1, p. 3. Disponível em: <http://www.columbia.edu/cu/lweb/digital/collections/nny/laskerm/transcripts/laskerm_1_1_3.html>.

5. Ibid., p. 56.

6. *The Mirror Makers: a History of American Advertising and Its Creators,* Stephen R. Fox. Nova York: William Morrow, 1984, p. 51.

7. Projeto de história oral de Mary Lasker, parte 1, sessão 3, p. 80.

8. "Mary Lasker and Her Prizes: an Appreciation", J. Michael Bishop, em *Journal of the American Medical Association* 294, n. 11, 2005, pp. 1418-9.

9. Projeto de história oral de Mary Lasker, parte 1, sessão 7.

10. "The Fairy Godmother of Medical Research", *Business Week,* 14 de julho de 1986.

11. Projeto de história oral de Mary Lasker, parte 1, sessão 5, p. 136; sessão 16, pp. 477-9.

12. Ibid., sessão 16, pp. 477-9.

13. Ibid. Ver também entrevista de Mary Lasker, 23 de outubro de 1984, em *Crusade, the Official History of the American Cancer Society,* Walter Ross. Westminster: Arbor House, 1987, p. 33.

14. Projeto de história oral de Mary Lasker, parte 1, sessão 7, p. 183.

15. *Reader's Digest,* outubro de 1945.

16. Carta de um soldado para Mary Lasker, 1949.

17. *Cancer Crusade: the Story of the National Cancer Act of 1971,* Richard A. Rettig. Lincoln: Author's Choice Press, 1977, p. 21.

18. Carta de Cornelius A. Wood para Mary Lasker, 6 de janeiro de 1949, documentos de Mary Lasker, caixa 210.

19. Ibid.

20. Carta de Mary Lasker para Jim Adams, 13 de maio de 1945, documentos de Mary Lasker.

21. Números retirados de cartas e recibos nos documentos de Mary Lasker.

22. *Cancer Control,* v. 3, Charles Cameron, 1972.

23. *The Dread Disease: Cancer and Modern American Culture,* James T. Patterson. Cambridge: Harvard University Press, 1987, p. 173. Ver também *Cancer Crusade,* Rettig.

24. Carta de Frank Adair aos membros da ACS, 23 de outubro de 1945.

25. Telegrama de Jim Adams para Mary Lasker, 1947, documentos de Mary Lasker.

26. Carta de Rose Kushner para Mary Lasker, 22 de julho de 1988, documentos de Rose Kushner, Universidade de Harvard.

27. "Doctor Foresees Cancer Penicillin", *New York Times,* 3 de outubro de 1953.

28. Ver carta de John R. Heller para Mary Lasker, 15 de outubro de 1948, documentos de Mary Lasker, caixa 119; ver também memorando sobre conversa com o dr. Farber, 24 de fevereiro de 1952, documentos de Mary Lasker, caixa 76.

29. Carta de Sidney Farber para Mary Lasker, 19 de agosto de 1955, documentos de Mary Lasker, caixa 170.

30. Ibid.

31. Entrevista com Robert Mayer, julho de 2008.

32. *Cancer Crusade,* Rettig.

33. Carta de Sidney Farber para Mary Lasker, 5 de setembro de 1958.

OS NOVOS AMIGOS DA QUIMIOTERAPIA [pp. 145-58]

1. *New and Collected Poems: 1931-2001,* Czeslaw Milosz. Nova York: Ecco, 2001, p. 431.

2. *The Cancer Mission: Social Contexts of Biomedical Research,* K. E. Studer e Daryl E. Chubin. Newbury Park: Sage Publications, 1980.

3. Projeto de história oral de Mary Lasker, parte 1, sessão 9, p. 260.

4. Carta de Lowel Cogeshall a Mary Lasker, 11 de março de 1952, documentos de Mary Lasker, caixa 76.

5. "A. D. Lasker Dies; Philanthropist, 72", *New York Times,* 31 de maio de 1952.

6. "A Strong Independent Cancer Agency", senador Lister Hill, 5 de outubro de 1971, documentos de Mary Lasker, Universidade Columbia.

7. "Science and the Bomb", *New York Times,* 7 de agosto de 1945.

8. *Science the Endless Frontier: a Report to the President by Vannevar Bush, Director of the Office of Scientific Research and Development, July 1945,* Vannevar Bush. Washington: United States Government Printing Office, 1945.

9. *Science, Money, and Politics: Political Triumph and Ethical Erosion,* Daniel S. Greenberg. Chicago: University of Chicago Press, 2001, p. 167.

10. Ibid., p. 419.

11. *Politics, Science, and the Dread Disease: a Short History of the United States Medical Research Policy,* Stephen Parks Strickland. Cambridge: Harvard University Press, 1972, p. 16.

12. "Early Pragmatists", Ernest E. Sellers, em *Science* 154, n. 3757, 1996, p. 1604.

13. "The Cancer Problem as It Stands Today", Stanley Reimann, *Transactions and Studies of the College of Physicians of Philadelphia* 13, 1945, p. 21.

14. "The Chemotherapy Program of the National Cancer Center Institute: History, Analysis, and Plans", C. G. Zubrod et al., em *Cancer Chemotherapy Reports* 50, 1966, pp. 349-540; "The Evolution of Therapeutic Research in Cancer", V. T. DeVita, em *New England Journal of Medicine* 298, 1978, pp. 907-10.

15. Carta de Sidney Farber para Mary Lasker, 19 de agosto de 1955, documentos de Mary Lasker, caixa 170.

16. "Bacteriostatic and Bacteriocidal Substances Produced by a Soil Actinomyces", Selman Waksman e H. B. Woodruff, em *Proceedings of the Society for Experimental Biology and Medicine* 45, 1940, p. 609.

17. "Clinical Studies of Actinomycin D with Special Reference to Wilms' Tumor in Children", Sidney Farber, Giulio D'Angio, Audrey Evans e Anna Mitus, em *Annals of the New York Academy of Science* 89, 1960, pp. 421-5.

18. "Pediatric Oncology Refracted through the Prism of Wilms' Tumor: a Discourse", Giulio D'Angio, em *Journal of Urology* 164, 2000, pp. 2073-7.

19. "Preface to My Mother's Diary", Jeremiah Goldstein, em *Journal of Pediatric Hematology/Oncology* 30, n. 7, 2008, pp. 481-504.

AÇOUGUE [pp. 159-66]

1. "Mammographic Screening: Evidence from Randomised Controlled Trials", H. J. de Koning, em *Anais da oncologia* 14, 2003, pp. 1185-9.

2. "What Is Internal Medicine?", Michael LaCombe, em *Anais da medicina interna* 118, n. 5, 1993, pp. 384-8.

3. *The Cure of Childhood Leukemia: into the Age of Miracles,* John Laszlo. New Brunswick: Rutgers University Press, 1995, pp. 118-20.

4. "Confrontation, Passion, and Personalization", Emil Frei iii, em *Clinical Cancer Research* 3, 1999, p. 2558.

5. "Gordon Zubrod, MD", Emil Frei iii, em *Journal of Clinical Oncology* 17, 1999, p. 1331. Ver também *Pioneers in Pediatric Oncology,* Taylor, p. 117.

6. *Pioneers in Pediatric Oncology,* Grant Taylor. Houston: University of Texas M. D. Anderson Cancer Center, 1990, p. 117.

7. *The Health Century,* Edward Shorter. Nova York: Doubleday, 1987, p. 192.

8. "The History, Structure, and Achievements of the Cancer Cooperative Groups", Andrew M. Kelahan, Robert Catalano e Donna Marinucci, mai-jun 2000, pp. 28-33.

9. Entrevista com Robert Mayer, julho de 2008. Ver também "Gordon Zubrod", Frei; *Pioneers in Pediatric Oncology,* Taylor.

10. *Principles of Medical Statistics,* Austin Bradford Hill. Oxford: Oxford University Press, 1966; "The Clinical Trial", A. Bradford Hill, em *British Medical Bulletin* 7, n. 4, 1951, pp. 278-82.

11. Entrevista com Emil Freireich, setembro de 2009.

12. "A Comparative Study of Two Regimens of Combination Chemotherapy in Acute Leukemia", Emil Frei iii et al., em *Blood* 13, n. 12, 1958, pp. 1126-48; "A Concise History of the Cancer and Leukemia Group B", Richard Schilsky et al., em *Clinical Cancer Research* 12, n. 11, pt. 2, 2006, pp. 3553-5s.

13. "Comparative Study of Two Regimens", Frei et al.

14. Entrevista com Emil Freireich.

15. "A History of Cancer Chemotherapy", Vincent T. DeVita Jr. e Edward Chu, em *Cancer Research* 68, n. 21, 2008.

A PRIMEIRA VITÓRIA [pp. 167-71]

1. "Samuel Broder, MD, Reflects on the 30th Anniversary of the National Cancer Act", Brian Vastag, em *Journal of the American Medical Association* 286, 2001, pp. 2929-31.

2. "Min Chiu Li: a Perspective in Cancer Therapy", Emil J. Freireich, em *Clinical Cancer Research* 8, 2002, pp. 2764-5.

3. Entrevista com Mickey Goulian, setembro de 2007.

4. Ibid.

5. "Therapy of Choriocarcinoma and Related Trophoblastic Tumors with Folic Acid and Purine Antagonists", M. C. Li, R. Hertz, e D. M. Bergenstal, em *New England Journal of Medicine* 259, n. 2, 1958, pp. 66-74.

6. *The Cure of Childhood Leukemia: into the Age of Miracles,* John Laszlo. New Brunswick: Rutgers University Press, 1995, pp. 145-7.

7. Entrevista com Emil Freireich, setembro de 2009.

8. The *Cure of Childhood Leukemia,* Laszlo, p. 145.

RATOS E HOMENS [pp. 172-5]

1. "Targeting Leukemia: from Bench to Bedside", Margie Patlak, em *FASEB Journal* 16, 2002.

2. *The Cure of Childhood Leukemia: into the Age of Miracles,* John Laszlo. New Brunswick: Rutgers University Press, 1995.

3. Ibid., p. 142.

4. Entrevista com Emil Freireich, setembro de 2009.

5. "Screening Plants for New Medicines", Norman R. Farnsworth, em *Biodiversity,* organizado por E. O. Wilson. Washington: National Academy Press, 1988, p. 94; "Rational Approaches Applicable to the Search for and Discovery of New Drugs From Plants", Norman R. Farnsworth, em *Memorias del 1er Symposium Latinoamericano y del Caribe de Farmacos Naturales, La Habana, Cuba, 21 al 28 de Junio, 1980, 27-59.* Montevidéu: UNESCO Regional Office Academia de Ciencias de Cuba y Comisión Nacional de Cuba ante la UNESCO.

6. *The Cancer Treatment Revolution,* David Nathan. Hoboken: Wiley, 2007, p. 59.

7. *Cure of Childhood Leukemia,* Laszlo, pp. 199-209.

8. Ver "Cellular Kinetics Associated with 'Curability' of Experimental Leukemias", Howard E. Skipper, em *Perspectives in Leukemia,* organizado por William Dameshek e Ray M. Dutcher. Nova York: Grune & Stratton, 1968, pp. 187-94.

9. "Curative Cancer Chemotherapy", Emil Frei, em *Cancer Research* 45, 1985, pp. 6523-37.

VAMP [pp. 176-84]

1. *Pioneering Hematology: the Research and Treatment of Malignant Blood Disorders — Reflections on a Life's Work,* William C. Moloney and Sharon Johnson. Boston: Francis A. Countway Library of Medicine, 1997.

2. *The Cure of Childhood Leukemia: into the Age of Miracles,* John Laszlo. New Brunswick: Rutgers University Press, 1995, p. 141.

3. *The Health Century,* Edward Shorter. Nova York: Doubleday, 1987, p. 189.

4. Ver *The Cancer Treatment Revolution,* David Nathan. Hoboken: Wiley, 2007, p. 63.

5. Entrevista com Emil Freireich, setembro de 2009.

6. *The Cure of Childhood Leukemia,* Laszlo, p. 143.

7. "Quadruple Combination Therapy (vamp) for Acute Lymphocytic Leukemia of Childhood", E. J. Freireich, M. Karon e E. Frei III, em *Proceedings of the American Association for Cancer Research* 5, 1963, p. 20; "Potential for Eliminating Leukemic Cells in Childhood Acute Leukemia", E. Frei III, em *Proceedings of the American Association for Cancer Research* 5, 1963, p. 20.

8. *The Cure of Childhood Leukemia,* Laszlo, pp. 143-4.

9. Entrevista com Mickey Goulian, setembro de 2007.

10. Carta de um médico de Boston para a paciente K. L. (nome não revelado). Entrevista com K. L., setembro de 2009.

11. *Ellie: a Child's Fight against Leukemia,* Jonathan B. Tucker. Nova York: Holt, Rinehart, and Winston, 1982.

12. Entrevista com Freireich.

13. Entrevista com Goulian.

14. Entrevista com Freireich.

15. "Kids with Cancer", em *Newsweek,* 15 de agosto de 1977.

16. Entrevista com Freireich.

17. "Curative Cancer Chemotherapy", Emil Frei, em *Cancer Research* 45, 1985, pp. 6523-37.

18. "The Beginnings of Cancer Research Centers in the United States", Harold P. Rusch, 1985, pp. 391-403.

19. Ibid.

20. Carta de Sidney Farber para Etta Rosensohn, documentos de Mary Lasker, Universidade Columbia.

O TUMOR DE UM ANATOMISTA [pp. 185-97]

1. "A History of Cancer Chemotherapy", Vincent T. DeVita Jr. e Edward Chu, em *Cancer Research* 68, n. 21, 2008, pp. 8643-53.

2. *Thomas Hodgkin: Morbid Anatomist & Social Activist,* Louis Rosenfeld. Lanham: Madison Books, 1993, p. 1. Ver também *Perfecting the World: the Life and Times of Dr. Thomas Hodgkin, 1798-1866,* Amalie M. Kass e Edward H. Kass. Boston: Harcourt Brace Jovanovich, 1988.

3. "On Some Morbid Appearances of the Absorbent Glands and Spleen", T. Hodgkin, em *Medico-Chirurgical Transactions* 17, 1832, pp. 68-114. O artigo foi lido para a sociedade por Robert Lee porque Hodgkin não era membro.

4. "On Some Morbid Appearances", Hodgkin, p. 96.

5. "Thomas Hodgkin: Medical Immortal and Uncompromising Idealist", Marvin J. Stone, em *Baylor University Medical Center Proceedings* 18, 2005, pp. 368-75.

6. "Über eine eigenartige unter dem Bilde der Pseudoleu Kamie Verlaufende Tuberkuloses des Lymphatischen Apparates", Carl Sternberg, em *Ztschr Heitt* 19, 1898, pp. 21-91.

7. "Prophylactic Radiotherapy in Hodgkin's Disease", A. Aisenberg, em *New England Journal of Medicine* 278, n. 13, 1968, p. 740; "Management of Hodgkin's Disease", A. Aisenberg, em *New England Journal of Medicine* 278, n. 13, 1968, p. 739; "Primary Management of Hodgkin's Disease", A. C. Aisenberg, em *New England Journal of Medicine* 278, n. 2, 1968, pp. 92-5.

8. "Henry S. Kaplan, 1918-1984: a Physician, a Scientist, a Friend", Z. Fuks e M. Feldman, em *Cancer Surveys* 4, n. 2, 1985, pp. 294-311.

9. "Memorial Resolution: Henry S. Kaplan (1918-1984)", Malcolm A. Bagshaw, Henry E. Jones, Robert F. Kallman e Joseph P. Kriss, Stanford University Faculty Memorials, Stanford Historical Society. Disponível em: <http://histsoc.stanford.edu/pdfmem/KaplanH.pdf> (acessado em 22 de novembro de 2009).

10. Ibid.

11. Entrevista com George Canellos, março de 2008.

12. "Radiology in Hodgkin's Disease [malignant granulomatosis]. Anatomic and Clinical Foundations", R. Gilbert, em *American Journal of Roentgenology and Radium Therapy* 41, 1939, pp. 198-241; "Vera Peters and the Curability of Hodgkin's Disease", D. H. Cowan, em *Current Oncology* 15, n. 5, 2008, pp. 206-10.

13. "A Study of Hodgkin's Disease Treated by Irradiation", M. V. Peters e K. C. Middlemiss, em *American Journal of Roentgenology and Radium Therapy* 79, 1958, pp. 114-21.

14. "The Radical Radiotherapy of Regionally Localized Hodgkin's Disease", H. S. Kaplan, em *Radiology* 78, 1962, pp. 553-61; *Hodgkin Lymphoma,* Richard T. Hoppe, Peter T. Mauch, James O. Armitage, Volker Diehl e Lawrence M. Weiss. Filadélfia: Lippincott Williams & Wilkins, 2007, p. 178.

15. "Primary Management of Hodgkin's Disease", Aisenberg, p. 95.

16. "Radical Radiation for Hodgkin's Disease", H. S. Kaplan, em *New England Journal of Medicine* 278, n. 25, 1968, p. 1404; "Clinical Evaluation and Radiotherapeutic Management of Hodgkin's Disease and the Malignant Lymphomas", H. S. Kaplan, em *New England Journal of Medicine* 278, n. 16, 1968, pp. 892-9.

17. "Primary Management of Hodgkin's Disease", Aisenberg, p. 93.

UM EXÉRCITO EM MARCHA [pp. 198-207]

1. "Looking Back: Sidney Farber and the First Remission of Acute Pediatric Leukemia", Children's Hospital Boston. Disponível em: <http://www.childrenshospital.org/gallery/index.cfm?G=498cpage=l> (acessado em 22 de novembro de 2009).

2. Kenneth Endicott, citado nos documentos de Mary Lasker, National Library of Medicine.

3. "Prognosis of Childhood Leukemia", R. C. Stein et al., em *Pediatrics* 43, n. 6, 1969, pp. 1056-8.

4. Entrevista com George Canellos, março de 2008.

5. *British Journal of Haematology* 122, V. T. DeVita Jr., n. 5, 2003, pp. 718-27.

6. "ONI Sits Down with Dr. Vincent DeVita", Ronald Piana, *Oncology News International*

17, n. 2 (1º de fevereiro de 2008). Disponível em: <http://www.consultantlive.com/display/artic le/10165/1146581?pageNumber=28rverify=0> (acessado em 22 de novembro de 2009).

7. Ver "A History of Cancer Chemotherapy", Vincent T. DeVita Jr. e Edward Chu, em *Cancer Research* 21.

8. "Combination Chemotherapy in the Treatment of Advanced Hodgkin's Disease", Vincent T. DeVita Jr. et al., em *Annals of Internal Medicine* 73, n. 6, 1970, pp. 881-95.

9. Entrevista com Bruce Chabner, julho de 2009.

10. *Hodgkin's Disease,* Henry Kaplan. Nova York: Commonwealth Fund, 1972, 15, p. 458. Ver também "Combination Chemotherapy in the Treatment", DeVita et al.

11. "A History of St. Jude Children's Research Hospital", Joseph V. Simone, em *British Journal of Haematology* 120, 2003, pp. 549-55.

12. "Total Therapy of Acute Lymphocytic Leukemia", R. J. Aur e D. Pinkel, em *Progress in Clinical Cancer 5,* 1973, pp. 155-70.

13. "'Total Therapy' Studies of Acute Lymphocytic Leukemia in Children: Current Results and Prospects for Cure", Joseph Simone et al., *Cancer* 30, n. 6, 1972, pp. 1488-94.

14. "Total Therapy of Acute Lymphocytic Leukemia", Aur e Pinkel.

15. "This Week's Citations Classic: R. J. A. Aur et al., 'Central Nervous System Therapy and Combination Chemotherapy of Childhood Lymphocytic Leukemia'", *Citation Classics* 28, 14 de julho de 1986.

16. *Suffer the Little Children: the Battle against Childhood Cancer,* Jocelyn Demers. Fountain Valley: Eden Press, 1986, p. 17.

17. "Nine Years' Experience with 'Total Therapy' of Childhood Acute Lymphocytic Leukemia", Donald Pinkel et al., *Pediatrics* 50, n. 2, 1972, pp. 246-51.

18. "A Reappraisal of the Results of Stopping Therapy in Childhood Leukemia", S. L. George et al., *New England Journal of Medicine* 300, n. 6, 1979, pp. 269-73.

19. "Treatment of Acute Lymphocytic Leukemia", Donald Pinkel, *Cancer* 23, 1979, pp. 25-33.

20. "Nine Years' Experience with 'Total Therapy'", Pinkel et al.

O CARRO E OS BOIS [pp. 208-18]

1. "Cohorts and Conclusions", P. T. Cole, em *New England Journal of Medicine* 278, n. 20, 1968, pp. 1126-7.

2. Carta de Sidney Farber a Mary Lasker, 4 de setembro de 1965.

3. "A History of Cancer Chemotherapy", Vincent T. DeVita Jr. e Edward Chu, em *Cancer Research* 68, n. 21, 2008.

4. "A Selective History of the Therapy of Hodgkin's Disease", Vincent T. DeVita Jr., em *British Journal of Hemotology* 122, 2003, pp. 718-27.

5. Kenneth Endicott, citado em "Cancer Wars", documentos de Mary Lasker, perfis em *Science*, National Libraries of Medicine. Ver também "A Perspective on the War on Cancer", V. T. DeVita Jr., em *Cancer Journal* 8, n. 5, 2002, pp. 352-6.

6. *A Darker Ribbon: Breast Cancer, Women, and Their Doctors in the Twentieth Century,* Ellen Leopold. Boston: Beacon Press, 1999, pp. 269-70.

7. "Fanfare Fades in the Fight against Cancer", em *U.S. News and World Report*, 19 de junho de 1978.

8. "Peyton Rous: Father of the Tumor Virus", Heather L. Van Epps, em *Journal of Experimental Medicine* 201, n. 3, 2005, p. 320; "Peyton Rous: Homage and Appraisal", Peter K. Vogt, *Journal of the Federation of American Societies for Experimental Biology* 10, 1996, pp. 1559-62.

9. "A Transmissible Avian Neoplasm (Sarcoma of the Common Fowl)", Peyton Rous, em *Journal of Experimental Medicine* 12, n. 5, 1910, pp. 696-705; "A Sarcoma of the Fowl Transmissible by an Agent Separable from the Tumor Cells", Peyton Rous, em *Journal of Experimental Medicine* 13, n. 4, 1911, pp. 397-411.

10. "A Transmissible Avian Neoplasm", Rous.

11. "A Change in Rabbit Fibroma Virus Suggesting Mutation: ii. Behavior of the Varient Virus in Cottontail Rabbits", Richard E. Shope, em *Journal of Experimental Medicine* 63, n. 2, 1936, pp. 173-8; "A Change in Rabbit Fibroma Virus Suggesting Mutation: iii. Interpretation of Findings", Richard E. Shope, em *Journal of Experimental Medicine* 63, n. 2, 1936, pp. 179-84.

12. "A Sarcoma Involving the Jaws in African Children", Denis Burkitt, em *British Journal of Surgery* 46, n. 197, 1958, pp. 218-23.

13. "New Evidence That Cancer May Be Infectious", *Life*, 22 de junho de 1962. Ver também "Virus Link Found", *Los Angeles Times*, 30 de novembro de 1964.

14. Carta de Mary Kirkpatrick para Peyton Rous, 23 de junho de 1962, documentos de Peyton Rous, American Philosophical Society, citada em *The Dread Disease: Cancer and Modern American Culture*, James T. Patterson. Cambridge: Harvard University Press, 1987, p. 237.

15. "Special Virus Cancer Program: Travails of a Biological Moonshot", Nicholas Wade, *Science* 174, n. 4016, 1971, pp. 1306-11.

16. Ibid.

17. "The Challenge to Man of the Neoplastic Cell", Peyton Rous, discurso de recepção do prêmio Nobel, 13 de dezembro de 1966, em *Nobel Lectures, Physiology or Medicine, 1963-1970*. Amsterdam: Elsevier, 1972.

18. "Surmise and Fact on the Nature of Cancer", Peyton Rous, em *Nature* 183, n. 4672, 1959, pp. 1357-61.

19. "Hunt Continues for Cancer Drug", *New York Times*, 13 de outubro de 1963.

20. Carta de Sidney Farber para Mary Lasker, 4 de setembro de 1965, documentos de Mary Lasker, caixa 171.

21. "Need for a Commission on the Conquest of Cancer as a National Goal by 1976", Mary Lasker, documentos de Mary Lasker, caixa 111.

22. *Cure for Cancer: a National Goal*, Solomon Garb. Nova York: Springer, 1968.

23. Ibid.

24. "The Moon: a Giant Leap for Mankind", *Time*, 25 de julho de 1969.

25. *Magnificent Desolation: the Long Journey Home from the Moon*, Buzz Aldrin. Nova York: Harmony Books, 2009.

26. "Space: the Greening of the Astronauts", *Time*, 11 de dezembro de 1972.

27. "The Moon", *Time*.

28. *Before This Decade Is Out: Personal Reflections on the Apollo Program*, Glen E. Swanson. Washington: Nasa History Office, 1999, p. 374.

29. "Need for a Commission", Lasker.

30. "Two Candidates in Primary in Alabama Count Ways They Love Wallace", *New York Times*, 27 de maio de 1968.

31. "Conflicted Ambitions, Then, Chappaquiddick", *Boston Globe*, 17 de fevereiro de 2009.

32. Projeto de História Oral de Mary Lasker, parte II, sessão 5, p. 125.

UM PROJETO APOLLO PARA O CÂNCER [pp. 219-30]

1. "Research Development and the Federal Budget", William Carey, 17ª Conferência Nacional de Administração da Pesquisa, 11 de setembro de 1963.

2. *New York Times*, Robert Semple, 26 de dezembro de 1971.

3. Anúncio da American Cancer Society, *New York Times*, 17 de dezembro de 1971.

4. *Pavilhão de cancerosos*, Alexander Soljenítsin.

5. *Love story*, dirigido por Arthur Hiller, 1970.

6. *A última batalha de um jogador*, dirigido por John D. Hancock, 1973.

7. *O triunfo de Brian*, dirigido por Buzz Kulik, 1971.

8. *Cancer Crusade: the Story of the National Cancer Act of 1971*, Richard A. Rettig. Lincoln: Author's Choice Press, 1977, p. 175.

9. "My Fight against Cancer", *Chicago Tribune*, 6 de maio de 1973.

10. *On Anxiety*, Renata Salecl. Londres: Routledge, 2004, p. 4. Também entrevista com Renata Salecl, abril de 2006.

11. "A Fear That Fits the Times", Ellen Goodman, 14 de setembro de 1978.

12. *The Dread Disease: Cancer and Modern American Culture*, James T. Patterson. Cambridge: Harvard University Press, 1987, p. 149.

13. Para os comentários de Nixon, ver National Archives and Records Administration, Nixon Presidential Materials Project, 513-4, 7 de junho de 1971, transcrito por Daniel Greenberg. Ver I. I. Rabi, citado em *The Politics of Pure Science*, Daniel S. Greenberg. Chicago: University of Chicago Press, 1999, p. 3.

14. *Cancer Crusade*, Rettig, p. 82.

15. "Need for a Commission on the Conquest of Cancer as a National Goal by 1976", Mary Lasker, documentos de Mary Lasker, caixa 111.

16. *Cancer Crusade*, Rettig, pp. 74-89.

17. Carta de Ralph W. Yarborough para Mary Lasker, 2 de junho de 1970, documentos de Mary Lasker, caixa 112.

18. O relatório foi publicado em dois documentos em novembro de 1970 e reproduzido em dezembro de 1970 e abril de 1971. Ver documentos do Senado 92-9, 1ª sessão, 14 de abril de 1971. Ver também *Cancer Crusade*, Rettig, p. 105.

19. Benno Schmidt, citado por Alan C. Davis em *Cancer Crusade*, Rettig, p. 109.

20. Ibid.

21. "Mary Woodard Lasker: First Lady of Medical Research", apresentação por Neen Hunt na National Library of Medicine. Disponível em: <http://profiles.nlm.nih.gOv/TL/B/B/M/P/> (acessado em 6 de janeiro de 2010).

22. "Ask Ann Landers", *Chicago Sun-Times*, 20 de abril de 1971.

23. *America's Mom: the Life, Lessons, and Legacy of Ann Landers*, Rick Kogan. Nova York: Harper Collins, 2003, p. 104.

24. "Ann Landers", *Washington Post*, 18 de maio de 1971.

25. *A Life in Letters*, Ann Landers e Margo Howard. Nova York: Warner Books, 2003, p. 255.

26. Philip Lee. Ver também relatório 92-247 do Comitê de Trabalho e Bem-estar Público, 28 de junho de 1971, p. 43, s. 1828, 92º congresso, 1ª sessão.

27. *Dread Disease*, Patterson, p. 152.

28. Ver "To Fight Cancer, Know the Enemy", James Watson, *New York Times*, 5 de agosto de 2009.

29. "The Growing Up of Cancer Research", James Watson, em *Science Year: the Book World Science Annual, 1973*; documentos de Mary Lasker.

30. "Washington Rounds", em *Medical World News*, 31 de março de 1972.

31. "The Cure of Cancer 1976", Irvine H. Page, em *Journal of Laboratory and Clinical Medicine 77*, n. 3, 1971, pp. 357-60.

32. "Tower Ticker", *Chicago Tribune*, 28 de janeiro de 1971.

33. Benno Schmidt, história oral e memória (presente e propriedade de Elizabeth Smith, Nova York).

34. Para detalhes sobre o projeto de lei do representante Rogers, ver *Cancer Crusade*, Rettig, pp. 250-75.

35. *Nixon*, Iwan W. Morgan. Londres: Arnold, 2002, p. 72.

36. "Nixon Signs Cancer Bill; Cites Commitment to Cure", *New York Times*, 24 de dezembro de 1971.

37. "The National Cancer Act of 1971", projeto de lei do senado 1828, em vigor em 23 de dezembro de 1971 (PL. 92-218), National Cancer Institute. Disponível em: <http://legislative.cancer.gov/history/phsa/1971> (acessado em 2 de dezembro de 2009). Frank Rauscher, diretor do Programa Nacional do Câncer, estimou que os números reais foram 233 milhões de dólares em 1971, 378 milhões em 1972, 432 milhões em 1973, e 500 milhões em 1974. "Budget and the National Cancer Program (NCP)", Frank Rauscher, em *Cancer Research* 34, n. 7, 1974, pp. 1743-8.

38. Projeto de História Oral de Mary Lasker, parte 1, sessão 7, p. 185.

39. Ibid., parte 2, sessão 10, p. 334.

40. Ibid., parte 1, sessão 7, p. 185; e entrevista com Thomas Farber, dezembro de 2007.

41. "Mary Lasker: Still Determined to Beautify the City and Nation", *New York Times*, 28 de abril de 1974.

42. *Chicago Tribune*, 23 de junho de 1971, p. 16.

43. "A Tribute to Sidney Farber — The Father of Modern Chemotherapy", Denis R. Miller, em *British Journal of Haematology* 134, 2006, pp. 20-6; "Dr. Sidney Farber, a Pioneer in Children's Cancer Research; Won Lasker Award", *New York Times*, 31 de março de 1973. Ver também "A Personal Tribute to Sidney Farber, M.D. (1903-1973)", Mary Lasker, em *CA: a Cancer Journal for Clinicians* 23, n. 4, 1973, pp. 256-7.

44. "A Personal Tribute", Lasker.

PARTE III
"VOCÊ VAI ME EXPULSAR SE EU NÃO MELHORAR?" [p. 231]

1. *Tudo bem quando termina bem,* William Shakespeare. Nova York: Macmillan, 1912, ato 2, cena 1, linhas 145-7, p. 34.

2. "The Love Song of J. Alfred Prufrock", T. S. Eliot, linhas 84-6, *The Norton Anthology of Poetry,* 4ª ed. Nova York: Norton, 1996, p. 1232.

3. Carta de Frank Rauscher para Mary Lasker, 18 de março de 1974, documentos de Mary Lasker, caixa 118.

"TEMOS FÉ EM DEUS [...] TODOS OS OUTROS PRECISAM TER DADOS" [pp. 233-42]

1. "Knowledge Dethroned", *New York Times,* 28 de setembro de 1975.

2. "Carcinoma of the Breast, the Unorthodox View", G. Keynes, em *Proceedings of the Cardiff Medical Society,* abril de 1954, pp. 40-9.

3. Documento sem título, 1981, documentos de Rose Kushner, 1953-90, caixa 43, Harvard University.

4. *Diseases of the Breast,* Cushman Davis Haagensen. Nova York: Saunders, 1971, p. 674.

5. "The Results of Operations for the Cure of the Cancer of Breast Performed at the Johns Hopkins Hospital from June 1889 to January 1894", W. S. Halsted, em *Johns Hopkins Hospital Bulletin* 4, 1894, pp. 497-555.

6. *Diseases of the Breast,* Haagensen, p. 674.

7. *The Principles and Practice of Surgery, Being a Treatise on Surgical Diseases and Injuries,* D. Hayes Agnew, 2ª ed. Filadélfia: J. B. Lippincott Company, 1889, p. 711.

8. Ibid.

9. "The Treatment of Primary Carcinoma of the Breast with Radium", G. Keynes, *Acta Radiologica* 10, 1929, pp. 393-401; "The Place of Radium in the Treatment of Cancer of the Breast", G. Keynes, em *Annals of Surgery* 106, 1937, pp. 619-30. Para detalhes biográficos, ver "Sir Geoffrey Keynes (1887-1982)", W. LeFanu, em *Bulletin of the History of Medicine* 56, n. 4, 1982, pp. 571-3.

10. "The Radiation Treatment of Carcinoma of the Breast", em *St. Bartholomew's Hospital Reports,* v. 60, organizado por W. McAdam Eccles et al. Londres: John Murray, 1927, pp. 91-3.

11. Ibid.

12. Ibid., p. 94.

13. "Breast Cancer Detection and Treatment: a Personal and Historical Perspective", Roger S. Foster Jr., *Archives of Surgery* 138, n. 4, 2003, pp. 397-408.

14. "The Evolution of the Treatment of Breast Cancer", G. Crile Jr., em *Breast Cancer: Controversies in Management,* organizado por L. Wise e H. Johnson Jr. Armonk: Futura Publishing Co., 1994.

15. "The First Direct Human Blood Transfusion: the Forgotten Legacy of George W. Crile", Narendra Nathoo, Frederick K. Lautzenheiser e Gene H. Barnett, em *Neurosurgery* 64, 2009, pp. 20-6; *Hemorrhage and Transfusion: an Experimental and Clinical Research,* G. W. Crile. Nova York: D. Appleton, 1909.

16. *Dancing in Cambodia, at Large in Burma,* Amitav Ghosh. Nova Déli: Ravi Dayal, 1998, p. 25.

17. "Breast Cancer Detection and Treatment", Foster; *The Way It Was: Sex, Surgery, Treasure and Travel,* George Crile. Kent: Kent University Press, 1992, pp. 391-400.

18. "Treatment of Breast Cancer by Local Excision", George Crile Jr., em *American Journal of Surgery* 109, 1965, pp. 400-3; "The Smaller the Cancer the Bigger the Operation? Rational of Small Operations for Small Tumors and Large Operations for Large Tumors", George Crile Jr., *Journal of the American Medical Association* 199, 1967, pp. 736-8; *A Biologic Consideration of Treatment of Breast Cancer,* George Crile Jr. Springfield: Charles C. Thomas, 1967; "Results of Treatment of Carcinoma of the Breast by Local Excision", G. Crile Jr. e S. O. Hoerr, em *Surgery, Gynecology, and Obstetrics* 132, 1971, pp. 780-2.

19. "On the Use and Interpretation of Certain Test Criteria for Purposes of Statistical Inference. Part I", J. Neyman e E. S. Pearson, em *Biometrika* 20A, n. 1-2, 1928, pp. 175-240; "On the Use and Interpretation of Certain Test Criteria for Purposes of Statistical Inference. Part II", J. Neyman e E. S. Pearson, *Biometrika* 20A, n. 3-4, 1928, pp. 263-94.

20. *Diseases of the Breast,* Haagensen, p. 674.

21. "Bernard Fisher Reflects on a Half-Century's Worth of Breast Cancer Research", Kate Travis, em *Journal of the National Cancer Institute* 97, n. 22, 2005, pp. 1636-7.

22. Transcrição da palestra de Bernard Fisher no Karnosfky Memorial, documentos de Rose Kushner, caixa 4, pasta 62, Universidade Harvard.

23. *Suffer the Children: the Story of Thalidomide,* Phillip Knightley. Nova York: Viking Press, 1979.

24. *Roe contra Wade,* 410 U.S. 113, 1973.

25. "Breast Cancer: Beware of These Danger Signals", *Chicago Tribune,* 3 de outubro de 1973.

26. *A Darker Ribbon: Breast Cancer, Women, and Their Doctors in the Twentieth Century,* Ellen Leopold. Boston: Beacon Press, 1999, p. 199.

27. *First, You Cry,* Betty Rollin. Nova York: Harper, 2000; *Why Me?,* Rose Kushner. Filadélfia: Saunders Press, 1982.

28. Documentos de Rose Kushner, caixa 2, pasta 22; *Why Me?,* Kushner.

29. Ver biografia de Fisher em NSABP. Disponível em: <http://www.nsabp.pitt.edu/BCPT_Speakers_Biographies.asp> (acessado em 11 de janeiro de 2010).

30. "A Commentary on the Role of the Surgeon in Primary Breast Cancer", Bernard Fisher, em *Breast Cancer Research and Treatment 1,* 1981, pp. 17-26.

31. "Treating Breast Cancer: Findings Question Need for Removal", *Washington Post,* 29 de outubro de 1979.

32. "Bernard Fisher in Conversation", *Pitt Med Magazine,* revista da faculdade de medicina da Universidade de Pittsburgh, julho de 2002.

33. "Findings from NSABP Protocol No. B-04: Comparison of Radical Mastectomy with Alternative Treatments. II. The Clinical and Biological Significance of Medial-Central Breast Cancers", Bernard Fisher et al., em *Cancer* 48, n. 8, 1981, pp. 1863-72.

"O ONCOLOGISTA RISONHO" [pp. 243-51]

1. "Is Aggressive Adjuvant Chemotherapy the Halsted Radical of the '80s?", Rose Kushner, em *CA: a Cancer Journal for Clinicians* 34, n. 6, 1984, pp. 345-51.

2. *The Phenomenology of Mind,* Georg Wilhelm Friedrich Hegel. Nova York: Humanities Press, 1971, p. 232.

3. *The World of Surgery, 1945-1985: Memoirs of One Participant,* James D. Hardy. Filadélfia: University of Pennsylvania Press, 1986, p. 216.

4. Entrevista com Mickey Goulian, dezembro de 2005.

5. *Stay of Execution: a Sort of Memoir,* Stewart Alsop. Nova York: Lippincott, 1973, p. 218.

6. *The Emotional Nature of Qualitative Research,* organizado por Kathleen R. Gilbert. Boca Raton: CRC Press, 2001.

7. *A Death of One's Own,* Gerda Lerner. Nova York: Simon and Schuster, 1978, p. 71.

8. "Cancer Ward Nurses: Where 'C' Means Cheerful", *Los Angeles Times,* 25 de julho de 1975.

9. *Stay of Execution,* Alsop, p. 52.

10. Ibid., p. 84.

11. "Inhibition of Cell Division in *Escherichia coli* by Electrolysis Products from a Platinum Electrode", Barnett Rosenberg, Loretta Van Camp e Thomas Krigas, em *Nature* 205, n. 4972, 1965, pp. 698-9.

12. Entrevista com Larry Einhorn, novembro de 2009; ver também *Cure,* inverno de 2004; *Cancer: Basic Science and Clinical Aspects,* Craig A. Almeida e Sheila A. Barry. Hoboken: Wiley-Blackwell, 2010, p. 259; "Survivor Milks Life for All It's Worth", em *Purdue Agriculture Connections,* primavera de 2006; "John Cleland Carried the Olympic Torch in 2000 When the Relay Came through Indiana", Friends 4 Cures. Disponível em: <http://www.friends4cures.org/cure_mag_article.shtml> (acessado em 9 de janeiro de 2010).

13. *Cure,* John Cleland, inverno de 2004.

14. Entrevista com Einhorn, dezembro de 2009.

15. Ibid.

16. Ibid. Ver também "Triumph of the Cure", *Salon* 29, julho, 1999. Disponível em: <http://www.salon.com/health/feature/1999/07/29/lance/index.html> (acessado em 30 de novembro de 2009).

17. *Wit,* Margaret Edson. Nova York: Dramatists Play Service, 1999.

18. Ibid., p. 28.

19. "Cancer Chemotherapy Is Many Things: G.H.A. Clowes Memorial Lecture", *Cancer Research* 31, n. 9, 1971, pp. 1173-80.

20. "Camptothecin and Taxol: Discovery to Clinic — Thirteenth Bruce F. Cain Memorial Award Lecture", Monroe E. Wall e Mansukh C. Wani, em *Cancer Research* 55, 1995, pp. 753-60; *The Story of Taxol: Nature and Politics in the Pursuit of an Anti-Cancer Drug,* Jordan Goodman e Vivien Walsh. Cambridge: Cambridge University Press, 2001.

21. "Adriamycin, 14-hydroxydaimomycin, a New Antitumor Antibiotic from *S. Peucetius* var. *caesius",* F. Arcamone et al., em *Biotechnology and Bioengineering* 11, n. 6, 1969, pp. 1101-10.

22. "Long-Term Cardiac Follow-Up in Survivors of a Malignant Bone Tumor", C. A. J. Brouwer et al., em *Annals of Oncology* 17, n. 10, 2006, pp. 1586-91.

23. "Etoposide: a New Anti-cancer Agent", A. M. Arnold e J. M. A. Whitehouse, *Lancet* 318, n. 8252, 1981, pp. 912-5.

24. "New Antibiotics, Bleomycin A and B", H. Umezawa et al., *Journal of Antibiotics* 19, n. 5, Tóquio, 1966, pp. 200-9; "Lung Fibrosis Induced by Bleomycin: Structural Changes and Overview of Recent Advances", Nuno R. Grande et al., em *Scanning Microscopy* 12, n. 3, 1996, pp. 487-94; "The Development of Bleomycin-Induced Pulmonary Fibrosis in Neutrophil-Depleted and Complement-Depleted Rats", R. S. Thrall et al., em *American Journal of Pathology* 105, 1981, pp. 76-81.

25. Entrevista com George Canellos.

26. "Cure of Burkitt's Lymphoma — Ten-Year Follow-Up of 157 Ugandan Patients", J. Ziegler, I. T. McGrath e C. L. Olweny, *Lancet* 3, n. 2, 1979, pp. 936-8. Ver também "Combined Modality Treatment of Burkitt's Lymphoma", Ziegler et al., em *Cancer Treatment Report 62,* n. 12, 1978, pp. 2031-4.

27. Ibid.

28. "Cancer: the Chill Is Still There", *Los Angeles Times,* 20 de março de 1979.

29. "Eight Drugs in One Day Chemotherapy in Children with Brain Tumors: a Critical Toxicity Appraisal", J. Russel Geyer et al., em *Journal of Clinical Oncology* 6, n. 6, 1988, pp. 996-1000.

30. "Some Chemotherapy Fails against Cancer", *New York Times,* 6 de agosto de 1985.

31. "Is Aggressive Adjuvant Chemotherapy the Halsted Radical of the '80s?", Rose Kushner, 1984, rascunho 9, documentos de Rose Kushner. A frase foi apagada no texto final, que apareceu em 1984.

32. *Wit,* Edson, p. 31.

CONHECENDO O INIMIGO [pp. 252-61]

1. *The Art of War,* Sun Tzu. Boston: Shambhala, 1988, p. 82. [*A arte da guerra,* 2ª ed. São Paulo: WMF Martins Fontes, 2009.]

2. "Discovery in Surgical Investigation: the Essence of Charles Brenton Huggins", Luis H. Toledo-Pereyra, em *Journal of Investigative Surgery* 14, 2001, pp. 251-2; "Charles Brenton Huggins (22 September 1901-12 January 1997)", Robert E. Forster II, em *Proceedings of the American Philosophical Society* 143, n. 2, 1999, pp. 327-31.

3. "Quantitative Studies of Prostatic Secretion: I. Characteristics of the Normal Secretion; the Influence of Thyroid, Suprarenal, and Testis Extirpation and Androgen Substitution on the Prostatic Output", C. Huggins et al., em *Journal of Experimental Medicine* 70, n. 6, 1939, pp. 543-56; "Endocrine-Induced Regression of Cancers", Charles Huggins, *Science* 156, n. 3778, 1967, pp. 1050-4; "The Nobel Chronicles. 1966: Francis Peyton Rous (1879-1970) and Charles Brenton Huggins (1901-1997)", Tonse N. K. Raju, *Lancet* 354, n. 9177, 1999, p. 520.

4. "Endocrine-Induced Regression", Huggins.

5. Ibid.

6. Ibid.

7. "An Autobiography", Edward A. Doisy, *Annual Review of Biochemistry* 45, 1976, pp. 1-12.

8. "Synthetic Oestrogenic Compounds Related to Stilbene and Diphenylethane. Part I", E. C. Dodds et al., em *Proceedings of the Royal Society of London, Series B, Biological Sciences* 127, n. 847, 1939, pp. 140-67; "Estrogenic Activity of Certain Synthetic Compounds", E. C. Dodds et al., em *Nature* 141, n. 3562, 1938, pp. 247-8; *Biochemical Contributions to Endocrinology: Experiments in Hormonal Research,* Edward Charles Dodds. Palo Alto: Stanford University Press, 1957; *D.E.S., the Bitter Pill,* Robert Meyers. Nova York: Seaview/Putnam, 1983.

9. *The Greatest Experiment Ever Performed on Women: Exploding the Estrogen Myth,* Barbara Seaman. Nova York: Hyperion, 2004, pp. 20-1.

10. "Endocrine-Induced Regression", Huggins; "Studies on Prostatic Cancer: II. The Effects of Castration on Advanced Carcinoma of the Prostate Gland", Charles Huggins et al., em *Archives of Surgery* 43, 1941, pp. 209-23.

11. "On the Treatment of Inoperable Cases of Carcinoma of the Mamma: Suggestions for a New Method of Treatment, with Illustrative Cases", George Thomas Beatson, em *Lancet* 2, 1896, pp. 104-7; "George Thomas Beatson, M.D. (1848-1933)", Serena Stockwell, em *CA: a Cancer Journal for Clinicians* 33, 1983, pp. 105-7.

12. "Analysis of Cases in Which Oophorectomy was Performed for Inoperable Carcinoma of the Breast", Alexis Thomson, em *British Medical Journal* 2, n. 2184, 1902, pp. 1538-41.

13. Ibid.

14. "Estrogens, Receptors and Cancer: the Scientific Contributions of Elwood Jensen", E. R. DeSombre, em *Progress in Clinical and Biological Research* 322, 1990, pp. 17-29; "The Estrogen Receptor: a Model for Molecular Medicine", E. V. Jensen e V. C. Jordan, em *Clinical Cancer Research* 9, n. 6, 2003, pp. 1980-9.

15. "Ovarian Ablation as a Treatment for Breast Cancer", R. Sainsbury, em *Surgical Oncology* 12, n. 4, 2003, pp. 241-50.

16. "The Estrogen Receptor", Jensen and Jordan.

17. *Drug Discovery: a History,* Walter Sneader. Nova York: John Wiley and Sons, 2005, pp. 198-9; "Preparation and Identification of *cis* and *trans* Isomers of a Substituted Triarylethylene", G. R. Bedford e D. N. Richardson, *Nature* 212, 1966, pp. 733-4.

18. "Mode of Action of I.C.I. 46,474 in Preventing Implantation in Rats", M. J. Harper e A. L. Walpole, *Journal of Endocrinology* 37, n. 1, 1967, pp. 83-92.

19. "New Synthetic Agent for Induction of Ovulation: Preliminary Trials in Women", A. Klopper e M. Hall, *British Medical Journal* 1, n. 5741, 1971, pp. 152-4.

20. "The Development of Tamoxifen for Breast Cancer Therapy: a Tribute to the Late Arthur L. Walpole", V. C. Jordan, em *Breast Cancer Research and Treatment* 11, n. 3, 1988, pp. 197-209.

21. "A New Anti-oestrogenic Agent in Late Breast Cancer: an Early Clinical Appraisal of ICI46474", M. P. Cole et al., *British Journal of Cancer* 25, n. 2, 1971, pp. 270-5; *Drug Discovery,* Sneader, p. 199.

22. Ver *Tamoxifen: a Guide for Clinicians and Patients,* V. C. Jordan. Huntington: PRR, 1996. Ver também "Effects of Tamoxifen in Relation to Breast Cancer", V. C. Jordan, em *British Medical Journal* 6075, 11 de junho de 1977, pp. 1534-5.

CINZAS DE HASLTED [pp. 262-72]

1. *Tales of Adventure,* Jack London. Fayetteville: Hannover House, 1956, p. vii.

2. *Selected Writings, 1958-2004,* Cicely Saunders. Oxford: Oxford University Press, 2006, p. 71.

3. "Paul Carbone: 1931-2002", Vincent T. DeVitan Jr., *Oncologist 7,* n. 2, 2002, pp. 92-3.

4. "Adjuvant Therapy of Breast Cancer 1971-1981", Paul Carbone, em *Breast Cancer Research and Treatment* 2, 1985, pp. 75-84.

5. "Comparison of Radical Mastectomy with Alternative Treatments for Primary Breast Cancer. A First Report of Results from a Prospective Randomized Clinical Trial", B. Fisher et al., *Cancer* 39, 1977, pp. 2827-39.

6. "Combination Chemotherapy as an Adjuvant Treatment in Operable Breast Cancer", G. Bonadonna et al., *New England Journal of Medicine* 294, n. 8, 1976, pp. 405-10; "A History of Cancer Chemotherapy", Vincent T. DeVita Jr. e Edward Chu, *Cancer Research* 68, n. 21, 2008, pp. 8643-53.

7. *European Oncology Leaders,* Springer. Berlim, 2005, pp. 159-65.

8. "Adjuvant Chemotherapy with and without Tamoxifen in the Treatment of Primary Breast Cancer: 5-Year Results from the National Surgical Adjuvant Breast and Bowel Project Trial", B. Fisher et al., *Journal of Clinical Oncology* 4, n. 4, 1986, pp. 459-71.

9. "Some Chemotherapy Fails against Cancer", *New York Times,* 6 de agosto de 1985.

10. James Watson, *New York Times,* 6 de maio de 1975.

11. "Neurosurgical Treatment of Persistent Pain", J. C. White, *Lancet* 2, n. 5, 1950, pp. 161-4.

12. *Selected Writings,* Saunders, p. xiv.

13. Ibid., p. 255.

14. Entrevista com a enfermeira J. N. (nome não revelado) em junho de 2007.

15. *Selected Writings,* Saunders, p. 71.

COMO CONTAR O CÂNCER [pp. 273-81]

1. *The Cancer Journals,* Audre Lourde, 2ª ed. San Francisco: Aunt Lute, 1980, p. 54.

2. *Everybody's Autobiography,* Gertrude Stein. Nova York: Random House, 1937, p. 120.

3. "Treatment of Diseases and the War against Cancer", John Cairns, *Scientific American* 253, n. 5, 1985, pp. 51-9.

4. "Progress against Cancer?", J. C. Bailar III e E. M. Smith, *New England Journal of Medicine* 314, n. 19, 1986, pp. 1226-32.

5. Não era exclusividade dos Estados Unidos; as estatísticas eram igualmente sombrias em toda a Europa. Em 1985, uma análise separada da mortalidade do câncer com ajuste de idade em 28 países desenvolvidos revelou um aumento na mortalidade do câncer de cerca de 15%.

6. "Progress against Cancer?", Bailar e Smith.

7. "Cancer Progress Data Challenged", Gina Kolata, *Science* 232, n. 4753, 1986, pp. 932-3.

8. Ver "Commentary on September 1985 NIH Consensus Development Conference on Adjuvant Chemotherapy for Breast Cancer", E. M. Greenspan, *Cancer Investigation* 4, n. 5,

1986, pp. 471-5. Ver também carta de Ezra M. Greenspan ao editor, *New England Journal of Medicine* 315, n. 15, 1986, p. 964.

9. "Progress and Objectives in Cancer Control", Lester Breslow e William G. Cumberland, *Journal of the American Medical Association* 259, n. 11, 1988, pp. 1690-4.

10. Ibid. A ordem das citações foi invertida para esta narrativa.

11. John Bailar entrevistado por Elizabeth Farnsworth, em "Treatment versus Prevention", *NewsHour with Jim Leher,* PBS, maio de 29, 1997; "A Review of the Economic Evidence on Prevention", Richard M. Scheffler e Lynn Paringer, *Medical Care* 18, n. 5, 1980, pp. 473-84.

12. *Cancer-Gate: how to Win the Losing Cancer War,* Samuel S. Epstein. Amityville: Baywood Publishing Company, 2005, p. 59.

13. Carta de Frank Rauscher para Mary Lasker, 18 de março de 1974, documentos de Mary Lasker, caixa 118, Universidade Columbia.

14. *The Cancer Syndrome,* Ralph W. Moss. Nova York: Grove Press, 1980, p. 221.

15. *Etiology and Prevention of Cancer in Man*, Edmund Cowdry. Nova York: Appleton-Century, 1968, p. xvii.

16. *The Cancer Syndrome,* Moss, p. 221.

17. "Progress against Cancer?", Bailar e Smith.

PARTE IV

PREVENÇÃO É A CURA [p. 283]

1. "Introduction: Cancer Control and Prevention in the Twentieth Century", David Cantor, em *Bulletin of the History of Medicine* 81, 2007, pp. 1-38.

2. "False Front in War on Cancer", *Chicago Tribune,* 13 de fevereiro de 1975.

3. Carta de Ernest L. Wynder para Evarts A. Graham, 20 de junho de 1950, documentos de Evarts Graham.

"ATAÚDES NEGROS" [pp. 285-91]

1. "The Chimney Sweeper", William Blake, em *The Complete Poetry and Prose of William Blake*, organizado por David V. Erdman. Nova York: Random House, 1982, p. 10.

2. *The Chirurgical Works of Percivall Pott, F.R.S. Surgeon to St. Bartholomew's Hospital, a New Edition, with His Last Corrections, to Which Are Added, a Short Account of the Life of the Author, a Method of Curing the Hydrocele by Injection, and Occasional Notes and Observations, by Sir James Earle, F.R.S. Surgeon Extraordinary to the King,* Percivall Pott e James Earles. Londres: Wood and Innes, 1808, p. 177.

3. *The History of Obstetrics & Gynaecology,* Michael J. O'Dowd e Elliot E. Philipp. Nova York: Parthenon Publishing Group, 2000, p. 228.

4. *De Morbis Artificum Diatriba,* Bernardino Ramazzini. Apud Josephum Corona, 1743.

5. *Chirurgical Works* 3, Pott and Earles, p. 177.

6. Ver *Child Labor in Britain, 1750-1870,* Peter Kirby. Hampshire: Palgrave Macmillan, 2003. Para detalhes sobre limpeza de chaminés, ver p. 9 e *Parliamentary Papers 1852-52,* p. 88, pt. 1, tabelas 25-6.

7. *Oliver Twist, or The Parish Boy's Progress,* Charles Dickens. Londres: J. M. Dent & Sons, 1920, p. 16.

8. *Great Britain: the Lion at Home: a Documentary History of Domestic Policy, 1689-1973,* Joel H. Wiener. Nova York: Chelsea House Publishers, 1974, p. 800.

9. *Cautions against the Immoderate Use of Snuff,* John Hill. Londres: R. Baldwin e J. Jackson, 1761.

10. *The Letters and Papers of Sir John Hill, 1714-1775,* organizado por G. S. Rousseau. Nova York: AMS Press, 1982, p. 4.

11. *The Poetical Works of the Rev. George Crabbe: with his Letters and Journals, and His Life,* George Crabbe. Londres: John Murray, 1834, p. 180.

12. Ver "From Tobacco to Grain", Paul G. E. Clemens, *Journal of Economic History* 35, n. 1, pp. 256-9.

13. *Bristol and the Atlantic Trade in the Eighteenth Century,* Kenneth Morgan. Cambridge University Press, 1993, p. 152.

14. Ver *Cigarettes Are Sublime,* Richard Klein. Durham: Duke University Press, 1993, pp. 134-5.

15. *Tobacco: a Study of Its Consumption in the United States,* Jack Gottsegen. Nova York: Pittman, 1940.

16. Ibid.

17. "The Relationship of Cancer of the Lung and the Use of Tobacco", Harold F. Dorn, *American Statistician* 8, n. 5, 1954, pp. 7-13.

18. Entrevista com Richard Peto, setembro de 2008.

19. Ibid.

20. *Alton Ochsner, Surgeon of the South,* John Wilds e Ira Harkey. Baton Rouge: Louisiana State University Press, 1990, p. 180.

21. *The Cigarette Century: the Rise, Fall, and Deadly Persistence of the Product that Defined America,* Allan M. Brandt. Nova York: Basic Books, 2007.

AS MEIAS DE NÁILON DO IMPERADOR [pp. 292-9]

1. "Proof of Causality: Deduction from Epidemiological Observation", sir Richard Doll, em *Perspectives in Biology and Medicine* 45, 2002, pp. 499-515.

2. "Smoking and Carcinoma of the Lung", Richard Doll e A. Bradford Hill, *British Medical Journal* 2, n. 4682, 1950, pp. 739-48.

3. "Smoking and Death: the Past 40 Years and the Next 40", Richard Peto, em *British Medical Journal* 309, 1994, pp. 937-9.

4. Ibid.

5. Escritório dos Registros Públicos Britânicos, pasta FD. 1, 1989, citado em *Denial and Delay,* David Pollock. Washington: Action on Smoking and Health, 1989; texto completo disponível em Action on Smoking and Health: <www.ash.org>.

6. Conselho Médico de Pesquisa 1947/366 e Ibid.

7. Prólogo de *Denial and Delay,* Pollock. Ver também "The First Report on Smoking and Lung Cancer", sir Richard Doll, em *Ashes to Ashes: the History of Smoking and Health,* orga-

nizado por Stephen Lock, Lois A. Reynolds e E. M. Tansey. Amsterdam: Editions Rodopi B.V., 1998, pp. 129-37.

8. Carta de Ernst L. Wynder para Evarts A. Graham, 20 de junho de 1950, documentos de Evarts Graham.

9. "Tobacco Smoking as a Possible Etiologic Factor in Bronchiogenic Carcinoma: a Study of Six Hundred and Eighty-Four Proved Cases", Ernst L. Wynder e Evarts A. Graham, em *Journal of the American Medical Association* 143, 1950, pp. 329-38.

10. "Tobacco as a Cause of Lung Cancer: Some Reflections", Ernst L. Wynder, em *American Journal of Epidemiology* 146, 1997, pp. 687-94. Ver também "The U.S. Public Health Service and Smoking in the 1950s: the Tale of Two More Statements", Jon Harkness, em *Journal of the History of Medicine and Allied Sciences* 62, n. 2, 2007, pp. 171-212.

11. "Smoking and Carcinoma of the Lung", Doll e Hill.

12. Entrevista com Richard Peto. Ver também *Marketing Health: Smoking and the Discourse of Public Health in Britain,* Virginia Berridge. Oxford: Oxford University Press, 2007, p. 45.

13. "Denial and Delay", David Pollock, coleções de registros públicos depositados nos arquivos ingleses da lei sobre fumo e saúde. Ver também "Action on Smoking and Health Tobacco Chronology", disponível em: <http://www.ash.org.uk/ash_669pax88_archive.htm> (acessado em 21 de janeiro de 2010).

14. "The Spread of a Gene in Natural Conditions in a Colony of the Moth *Panaxia diminula* L.", R. A. Fisher e E. B. Ford, em *Heredity* 1, 1947, pp. 143-74.

15. *Ashes to Ashes,* organizado por Stephen Lock, Lois A. Reynolds e E. M. Tansey. Amsterdam: Editions Rodopi B.V., 1998, p. 137.

16. "The Mortality of Doctors in Relation to Their Smoking Habits: a Preliminary Report", Richard Doll e A. Bradford Hill, em *British Medical Journal* 1, n. 4877, 1954, pp. 1451-5.

"COMO UM LADRÃO NA NOITE" [pp. 300-8]

1. Carta de Evarts Graham para Ernst Wynder, 6 de fevereiro de 1957, documentos de Evarts Graham.

2. "A Frank Statement to Cigarette Smokers", *New York Times,* 4 de janeiro de 1954.

3. Ver *Ashes to Ashes,* Richard Kluger. Nova York: Vintage Books, 1997, pp. 104-6, 123 e 125. Ver também *U.S. Cigarette Consumption: Past, Present and Future,* artigo para conferência, Verner Grise, 30ª Conferência de Trabalhadores da Indústria Tabagista, Williamsburg, 1983 (arquivado em <http://tobaccodocuments.org>).

4. Para uma história sucinta das campanhas publicitárias de fabricantes de cigarros depois da guerra, ver *Ashes to Ashes,* Kluger, pp. 80-298.

5. Ver *Life,* 6 de outubro de 1952, quarta capa.

6. Ver "'The Doctors' Choice Is America's Choice': the Physician in US Cigarette Advertisements, 1930-1953", Martha N. Gardner e Allan M. Brandt, em *American Journal of Public Health* 96, n. 2, 2006, pp. 222-32.

7. "The Marlboro Man: the Making of an American Image", Katherine M. West, American Studies no website da Universidade da Virginia. Disponível em: <http://xroads.virginia.edu/~CLASS/marlboro/mman.html> (acessado em 23 de dezembro de 2009).

8. Ibid.

9. Estimado a partir do relatório do ministro da Saúde dos Estados Unidos sobre índices de consumo per capita em 1960-70.

10. "Patterns of Cigarette Smoking", *The Health Consequences of Smoking for Women: a Report of the Surgeon General*, Jeffrey E. Harris. Washington: U.S. Department of Health and Human Services, 1980, pp. 15-342. Ver também *The Cigarette Century*, Allan Brandt, p. 97.

11. "Notes on Minutes of the Tobacco Industry Research Committee Meeting — December 28, 1953", documentos de John W. Hill, "Selected and Related Documents on the Topic of the Hill & Knowlton Public Relations Campaign Formulated on Behalf of the Tobacco Industry Research Committee", Sociedade Histórica de Wisconsin. Disponível em: <http://www.ttlaonline.com/HKWIS/12307.pdf>.

12. "Frank Statement", *New York Times*.

13. *Cigarette Century*, Brandt, p. 178.

14. "Smoking and Lung Cancer", C. C. Little, *Cancer Research* 16, n. 3, 1956, pp. 183-4.

15. "To the Editor of *Cancer Research*", Evarts A. Graham, em *Cancer Research* 16, 1956, pp. 816-7.

16. *Statistical Methods in Clinical and Preventative Medicine*, Sir Austin Bradford Hill. Londres: Livingstone, 1962, p. 378.

17. "Experimental Production of Carcinoma with Cigarette Tar", Ernst L. Wynder, Evarts A. Graham e Adele B. Croninger, *Cancer Research* 13, 1953, pp. 855-64.

18. *Forbes* 72, 1953, p. 20.

19. "The Environment and Disease: Association or Causation?", sir Austin Bradford Hill, em *Proceedings of the Royal Society of Medicine* 58, n. 5, 1965, pp. 295-300.

20. Carta de Evarts Graham para Alton Ochsner, 14 de fevereiro de 1957, documentos de Evarts Graham.

21. *Smoking and Cancer: a Doctor's Report*, Alton Ochsner. Nova York: J. Messner, 1954.

"DECLARAÇÃO DE ADVERTÊNCIA" [pp. 309-28]

1. *Eva Cooper* v. *R. J. Reynolds Tobacco Company*, 256 F.2d 464, 1958.

2. Documento interno da Burson Marsteller (empresa de Relações Públicas), 1º de janeiro de 1988. Documento pós-veredicto de Cipollone disponível na UCSF Legacy Tobacco Documents Library.

3. Ver *Ashes to Ashes*, Kluger, pp. 254-5.

4. "The Role of Carcinogens, Especially Those in Cigarette Smoke, in the Production of Precancerous Lesions", O. Auerbach e A. P. Stout, em *Proceedings of the National Cancer Conference* 4, 1960, pp. 297-304.

5. Ver *Ashes to Ashes*, Kluger, p. 254.

6. "The 1964 Report on Smoking and Health", Relatórios do ministro da Saúde, em Profiles in Science: National Library of Medicine. Disponível em: <http://profiles.nlm.nih.gov/NN/Views/Exhibit/narrative/smoking.html> (acessado em 26 de dezembro de 2009); "Smoking and Health", U.S. Surgeon General, em *Report of the Advisory Committee to the Surgeon General of the Public Health Service*, publicação do Serviço de Saúde Público n. 1103. Washington: Departamento de Saúde, Educação e Bem-Estar americano, 1964.

7. *A History of Cancer Control in the United States, 1946-1971*, Lester Breslow. Bethesda: U.S. National Cancer Institute, 1979, p. 24.

8. *Smoking and Health*, relatório do ministro da Saúde dos Estados Unidos, 1964.

9. Ibid.

10. Ibid. Ver também *Ashes to Ashes*, Kluger, pp. 243-5.

11. *Smoking and Health.*

12. "1964 Report on Smoking and Health".

13. Memorando de George Weissman para Joseph Cullman III, 11 de janeiro de 1964. Documentos sobre tabaco on-line, disponíveis em: <http://tobaccodocuments.org/landman/1005038559-8561.html> (acessado em 26 de dezembro de 2009).

14. *Annual Report of the Federal Trade Commission*. Washington: United States Printing Office, 1950, p. 65.

15. "Making Cigarette Ads Tell the Truth", *Harper's*, agosto de 1958.

16. "Government: the Old Lady's New Look", *Time*, 16 de abril de 1965.

17. "Advertising and Labeling of Cigarettes. Notice of Rule-Making Proceeding for Establishment of Trade Regulation Rules", Comissão Federal de Comércio, Registro Federal, 22 de janeiro de 1964, pp. 530-2.

18. "The Quiet Victory of the Cigarette Lobby: how It Found the Best Filter Yet — Congress", *Atlantic*, setembro de 1965.

19. "Quiet Victory of the Cigarette Lobby", Lei Federal da Rotulagem e Propaganda de Cigarros, título 15, cap. 36, 1965.

20. *John F. Banzhaf III v. Federal Communications Commission et al.*, 405 F.2d 1082, 1968.

21. Ibid.

22. Entrevista com o John Banzhaf, junho de 2008.

23. "Smoking and Health Proposal", 1969, coleção Brown & Williamson, Legacy Tobacco Documents Library, Universidade da Califórnia, San Francisco.

24. Há um vídeo do anúncio disponível em: <http://www.classictvads.com/smoke_1.shtml> (acessado em 26 de dezembro de 2009).

25. Ver *Cigarette Century*, Brandt, p. 271.

26. "William Hopper, Actor, Dies; Detective in 'Perry Mason', 54", New *York Times*, 7 de março de 1970.

27. *Tobacco Situation and Outlook Report*, Departamento de Agricultura dos Estados Unidos, publicação n. TBS-226. Washington: Departamento de Agricultura dos Estados Unidos, Serviço de Pesquisa Econômica, Divisão Econômica de Commodity, abril de 1994) tabela 2; "Surveillance for Selected Tobacco-Use Behaviors — United States, 1900-1994", G. A. Glovino, em *Morbidity and Mortality Weekly Report CDC Surveillance Summaries* 43, n. 3, 1994, pp. 1-43.

28. *Outrageous Misconduct: the Asbestos Industry on Trial*, Paul Brodeur. Nova York: Pantheon Books, 1985.

29. Ver "Women and Smoking", relatório do ministro da Saúde dos Estados Unidos, 2001, e relatório anterior de 1980.

30. Ver *Popular Mechanics*, novembro de 1942, quarta capa.

31. "Rosie the Riveter", Redd Evans e John Jacob Loeb. Nova York: Paramount Music Corp., 1942.

32. Para detalhes do caso Cipollone, ver *Cipollone v. Liggett Group, Inc.*, 505 U.S. 504, 1992.

33. Ibid.

34. *History of Tobacco Litigation Third Draft*, Burson Marsteller (empresa de RP), 10 de maio de 1988.

35. Documento interno da Burson Marsteller, documento pós-veredicto de Cipollone, plano de comunicação, 1º de janeiro de 1988.

36. *Doubt Is Their Product: how Industry's Assault on Science Threatens Your Health,* David Michaels. Oxford: Oxford University Press, 2008, p. 11. Ver também "Smoking and Health Proposal", Brown e Williamson (B & W), documento n. 680561778-1786, 1969. Disponível em: <http://legacy.library.ucsf.edu/tid/nvs40f00>.

37. "Research Planning Memorandum on the Nature of the Tobacco Business and the Crucial Role of Nicotine Therein", 14 de abril de 1972, coleção Anne Landman, documentos sobre tabaco on-line, <http://tobaccodocuments.org/landman/501877121-7129.html> (acessado em 26 de dezembro de 2009).

38. "Motives and Incentives in Cigarette Smoking", 1972, coleção Anne Landman, documentos sobre tabaco on-line, <http://tobaccodocuments.org/landman/2024273959-3975.html> (acessado em 26 de dezembro de 2009).

39. *Cipollone v. Liggett Group, Inc., et al.,* transcrição de processos [trecho], *Tobacco Products Litigation Reporter* 3, n. 3, 1988, pp. 32 261-8.

40. Ver *Cipollone v. Liggett Group, Inc., et al.,* 893 F.2d 541, 1990; *Cipollone v. Liggett Group, Inc., et al,* 505 U.S. 504, 1992.

41. "Trends in Tobacco Use", Associação Americana de Pulmão, Serviço de Pesquisa e Programação, Unidade de Epidemiologia e Estatística, julho de 2008. Disponível em: <http://www.lungusa.org/finding-cures/for-professionals/epidemiology-and-statistis-rpts.html> (acessado em 27 de dezembro de 2009).

42. "Trends in Lung Cancer Morbidity and Mortality", Associação Americana de Pulmão, Serviço de Pesquisa e Programação, Unidade de Epidemiologia e Estatística, setembro de 2008. Disponível em: <http://www.lungusa.org/finding-cures/for-professionals/epidemiology-and-statistis-rpts.html> (acessado em 27 de dezembro de 2009).

43. "Mississippi Seeks Damages from Tobacco Companies", *New York Times*, 24 de maio de 1994.

44. Ibid.

45. "Tobacco Settlement Nets Florida $11.3B", *USA Today,* 25 de agosto de 1997; "Texas Tobacco Deal Is Approved", *New York Times,* 17 de janeiro de 1998.

46. O Master Settlement Agreement está disponível on-line, na procuradoria-geral da Califórnia, <http://www.ag.ca.gov/tobacco/msa.php> (acessado em 27 de dezembro de 2009).

47. "Mortality Attributable to Smoking in China", Gu et al., em *New England Journal of Medicine* 360, n. 2, 2009, pp. 15-59; "A Nationally Representative Case-Control Study of Smoking and Death in India", P. Jha et al., em *New England Journal of Medicine* 358, n. 11, 2008, pp. 1137-47.

48. Ibid.

49. "Mortality Attributable to Smoking in China", Gu et al.

50. "Mexico and the Tobacco Industry", Samet et al., em *BMJ*3, 2006, pp. 353-5.

51. "American Tobacco's Erosion of Health Legislation in Uzbekistan", Gilmore et al., em *BMJ* 332, 2006, pp. 355-8.

584

52. Ibid.

53. "The Tobacco Industry in Developing Countries", Ernesto Sebrié e Stanton A. Glantz, em *British Medical Journal* 332, n. 7537, 2006, pp. 313-4.

"CADA VEZ MAIS CURIOSA" [pp. 329-39]

1. Transcrição de entrevista de Barry Marshall com um entrevistador anônimo, arquivos do Conselho Nacional de Pesquisa em Saúde e Medicina, Austrália.

2. "Asbestos and Mesothelioma in Man", J. S. Harrington, *Nature* 232, n. 5305, 1971, pp. 54-5; "Mortality in Relation to Occupational Exposure in the Asbestos Industry", P. Enterline, P. DeCoufle e V. Henderson, em *Journal of Occupational Medicine* 14, n. 12, 1972, pp. 897-903; "Asbestos, the Saver of Lives, Has a Deadly Side", *New York Times*, 21 de janeiro de 1973; "New Rules Urged For Asbestos Risk", *New York Times,* 5 de outubro de 1975.

3. *New England Journal of Medicine* 284, Arthur L. Herbst, Howard Ulfelder e David C. Poskanzer, n. 15, 1971, pp. 878-81.

4. "Carcinogens Are Mutagens: a Simple Test System Combining Liver Homogenates for Activation and Bacteria for Detection", Bruce N. Ames et al., em *Proceedings of the National Academy of Sciences of the United States of America* 70, n. 8, 1973, pp. 2281-5; "An Improved Bacterial Test System for the Detection and Classification of Mutagens and Carcinogens", Bruce N. Ames, em *Proceedings of the National Academy of Sciences of the United States of America* 70, n. 3, 1973, pp. 82-786.

5. "Carcinogens as Frameshift Mutagens: Metabolites and Derivatives of 2-Acetylaminofluorene and Other Aromatic Amine Carcinogens", em *Proceedings of the National Academy of Sciences of the United States of America* 69, n. 11, 1972, pp. 3128-32.

6. Ver "Lack of Mutagenicity of Diethylstilbestrol Metabolite and Analog, ($\pm$)-Indenestrols A and B, in Bacterial Assays", Ishikawa et al., em *Mutation Research/Genetic Toxicology* 368, n. 3-4, 1996, pp. 261-5; ver também "Presentation of Benzo(a)pyrene to Microsomal Enzymes by Asbestos Fibers in the Salmonella/Mammalian Microsome Mutagenicity Test", K. Szyba e A. Lange, em *Environmental Health Perspectives* 51, 1983, pp. 337-41.

7. "Baruch Blumberg — Work on Hepatitis B Virus", Marc A. Shampo e Robert A. Kyle, em *Mayo Clinic Proceedings* 78, n. 9, 2003, p. 1186.

8. "Australia Antigen and the Biology of Hepatitis B", Baruch S. Blumberg, em *Science* 197, n. 4298, 1977, pp. 17-25; "Nobel Prize to Baruch Blumberg for the Discovery of the Aetiology of Hepatitis B", Rolf Zetterstöm, em *Acta Paediatrica* 97, n. 3, 2008, pp. 384-7; "Baruch Blumberg", Shampo e Kyle, p. 1186.

9. "Haptoglobin Types in British, Spanish, Basque and Nigerian African Populations", A. C. Allison et al., *Nature* 181, 1958, pp. 824-5.

10. "Nobel Prize to Baruch Blumberg".

11. "A 'New' Antigen in Leukemia Sera", Baruch S. Blumberg, Harvey J. Alter e Sam Visnich, em *Journal of the American Medical Association* 191, n. 7, 1965, pp. 541-6.

12. "A Serum Antigen (Australia Antigen) in Down's Syndrome, Leukemia, and Hepatitis", Baruch S. Blumberg et al., em *Annals of Internal Medicine* 66, n. 5, 1967, pp. 924-31.

13. "Australia Antigen and the Biology of Hepatitis B", Blumberg.

14. *Hepatitis B: the Hunt for a Killer Virus*, Baruch Blumberg. Princeton: Princeton University Press, 2002, p. 115.

15. "Australia Antigen and the Biology of Hepatitis B.", Baruch S. Blumberg; "Observations on Australia Antigen in Japanese", K. Okochi e S. Murakami, em *Vox Sanguinis* 15, n. 5, 1968, pp. 374-85.

16. *Hepatitis B,* Blumberg, p. 155.

17. Ibid., p. 72.

18. Ibid., pp. 134-46.

19. "Helicobacter: the Ease and Difficulty of a New Discovery (Nobel Lecture)", J. Robin Warren, em *ChemMedChem* 1, n. 7, 2006, pp. 672-85.

20. "Unidentified Curved Bacteria on Gastric Epithelium in Active Chronic Gastritis", J. R. Warren, *Lancet* 321, n. 8336, 1983, pp. 1273-5; "Unidentified Curved Bacilli in the Stomach of Patients with Gastritis and Peptic Ulceration", Barry J. Marshall e J. Robin Warren, *Lancet* 323, n. 8390, 1984, pp. 1311-5; *Helicobacter Pioneers: Firsthand Accounts from the Scientists Who Discovered Helicobacters, 1892-1982*, Barry Marshall. Hoboken: Wiley-Blackwell, 2002; "Helicobacter: the Ease and Difficulty", Warren; "Heliobacter Connections", Barry J. Marshall, em *ChemMedChem* 1, n. 8, 2006, pp. 783-802.

21. "Heliobacter Connections", Marshall.

22. "Pathogenesis of *Helicobacter pylori* Infection", Johannes G. Kusters, Arnoud H. M. van Vliet e Ernst J. Kuipers, em *Clinical Microbiology Reviews* 19, n. 3, 2006, pp. 449-90.

"TEIA DE ARANHA" [pp. 340-60]

1. "Two Hundred Cases of Cancer of the Rectum Treated by Perineal Excision", J. P. Lockhart-Mummery, em *British Journal of Surgery* 14, 1926-7, pp. 110-24.

2. Carta de Sidney Farber para Etta Rosensohn, novembro de 1962.

3. "Lady, Have You Been 'Paptized'?", *New York Amsterdam News,* 13 de abril de 1957.

4. Para uma visão geral, consultar "After Office Hours: the History of the Papanicolaou Smear and the Odyssey of George and Andromache Papanicolaou", George A. Vilos, em *Obstetrics and Gynecology* 91, n. 3, 1998, pp. 479-83; "A Tribute to George Papanicolaou (1883-1962)", S. Zachariadou-Veneti, em *Cytopathology* 11, n. 3, 2000, pp. 152-7.

5. "Tribute to George Papanicolaou", Zachariadou-Veneti.

6. "Abstract of Discussion on Ovarian Follicle Hormone", Edgar Allen, em *Journal of the American Medical Association* 85, 1925, p. 405.

7. "The Cancer-Diagnostic Potential of Uterine Exfoliative Cytology", George N. Papanicolaou, em *CA: a Cancer Journal for Clinicians* 7, 1957, pp. 124-35.

8. Ibid.

9. "New Cancer Diagnosis", G. N. Papanicolaou, em *Proceedings of the Third Race Betterment Conference,* 1928, p. 528.

10. Ibid.

11. "After Office Hours", George A. Vilos, em *Obstetrics and Gynecology* 91, março de 1998, p. 3.

12. "The Cell Smear Method of Diagnosing Cancer", George N. Papanicolaou, em *American Journal of Public Health and the Nation's Health* 38, n. 2, 1948, pp. 202-5.

13. A *Woman Wanders through Life and Science,* Irena Koprowska. Albany: State University of New York Press, 1997, pp. 167-8.

14. Ibid.

15. "Exfoliative Cytology in Mass Screening for Uterine Cancer: Memphis and Shelby County, Tennessee", Cyrus C. Erickson, em *CA: a Cancer Journal for Clinicians* 5, 1955, pp. 63-4.

16. "Memorable Medical Mentors: IV. Thomas S. Cullen (1868-1953)", Harold Speert, em *Obstetrical and Gynecological Survey* 59, n. 8, 2004, pp. 557-63.

17. Ibid.

18. *The Practice of Mammography: Pathology, Technique, Interpretation, Adjunct Modalities,* organizado por D. J. Dronkers et al. Nova York: Thieme, 2001, p. 256.

19. *Mammography* (simpósio realizado em 24 de agosto de 1968, na faculdade de medicina da Universidade da Califórnia, San Francisco), organizado por H. J. Burhenne, J. E. Youker e R. H. Gold. Nova York: S. Karger, 1969, p. 109.

20. "Evaluation of Periodic Breast Cancer Screening with Mammography: Methodology and Early Observations", organizado por H. J. Burhenne, J. E. Youker e R. H. Gold, em *Journal of the American Medical Association* 195, n. 9, 1966, pp. 731-8.

21. *New York State in the 21ᵗʰ Century*, organizado por Thomas A. Hirschl e Tim B. Heaton. Santa Barbara: Greenwood Publishing Group, 1999, p. 144.

22. Ver "Screening for Breast Cancer", Philip Strax, em *Clinical Obstetrics and Gynecology* 20, n. 4, 1977, pp. 781-802.

23. "Female Cancer Detection Mobile Unit", Philip Strax, em *Preventive Medicine* 1, n. 3, 1972, pp. 422-5.

24. Abraham Schiff, citado em *Control of Breast Cancer through Mass Screening,* Philip Strax. Filadélfia: Mosby, 1979, p. 148.

25. "Proceedings: Changes in 5-Year Breast Cancer Mortality in a Breast Cancer Screening Program", S. Shapiro et al., em *Proceedings of the National Cancer Conference 7,* 1972, pp. 663-78.

26. "Radiologist's Role in Screening Mammography", Philip Strax, documento inédito, citado em "'To See Today with the Eyes of Tomorrow': a History of Screening Mammography", Barron H. Lerner, em *Canadian Bulletin of Medical History* 20, n. 2, 2003, pp. 299-321.

27. "Mammography Survey for Breast Cancer Detection. A 2-Year Study of 1,223 Clinically Negative Asymptomatic Women over 40", G. Melvin Stevens e John F. Weigen, *Cancer* 19, n. 1, 2006, pp. 51-9.

28. "Toward Better Control of Breast Cancer", Arthur I. Holleb, press-release da American Cancer Society, 4 de outubro de 1971. Nova York: ACS Media Division, pasta "Breast Cancer Facts", citada em "'To See Today with the Eyes of Tomorrow'", Lerner.

29. "The Breast Cancer Detection Demonstration Project 25 Years Later", Myles P. Cunningham, em *CA: a Cancer Journal for Clinicians* 47, n. 3, 1997, pp. 131-3.

30. Ver *Understanding the Mammography Controversy,* organizado por Madelon Finkel. Westport: Praeger, 2005, pp. 101-5.

31. "The National Study of Breast Cancer Screening Protocol for a Canadian Randomized Controlled Trial of Screening for Breast Cancer in Women", A. B. Miller, G. R. Howe e C. Wall, em *Clinical Investigative Medicine* 4, n. 3-4, 1981, pp. 227-58.

32. "Edinburgh Trial of Screening for Breast Cancer: Mortality at Seven Years", A. Hug-

gins et al., *Lancet* 335, n. 8684, 1990, pp. 241-6; "Edinburgh Trial of Screening for Breast Cancer", Denise Donovan et al., *Lancet* 335, n. 8695, 1990, pp. 968-9.

33. "National Study of Breast Cancer Screening Protocol", Miller, Howe e Wall.

34. Para uma avaliação crítica de CNBSS, HIP e estudos suecos, ver "On the Efficacy of Screening for Breast Cancer", David Freedman et al., em *International Journal of Epidemiology* 33, n. 1, 2004, pp. 43-5.

35. "The Canadian National Breast Screening Study: an Appraisal and Implications for Early Detection Policy", Curtis J. Mettlin e Charles R. Smart, em *Cancer* 72, n. S4, 1993, pp. 1461-5; "Randomization in the Canadian National Breast Screening Study: a Review for Evidence of Subversion", John C. Bailar III e Brian MacMahon, em *Canadian Medical Association Journal* 156, n. 2, 1997, pp. 193-9.

36. *Canadian Medical Association Journal* 157, Cornelia Baines, 1º de agosto de 1997, p. 249.

37. "The Review of Randomization in the Canadian National Breast Screening Study: is the Debate Over?", Norman F. Boyd, em *Canadian Medical Association Journal* 156, n. 2, 1997, pp. 207-9.

38. Ver *Scandinavian Journal of Gastroenterology* 30, 1995, pp. 33-43.

39. "Mammographic Screening and Mortality from Breast Cancer: the Malmö Mammographic Screening Trial", Ingvar Andersson et al., em *British Medical Journal* 297, n. 6654, 1988, pp. 943-8.

40. Entrevista com Ingvar Andersson, março de 2010.

41. "Mammographic Screening and Mortality", Andersson et al. Também entrevista com Andersson.

42. Ibid.

43. "Long-Term Effects of Mammography Screening: Updated Overview of the Swedish Randomised Trials", Lennarth Nystöm et al., *Lancet* 359, n. 9310, 2002, pp. 909-19.

44. Entrevista com Donald Berry, novembro de 2009.

45. "Mammograms Before 50 a Waste of Time", em *Science a Go Go*, 12 de outubro de 1998. Disponível em: <http://www.scienceagogo.com/news/19980912094305data_trunc_sys.shtml> (acessado em 29 de dezembro de 2009).

46. "The Picture Problem: Mammography, Air Power, and the Limits of Looking", Malcolm Gladwell, *New Yorker*, 13 de dezembro de 2004.

47. *An Autobiography*, Richard Avedon. Nova York: Random House, 1993; *Evidence, 1944-1994*, Richard Avedon. Nova York: Random House, 1994.

48. Entrevista com Bruce Chabner, agosto de 2009.

STAMP [pp. 361-78]

1. *Let Me Down Easy*, Anna Deavere Smith, roteiro e monólogo, dezembro de 2009.

2. *The Collected Poems of William Carlos Williams: 1939-1962*, William Carlos Williams. Nova York: New Directions Publishing, 1991, p. 334.

3. *Swimming in a Sea of Death: a Son's Memoir*, David Rieff. Nova York: Simon & Schuster, 2008, pp. 6-10.

4. Ibid., p. 8.

5. *My Own Country: a Doctor's Story of a Town and Its People in the Age of Aids*, Abraham Verghese. Nova York: Simon & Schuster, 1994, p. 24. [Minha terra: história de um médico nos tempos da aids. São Paulo: Companhia das Letras, 1995.]

6. Ibid., p. 24.

7. "Bone Marrow Transplantation from the Personal Viewpoint", E. Donnall Thomas, em *International Journal of Hematology* 81, 2005, pp. 89-93.

8. "Bone Marrow Transplantation", E. D. Thomas et al., em *New England Journal of Medicine* 292, n. 16, 1975, pp. 832-43.

9. Entrevista de Craig Henderson com Richard Rettig, citada em *False Hope: Bone Marrow Transplantation for Breast Cancer*, Richard Rettig et al. Oxford: Oxford University Press, 2007, p. 29.

10. Entrevista com Robert Mayer, julho de 2008.

11. "Bad Science and Breast Cancer", Shannon Brownlee, em *Discover*, agosto de 2002.

12. Entrevista com William Peters, maio de 2009.

13. Ibid.

14. Entrevista com George Canellos, março de 2008.

15. "Bad Science and Breast Cancer", Brownlee.

16. Ibid., e entrevista com Peters.

17. Entrevista com Peters.

18. Ibid.

19. Ibid.

20. Ibid.

21. "Kaposi's Sarcoma in Homosexual Men — A Report of Eight Cases", Kenneth B. Hymes et al., *Lancet* 318, n. 8247, 1981, pp. 598-600.

22. "Gay Compromise Syndrome", Robert O. Brennan e David T. Durack, *Lancet* 318, n. 8259, 1981, pp. 1338-9.

23. "July 27, 1982: a Name for the Plague", *Time*, 30 de março de 2003.

24. *Doença como metáfora e Aids e suas metáforas*, Susan Sontag.

25. Ver projeto de história oral do ACT UP, disponível em: <http://www.actuporalhistory. org/>.

26. *The Aids Epidemic in San Francisco: the Medical Response, 1981-1884*, v. 3, Arthur J. Amman et al. Berkeley: Regional Oral History Office, Bancroft Library, Universidade da Califórnia, Berkeley, 1997.

27. Ibid.

28. "Building Blocks in the Battle on Aids", *New York Times*, 30 de março de 1997; *And the Band Played On*, Randy Shifts. Nova York: St. Martin's Press.

29. *And the Band Played On*, Shifts, p. 219; "Isolation of a T-Lymphotropic Retrovirus from a Patient at Risk for Acquired Immune Deficiency Syndrome (Aids)", F. Barré-Sinoussi et al., em *Science* 220, n. 4599, 1983, pp. 868-71.

30. "Detection, Isolation, and Continuous Production of Cytopathic Retroviruses (HTLV-III) from Patients with Aids and Pre-Aids", Mikulas Popovic et al., *Science* 224, n. 4648, 1984, pp. 497-500; "Frequent Detection and Isolation of Cytopathic Retroviruses (HTLV-III) from Patients with Aids and at Risk for Aids", Robert C. Gallo et al., em *Science* 224, n. 4648, 1984, pp. 500-3.

31. *Covering the Plague: aids and the American Media*, James Kinsella. Piscataway: Rutgers University Press, 1992, p. 84.

32. *Impure Science: aids, Activism, and the Politics of Knowledge*, Steven Epstein. Berkeley: University of California Press, 1998, p. 219.

33. Ibid., p. 221.

34. "The F.D.A.'s Callous Response to Aids", *New York Times*, 23 de março de 1987.

35. *Drugs into Bodies: Global Aids Treatment Activism*, Raymond A. Smith e Patricia D. Siplon. Santa Bárbara: Greenwood Publishing Group, 2006.

36. "Acting Up: March 10, 1987", em *Ripples of Hope: Great American Civil Rights Speeches*, organizado por Josh Gottheimer. Nova York: Basic Civitas Books, 2003, p. 392.

37. "The F.D.A.'s Callous Response to Aids", *New York Times*.

38. Ibid.

39. Entrevista com Peters.

40. Entrevista com Donald Berry, novembro de 2009.

41. Entrevista com Peters.

O MAPA E O PARAQUEDAS [pp. 379-92]

1. Craig Henderson, citado em "Bad Science and Breast Cancer", Brownlee.

2. Ver *And the Walls Came Tumbling Down: Closing Arguments that Changed the Way We Live, from Protecting Free Speech to Winning Women's Suffrage to Defending the Right to Die*, Michael S. Lief e Harry M. Caldwell. Nova York: Simon & Schuster, 2004, pp. 299-354; "$89 Million Awarded Family Who Sued H.M.O.", *New York Times*, 30 de dezembro de 1993.

3. *And the Walls Came Tumbling Down*, Lief e Caldwell, p. 310.

4. Ibid., p. 307.

5. Ibid., p. 309.

6. "High-Dose Chemotherapy: Therapeutic Potential in the Age of Growth Factor Support", S. Ariad e W. R. Bezwoda, em *Israel Journal of Medical Sciences* 28, n. 6, 1992, pp. 377-85.

7. "High-Dose Chemotherapy with Hematopoietic Rescue as Primary Treatment for Metastatic Breast Cancer: a Randomized Trial", W. R. Bezwoda, L. Seymour e R. D. Dansey, em *Journal of Clinical Oncology* 13, n. 10, 1995, pp. 2483-9.

8. *And the Walls Came Tumbling Down*, Lief e Caldwell, p. 309.

9. Artigos avaliados em <www.pubmed.org>.

10. *And the Walls Came Tumbling Down*, Lief e Caldwell, p. 234.

11. Ibid.

12. "$89 Million Awarded Family", *New York Times*.

13. "Cancer Patient's Kin Sues Fallon" e "Coverage Denied for Marrow Transplant", em *Worcester (MA) Telegram & Gazette*, 7 de dezembro de 1995; *Health Care at the Abyss: Managed Care vs. the Goals of Medicine*, Erin Dominique Williams e Leo Van Der Reis. Buffalo: William S. Hein Publishing, 1997, p. 3.

14. Ver *False Hope: Bone Marrow Transplantation for Breast Cancer*, organizado por Richard Rettig et al. Nova York: Oxford University Press, 2007, p. 85, tabela 3.2.

15. "High-Dose Chemotherapy with Autologous Stem Cell Rescue for Breast Cancer:

Yesterday, Today and Tomorrow", Bruce E. Brockstein e Stephanie F. Williams, em *Stem Cells* 14, n. 1, 1996, pp. 79-89.

16. "Much Ado about Not... Enough Data", JoAnne Zujewski, Anita Nelson e Jeffrey Abrams, em *Journal of the National Cancer Institute* 90, 1998, pp. 200-9. Ver também *False Hope,* Rettig et al., p. 137.

17. Entrevista com Robert Mayer, julho de 2008.

18. "High Dose Chemotherapy with Haematopoietic Rescue in Breast Cancer", W. R. Bezwoda, em *Hematology and Cell Therapy* 41, n. 2, 1999, pp. 58-65. Ver também sessão plenária, encontro da Sociedade Americana de Oncologia Clínica, Werner Bezwoda, 1999 (há gravações em vídeo disponíveis em <www.asco.org>).

19. Ibid.

20. Ibid.

21. Ibid.

22. Ibid.

23. Ibid.

24. "Conference Divided over High-Dose Breast Cancer Treatment", *New York Times*, 19 de maio de 1999.

25. "High-Dose Chemotherapy for High-Risk Primary Breast Cancer: an On-Site Review of the Bezwoda Study", Raymond B. Weiss et al., *Lancet* 355, n. 9208, 2000, pp. 999-1003.

26. "Bezwoda", Kate Barry (produtora), arquivado em formato de vídeo em <http://beta. mnet.co.za/Carteblanche>, M-Net TV Africa, 19 de março de 2000.

27. "Breast Cancer Study Results on High-Dose Chemotherapy Falsified", Imaginis, 9 de fevereiro de 2000. Disponível em: <http://www.imaginis.com/breasthealth/news/news2.09.00. asp> (acessado em 2 de janeiro de 2010).

28. Entrevista com Robert Mayer.

29. *A View from the Front Line*, Maggie Keswick Jencks. Londres, 1995.

30. Ibid., p. 9.

31. "Cancer Undefeated", John C. Bailar e Heather L. Gornik, em *New England Journal of Medicine* 336, n. 22, 1997, pp. 1569-74.

32. "Treatment vs. Prevention", em *NewsHour with Jim Lehrer*, 29 de maio de 1997, PBS, transcrição disponível em <http://www.pbs.org/newshour/bb/health/may97/cancer_5-29. html> (acessado em 2 de janeiro de 2010).

33. "Grappling with Cancer — Defeatism versus the Reality of Progress", Barnett S. Kramer e Richard D. Klausner, em *New England Journal of Medicine* 337, n. 13, 1997, pp. 931-5.

PARTE V
"UMA VERSÃO DISTORCIDA DO NOSSO EU NORMAL" [p. 393]

1. *The Anatomy of Melancholy*, Robert Burton. C. Armstrong and Son, 1893, p. 235.

2. *Cancer-Gate: how to Win the Losing Cancer War*, Samuel S. Epstein. Amityville: Baywood Publishing Company, 2005, p. 57.

3. "The Challenge to Man of the Neoplastic Cell", Peyton Rous, em *Nobel Lectures, Physiology or Medicine, 1963-1970.* Amsterdam: Elsevier Publishing Company, 1972.

"A CAUSA UNITÁRIA" [pp. 395-408]

1. *Lecture XX, Cellular Pathology as Based upon Physiological and Pathological Histology,* Rudolf Virchow. Londres: Churchill, 1860. O trecho sobre irritação aparece na página 488: "Um tumor patológico no homem forma-se [...] onde quer que ocorra irritação patológica [...] e todos dependem de uma proliferação das células".

2. "Walther Flemming: Pioneer of Mitosis Research", Neidhard Paweletz, em *Nature Reviews Molecular Cell Biology* 2, 2001, pp. 72-5.

3. *Contributions to Oncology: Context, Comments and Translations,* organizado por Leon P. Bignold, Brian L. D. Coghlan e Hubertus P. A. Jersmann. Basel: Birkhauser Verlag, 2007, pp. 83-90.

4. *Concerning the Origin of Malignant Tumours by Theodor Boveri,* Theodor Boveri. Nova York: Cold Spring Harbor Press, 2006.

5. Ibid., p. 56.

6. Idem.

7. "A Transmissible Avian Neoplasm (Sarcoma of the Common Fowl)", Peyton Rous, em *Journal of Experimental Medicine* 12, n. 5, 1910, pp. 696-705; "A Sarcoma of the Fowl Transmissible by an Agent Separable from the Tumor Cells", Peyton Rous, em *Journal of Experimental Medicine* 13, n. 4, 1911, pp. 397-411.

8. "La transmission de la paralysie infantile aux singes", Karl Landsteiner et al., em *Compt. Rend. Soc. Biologie* 67, 1909.

9. "Versuche über Plfanzenhybriden", Gregor Mendel, em *Verhandlungen des Naturforschenden Vereines in Brünn. IV fur das Jahr 1865, Abhandlungen,* 1866, pp. 3-47. Tradução em inglês disponível em: <http://www.esp.org/foundations/genetics/classical/gm-65.pdf>. (acessado em 2 de janeiro de 2010). Ver também *The Monk in the Garden: the Lost and Found Genius of Gregor Mendel, the Father of Genetics,* Robin Marantz Henig. Boston: Mariner Books, 2001, p. 142.

10. *Elemente der Exakten Erblichkeitlehre,* Wilhelm Ludwig Johannsen, 1913, disponível em <http://caliban.mpiz-koeln.mpg.de/johannsen/elemente/index.html> (acessado em 2 de janeiro de 2010).

11. Ver "Chromosomes and Heredity", T. H. Morgan, em *American Naturalist* 44, 1910, pp. 449-96. Ver também "Research Note: Genes on Chromosomes: the Conversion of Thomas Hunt Morgan", Muriel Lederman, em *Journal of the History of Biology* 22, n. 1, 1989, pp. 163-76.

12. "Studies on the Chemical Nature of the Substance Inducing Transformation of Pneumococcal Types: Induction of Transformation by a Deoxyribonucleic Acid Fraction Isolated from Pneumococcus Type III", Oswald T. Avery et al., em *Journal of Experimental Medicine* 79, 1944, pp. 137-58.

13. Ver "Genes and Chemical Reactions in Neurospora", George Beadle, em *Nobel Lectures, Physiology or Medicine, 1942-1962.* Amsterdam: Elsevier Publishing Company, 1964, pp. 587-99.

14. Ver "Ideas on Protein Synthesis", Francis Crick, outubro de 1956, documentos de Francis Crick, Biblioteca Nacional de Medicina. O enunciado do dogma central de Crick propunha que o RNA podia ser convertido de volta, como caso especial, mas que as proteínas jamais

poderiam ser reconvertidas em DNA ou RNA. A transcrição reversa, portanto, tornou-se uma possibilidade.

15. "The Accidental Cancer Geneticist: Hilário de Gouvêa and Hereditary Retinoblastoma", A. N. Monteiro e R. Waizbort, em *Cancer Biology and Therapy* 6, n. 5, 2007, pp. 811-3.

16. Ver "The Production of Mutations", Hermann Muller, *Nobel Lectures, Physiology or Medicine, 1942-1962.* Amsterdam: Elsevier Publishing Company, 1964.

17. "The Relation of Genetics to Physiology and Medicine", Thomas Morgan, em *Nobel Lectures, Physiology or Medicine 1922-1941.* Amsterdam: Elsevier Publishing Company, 1965.

SOB A LUZ DOS VÍRUS [pp. 409-17]

1. *Medical World News,* 11 de janeiro de 1974.

2. "Ten Commandments: Lessons from the Enzymology of DNA Replication", Arthur Kornberg, em *Journal of Bacteriology* 182, n. 13, 2000, pp. 3613-8.

3. Ver "Characteristics of an Assay for Rous Sarcoma Virus", Howard Temin e Harry Rubin, em *Virology* 6, 1958, pp. 669-83.

4. Howard Temin, citado em *The DNA Provirus: Howard Temin's Scientific Legacy,* Howard M. Temin et al. Washington: ASM Press, 1995, p. xviii.

5. Entrevista com J. Michael Bishop, agosto de 2009.

6. J. Michael Bishop em *DNA Provirus,* Temin et al., p. 81.

7. Ver *Racing to the Beginning of the Road,* Robert Weinberg. Nova York: Bantam, 1997, p. 61.

8. Ibid., pp. 61-5.

9. Ibid., p. 64.

10. "RNA-Dependent DNA Polymerase in Virions of RNA Tumor Viruses", David Baltimore, em *Nature* 226, n. 5252, 1970, pp. 1209-11; "RNA-Dependent DNA Polymerase in Virions of Rous Sarcoma Virus", H. M. Temin e S. Mizutani, em *Nature* 226, n. 5252, 1970, pp. 1211-3.

11. *Racing to the Beginning,* Weinberg, p. 70.

12. Entrevista com Robert Weinberg, janeiro de 2009.

13. *Racing to the Beginning,* Weinberg, p. 83.

"A CAÇA AO SARC" [pp. 418-25]

1. *The Hunting of the Snark: an Agony in Eight Fits*, Lewis Carroll. Nova York: Macmillan, 1914, p. 53.

2. Para um exame da contribuição de Duesberg e Vogt, ver "The Hunting of the Src", G. Steven Martin, em *Nature Reviews Molecular Cell Biology* 2, n. 6, 2001, pp. 467-75.

3. "Identification of a Transformation-Specific Antigen Induced by an Avian Sarcoma Virus", J. S. Brugge e R. L. Erikson, em *Nature* 269, n. 5626, 1977, pp. 346-8.

4. Ver "The Hunting of the Src", Martin.

5. Harold Varmus para Dominique Stehelin, 3 de fevereiro de 1976, documentos de Harold Varmus, arquivo da Biblioteca Nacional de Medicina. Ver também "DNA Related to the

Transforming Genes of Avian Sarcoma Viruses Is Present in Normal DNA", Stehelin et al., *Nature* 260, n. 5547, março de 1976, pp. 170-3.

6. "The Challenge to Man of the Neoplastic Cell", Peyton Rous, em *Nobel Lectures, Physiology or Medicine, 1963-1970*. Amsterdam: Elsevier Publishing Company, 1972.

7. "Retroviruses and Oncogenes I", Harold Varmus, em *Nobel Lectures, Physiology or Medicine, 1981-1990*, organizado por Jan Lindsten. Cingapura: World Scientific Publishing Co., 1993.

O VENTO NAS ÁRVORES [pp. 426-32]

1. "The Song of a Man Who Has Come Through", D. H. Lawrence, em *Penguin Book of First World War Poetry*, organizado por John Silkin. Nova York: Penguin Classics, 1996, p. 213.

2. "Chromosomes in Leukemia and Lymphoma", Janet Rowley, em *Seminars in Hematology* 15, n. 3, 1978, pp. 301-19.

3. *Science* 142, P. C. Nowell e D. Hungerford, 1960, p. 1497.

4. Entrevista com Al Knudson, julho de 2009.

5. Ibid.

6. "Mutation and Cancer: Statistical Study of Retinoblastoma", A. Knudson, em *Proceedings of the National Academy of Sciences of the United States of America* 68, n. 4, 1971, pp. 820-3.

7. "The Genetics of Childhood Cancer", A. Knudson, em *Bulletin du Cancer* 75, n. 1, 1988, pp. 135-8.

8. J. Michael Bishop, em *The DNA Provirus: Howard Temin's Scientific Legacy*, Howard M. Temin et al. Washington: ASM Press, 1995, p. 89.

UMA PREVISÃO ARRISCADA [pp. 433-48]

1. *A república*, Platão. São Paulo: Martins Fontes, 2006.

2. Entrevista com Robert Weinberg, janeiro de 2009.

3. Ibid.

4. Ibid.

5. Ibid.

6. Ibid. Também entrevista com Cliff Tabin, dezembro de 2009.

7. "Isolation of a Transforming Sequence from a Human Bladder Carcinoma Cell Line", C. Shih e R. A. Weinberg, em *Cell* 29, 1982, pp. 161-9. Ver ainda "Isolation and Preliminary Characterization of a Human Transforming Gene from T24 Bladder Carcinoma Cells", M. Goldfarb, K. Shimizu, M. Perucho e M. Wigler, *Nature* 296, 1982, pp. 404-9; "Oncogenes in Human Tumor Cell Lines: Molecular Cloning of a Transforming Gene from Human Bladder Carcinoma Cells", S. Pulciani et al., em *Proceedings of the National Academy of Sciences, USA* 79, pp. 2845-9.

8. *Racing to the Beginning of the Road*, Robert Weinberg. Nova York: Bantam, 1997, p. 165.

9. Entrevista com Ray Erikson, outubro de 2009.

10. Ibid.

11. *One Renegade Cell*, Robert Weinberg. Nova York: Basic Books, 1999, p. 74.

12. Entrevista com Weinberg.

13. Entrevista com Thaddeus Dryja, novembro de 2008.

14. Ibid.

15. Ibid.

16. "A Human DNA Segment with Properties of the Gene that Predisposes to Retinoblastoma and Osteosarcoma", Stephen H. Friend et al., em *Nature* 323, n. 6089, 1986, pp. 643-6.

17. "Oncogenic Point Mutations in the Human Retinoblastoma Gene: their Application to Genetic Counseling", D. W. Yandell et al., em *New England Journal of Medicine* 321, n. 25, 1989, pp. 1689-95.

18. Ver "How the Rb Tumor Suppressor Structure and Function was Revealed by the Study of Adenovirus and sv 40", James A. DeCaprio, em *Virology* 384, n. 2, 2009, pp. 274-84.

19. "The Approaching Era of the Tumor Suppressor Genes", George Klein, em *Science* 238, n. 4833, 1987, pp. 1539-45.

20. "Spontaneous Mammary Adenocarcinomas in Transgenic Mice That Carry and Express MTV/myc Fusion Genes", Timothy A. Stewart, Paul K. Pattengale e Philip Leder, *Cell* 38, 1984, pp. 627-37.

21. "Of Mice & Money: the Story of the Worlds First Animal Patent", Daniel J. Kevles, *Daedalus* 131, n. 2, 2002, p. 78.

22. "Spontaneous Mammary Adenocarcinomas", Stewart, Pattengale e Leder, pp. 627-37.

23. "Coexpression of MMTV/v-Ha-ras and MMTV/c-myc Genes in Transgenic Mice: Synergistic Action of Oncogenes in Vivo", E. Sinn et al., em *Cell* 49, n. 4, 1987, pp. 465-75.

24. Entrevista com Tabin, novembro de 2009.

AS MARCAS REGISTRADAS DO CÂNCER [pp. 449-58]

1. *Woody Allen and His Comedy,* Eric Lax. Londres: Elm Tree Books, 1976.

2. "Genetic Alterations During Colorectal-Tumor Development", B. Vogelstein et al., em *New England Journal of Medicine* 319, n. 9, 1988, pp. 525-32.

3. "Angiogenesis", Judah Folkman, em *Annual Review of Medicine* 57, 2006, pp. 1-18.

4. "Expression of Bcl-2 and Bcl-2-Ig Fusion Transcripts in Normal and Neoplastic Cells", W. B. Graninger et al., em *Journal of Clinical Investigation* 80, n. 5, 1987, pp. 1512-5. Ver também "Regulators of Cell Death", 11, n. 3, 1995, pp. 101-5.

5. Entrevista com Robert Weinberg, janeiro de 2009.

6. "The Hallmarks of Cancer", Douglas Hanahan e Robert A. Weinberg, em *Cell* 100, n. 1, 2000, pp. 57-70.

7. Ibid.

8. Ibid. Ver também "Biological Basis for Cancer Treatment", Bruce Chabner, em *Annals of Internal Medicine* 118, n. 8, 1993, pp. 633-7.

PARTE VI

OS FRUTOS DE LONGOS ESFORÇOS [p. 459]

1. Carta de Mike Gorman para Mary Lasker, 6 de setembro de 1985, documentos de Mary Lasker.

2. "To Fight Cancer, Know the Enemy", *New York Times*, 5 de agosto de 2009.

3. Ver *Commentary on the Book of Causes*, são Tomás de Aquino. CUA Press, 1996, p. 9.

"NINGUÉM TRABALHOU EM VÃO" [pp. 461-71]

1. Panfleto de pedido de contribuição para o Fundo Jimmy, 1963.

2. "Einar Gustafson, 65, 'Jimmy' of Child Cancer Fund, Dies", *New York Times*, 24 de janeiro de 2001; "Jimmy Found", *People*, 8 de junho de 1998.

3. Entrevista com Phyllis Clauson, 2009.

4. Ibid.

5. Entrevista com Karen Cummings, 2009.

6. Ibid.

7. Entrevista com Clauson.

8. *Wrestling with the Angel: a Memoir of My Triumph over Illness*, Max Lerner. Nova York: Touchstone, 1990, p. 26.

9. "The Lure of Death", *New York Times*, 24 de dezembro de 2008.

10. "The Last Letter of Thomas Wolfe and the Reply to It", Maxwell E. Perkins, *Harvard Library Bulletin*, outono de 1947, p. 278.

11. Ver "Mortality and Survival in Breast and Colorectal Cancer", Peter Boyle e Jacques Ferlay, em *Nature Reviews and Clinical Oncology 2*, 2005, pp. 424-5; "Comparison of Cancer Mortality (All Malignant Neoplasms) in Five Countries: France, Italy, Japan, UK and USA from the WHO Mortality Database (1960-2000)", Itsuro Yoshimi e S. Kaneko, em *Japanese Journal of Clinical Oncology 35*, n. 1, 2005, pp. 48-51; "Reduction in Mortality from Breast Cancer", Alison L. Jones, em *British Medical Journal 330*, n. 7485, 2005, pp. 205-6.

12. "The Decline in U.S. Cancer Mortality in People Born Since 1925", Eric J. Kort et al., em *Cancer Research 69*, 2009, pp. 6500-5.

13. Ibid. Ver também "Cancer Statistics, 2005", Ahmedin Jemal et al., em *CA: a Cancer Journal for Clinicians 55*, 2005, pp. 10-30; "Annual Report to the Nation on the Status of Cancer, 1975-2002", em *Journal of the National Cancer Institute*, 5 de outubro de 2005.

14. Ibid.

15. *Cancer Facts & Figures 2008*, American Cancer Society. Atlanta: American Cancer Society, 2008, p. 6.

16. "Effect of Screening and Adjuvant Therapy on Mortality from Breast Cancer", Donald A. Berry, em *New England Journal of Medicine 353*, n. 17, 2005, pp. 1784-92.

17. Entrevista com Donald Berry, novembro de 2009.

18. "Mary W. Lasker, Philanthropist for Medical Research, Dies at 93", *New York Times*, 23 de fevereiro de 1994.

19. "An Introduction to the Puzzle", Ed Harlow, em *Cold Spring Harbor Symposia on Quantitative Biology* 59, 1994, pp. 709-23.

20. *Science the Endless Frontier: a Report to the President by Vannevar Bush, Director of the Office of Scientific Research and Development, July 1945,* Vannevar Bush. Washington: U.S. Government Printing Office, 1945.

NOVAS DROGAS PARA VELHOS CÂNCERES [pp. 472-9]

1. *The Triumph of Achilles,* Louise Glück. Nova York: Ecco Press, 1985, p. 16.

2. Carta de Bruce Chabner para Rose Kushner, documentos de Rose Kushner, caixa 50.

3. "The History of Acute Promyelocytic Leukaemia", Laurent Degos, em *British Journal of Haematology* 122, n. 4, 2003, pp. 539-53; "Acute Promyelocytic Leukemia", Raymond P. Warrell et al., em *New England Journal of Medicine* 329, n. 3, 1993, pp. 177-89; "Use of All-Trans Retinoic Acid in the Treatment of Acute Promyelocytic Leukemia", Huang Meng-er et al., *Blood* 72, 1988, pp. 567-72.

4. "Use of All-*Trans* Retinoic Acid", Meng-er et al.

5. *Her-2: the Making of Herceptin, a Revolutionary Treatment for Breast Cancer,* Robert Bazell. Nova York: Random House, 1998, p. 17.

6. Ibid.

7. "Identification of a Phosphoprotein Specifically Induced by the Transforming DNA of Rat Neuroblastomas", Lakshmi Charon Padhy et al., em *Cell* 28, n. 4, 1982, pp. 865-71.

UMA CIDADE DE FIOS [pp. 480-91]

1. *As cidades invisíveis,* Italo Calvino, trad. Diogo Mainardi. São Paulo: Companhia das Letras, 1990, p. 72.

2. Ibid.

3. *Her-2: the Making of Herceptin, a Revolutionary Treatment for Breast Cancer,* Robert Bazell. Nova York: Random House, 1998.

4. "A New Insulin Given Approval for Use in U.S.", *New York Times,* 30 de outubro de 1982.

5. "Genentech Corporate Chronology". Disponível em: <http://www.gene.com/gene/about/corporate/history/timeline.html> (acessado em 30 de janeiro de 2010).

6. Ibid.

7. "3 Groups Discovered the Neu Homolog (Her-2, Also Called Erb-b2)", L. Coussens et al., em *Science* 230, 1985, pp. 1132-9. Ver também *Nature* 319, T. Yamamoto et al., 1986, pp. 230-4; *Science* 229, C. King et al., 1985, pp. 974-6.

8. *Her-2,* Bazell, e entrevista com Dennis Slamon, abril de 2010.

9. Ibid.

10. "Dennis Slamon: from New Castle to New Science", Eli Dansky, em *SU2C Mag.* Disponível em: <http://www.standup2cancer.org/node/194> (acessado em 24 de janeiro de 2010).

11. Ibid.

12. Ver "The x Gene Is Essential for HTLVReplication", I. S. Chen et al., em *Science* 229, n. 4708, 1985, pp. 54-8; "HTLV x Gene Mutants Exhibit Novel Transcription Regulatory Phenotypes", W. Wachsman et al., em *Science* 235, n. 4789, 1987, pp. 647-77; "Detection of Antibodies to Human T-Lymphotropic Virus Type 1 (HTLV-1)", C. T. Fang et al., em *Transfusion* 28, n. 2, 1988, pp. 179-83.

13. Detalhes da colaboração de Ullrich e Slamon são apresentados em *Her-2,* Bazell, e entrevista com Slamon.

14. "Human Breast Cancer: Correlation of Relapse and Survival with Amplification of the Her-2/Neu Oncogene", D. Slamon et al., em *Science* 235, 1987, pp. 177-82.

15. Ver *Nobel Lectures, Physiology or Medicine, 1981-1990,* organizado por Jan Lindsten. Cingapura: World Scientific Publishing, 1993.

16. *The $800 Million Pill: the Truth Behind the Cost of New Drugs,* Merrill Goozner. Berkeley: University of California Press, 2004, p. 195.

17. Ibid.

18. *Her-2,* Bazell, p. 49.

19. Ibid. Também entrevista com Barbara Bradfield, julho de 2008.

20. Ibid.

21. Ibid.

22. Ibid.

23. *The Year of Magical Thinking,* Joan Didion. Nova York: Vintage, 2006, p. 152.

24. Entrevista com Bradfield. Detalhes do estudo clínico e do tratamento foram tirados da entrevista com Bradfield, de *Her-2,* Bazell, e de Slamon, abril de 2010.

DROGAS, CORPOS E PROVA [pp. 492-9]

1. "Dying for Compassion", em *Breast Cancer Action Newsletter* 31, agosto de 1995.

2. *Breast Cancer Action Newsletter* 80, Musa Mayer, fevereiro/março de 2004.

3. *Breast Cancer Action Newsletter* 32, outubro de 1995.

4. *Her-2: the Making of Herceptin, a Revolutionary Treatment for Breast Cancer*, Robert Bazell. Nova York: Random House, 1998, pp. 160-80.

5. Ibid., p. 117.

6. Ibid., p. 127.

7. "Dying for Compassion", em *Breast Cancer Action Newsletter.*

8. "Rachel's Daughters, Searching for the Causes of Breast Cancer: a Light-Saraf-Evans Production Community Action 8c Resource Guide", Charlotte Brody et al., disponível em: <http://www.wmm.com/filmCatalog/study/rachelsdaughters.pdf> (acessado em 31 de janeiro de 2010).

9. O caso de Marti Nelson e suas consequências estão descritos em *Her-2,* Bazell.

10. "ASCO 1998: a Commentary", Bruce A. Chabner, em *Oncologist* 3, n. 4, 1998, pp. 263-6; "Addition of Herceptin to First-Line Chemotherapy for HER-2 Overexpressing Metastatic Breast Cancer Markedly Increases Anti-Cancer Activity: a Randomized, Multinational Controlled Phase III Trial (abstract 377)", D. J. Slamon et al., em *Proceedings of the American Society of Clinical Oncology 16,* 1998, p. 377.

11. "Addition of Herceptin to First-Line Chemotherapy", Slamon et al., p. 377.

12. *New England Journal of Medicine* 353, Romond et al. e Piccart-Gebhart et al., 2005, pp. 1659-84.

13. "Trastuzumab in the treatment of breast cancer", editorial, Gabriel Hortobagyi, em *New England Journal of Medicine,* 353, n. 16, 2005, p. 1734.

14. *Her-2,* Bazell, pp. 180-2.

UMA MILHA EM QUATRO MINUTOS [pp. 500-11]

1. "Hopes for Tomorrow versus Realities of Today: Therapy and Prognosis in Acute Lymphocytic Leukemia of Childhood", James F. Holland, em *Pediatrics* 45, pp. 191-3.

2. *The Lives of a Cell,* Lewis Thomas. Nova York: Penguin, 1978, p. 115.

3. "Targeting the BCR-ABL Tyrosine Kinase in Chronic Myeloid Leukemia", John M. Goldman e Junia V. Melo, em *New England Journal of Medicine* 344, n. 14, 2001, pp. 1084-6.

4. "A Cellular Oncogene Is Translocated to the Philadelphia Chromosome in Chronic Myelocitic Leukemia", Annelies de Klein et al., em *Nature* 300, n. 5894, 1982, pp. 765-7.

5. "A New Fused Transcript in Philadelphia Chromosome Positive Acute Lymphocytic Leukaemia", E. Fainstein et al., em *Nature* 330, n. 6146, 1987, pp. 386-8; "Structural Organization of the Bcr Gene and Its Role in the Ph' Translocation", Nora Heisterkamp et al., em *Nature* 315, n. 6022, 1985, pp. 758-61; "Cellular Oncogene Is Translocated", de Klein et al.; "Chromosomal Localization of Human Cellular Homologues of Two Viral Oncogenes", Nora Heisterkamp et al., em *Nature* 299, n. 5885, 1982, pp. 747-9.

6. *Magic Cancer Bullet: How a Tiny Orange Pill Is Rewriting Medical History,* Daniel Vasella e Robert Slater. Nova York: HarperCollins, 2003, pp. 40-8; "The Story of Gleevec", Elisabeth Buchdunger e Jürg Zimmermann, innovation.org, disponível em: <http://www.innovation.org/index.cfm/StoriesofInnovation/InnovatorStories/The_Story_of_Gleevec> (acessado em 31 de janeiro de 2010).

7. *Hooked: Ethics, the Medical Profession, and the Pharmaceutical Industry,* Howard Brody. Lanham: Rowman & Littlefield, 2007, pp. 14-5; "Story of Gleevec", Buchdunger e Zimmermann.

8. "Story of Gleevec", Buchdunger e Zimmermann.

9. Entrevista com Brian Druker, novembro de 2009.

10. Ibid.

11. Ibid.

12. Ibid.

13. "Evaluating Survival After Allogeneic Bone Marrow Transplant for Chronic Myeloid Leukaemia in Chronic Phase: a Comparison of Transplant Versus No-Transplant in a Cohort of 258 Patients First Seen in Italy Between 1984 and 1986", S. Tura et al., em *British Journal of Haematology* 85, 1993, pp. 292-9.

14. Entrevista com Druker.

15. Ibid.

16. "Effects of a Selective Inhibitor of the Abl Tyrosine Kinase on the Growth of Bcr-Abl Positive Cells", Brian J. Druker, em *Nature Medicine* 2, n. 5, 1996, pp. 561-6.

17. A história do desenvolvimento do Glivec é tirada de entrevista com Druker.

18. *How Cancer Works*, Lauren Sompayrac. Sudbury: Jones and Bartlett, 2004, p. 21.

19. "Efficacy and Safety of a Specific Inhibitor of the BCR-ABL Tyrosine Kinase in Chronic Myeloid Leukemia", Brian J. Druker et al., em *New England Journal of Medicine* 344, n. 14, 2001, pp. 1031-7.

20. Ibid.

21. Palestras do Conselho de Oncologia de Georgetown, Hagop Kantarjian, 2008.

22. "The Oncologic Four-Minute Mile", Bruce A. Chabner, *Oncologist 6*, n. 3, 2001, pp. 230-2.

23. Ibid.

A CORRIDA DA RAINHA VERMELHA [pp. 512-9]

1. *Alice in Wonderland and Through the Looking Glass*, Lewis Carroll. Boston: Lothrop, 1898, p. 125. [*Aventuras de Alice no País das Maravilhas & Através do espelho*, Lewis Carroll. Rio de Janeiro: Zahar, 2001.]

2. Detalhes do caso de Jerry Mayfield são tirados do blog de LMC <newcmldrug.com>. Este site é mantido por Mayfield para dar informações a pacientes sobre LMC e terapia dirigida.

3. Ver "Clinical Resistance to STI571 Cancer Therapy Caused by BCR-ABL Gene Mutation or Amplification", M. E. Gorre et al., em *Science* 293, n. 5531, 2001, pp. 876-80; "Multiple BCR-ABL Kinase Domain Mutations Confer Polyclonal Resistance to the Tyrosine Kinase Inhibitor Imatinib (STI571) in Chronic Phase and Blast Crisis Chronic Myeloid Leukemia", Neil P. Shah et al., em *Cancer Cell 2*, n. 2, 2002, pp. 117-25.

4. Atribuído a John Kuriyan; citado por George Dmitri para o autor, num seminário na Universidade Columbia, novembro de 2009.

5. "2-Aminothiazole as a Novel Kinase Inhibitor Template. Structure-Activity Relationship Studies toward the Discovery of N-(2-Chloro-6-methylphenyl)-2-[[6-[4-(2-hydroxyethy l)-1-(piperazinyl)]-2-methyl-4-pyrimidinyl](amino)]-1,3-thiazole-5-carboxamide(Dasatinib, BMS-354825) as a Potent *pan-Src* Kinase Inhibitor", Jagabandhu Das et al., em *Journal of Medicinal Chemistry* 49, n. 23, 2006, pp. 6819-32; "Overriding Imatinib Resistance with a Novel ABL Kinase Inhibitor", Neil P. Shah et al., em *Science* 305, n. 5682, 2004, pp. 399-401; "Dasatinib in Imatinib-Resistant Philadelphia Chromosome-Positive Leukemias", Moshe Talpaz et al., em *New England Journal of Medicine* 354, n. 24, 2006, pp. 2531-41.

6. Para uma lista completa, ver a lista de terapias dirigidas do National Cancer Institute. Disponível em: <http://www.cancer.gov/cancertopics/factsheet/Therapy/targeted> (acessado em 23 de fevereiro de 2010). O site também descreve com minúcia o papel de drogas como Avastin e Bortezomibe.

7. "Velcade (Bortezomib) Is Approved for Initial Treatment of Patients with Multiple Myeloma", U. S. Food and Drug Administration. Disponível em: <http://www.fda.gov/About-FDA/CentersOffices/CDER/ucm094633.htm> (acessado em 31 de janeiro de 2010); "FDA Approval for Lenalidomide", National Cancer Institute, Institutos Nacionais de Saúde dos Estados Unidos. Disponível em: <http://www.cancer.gov/cancertopics/druginfo/fda-lenalidomide> (acessado em 31 de janeiro de 2010).

8. Estudo de Framingham sobre o coração, Instituto do Coração, do Pulmão e do Sangue e Universidade de Boston. Disponível em: <http://www.framingham-heartstudy.org/> (acessado em 31 de janeiro de 2010).

9. "The Collective Dynamics of Smoking in a Large Social Network", Nicholas A. Christakis, em *New England Journal of Medicine* 358, n. 21, 2008, pp. 2249-58.

10. "Cancer at the *Fin de Siècle*", Harold J. Burstein, em *Medscape Today,* 1º de fevereiro de 2000. Disponível em: <http://www.medscape.com/viewarticle/408448> (acessado em 31 de janeiro de 2010).

TREZE MONTANHAS [pp. 520-33]

1. "The Art of Healing *(In Memoriam David Protetch, M.D.)*", W. H. Auden, *New Yorker,* 27 de setembro de 1969.

2. "Cancer Genes and the Pathways They Control", Bert Vogelstein e Kenneth Kinzler, em *Nature Medicine* 10, n. 8, 2004, pp. 789-99.

3. *Doença como metáfora e Aids e suas metáforas*, Susan Sontag, p. 87.

4. "Once Again, Scientists Say Human Genome Is Complete", *New York Times,* 15 de abril de 2003.

5. "New Genome Project to Focus on Genetic Links in Cancer", *New York Times,* 14 de dezembro de 2005.

6. "Mapping the Cancer Genome", *Scientific American,* março de 2007.

7. "The Consensus Coding Sequences of Human Breast and Colorectal Cancers", Tobias Sjöblom et al., em *Science* 314, n. 5797, 2006, pp. 268-74.

8. "Comprehensive Genomic Characterization Defines Human Glioblastoma Genes and Core Pathways", Roger McLendon et al., em *Nature* 455, n. 7216, 2008, pp. 1061-8. Ver também "An Integrated Genomic Analysis of Human Glioblastoma Multiforme", D. Williams Parsons et al., em *Science* 321, n. 5897, 2008, pp. 1807-12; "Comprehensive Genomic Characterization", Roger McLendon et al.

9. "Genome-Wide Analysis of Genetic Alterations in Acute Lymphoblastic Leukemia", C. G. Mullighan et al., em *Nature* 446, n. 7137, 2007, pp. 758-64.

10. Bert Vogelstein, comentários de palestras no Massachusetts General Hospital, 2009; ver também "Cancer Genes and the Pathways They Control", Vogelstein e Kinzler.

11. A distinção entre mutações condutoras e mutações passageiras provocou enormes debates na genética do câncer. Muitos cientistas suspeitam que a análise inicial do genoma do câncer de mama valorizou excessivamente o número de mutações condutoras. Atualmente, essa é uma questão em aberto na genética do câncer. Ver *Science* 317, Getz et al., Rubin et al. e Forrest et al., n. 5844, p. 1500, comentários sobre o artigo de Sjöblom já mencionado.

12. Ver "Integrated Analysis of Homozygous Deletions, Focal Amplifications, and Sequence Alterations in Breast and Colorectal Cancers", Rebecca J. Leary, *Proceedings of the National Academy of Sciences of the United States of America* 105, n. 42, 2008, pp. 16224-9; "Core Signaling Pathways in Human Pancreatic Cancer Revealed by Global Genomic Analyses", Sian Jones et al., em *Science* 321, n. 5897, 2008, pp. 1801-6.

13. Emmanuel Petricoin, citado em "Pathways to Cancer Therapy", Dan Jones, em *Nature Reviews Drug Discovery* 7, 2008, pp. 875-6.

14. "To Fight Cancer, Know the Enemy", *New York Times,* 5 de agosto de 2009.

15. "Breast Cancer and Hormone-Replacement Therapy in the Million Women Study", Valerie Beral et al., *Lancet* 362, n. 9382, 2003, pp. 419-27.

16. Ver "Natural, Metallic and Other Substances, as Carcinogens", F. J. Roe e M. C. Lancaster et al., em *British Medical Bulletin* 20, 1964, pp. 127-33; "Pesticides and Cancer", Jan Dich et al., em *Cancer Causes & Control* 8, n. 3, 1997, pp. 420-43.

17. "Molecular Epidemiology of Cancer", Yen-Ching Chen e David J. Hunter, em *CA: a Cancer Journal for Clinicians* 55, 2005, pp. 45-54.

18. "A Strong Candidate for the Breast and Ovarian Cancer Susceptibility Gene BRCA1", Yoshio Miki et al., em *Science* 266, n. 5182, 1994, pp. 66-71; "Localization of a Breast Cancer Susceptibility Gene, BRCA2, to Chromosome 13ql2-13", R. Wooster et al., em *Science* 265, n. 5181, 1994, pp. 2088-90; "Linkage of Early-Onset Familial Breast Cancer to Chromosome 17q21", J. M. Hall et al., em *Science* 250, n. 4988, 1990, pp. 1684-9; "Familial Male Breast Cancer Is Not Linked to the *BRCA1* Locus on Chromosome 17q", Michael R. Stratton et al., em *Nature Genetics* 7, n. 1, 1994, pp. 103-7.

19. Entrevista com a paciente de câncer O. B. L. (nome não revelado), dezembro de 2008.

20. "A Cell Initiating Human Acute Myeloid Leukaemia After Transplantation into SCID Mice", Tsvee Lapidot et al., em *Nature* 367, n. 6464, 1994, pp. 645-58.

21. "Um em três" é de recente avaliação do Instituto Nacional do Câncer. Ver: <http://www.cancer.gov/news-center/tip-sheet-cancer-health-disparities>. O número "um em dois" vem de estatísticas do NCI, disponíveis em: <http://seer.cancer.gov/statfacts/html/all.html>, mas inclui todos os sites sobre câncer, como resumido em "Cancer Statistics, Trends and Multiple Primary Cancer Analyses", Matthew Hayat et al., *Oncologist* 12, 2007, pp. 20-37.

A GUERRA DE ATOSSA [pp. 534-45]

1. "In Memoriam, July 19, 1914", Anna Akhmatova, em *The Complete Poems of Anna Akhmatova,* v. 1. Chicago: Zephyr Press, 1990, p. 449.

2. *Pavilhão de cancerosos,* Alexander Soljenítsin. Rio de Janeiro: Expressão e Cultura, 1969.

3. "A Memorial Tribute in Honor of Dr. Sidney Farber, 1903-1973", quinta-feira, 17 de maio de 1973. Doação de Thomas Farber para o autor.

4. O caso de Atossa e os números relativos à sua sobrevida são especulações baseadas em várias fontes. Ver "Effects of Chemotherapy and Hormonal Therapy for Early Breast Cancer on Recurrence and 15-Year Survival: an Overview of the Randomised Trials", *Lancet,* 365, n. 9472, pp. 1687-717.

5. Ver "Grappling with Cancer — Defeatism Versus the Reality of Progress", Barnett S. Kramer e Richard D. Klausner, em *New England Journal of Medicine* 337, n. 13, 1997, pp. 931-5.

6. Ver "Treatment of Inoperable Gastrointestinal Stromal Tumors (GIST) with Imatinib (Glivec, Gleevec)", H. Joensuu, em *Medizinische Klinik* 97, supl. 1, 2002, pp. 28-30; "Gastrointestinal Stromal Tumors (GIST): C-kit Mutations, CD117 Expression, Differential Diagnosis and Targeted Cancer Therapy with Imatinib", M. V. Chandu de Silva e Robin Reid, em *Pathology Oncology Research* 9, n. 1, 2003, pp. 13-9.

Glossário

APOPTOSE: o processo regulado da morte celular que ocorre na maioria das células, envolvendo cascatas específicas de genes e proteínas.

CARCINÓGENO: agente que causa ou estimula o câncer.

CITOTÓXICO: que mata as células. Em geral, refere-se à quimioterapia que age matando células, especialmente as células que se dividem com rapidez.

CROMOSSOMO: estutura existente no interior da célula, composta de DNA e proteínas, que armazena informações genéticas.

DNA: ácido desoxirribonucleico, substância química que carrega informações genéticas num organismo celular. Está presente nas células como duas cordas juntas que se complementam. Cada corda é uma cadeia química feita de quatro unidades químicas — abrevidadas como A, C, T e G. Genes são transportados na forma de "código" genético na corda e a sequência é convertida (transcrita) em RNA e depois traduzida em proteínas.

ENGENHARIA GENÉTICA: a capacidade de manipular genes em organismos para criar novos genes ou introduzi-los em organismos heterólogos (por exemplo, um gene humano numa célula bacteriana).

ENZIMA: proteína que acelera uma reação química.

ESTUDO CLÍNICO ALEATORIZADO: estudo no qual os grupos de tratamento e de controle são designados aleatoriamente.

ESTUDO PROSPECTIVO: estudo clínico no qual uma coorte de pacientes é seguida no futuro (opõe-se ao estudo clínico retrospectivo, no qual uma coorte de pacientes é seguida de maneira retroativa).

GENE: unidade de hereditariedade, normalmente composta de um trecho de DNA que codifica uma proteína ou uma cadeia de RNA (em casos especiais, genes podem ser transportados na forma de RNA).

GENE QUIMÉRICO: gene criado pela mistura de dois genes. Um gene quimérico pode ser produto de uma translocação natural, ou pode ser engendrado em laboratório.

GENE SUPRESSOR DE TUMOR (também chamado de antioncogene): gene que, quando plenamente desativado, promove o progresso de uma célula em célula cancerosa. Supressores de tumor geralmente protegem a célula contra uma fase no avanço para o câncer. Quando esse gene sofre mutação, para causar a perda ou redução de sua função, a célula pode avançar para o câncer. Isso costuma ocorrer em combinação com outras mudanças genéticas.

GENOMA: conjunto dos genes de um organismo.

HIPÓTESE DAS DUAS AGRESSÕES: noção de que, para os genes supressores de tumor, as duas cópias funcionalmente intactas do gene precisam ser desativadas para que uma célula progrida em direção ao câncer.

INCIDÊNCIA: em epidemiologia, o número (ou fração) de pacientes diagnosticados com uma doença num determinado período. É diferente de prevalência, porque a incidência reflete o índice de novos diagnósticos.

LEUCEMIA LINFOBLÁSTICA AGUDA: variante do câncer de glóbulos brancos que afeta a linhagem linfoide dos glóbulos sanguíneos.

LEUCEMIA MIELOIDE AGUDA: variante do câncer de glóbulos brancos que afeta a linhagem mieloide dos glóbulos sanguíneos.

METASTÁTICO: câncer que se espalha além do ponto de origem.

MITOSE: a divisão de uma célula para formar duas células, que ocorre na maioria dos tecidos adultos do corpo (opõe-se à meiose, que produz células germinativas no ovário e nos testículos).

MUTAÇÃO: alteração na estrutura química do DNA. Mutações podem ser silenciosas — ou seja, a mudança pode não afetar nenhuma função do organismo — ou podem resultar numa mudança na função ou na estrutura do organismo.

NEOPLASMA (ou neoplasia): nomes alternativos para o câncer.

ONCOGENE: gene que causa ou promove câncer. A ativação ou superexpressão de um proto-oncogene (ver adiante) promove a transformação de uma célula normal em cancerosa.

PREVALÊNCIA: em epidemiologia, o número (ou fração) de pacientes afetados em qualquer período dado.

PREVENÇÃO PRIMÁRIA: prevenção destinada a evitar o desenvolvimento de uma doença, geralmente atacando sua causa.

PREVENÇÃO SECUNDÁRIA: estratégias de prevenção que visam à detecção preconce de uma doença, geralmente rastreando homens e mulheres assintomáticos. Estratégias de prevenção secundária costumam atacar estágios iniciais, pré-sintomáticos, da doença.

PROTEÍNA: substância química composta, em seu núcleo, de uma cadeia de aminoácidos criada quando um gene é traduzido. As proteínas executam a maior parte das funções celulares, incluindo retransmitir sinais, dar apoio estrutural e acelerar reações bioquímicas. Os genes em geral "trabalham" fornecendo a planta para as proteínas. As proteínas podem ser modificadas quimicamente pelo acréscimo de pequenas substâncias químicas, como fosfatos, açúcares ou lipídios.

PROTO-ONCOGENE: precursor do oncogene. Geralmente, os proto-oncogenes são genes de células normais que, quando ativados por mutação ou superexpressão, promovem o câncer. Os proto-oncogenes em geral codificam proteínas associadas ao crescimento e à diferenciação celular. Exemplos de proto-oncogenes incluem *ras* e *myc*.

QUINASE: enzimas que ligam grupos fosfatos a outras proteínas.

RATOS TRANSGÊNICOS: ratos nos quais uma mudança genética foi artificialmente introduzida.

RETROVÍRUS: vírus de RNA que preserva seus genes na forma de RNA e é capaz, em virtude de uma enzima transcriptase reversa, de converter seus genes da forma RNA para a forma DNA.

RNA: ácido ribonucleico, substância química que realiza diversas funções nas células, incluindo atuar como mensagem "intermediária" para o gene transformar-se em proteína. Certos vírus também usam RNA, e não DNA, para manter seus genes.

TRANSCRIÇÃO REVERSA: é uma propriedade dos retrovírus.

TRANSCRIPTASE REVERSA: enzima que converte uma cadeia de RNA numa cadeia de DNA.

TRANSFECÇÃO: a introdução de DNA numa célula.

TRANSLOCAÇÃO: a reinserção física de um gene de um cromossomo em outro.

VÍRUS: micro-organismo incapaz de reproduzir-se por conta própria, mas capaz de criar progênie quando infecta uma célula. Os vírus apresentam diversas formas, incluindo vírus DNA e vírus RNA. Os vírus têm um núcleo de DNA ou de RNA, coberto de proteínas, que pode ser atado por uma membrana externa feita de lipídios e proteínas.

Bibliografia selecionada

ABSOLON, Karel B. *Surgeon's Surgeon: Theodor Billroth, 1829-1894*. Kansas: Coronado Press, 1979.

AIRLEY, Rachel. *Cancer Chemotherapy: Basic Science to the Clinic*. Hoboken: Wiley, 2009.

ALBERTS, Bruce. *Molecular Biology of the Cell*. Londres: Garland Science, 2008.

ALSOP, Stewart. *Stay of Execution: a Sort of Memoir*. Nova York: Lippincott, 1973.

ALTMAN, Roberta. *Waking Up, Fighting Back: the Politics of Breast Cancer*. Nova York: Little, Brown, 1996.

ANGIER, Natalie. *Natural Obsessions: Striving to Unlock the Deepest Secrets of the Cancer Cell*. Nova York: Mariner Books, 1999.

Arquivos do Children's Hospital de Boston, *Children's Hospital Boston*. Chicago: Arcadia Publishing, 2005.

AUFDERHEIDE, Arthur. *The Scientific Study of Mummies*. Cambridge: Cambridge University Press, 2003.

AUSTOKER, Joan. *A History of the Imperial Cancer Research Fund 1902-1986*. Oxford: Oxford University Press, 1988.

BAILLIE, Matthew. *The Morbid Anatomy of Some of the Most Important Parts of the Human Body*. Walpole: Thomas & Thomas, 1808.

_____; WARDROP, James (orgs.). *The Works of Matthew Baillie, M.D.: To Which Is Prefixed an Account of His Life*, v. 1. Londres: Longman, Hurst, Rees, Orme, Brown and Green, 1825.

BALLANCE, Charles Alfred. *A Glimpse into the History of the Surgery of the Brain*. Nova York: Macmillan, 1922.

BAZELL, Robert. *Her-2: the Making of Herceptin, a Revolutionary Treatment for Breast Cancer*. Nova York: Random House, 1998.

BILLINGS, John Shaw. *The History and Literature of Surgery*. Filadélfia: Lea Bros., 1885.

BISHOP, J. Michael. *How to Win the Nobel Prize: an Unexpected Life in Science*. Cambridge: Harvard University Press, 2003.

BLISS, Michael. *Harvey Cushing: a Life in Surgery*. Oxford: Oxford University Press, 2005.

BLUMBERG, Baruch S. *Hepatitis B: the Hunt for a Killer Virus*. Princeton: Princeton University Press, 2002.

BOVERI, Theodor. *Concerning the Origin of Malignant Tumours by Theodor Boveri*. Nova York: Cold Spring Harbor Press, 2006.

BRANDT, Allan M. *The Cigarette Century: the Rise, Fall, and Deadly Persistence of the Product That Defined America*. Nova York: Basic Books, 2007.

BREASTED, James Henry. *The Edwin Smith Papyrus: Some Preliminary Observations*. Paris: Librairie Ancienne Honoré Champion, Édouard Champion, 1922.

BROYARD, Anatole. *Intoxicated by My Illness and Other Writings on Life and Death*. Nova York: C. Potter, 1992.

BUNZ, Fred. *Principles of Cancer Genetics*. Nova York: Springer, 2008.

BURJET, W. C. (org.) *Surgical Papers by William Stewart Halsted*, 2 v. Baltimore: Johns Hopkins, 1924.

CAIRNS, John. *Cancer: Science and Society*. Nova York: W. H. Freeman, 1979.

_____. *Matters of Life and Death: Perspectives on Public Health, Molecular Biology, Cancer, and the Prospects for the Human Race*. Princeton: Princeton University Press, 1997.

CANTOR, David. *Cancer in the Twentieth Century*. Baltimore: The Johns Hopkins University Press, 2008.

CARROLL, Lewis. *Aventuras de Alice no País das Maravilhas & Através do espelho*, trad. Maria Luiza X. de A. Borges. Rio de Janeiro: Zahar, 2001.

CARSON, Rachel. *Primavera silenciosa*, trad. Claudia Sant'Ana Martins. São Paulo: Gaia, 2010.

CHUNG, Daniel C.; HABER, Daniel A. (orgs.) *Principles of Clinical Cancer Genetics: a Handbook from the Massachusetts General Hospital*. Nova York: Springer, 2010.

COOPER, Geoffrey M.; TEMIN, Rayla Greenberg; SUGDEN, Bill (orgs.). *The DNA Provirus: Howard Temin's Scientific Legacy*. Washington: ASM Press, 1995.

CRILES, George. *Cancer and Common Sense*. Nova York: Viking Press, 1955.

DEGREGORIO, Michael W.; WIEBE, Valerie J. *Tamoxifen and Breast Cancer*. New Haven: Yale University Press, 1999.

DE MOULIN, Daniel. *A Short History of Breast Cancer*. Boston: M. Nijhoff, 1983.

DIAMOND, Louis Klein. *Reminiscences of Louis K. Diamond: Oral*. Transcrição de entrevista. Nova York: Columbia University Press, 1990.

EDSON, Margaret. *Wit*. Nova York: Dramatists Play Service, 1999.

ELLIS, Harold. *A History of Surgery*. Cambridge: Cambridge University Press, 2001.

FAGUET, Guy. *The War on Cancer: an Anatomy of Failure*. Dordecht: Springer, 2008.

FARBER, Sidney. *The Postmortem Examination*. Springfield: C. C. Thomas, 1937.

FINKEL, Madelon L. *Understanding the Mammography Controversy: Science, Politics, and Breast Cancer Screening*. Santa Barbara: Praeger, 2005.

FUJIMURA, Joan H. *Crafting Science: a Sociohistory of the Quest for the Genetics of Cancer*. Cambridge: Harvard University Press, 1996.

GALENO. *On Diseases and Symptoms*. Cambridge: Cambridge University Press, 2006.

_____. *On the Natural Faculties*. Whitefish: Kessinger Publishing, 2004.

_____. *Selected Works*. Oxford: Oxford University Press, 2002.

GARB, Solomon. *Cure for Cancer: a National Goal*. Nova York: Springer, 1968.

GOODMAN, Jordan; WALSH, Vivien. *Story of Taxol: Nature and Politics in the Pursuit of an Anti-Cancer Drug*. Nova York: Cambridge University Press, 2001.

GUNTHER, John. *Taken at the Flood: the Story of Albert D. Lasker*. Nova York: Harper, 1960.

HAAGENSON, Cushman Davis. *Diseases of the Breast*. Filadélfia: W. B. Saunders Company, 1974.

HADDOW, Alexander; KALCKAR, Herman M.; WARBURG, Otto. *On Cancer and Hormones: Essays in Experimental Biology*. Chicago: University of Chicago Press, 1962.

HALL, Steven S. *Invisible Frontiers: the Race to Synthesize a Human Gene*. Nova York: Atlantic Monthly Press, 1987.

HENIG, Robin Marantz. *The Monk in the Garden: the Lost and Found Genius of Gregor Mendel, the Father of Genetics*. Nova York: Mariner Books, 2001.

HILL, John. *Cautions against the Immoderate Use of Snuff*. Londres: R. Baldwin and J. Jackson, 1761.

HILTS, Philip J. *Protecting America's Health: the FDA, Business, and One Hundred Years of Regulation*. Nova York: Knopf, 2003.

HUGGINS, Charles. *Frontiers of Mammary Cancer*. Glasgow: Jackson, 1961.

ICON Health Publications. *Gleevec: a Medical Dictionary, Bibliography, and Annotated Research Guide*. Logan: ICON Health, 2004.

IMBER, Gerald. *Genius on the Edge: the Bizarre Double Life of Dr. William Stewart Halsted*. Nova York: Kaplan, 2010.

JENCKS, Maggie Keswick. *A View from the Front Line*. Londres, 1995.

JORDAN, V. C. *Tamoxifen, a Guide for Clinicians and Patients*. Huntington: PRR, 1996.

JUSTMAN, Stewart. *Seeds of Mortality: the Public and Private Worlds of Cancer*. Chicago: Ivan R. Dee, 2003.

KANNEL, William B.; GORDON, Tavia. *The Framingham Study: an Epidemiological Investigation of Cardiovascular Disease*. Washington: Departamento de Saúde, Educação e Bem-Estar, National Institutes of Health, 1968.

KAPLAN, Henry. *Hodgkin's Disease*. Cambridge: Harvard University Press, 1980.

KLEINMAN, Arthur. *The Illness Narratives: Suffering, Healing, and the Human Condition*. Nova York: Basic Books, 1988.

KLUGER, Richard. *Ashes to Ashes*. Nova York: Vintage Books, 1997.

KNAPP, Richard B. *Gift of Surgery to Mankind: a History of Modern Anesthesiology*. Springfield.: C. C. Thomas, 1983.

KNIGHT, Nancy, and J. Frank Wilson. *The Early Years of Radiation Therapy: a History of the Radiological Sciences, Radiation Oncology*. Reston: Radiological Centennial, 1996.

KUSHNER, Rose. *Why Me?* Filadélfia: Saunders Press, 1982.

KYVIG, David E. *Daily Life in the United States, 1920-1940: how Americans Lived Through the Roaring Twenties and the Great Depression*. Chicago: Ivan R. Dee, 2004.

LASZLO, John. *The Cure of Childhood Leukemia: into the Age of Miracles*. New Brunswick: Rutgers University Press, 1995.

LEOPOLD, Ellen. *A Darker Ribbon: Breast Cancer, Women, and Their Doctors in the Twentieth Century*. Boston: Beacon Press, 1999.

LERNER, Barron H. *The Breast Cancer Wars: Hope, Fear, and the Pursuit of a Cure in Twentieth-Century America*. Oxford: Oxford University Press, 2001.

LEVI, Primo. *Survival at Auschwitz: If This Is a Man*. Phoenix: Orion Press, 2008.

LEWISON, Edward. *Breast Cancer: Its Diagnosis and Treatment*. Baltimore: Williams e Wilkins Company, 1955.

LOCK, Stephen; REYNOLDS, Lois A.; TANSEY, E. M. (orgs.) *Ashes to Ashes*. Amsterdam: Editions Rodopi B.V., 1998.

LOVE, Susan M. *Dr. Susan Love's Breast Book*. Nova York: Random House, 1995.

MACCALLUM, W. G.; WELCH, W. H. *William Stewart Halsted, Surgeon*. Whitefish, Mont.: Kessinger Publishing, 2008.

MARQUARDT, Martha. *Paul Ehrlich*. Nova York: Schuman, 1951.

MCKELVEY, Maureen D. *Evolutionary Innovations: the Business of Biotechnology*. Oxford: Oxford University Press, 1996.

MOSS, Ralph W. *The Cancer Syndrome*. Nova York: Grove Press, 1980.

MUELLER, Charles Barber. *Evarts A. Graham: the Life, Lives, and Times of the Surgical Spirit of St. Louis*. Hamilton: BC Decker, 2002.

NATHAN, David G. *The Cancer Treatment Revolution: How Smart Drugs and Other New Therapies Are Renewing Our Hope and Changing the Face of Medicine*. Hoboken: Wiley, 2007.

NULAND, Sherwin B. *Doctors: the Biography of Medicine*. Nova York: Knopf, 1988.

OLSON, James S. *Bathsheba's Breast: Women, Cancer, and History*. Baltimore: Johns Hopkins University Press, 2002.

_____. *History of Cancer: an Annotated Bibliography*. Nova York: Greenwood Press, 1989.

OSHINSKI, David M. *Polio: an American Story*. Oxford: Oxford University Press, 2005.

PARKER, George. *The Early History of Surgery in Great Britain: Its Organization and Development*. Londres: Black, 1920.

PATTERSON, James T. *The Dread Disease: Cancer and Modern American Culture*. Cambridge: Harvard University Press, 1987.

PORTER, Roy (org.). *The Cambridge Illustrated History of Medicine*. Cambridge: Cambridge University Press, 1996.

POTT, Percivall; EARLE, James. *The Chirurgical Works of Percivall Pott, F.R.S., Surgeon to St. Bartholomew's Hospital, a New Edition, with His Last Corrections, to Which Are Added, a Short Account of the Life of the Author, a Method of Curing the Hydrocele by Injection, and Occasional Notes and Observations, by Sir James Earle, F.R.S., Surgeon Extraordinary to the King*. Londres: Wood and Innes, 1808.

RATHER, L. J. *Genesis of Cancer: a Study in the History of Ideas*. Baltimore: Johns Hopkins University Press, 1978.

REID, Robert William. *Marie Curie*. Nova York: Collins, 1974.

RESNIK, Susan. *Blood Saga: Hemophilia, Aids, and the Survival of a Community*. Berkeley: University of California Press, 1999.

RETSAS, Spyros (org.). *Palaeo-oncology: the Antiquity of Cancer*. Londres: Farrand Press, 1986.

RETTIG, Richard; JACOBSON, Peter D.; FARQUHAR, Cynthia M.; AUBRY, Wade M. *False Hope: Bone Marrow Transplantation for Breast Cancer*. Oxford: Oxford University Press, 2007.

RETTIG, Richard A. *Cancer Crusade: the Story of the National Cancer Act of 1971*. Lincoln: Authors Choice Press, 1977.

RHODES, Richard. *The Making of the Atomic Bomb*. Nova York: Simon & Schuster, 1995.

ROBBINS-ROTH, Cynthia. *From Alchemy to IPO: the Business of Biotechnology*. Cambridge: Perseus, 2000.

ROSENFELD, Louis. *Thomas Hodgkin: Morbid Anatomist & Social Activist*. Lanham: Madison Books, 1993.

ROSS, Walter Sanford. *Crusade: the Official History of the American Cancer Society*. Nova York: Arbor House, 1987.

RUTKOW, Ira M. *History of Surgery in the United States, 1775-1900*. San Francisco: Norman Publishers, 1988.

SALECL, Renata. *On Anxiety*. Londres: Routledge, 2004.

SAUNDERS, Cicely. *Selected Writings, 1958-2004*. Oxford: Oxford University Press, 2006.

SAUNDERS, J. B. de C. M.; O'MALLEY, Charles D. *The Illustrations from the Works of Andreas Vesalius of Brussels*. Mineola: Dover, 1973.

SEAMAN, Barbara. *The Greatest Experiment Ever Performed on Women: Exploding the Estrogen Myth*. Nova York: Hyperion, 2004.

SHILTS, Randy. *And the Band Played On*. Nova York: St. Martin's, 2007.

SKIPPER, Howard E. *Cancer Chemotherapy*. University Microfilms International for American Society of Clinical Oncology, 1979.

SMITH, Clement A. *Children's Hospital of Boston: "Built Better Than They Knew."* Boston: Little, Brown, 1983.

"Smoking and Health", em *Report of the Advisory Committee to the Surgeon General of the Public Health Service*, Serviço de Saúde Pública, publicação n. 1103. Washington: U.S. Departamento de Saúde, Educação e Bem-Estar, Serviço de Saúde Pública, 1964.

SOLJENÍTSIN, Alexander. *Pavilhão de cancerosos*. Rio de Janeiro: Expressão e Cultura, 1969.

SONTAG, Susan. *Doença como metáfora e Aids e suas metáforas*, trad. Rubens Figueiredo e Paulo Henriques Britto. São Paulo: Companhia das Letras, 2007.

STARR, Paul. *The Social Transformation of American Medicine*. Nova York: Basic Books, 1983.

STEVENS, Rosemary. *In Sickness and in Wealth*. Nova York: Basic Books, 1989.

STOKES, Donald E. *Pasteur's Quadrant: Basic Science and Technological Innovation*. Washington: Brookings Institution Press, 1997.

STONE, William Stephen. *Review of the History of Chemical Therapy in Cancer*. Nova York: Wood, 1916.

STRAX, Phillip (org.). *Control of Breast Cancer Through Mass Screening*. Littleton: PSG Publishing, 1979.

STRICKLAND, Stephen Parks. *Politics, Science, and the Dread Disease: a Short History of the United States Medical Research Policy*. Cambridge: Harvard University Press, 1972.

TAYLOR, Grant (org.). *Pioneers in Pediatric Oncology*. Houston: University of Texas M. D. Anderson Cancer Center, 1990.

TAYLOR, Tanya. *The Cancer Monologue Project*. San Francisco: MacAdam/Cage, 2002.

TEITELMAN, Robert. *Gene Dreams: Wall Street, Academia and the Rise of Biotechnology*. Nova York: Basic Books, 1989.

TOCQUEVILLE, Alexis de. *Democracy in America*. Nova York: Penguin, 2003.

TRAVIS, Anthony S. *The Rainbow Makers: the Origins of the Synthetic Dyestuffs Industry in Western Europe*. Bethlehem: Lehigh University Press, 1993.

VARMUS, Harold. *The Art and Politics of Science*. Nova York: W. W. Norton & Company, 2009.

VASELLA, Daniel; SLATER, Robert. *Magic Cancer Bullet: How a Tiny Orange Pill Is Rewriting Medical History*. Nova York: HarperCollins, 2003.

VESALIUS, Andreas. *On the Fabric of the Human Body: a Translation of De Humana Corporis Fabrica Libri Septem*. Novato: Norman Publishers, 2003.

WANGENSTEEN, Owen; WANGENSTEEN, Sarah. *Rise of Surgery*. Minneapolis: University of Minnesota, 1978.

WEINBERG, Robert. *The Biology of Cancer*. Londres: Garland Science, 2006.

_____. *One Renegade Cell*. Nova York: Basic Books, 1999.

_____. *Racing to the Beginning of the Road*. Nova York: Bantam, 1997.

WERTH, Barry. *The Billion-Dollar Molecule: One Company's Quest for the Perfect Drug*. Nova York: Simon & Schuster, 1994.

WISHART, Adam. *One in Three: a Son's Journey into the History and Science of Cancer*. Nova York: Grove Press, 2007.

WISNIA, Saul. *The Jimmy Fund of Dana-Farber Cancer Institute*. Charleston: Arcadia Publishing, 2002.

ZACHARY, Gregg Pascal. *Endless Frontier: Vannevar Bush, Engineer of the American Century*. Nova York: Free Press, 1997.

Créditos das imagens

p. 1 (a partir do canto esquerdo superior): Cortesia da biblioteca da Academia de Medicina de Nova York; © Bettmann/ Corbis (DC)/ LatinStock; domínio público.

p. 2: Alan Mason Chesney Medical Archives, The Johns Hopkins Medical Institutions (três imagens).

p. 3: Laboratoire Curie, Institut de Physique Nucléaire; cortesia de AIP Emilio Segrè Visual Archives; © Keystone/ Getty Images; *Boston Herald*.

p. 4: Cortesia da Albert and Mary Lasker Foundation; Fundo Jimmy; cortesia da Brearley Collection.

p. 5: Instituto Nacional do Câncer / domínio público; Instituto Nacional do Câncer / domínio público; Biblioteca Nacional de Medicina / domínio público.

p. 6: Cortesia da Albert and Mary Lasker Foundation/ domínio público; cartun de Herblock, 1971 © by Herblock Foundation; © Hugo Villalobos/ AFP/ Newscom.com.

p. 7: © Roger Viollet/ The Image Works; Corbis (duas imagens); Associated Press.

p. 8: Cold Spring Harbor Laboratory Archives; © e cortesia de dr. Robert A. Weinberg, Whitehead Institute; © Bert Vogelstein. Reproduzido com licença de *Science* 318, n. 5853, 2007, pp. 1108-13, "The Genomic Landscapes of Human Breast and Colorectal Cancers" © AAAS; Dean Bradfield.

Índice remissivo

"A respeito da origem dos tumores malignos" (Boveri), 401

Abbott, Edward, 78

abl, gene, 501, 502, 503, 506, 513

ABMTS *ver* transplantes de medula óssea, autólogo

aborígenes australianos, 333, 334

aborto, 240

aceleradores lineares, 100

ácido carbólico, 79

ácido desoxirribonucleico *ver* DNA

ácido fólico (folato), 47, 49, 50, 160, 473

ácido pteroil-aspártico (paa), 52, 53

ácido retinoico, 476

ácido trans-retinoico, 478

ACS *ver* Sociedade Americana de Câncer

ACT UP, 376, 377, 380, 493, 494

actinomicina D, 152, 153, 199

Actinomyces, 152

Adams, Jim, 142

adenoma, 450, 451

adenomatose, 294

adriamicina, 158, 248, 497, 498

afinidade específica, 110, 111, 112, 114, 504, 511

África Subsaariana, 212

AIDS (síndrome da imunodeficiência adquirida): acesso a terapias experimentais exigido por ativistas, 376, 380, 493; campanha pública de combate à, 375, 376; como metáfora de males sociais e políticos, 373; epidemia nos anos 80, 202, 373, 374, 375, 376; estigma da, 373; nomes da, 31; oncologistas e, 374; *ver também* HIV

ajuste etário das taxas de mortalidade, 276, 277, 278, 279, 389

Akhmatova, Anna, 534

ALBG, 177

aleatorização, 348, 355, 357

Alemanha, 31, 44, 87, 96, 106, 107, 112, 464, 487

algodão, 94, 105, 106, 212

"Alguns aspectos mórbidos das glândulas absorventes e do baço" (Hodgkin), 191

Aliança Nacional de Organizações de Câncer de Mama (NABCO), 385

Alice através do espelho (Carroll), 512, 514

alizarina, 107

ALL *ver* leucemia linfoblástica aguda

All's Well That Ends Well *ver Tudo bem quando termina bem* (Shakespeare)

Allen, Woody, 449

Allgemeine Krankenhaus, 80, 84

Alsop, Stewart, 244, 245, 248

ambientalistas, 530

American Cyanamid Corporation, 49

Ames, Bruce, 330, 426, 529; *ver também* teste de Ames

ametopterina, 175; *ver também* regime VAMP

aminopterina, 28, 53, 55, 56, 119, 122, 124, 129, 151, 176, 199, 264, 473, 482, 504

aminotriazola, 530

anatomia: distorção provocada pelo câncer na, 80; estudo de Halsted, 83; estudo de Vesalius, 72, 73, 74

Anatomia da melancolia (Burton), 393

Andersson, Ingvar, 356

anemia, 46, 48, 50, 182, 244, 371; ácido fólico e, 50

anestesia, 41, 77, 79, 85

angiogênese, 457, 515, 531

anilina, 106, 109, 112, 399, 503

antagonistas, 50, 56

antibióticos, 24, 38, 39, 70, 152, 162, 164, 338; desenvolvimento de, 162, 275; resistência a, 164

anticorpos, 109, 479, 485, 488; "humanização" de, 488; para *Her-2*, 485, 486, 488, 489, 490, 491

antieméticos, 247

antiestrogênio, 258, 259, 266, 537

antifolatos, 52, 53, 55, 112, 117, 119, 127, 143, 160, 168, 473

antígeno *Au*, 333, 334

antígenos do sangue, 332, 334

antináusea, drogas, 271

Antman, Karen, 496

antropologia genética, 332, 334

Apollo, programa espacial, 216, 218, 226

apoptose, 457

Aquiles, 472

Arquimedes, 69

asbesto, 321, 330, 339, 410, 454, 455, 529

Asclépio, 60

ASCO *ver* Sociedade Americana de Oncologia Clínica

asparaginase, 158

assepsia, 41, 79

Associação Americana de Cirurgia, 90, 91, 102

Associação Americana de Pesquisa do Câncer, 42

Associação Americana de Pulmão, 318

Associação Americana do Coração, 311

Associação Médica Americana, 139, 301

Associação Nacional de Tuberculose, 311

associações: como característica da cultura americana, 136

Atlantic Monthly, 316

Atlas do Genoma do Câncer, 522

Atossa, rainha da Pérsia, 22, 62, 183, 534, 536, 537, 538, 539, 540; exercício de imaginação envolvendo, 536, 537, 538

ATP, molécula, 49

Auden, W. H., 520

Auerbach, Oscar, 309, 310, 338, 340, 343, 450, 451

Aufderheide, Arthur, 63, 64, 66

autópsia, 28, 29, 48, 49, 63, 65, 116, 254, 293, 308, 309, 313; significado da palavra, 74

Avastin, 515

Avedon, Richard, 359

Avery, Oswald, 403, 404

Babilônia, 62

baço, 29, 30, 33, 51, 52, 53, 191, 237, 463, 464, 501, 509, 512, 542

bactérias, 37, 66, 330, 331, 336, 337, 398, 404, 405, 411, 481, 482; como carcinóngeo, 335, 337, 338; como causa de infecção, 78; como objeto de pesquisa, 37, 245, 330,

331, 409, 529; mutações de, 330, 331, 529; transmissão lateral de genes em, 403

Bailar, John, 275, 276, 277, 278, 279, 280, 281, 389, 390, 391, 392

Baillie, Matthew, 75, 76

Bainbridge, William, 51

balas mágicas, 111, 253, 281, 485

Baltimore, David, 414, 415, 501

Bang the Drum Slowly (filme), 220

Bannister, Roger, 510, 511

Banzhaf, John, 317, 318, 468

Barbacid, Mariano, 438, 439

Bari, Itália, 115, 116

Barnes Hospital, 95, 307

barreira sangue-cérebro, 180, 204

Bayer, 113

Bayn-Jones, Stanhope, 312

Bazell, Robert, 499

Bcr, gene, 502

Bcr-abl, oncogene, 501, 502, 504, 505, 506, 513, 514, 541; resistente a Gleevec, 513

Beadle, George, 404, 405

Beatson, George, 257, 258, 259, 260, 529, 540

Becquerel, Henri, 97

Bellevue Hospital, 83, 84

Belloc, Hilaire, 27

Bennett, John, 29, 30, 31, 33, 65, 399, 427, 500, 501, 540

benzeno, 106, 331

Beowulf (poema épico), 425

Berne, Germaine, 541

Berry, Donald, 357, 377, 469

Bertipaglia, Leonard, 70

Beth Israel Hospital, 370, 380

Bezwoda, Werner, 379, 381, 382, 384, 385, 386, 387

Biblioteca Nacional de Medicina, 312

Biermer, Michael Anton, 34

bile amarela, 69

bile negra, 67, 69, 70, 71, 74, 75, 76, 103, 257, 401, 537

Billroth, Theodor, 80, 81, 84, 90

biologia molecular, 405, 412, 470, 500, 530

Bishop, J. Michael, 413, 421, 422, 425, 426, 427, 431, 432, 433, 434, 438, 439, 442, 445, 487

Blake, William, 285

blásticas, células, 20, 34, 35, 52, 53

Blatnik, John, 315

bleomicina, 246, 248

Bloodgood, Joseph, 87

Blumberg, Baruch, 332, 333, 334, 335, 339

Bobst, Elmer, 209, 225

Boletim da Breast Cancer Action, 492

Bolonha, Itália, 505

bomba atômica, 149, 150

Bombaim, Índia, 46, 47, 48, 478

bombas moleculares, 513

Bonadonna, Gianni, 264, 265, 266, 267, 274

Bone, Homer, 43

Bortezomib, 515

Boston Braves, 125, 209, 463

Boston Red Sox, 130

Botstein, David, 487, 497

Boveri, Theodor, 400, 401, 402, 408, 410, 416, 427, 428, 456

Boyd, Norman, 29, 355

Bradfield, Barbara, 488, 489, 490, 491, 527

Brandt, Allan, 291

BRCA, genes, 531, 538

Breast Cancer Action (BCA), 492, 494, 495

Breast Cancer Detection and Demonstration Project (BCDDP), 352, 353, 357

Brian's Song (filme), 220

Brigham and Women's Hospital, 49, 230

Bristol-Myers Squibb, 514

British American Tobacco, 327

British Medical Journal, 296, 327

Broder, Samuel, 167

Brodeur, Paul, 319

Brown & Williamson, 325

Brown, John, 82

Brugge, Joan, 420

Brunschwig, Alexander, 93

Buchdunger, Elisabeth, 503, 506

615

Buffleben, Grace, 492, 495
Burchenal, Joseph, 119, 162, 164, 223, 397
Burdette, Walter, 312
Burkitt, Denis, 212
Burroughs Wellcome, 117, 119
Burstein, Harold, 519
Burton, Robert, 393
Bush, Vannevar, 148, 149, 223, 471
Business Week, 139
Byron, George Gordon, Lord, 58

cães: câncer de próstata em, 254, 255
Cairns, John, 273, 274, 275, 278, 280, 411
Calvino, Italo, 480
Camel, cigarros, 301, 320
campanhas antitabaco, 468, 517
campos de concentração, 44
camundongos, 110, 117, 129, 152, 174, 212, 237, 259, 323, 331, 436, 437, 445, 446, 449, 486, 501
câncer: metástase de; como migratória, 451, 457, 513; estágios pré-sintomáticos da, 344; malignidade relativa da, 347; mudanças morfológicas nas células da, 343; no discurso público, 140, 141, 220, 221, 222; percebida como infecciosa, 212; radiação como causa da, 101; regra dos seis graus de separação para, 481; resistente aos sinais para a morte da célula, 457, 469, 474; revelada pela longevidade, 65; síndrome da Rainha Vermelha e, 514, 515, 517, 544; taxas de mortalidade de *ver* taxas de mortalidade do câncer; terapia de radiação para *ver* terapia de radiação; adaptabilidade do, 58; aumento da incidência do, 42; calcanhar-de-aquiles do, 473, 474, 514; características comuns aos cânceres, 392; causas de *ver* carcinogênese; cirurgia de *ver* cirurgia; como a doença icônica "moderna", 58, 290; como doença clonal, 59; como doença relacionada a idade, 23, 65, 276, 356, 357, 359; como doença sistêmica, 102, 104, 210, 473; como metáfora de

males sociais e políticos, 221; crescimento das células no *ver* hiperplasia patológica; crianças com, 153, 390; desafio social de, 519; detecção de, 65; estágios de, 77, 90, 195, 196, 200, 201, 343, 344, 450, 451, 536; fumar e *ver* tabaco e câncer, relação entre; hereditariedade do, 304, 406; heterogeneidade do, 456, 538; imortalidade do, 23, 369, 531, 532; índices de sobrevivência de, 347; marcas características do, 456, 457, 458, 475; mudanças sociais afetando incidência de, 66; no mundo antigo, 60, 61, 62, 63, 64, 68, 69, 70; potencial infinito de replicação do, 457; progressão do local para o sistêmico, 473; quimioterapia para *ver* quimioterapia; resistência às drogas no, 512, 513, 514; teoria centrífuga do, 236; teoria de Galeno sobre, 69, 70, 71, 75, 76, 117, 257, 287, 336, 400, 505, 537; terapias dirigidas *ver* dirigidas; terapias *ver* tumores
Cancer and Leukemia Group B (CALGB), 378
câncer cervical, 21, 93, 342, 343, 344, 345, 390, 445, 450, 468
câncer da tireoide, 186
câncer de bexiga, 437, 526
câncer de cérebro, 518; genomas do, 522, 523, 524; remoção cirúrgica do, 94; terapia de radiação para o, 100
câncer de cólon, 21, 81, 145, 250, 390, 450, 451, 468, 524
câncer de esôfago, 80, 306, 361, 444
câncer de estômago, 66, 93, 335, 336, 338, 396, 529
câncer de fígado, 268, 334, 344, 398
câncer de mama: cirurgia de, 79, 80, 84, 236, 237, 238, 469, 529, 537; cirurgia de *ver também* mastectomia; cirurgia local (lumpectomia) combinada com radiação para, 236, 237, 238; cirurgiões dominando o campo do, 263; como assunto que não se menciona, 44; de Atossa, 22, 62, 536, 537, 538; ER-positivo *versus* ER-negativo, 258,

266, 268, 529; estágios de, 90, 262, 267, 498, 536, 537; exame médico e, 531, 537, 538; exame médico e *ver também* mamografia; genomas de, 523, 531, 538; Halsted e, 22, 40, 82, 86, 87, 88, 89, 90, 91, 92, 93, 96, 102, 210, 234, 237, 238, 239, 263, 270, 345, 537; *Her-2* positivo, 481, 482, 483, 484, 485, 486, 488, 489, 490, 491, 492, 493, 494, 495, 496, 497, 499, 527, 537; hereditariedade de, 406; índice de cura de, 279, 384; inflamatório, 62, 63, 64; metástase de, 89, 196, 260, 262, 266, 358, 371, 378, 380, 381, 383, 388, 494, 496; quimioterapia adjuvante para, 264, 265, 266, 468; quimioterapia para, 152, 200, 278, 362, 364, 365; recaídas de, 86, 89, 90, 91, 238, 250, 266; relação com idade, 358; remissões de, 260, 267, 370, 527, 529; risco de, 65, 359, 531; taxas de mortalidade do, 351, 356, 391, 468, 469; terapia de radiação para, 99, 100, 193, 196, 237, 537; terapias hormonais para, 256, 257, 258, 260, 262, 267, 529, 537

câncer de ovário, 80, 183, 251, 257, 522, 531

câncer de próstata, 94, 254, 255, 256, 257, 259, 260

câncer de pulmão, 21, 66, 81, 84, 192, 193, 194, 200, 213, 250, 278, 290, 291, 292, 293, 294, 295, 296, 297, 298, 299, 300, 302, 303, 304, 305, 306, 307, 309, 310, 312, 313, 319, 320, 321, 325, 326, 330, 344, 363, 390, 391, 392, 396, 410, 450, 467, 468, 470, 500, 514, 529; fumar e *ver* tabaco e câncer, relação

câncer de rim, 94, 153

câncer de testículo, 220, 246, 250, 274, 285, 390, 468

câncer de vesícula biliar, 538, 539

câncer escrotal, 286, 287, 288, 290, 330

câncer hepatocelular, 334

"Câncer invicto" (Bailar & Gornik), 389, 391

câncer pancreático, 188, 189, 192, 417, 523, 538, 539

Cancer Research, 304

câncer uterino, 81, 330, 390

câncer vaginal, 330

"Câncer: A Grande Escuridão" (artigo de Fortune), 41

Cancer: The Evolutionary Legacy (Greaves), 67

cânceres urológicos, 94

Canellos, George, 194, 198, 200, 201, 248, 249, 264, 369, 370

Cantor, David, 283

Cantor, Eddie, 122

Carbone, Paul, 263, 264, 265

carboplatina, 470, 471

carcinogênese: agentes internos *versus* agentes externos em, 401, 410; causa unitária de, 400, 407, 408, 456; cromossomos e, 399, 400, 401, 427, 428, 469; epidemiologia e, 329; estágios pré-malignos de, 450; fatores de risco e, 65, 329, 359, 410, 516, 517, 529, 530; hipótese da mutação somática de, 211; hipóteses das duas mutações para, 439, 440; mimimizados pelos pesquisadores, 360; modelo molecular de, 454, 455; mutação genética como mecanismo de, 22, 59, 214, 331, 419, 426, 427, 428, 433, 444, 445, 446, 449, 450, 451, 455, 457, 458, 470, 474, 522, 535, 538; pesquisa de Auerbach sobre, 309, 310, 338, 340, 450, 451; prevenção dependente da compreensão de, 338, 339, 359; teoria Varmus/Bishop (proto-oncogene), 425, 426, 433

carcinógenos: ambientais, 211; ambientais, 212; bacterianos, 335, 337, 338; DNA danificado por, 98, 101, 152, 412, 473, 535; genes como *ver* oncogenes; inflamações como, 335, 338, 359, 398, 454; mutação genética causada por, 331; mutagenes como, 331, 359, 407, 426, 529; químicos, 330, 454; radiação como, 100, 101, 407, 426; tabaco como *ver* tabaco e o câncer, relação entre; virais, 210, 211, 212, 213, 332, 333, 334, 335, 401, 409, 410, 411, 412, 413, 414, 415, 417, 418

carcinoma broncogênico, 293, 307

Carey, William, 219

Carroll, Lewis, 418, 422, 424, 512, 514, 544
Carson, Rachel, 137, 240, 530
Carter, Paul, 488
casas de repouso, 269
Caso Cooper, 309
caso-controle, estudos de, 294, 296, 329, 330
Castle, William, 27
castração química, 256, 258
causa: em doença, 304, 305, 306, 344; postulados de Hill sobre, 305, 306; postulados de Koch sobre, 304; *ver também* carcinogênese; carcinógenos
Cautions against the Immoderate Use of Snuff (Hill), 288
Cavenee, Webster, 440, 441
células: membranas das, 478, 479; normalidade *versus* anormalidade das, 522
células mieloides, 33
células-tronco, 398, 445, 465, 532
"células-tronco do câncer", 532
Centers for Disease Control (CDC), 373
Centro de Câncer Fox Chase, 332
Centro de Serviço Nacional de Quimioterapia do Câncer, 152
Centros Abrangentes de Câncer, 249
cérebro: como "refúgio" da leucemia, 158, 180, 513; terapia de radiação e, 158
CGP *ver* Gleevec
Chabner, Bruce, 360, 472, 510, 511
Chappaquiddick, escândalo de, 217
Chesterfield, cigarros, 320
Chiari, Hans, 84
Chicago Tribune, 227, 283
Children's Cancer Research Fund *ver* Fundo Jimmy
Children's Hospital (Boston), 27, 36, 39, 45, 46, 48, 52, 54, 121, 125, 127, 441, 463
Children's Hospital (Buffalo), 164
China, consumo de cigarros na, 326
Chiribayas, múmias, 63
Christakis, Nicholas, 516
Christie Hospital, 259, 260
Christie, Agatha, 516

Ciba-Geigy, 502, 504, 506
Ciclofosfamida, 158
Cidades invisíveis (Calvino), 480
Ciência, a Fronteira Interminável (Bush), 149
cigarro, 278, 283, 289, 290, 293, 294, 296, 301, 302, 303, 304, 305, 310, 311, 312, 314, 315, 316, 317, 318, 319, 320, 321, 322, 323, 324, 325, 326, 327, 329, 331, 349, 410, 426, 517, 529; consumo de *ver* fumar, hábito de; *ver também* nicotina; tabaco; indústria tabagística
Cipollone, Anthony, 321, 324
Cipollone, Rose, 320, 322, 323, 324, 325
Ciro, imperador persa, 62
cirrose crônica, 333, 334
cirurgia: abdominal, 80; de câncer de mama, 79, 84, 236, 237, 238, 469, 529, 537; de câncer de mama *ver também* mastectomia, 17; evolução da, 76, 83, 84, 88; infecção como risco da, 77, 78; local, 81, 89, 236, 237, 238, 537; para câncer de pulmão, 81, 95, 307; radical, 83, 88, 89, 91, 92, 93, 94, 95, 196, 234, 235, 236, 237, 238, 239, 240, 241, 242, 243, 264, 270, 345, 360; remoção de tumores por, 62, 70, 71, 76, 79, 80
cirurgiões, 14, 42, 44, 70, 71, 72, 74, 75, 77, 78, 80, 81, 84, 85, 86, 87, 88, 90, 92, 93, 95, 99, 102, 206, 233, 234, 236, 238, 239, 240, 241, 242, 250, 257, 264, 265, 269, 286, 290, 293, 370, 473, 537
cisplatina, 245, 246, 247, 250, 256, 473, 490
citarabina, 158
c-kit, tirosina quinase, 541, 542
Clauson, Phyllis, 461, 462, 463
Cleland, John, 245, 246
Clements, Earle, 316
Cleveland Clinic, 236
clones, 59, 446
cloranfenicol, 39
CMF, regime, 264, 265, 266
CMI *ver* leucemia mieloide crônica
c-myc, gene, 445
cocaína, 85, 270

Cochran, William, 310, 312, 313

Cold Spring Harbor Laboratory, 438, 470

Cole, Mary "Moya", 260, 262, 263, 266

colesterol, 516

Collins, Francis, 522

colonoscopia, 390

cometa Halley, 433

Comissão Federal de Comércio (FTC), 314, 315, 316, 317, 468

Comissão Federal de Comunicações (FCC), 317, 318

Comissão para a Conquista do Câncer, 223

Comitê de Pesquisa da Indústria (TIRC), 303, 304, 316

complexidade, 37

composto 606 (Salvarsan), 111

Conant, Marcus, 374

Condado de Shelby, Tenn, 344

Congresso de Medicina Interna, 111

Congresso dos EUA, 42, 142, 183, 215, 223, 224, 225, 226, 227, 229, 528

Conselho de Pesquisa Médica, 151, 162, 292

Cooper, Geoff, 438

coração, doença do, 42, 311

corantes, 106, 107, 108, 109, 110, 113, 211, 259, 331, 399, 503

coriocarcinoma, 167, 168, 169, 172, 204, 274

coriogonadotropina, 169

creatina, 49

crescimento celular: hiperlásico *ver* hiperplasia; hipertrófico, 32; neoplásico *ver* neoplasia

crianças: câncer em, 153, 390; leucemia infantil, 34, 36, 55, 121, 161, 182, 216, 217, 278, 279, 468

crianças, 28

Crile, George Barney, 91, 236, 237, 238, 239, 240

Crile, George, Sr., 236

cromossomos, 52, 399, 400, 401, 402, 403, 405, 427, 428, 440, 441, 442, 445, 469, 476, 501, 524

Cullman, Joseph, 314

Cummings, Karen, 462, 463

Cura do câncer: um objetivo nacional (Garb), 215, 216

cura, pacientes e a expectativa de, 39

Curd, John, 487, 493, 495

Cure of Childhood Leukemia, The (Laszlo), 38

Curie, Marie, 97, 98, 102, 211, 407; leucemia de, 102, 407

Curie, Pierre, 97

Cushing, Harvey, 87, 94

cytoxan, 198, 497, 498

D'Angio, Giulio, 153

Dakhlesh, Egito, 64

Dameshek, William, 179

Dana-Farber Cancer Institute, 14, 187, 230, 437, 461, 504

Dario, imperador persa, 62

dasatinibe, 514, 515

David, Ed, 223

Davis, Marvin, 208

DDT, 530

De Morbis Artificum Diatriba (Ramazzini), 286

Décimo Congresso Internacional do Câncer, 414

"Declaração Franca para Fumantes, Uma", 300

deficiência de ferro, 46

Degos, Laurent, 476, 478

Delbruck, Max, 404

Democedes, 62

derrame, 139, 189, 516, 534

DES *ver* dietilestilbestrol

Deserto de Atacama, múmias do, 63, 66

DeVita, Vincent, 185, 199, 200, 201, 208, 209, 372

diabetes, 295, 482

Diamond, Louis, 54, 123

Dicionário de Cirurgia Prática, 76

Dick, John, 532

Dickens, Charles, 287

Dickersin, Kay, 496

Didion, Joan, 489

dietilestilbestrol, 256, 330

difteria, 109

dirigida, terapia, 320, 475, 486, 500, 511, 512, 513, 514, 537

Djozer, rei do Egito, 60

DNA: ácido fólico e, 47; danificado por carcinógenos, 98, 101, 152, 412, 473, 535; inibição do, 118; mutações do, 22, 474, 535; na divisão celular, 47, 98; nitrogênio mostarda danoso para, 199, 473; transcrição para RNA do, 412; transcrição reversa de RNA para, 412, 413, 414, 434; transferência de, 436, 437

Doença como metáfora, A (Sontag), 57, 58, 129, 521

doença do enxerto contra hospedeiro (GVHD), 366, 508

doença(s): fatores de risco, 516; nomes de, 31, 67, 68; teoria celular de Virchow, 30, 31, 32; teoria de Galeno sobre, 69, 70, 71, 75, 76, 117, 257, 287, 336, 400, 505, 537; *ver também* genes, genomas

doenças infecciosas, 212, 295, 305

Doisy, Edward, 256, 257

Doll, Richard, 292, 293, 294, 295, 296, 297, 298, 299, 300, 302, 304, 306, 312, 315, 326, 329, 349, 410, 468, 529, 536, 539

Donne, John, 72

Dorchester, Nova Inglaterra, 51, 52

"doutrina de imparcialidade", 317, 319

Doyle, Arthur Conan, 25

Drew, Elizabeth, 316

drogas citotóxicas, 198, 202, 248, 249, 268, 365, 367, 368

drogas, definição de, 482

drosófila, 405, 411

Druker, Brian, 504, 505, 506, 507, 508, 509, 510, 511, 513, 541

Dryja, Thad, 440, 441, 442, 443, 444, 445, 484

DuBridge, Lee, 223

Duesberg, Peter, 419

Duke University, 372, 377

Dulbecco, Renato, 411, 412, 434

E. coli, 37

Edell, Marc, 321, 322, 323, 324, 325

Edimburgo, Escócia, 190, 353, 357, 388

Édipo Rei (Sófocles), 379

Edson, Margaret, 247

Edwards, Ralph, 124, 125, 462

Egan, Robert, 345, 346

Egito, 60, 64, 105, 536

Ehrlich, Paul, 104, 109, 110, 111, 112, 113, 114, 116, 117, 118, 267, 281, 285, 399, 503, 511

Einhorn, Larry, 246, 247, 250, 274

Einstein, Albert, 433

eletrômetro, 97

Eli Lilly, 49, 173

Elion, Gertrude, 118, 119

Eliot, T. S., 231

"Ella" (sobrevivente do protocolo VAMP), 182, 183

Ellie: A Child's Fight against Leukemia (Tucker), 38

Enders, John, 39, 122

Endicott, Kenneth, 198, 209, 215, 311

ensaios clínicos *ver* protocolos

enzimas, 50, 112, 404, 420, 475

epidemiologia, 290, 292, 300, 305, 307, 313, 329, 346, 529, 530

Epstein-Barr, vírus (EBV), 212

Erikson, Ray, 419, 420, 438, 439

Erk, proteína, 526

Erwin, Bob, 499

escorbuto, 139, 275

Escritório de Pesquisa e Desenvolvimento Científico (OSRD), 116, 148, 149

estatística, 238, 277, 296, 299, 303, 304, 330, 352, 363, 364

esterilidade, 202

esteroides, 131, 151, 256, 508

estreptomicina, 39, 162, 163

estresse, 335

estrogênio, 254, 256, 257, 258, 259, 260, 266, 330, 475, 529, 537, 538

Estudo de Mamografia de Malmö, 356

Estudo em vermelho, Um (Doyle), 25
etoposide, 248
Evans, Audrey, 153
evolução darwiniana, 297
exame de mama ver mamografia
exames de sangue, 18, 195, 205, 206, 371, 490, 521
expectativa de vida nos EUA, 39, 66
extirpações, 234, 235

Faculdade de Medicina Tropical de Londres, 295
Faget, Max, 217
falsos positivos/falsos negativos, 346
Farber, Emmanuel, 310, 312
Farber, Norma, 48
Farber, Sidney, 27, 28, 35, 36, 37, 38, 39, 40, 45, 46, 47, 48, 49, 50, 51, 52, 53, 54, 55, 56, 63, 77, 117, 119, 120, 121, 122, 123, 124, 127, 129, 130, 131, 132, 133, 136, 143, 144, 145, 146, 147, 148, 151, 152, 153, 154, 155, 156, 160, 161, 162, 164, 165, 168, 177, 183, 184, 187, 188, 189, 190, 193, 198, 199, 203, 207, 208, 209, 213, 215, 216, 217, 220, 223, 224, 228, 229, 230, 233, 253, 264, 281, 310, 312, 340, 365, 366, 367, 368, 369, 370, 372, 375, 397, 415, 416, 461, 470, 473, 504, 510, 534, 542
fatores de coagulação, 483
FCLAA ver Lei Federal da Rotulagem
febre tifoide, 39, 41, 42
feminismo, relação médico-paciente e o, 240
ferro, deficiência de, 46
Fidler, Isaiah, 210
Fieser, Louis, 312, 313
Figueroa, Rodolfo, 82
Fisher, Bernard, 239
Fitz, Katherine, 363, 466
Fleming, Alexander, 539
Flemming, Walther, 399, 403, 427
fleuma, 69
fluido espinhal, 158, 180
fluorouracil, 188

foco de células cancerosas, 411, 435, 436, 437, 440, 449
Food and Drug Administration (FDA), 314, 376, 377, 380, 493, 494, 499, 528
Foote, Elmer, 141, 142, 225
Ford, Edmund, 297
"Forsaken Garden, A" (Swinburne), 534
Fortas, Abe, 316
Fortune, 41, 43, 57, 273
fosforilação, 420
fósseis, 297
Fowler, James, 516
Fox, Nelene, 380, 381, 382
Framingham, Massachusetts, 516, 517
Frankfurter Anilinfarben-Fabrik, 110
Frei, Emil "Tom", 160, 161, 164, 165, 166, 167, 170, 172, 173, 174, 175, 176, 177, 179, 180, 181, 188, 199, 200, 203, 204, 248, 274, 311, 367, 368, 369, 370, 371, 372, 415, 416, 439
Freireich, Emil, 160, 161, 164, 166, 167, 169, 170, 172, 173, 174, 175, 176, 177, 178, 179, 180, 181, 199, 200, 203, 204, 248, 274, 311
Friend, Steve, 443
fuligem, 211, 214, 285, 286, 287, 288, 410, 426
fumar, hábito de, 66, 288, 289, 290, 293, 296, 297, 298, 299, 300, 301, 302, 304, 305, 306, 307, 308, 309, 310, 311, 318, 320, 321, 322, 323, 327, 344, 410, 516, 517; câncer e o ver tabaco e câncer, relação; ver também cigarros; nicotina; tabaco; indústria tabagística,
Fundação Nacional de Ciência (NSF), 150, 151
Fundação Warm Springs, 121
Fundação Worcester, 260
Fundo Jimmy, 127, 130, 136, 145, 154, 156, 187, 209, 229, 230, 461, 462, 463
fungos, 152, 404, 405, 409, 413
Furth, Jacob, 312

Galbraith, John, 40
Gale, Thomas, 70
Galeno, Cláudio, 69, 70, 71, 72, 73, 74, 75, 76, 103, 117, 193, 257, 287, 336, 400, 505, 537

galinhas, sarcomas em, 210, 211

Gallie, Brenda, 440, 441

Gallo, Robert, 376

gangrena, 79

Gans, Hiram, 534

Garb, Solomon, 215

gás mostarda *ver* nitrogênio mostarda

gastrite, 329, 335, 336, 337, 338

Gay Men's Health Crisis (GMHC), 375, 376

Geller, Henry, 317, 318

gemcitabina (Gemzar), 188

Genentech, 481, 482, 483, 484, 485, 486, 487, 488, 491, 493, 494, 495, 496, 497, 498, 499

genes supressores de tumor, 432, 445, 451, 457, 469, 474

genes, genomas: como carcinógenos *ver* oncogenes; compostos de DNA, 404; fluxo unidirecional de informação genética, 405; mecanismo de, 405, 406, 426, 427, 428; mutações de *ver* mutação genética; quimeras, 428, 469; sequenciamento de, 522, 523, 524, 525, 526, 538; supressor de tumor *ver* genes supressores de tumor genes; traços hereditários transmitidos por, 402, 428; translocação de, 428, 476, 478, 501; transportados em cromossomos, 403; visão estrutural de, 427, 428, 501, 528; visão funcional de, 427, 502, 528

genoma humano, 375, 424, 451, 502, 522, 523, 524, 525

Ghosh, Amitav, 236

Gilbert, Rene, 194

Gilman, Alfred, 116, 117, 119

ginecológicas, doenças, 342

Gladwell, Malcolm, 358

Gleevec (imatinibe), 508, 509, 510, 511, 512, 513, 514, 541, 542

glioblastomas, 94

gliomas, telefones celulares e, 518

glóbulos brancos (linfócitos), 19, 20, 30, 33, 34, 47, 53, 113, 116, 117, 157, 172, 178, 187, 192, 201, 372, 508

glóbulos vermelhos, 20, 35, 46, 508

Glück, Louise, 472

Goldman, John, 507

Goldstein, David, 154, 155, 156

Goldstein, Sonja, 154, 156

Goodfield, June, 17

Goodman, Louis, 116, 117, 119

Gorman, Michael, 459

Gornik, Heather, 389, 390, 392

Gould, Stephen Jay, 57

Gouveia, Hilário de, 406

Grã-Bretanha, 162, 271, 287, 292, 298, 349, 379, 529

Graham, Evarts, 95, 290, 294, 300, 307, 308, 311, 529

Grande Depressão, 137

Greaves, Mel, 67

Grécia, 62

gripe, 68, 138, 293, 307, 383

Grubbe, Emil, 98, 99, 101, 102, 235

guerra contra o câncer, 142, 143, 223, 226, 229, 230, 233, 265, 273, 274, 279, 388, 390, 391, 411, 470, 528, 535

Guerra da Coreia, 130, 160, 168

Guerra da Crimeia, 289

Guerra do Vietnã, 227

Guerra Fria, 221

guerras entre gregos e persas, 62

Gustafson, Einar "Jimmy", 124, 209, 461, 462, 463, 464

Guy's Hospital, 190

Haagensen, Cushman, 234, 238, 239

Haldane, J. B. S., 23

Halsted, Caroline Hampton, 86

Halsted, William Stewart, 22, 40, 82, 83, 84, 85, 86, 87, 88, 89, 90, 91, 92, 93, 94, 95, 96, 99, 102, 183, 193, 196, 210, 234, 235, 236, 237, 239, 241, 242, 263, 264, 267, 270, 345, 377, 537

Hamill, Peter, 310

Hamlet (Shakespeare), 17

Hanahan, Douglas, 456, 457, 458

Harlow, Ed, 470

Harmon, Steve, 361, 466

Harvard, Faculdade de Medicina de, 36, 46, 49, 121, 179, 253, 273, 275, 449

Harvey, Gideon, 107

Hayes, Daniel, 496

HBV (vírus da hepatite B), 334, 335

HCG (coriogonadotropina), 169, 170

Health Net, 380, 381, 382

Heath, Jeff, 125, 126

Heckler, Margaret, 376

Hegel, Georg Wilhelm Friedrich, 243

Heister, Lorenz, 71

Helicobacter pylori, 338

Heller, John, 143

hematologia, 45, 123, 160

hemofílicos, 483

hepatite, 332, 333, 334, 335, 339, 344, 359, 398

Her-2, gene, 481, 483, 484, 485, 486, 487, 488, 489, 490, 492, 493, 494, 495, 496, 497, 499, 527, 537, 538

Herceptin, 490, 492, 493, 494, 495, 496, 497, 498, 499, 500, 528, 537

Herceptin (Trastuzumabe), 488, 493

hereditariedade, 402, 403, 428

Hermann, I., 393

Heródoto, 62

herpes, 401

Hertz, Roy, 167, 168, 169, 255

Hickam, John, 312

hidráulica, ciência, 69

Hiepler, Mark, 381, 382, 383

Hill, Austin Bradford, 163, 293, 300, 305

Hill, John, 288, 329

Hill, Lister, 135, 147, 217, 223

hiperplasia, 32, 33, 398; *ver também* neoplasia

hipertrofia, 32

Hipócrates, 68, 69, 70, 73, 74, 189, 364

Hiroshima, bombardeio de, 149

História (Heródoto), 62

Hitchings, George, 117, 118

HIV, 202, 350, 374, 417, 494

HMOS (*health maintenance organizations*, organizações de manutenção da saúde), 349, 380, 381, 383, 384, 494

Hodgkin, Thomas, 190

Hoechst, 111, 113

Hofmann, August, 107

Holland, James, 162, 223

Holleb, Arthur, 351

Homem de Marlboro, 301, 302, 326

homossexuais, 372

hormônio do crescimento, 482

hormônio tireoidiano, 255

hormônios, 254, 255, 256, 259, 341, 445, 483, 518, 529; *ver também* hormônios específicos

hospitais, 20, 39, 43, 51, 125, 131, 142, 164, 165, 181, 239, 241, 249, 295, 379, 466, 544

Hospital Dieu, 72

Hospital Geral de Massachusetts, 255, 268, 378, 456, 465, 470, 507, 523

Hospital Geral de São Francisco, 374

House That "Jimmy" Built, The, 120

HTLV-1, 484

Huggins, Charles, 253, 254, 255, 256, 258, 259, 260, 360

humores, teoria dos, 31, 69, 71, 73, 75, 467

Hungerford, David, 427

Hunter, David, 530

Hunter, John, 76, 537

Hunting of the Snark (Carroll), 418

Idade Média, 69, 70, 73, 79, 187, 189, 422

idade, câncer e relação com a, 23, 65, 276, 356, 357, 359

IDAV (vírus associado à imunodeficiência) *ver* HIV

imatinibe *ver* Gleevec

Imhotep, 17, 60, 61, 62, 77, 536

Imperial Chemical Industries (ICI), 259, 260

"In Memoriam, 19 de julho de 1914" (Akhmatova), 534

Índia, consumo de cigarros na, 326

indústria de corantes, 107, 109, 110

indústria farmacêutica, 141, 323, 496, 497; *ver também* empresas específicas

indústria tabagística, 300, 301, 302, 303, 304,

309, 311, 314, 316, 317, 318, 319, 321, 322, 323, 324, 326, 327, 517

infecção, infecções, 29, 30, 65, 66, 71, 77, 78, 79, 83, 110, 113, 121, 164, 187, 200, 201, 202, 250, 289, 333, 334, 335, 337, 338, 342, 371, 383, 385, 398, 401, 411, 416, 465; *ver também* doenças infecciosas

Inglaterra, 47, 51, 105, 106, 107, 120, 122, 127, 261, 270, 286, 287, 288, 345, 502

inibidores de quinase, 504, 505

Instituto Nacional de Saúde (NIH), 43, 210, 224, 225, 227, 229, 244, 245, 249, 312, 332, 335, 376, 421

Instituto Nacional do Câncer (INC), 43, 44, 130, 143, 144, 147, 151, 152, 160, 161, 162, 163, 164, 166, 167, 168, 170, 173, 174, 177, 178, 180, 181, 182, 193, 194, 198, 200, 201, 203, 209, 213, 214, 215, 227, 228, 246, 248, 249, 250, 263, 264, 265, 268, 274, 278, 279, 280, 281, 311, 334, 335, 343, 351, 367, 369, 374, 376, 384, 389, 392, 398, 418, 438, 459, 514, 539

Instituto para Pesquisa do Câncer, 332

Instituto Pasteur, 375

Instituto Whitehead, 440

Institutos Nacionais de Saúde (NIH), 135

insulina, 339, 482, 483

Istituto Tumori, 265

Jacob, François, 405

Javits, Jacob, 224, 226, 227

Jencks, Maggie Keswick, 388, 523

Jenner, Edward, 401

Jensen, Earl, 437

Jensen, Elwood, 252, 258, 260

John Harvey (navio), 116

John of Arderne, 70

Johns Hopkins Hospital, 40, 66, 85, 450, 523

Jordan, V. Craig, 260

Journal of the American Medical Association, 296

Kafka, Franz, 133

Kantarjian, Hagop, 509, 511

Kaplan, Henry, 193, 194, 195, 196, 197, 199, 200, 201, 202, 223, 267

karkinos, 68, 69, 189, 537

Keats, John, 58

Keefer, Chester, 160

Kennedy, Edward, 217

Kennedy, John F, 311

Keynes, Geoffrey, 233, 235, 236, 237, 238, 239

Kilte, Harriet, 50, 53

Klausner, Richard, 392, 539

Knudson, Alfred, 428, 431, 432, 439, 441, 444

Koch, Robert, 109, 112, 304, 305, 306, 337, 445

Kohler, George, 485, 486

Koning, H. J., 159

Kornberg, Arthur, 409

Kornegay, Horace, 323

Koster, Bill, 122, 123, 124, 127, 130

Kramer, Larry, 376, 377

Krumbhaar, Edward e Helen, 113, 116

Kushner, Rose, 142, 233, 240, 241, 243, 251, 472

L&M, cigarros, 321

l-1210, leucemia, 174

LaCombe, Michael, 159

Lancet (revista), 356, 372, 373

Landers, Ann (Eppie Lederer), 225

Landsteiner, Karl, 401

Lasker, Albert, 137, 139, 141, 145, 146, 147

Lasker, Mary Woodard, 137, 138, 139, 140, 142, 143, 144, 145, 146, 147, 148, 190, 208, 209, 215, 216, 217, 223, 224, 225, 228, 229, 230, 231, 281, 352, 439, 459, 470

"Laskeritas", 134, 142, 143, 144, 146, 147, 148, 151, 152, 189, 190, 215, 216, 217, 218, 222, 225, 226, 227, 228, 229, 281, 303, 375, 439

Laszlo, John, 38

Lauder, Leonard, 131

Lawrence, D. H, 426

Leakey, Louis, 64

Leder, Philip, 445, 446, 449

Lederle, 49, 50, 52

Lee, Philip, 226

Lee, Rose, 99

Lei da Conquista do Câncer, 224

Lei de Charlotte, 383

Lei do Instituto Nacional do Câncer (1937), 43

Lei dos Limpadores de Chaminé (1788 — Inglaterra), 288

Lei Federal da Rotulagem (FCLAA), 316, 317, 319

Lei Nacional do Câncer (1971), 228, 248, 389, 439

Lei Seca, 314

LeMaistre, Charles, 312

Leopold Cassella Company, 110

Lerner, Max, 464

leshmaniose, 295

Let Me Down Easy (Smith), 361

leucemia: ácido fólico e, 47; antifolatos e, 52, 53, 55, 112, 117, 119, 127, 143, 160, 168, 473; "células-tronco do câncer" e, 532; cérebro como "refúgio" para, 158, 180, 513; como resultado de quimioterapia para outros cânceres, 201, 362, 369; consórcio de pesquisa para, 162, 166; crônica versus aguda, 33; descoberta da, 29, 30; em adultos, 34, 363; em crianças, 28, 34, 36, 55, 121, 161, 182, 216, 217, 278, 279, 468; l-1210, 174; mieloide aguda (LMA), 33, 387; mieloide crônica (CML), 427, 428, 501, 502, 504, 505, 506, 507, 508, 509, 510, 511, 512, 513, 514, 515, 538, 539, 541, 542; morte de Marie Curie em consequência de, 102, 407; multiplicidade de sintomas em, 29; origem do nome, 30; pesquisa de Farber sobre, 36, 37, 38, 45, 47, 48, 49, 52, 53, 54, 55, 122, 127, 129, 143, 151, 152, 161, 164, 168, 193, 365, 397, 504, 510; quimioterapia para, 36, 37, 38, 45, 47, 48, 49, 52, 53, 54, 55, 119, 127, 129, 131, 132, 152, 163, 164, 165, 167, 173, 174, 175, 203, 204, 205, 206, 364, 397, 468, 514; promielocítica aguda (APL), 475, 476, 478; quimioterapia para *ver também* regimes específicos,
17; recaídas de, 55, 117, 164, 180, 202, 207, 513; remissões de, 54, 129, 157, 165, 178, 179, 217, 230; terapia de radiação para, 204, 205, 206; transplantes de medula óssea para, 366; vincristina e, 173

leucemia linfoblástica aguda (ALL): 6-MP e, 118, 397; cérebro como "refúgio" da, 513; consórcio para pesquisa da, 162; índice de cura da, 24, 28, 207, 208, 274, 278, 468; remissões da, 157, 230, 397, 467, 521

Levi, Primo, 464

Levinson, Art, 487, 497

Levittown, 40

Li, Min Chiu, 167, 168, 172, 204, 263

Life (revista), 42, 213

Liggett, 322, 323, 324

limpadores de chaminé, 211, 286

Lindskog, Gustaf, 117

linfoma de Burkitt, 212

linfoma de Hodgkin, 190, 196, 200, 466

linfomas, 33, 34, 64, 100, 117, 124, 152, 153, 180, 186, 189, 190, 192, 193, 195, 196, 198, 200, 201, 212, 254, 274, 279, 373, 416, 445, 461, 464, 466, 468, 514

linfonodos, 69, 79, 87, 88, 91, 94, 95, 145, 192, 194, 195, 202, 234, 246, 253, 254, 260, 262, 307, 354, 371, 375, 378, 382, 387, 488, 537, 541, 542; Hodgkin *ver* terapia de radiação para o linfoma de Hodgkin

Lister, Joseph, 78

Little, Clarence Cook, 140, 303

Lockhart-Mummery, John, 340

London, Jack, 262

Longoria, Ethel, 168, 169

Lord and Thomas, 137

Lorde, Audre, 273

Lorillard Tobacco Company, 325

Love Story (filme), 220

lumpectomia, 388, 537

Lydon, Nick, 502, 503, 504, 505, 506

Lynch, Thomas, 363

maconha, 247, 375

Magnuson, Warren, 43

Magrath, Ian, 249

malária, 161, 212, 275, 295; drogas contra a, 161

Malmö, Suécia, 353, 355, 356, 357

mamografia, 65, 345, 349, 350, 351, 352, 353, 354, 355, 356, 357, 358, 359, 469

Mann, Thomas, 58

"Marcas Distintivas do Câncer, As" (Weinberg & Hanahan), 456

Marcha dos Centavos, 122

Marine Hospital, 44

Marmite, 47

Marshall, Barry, 329, 335, 336

Martin, Steve, 419

Masi, Phil, 125

mastectomia, 40, 71, 82, 87, 88, 89, 90, 92, 96, 99, 102, 104, 183, 210, 221, 233, 234, 237, 239, 240, 241, 242, 263, 264, 345, 351, 388, 488, 494, 531, 536, 537, 538

Master Settlement Agreement (MSA), 325, 326

Matter, Alex, 502, 503, 504

Mayer, Robert, 162, 367, 384, 387

Mayfield, Jerry, 512, 513, 514

McGregor, Marilyn, 499

MD Anderson Cancer Center, 181, 509

Medical Journal of Australia, 338

Medical World News, 129, 409

medicina: como arte tecnológica, 535; preventiva, 283, 290, 305; química sintética e, 107, 108; *ver também* prevenção do câncer

medula óssea: biópsias de, 34, 56, 180; como fábrica de células sanguíneas, 34, 47, 365, 475, 532; efeito do nitrogênio mostarda na, 113, 116; leucemia na, 54, 168, 362, 363; *ver também* transplantes de medula óssea

meios de comunicação: anúncios de cigarro nos, 317, 319; "doutrina de imparcialidade" para, 317, 319

Mek, proteína, 526

melanoma, 184

Memorial Sloan-Kettering, 119, 168, 170, 281

Mendel, Gregor, 402, 403, 406, 427, 428

meningiomas, 94

meningite criptocócica, 373

menopausa, 256, 258, 529

Mercer, Robert, 54

Merck, 39

metanálise, 313

metástase, 33, 59, 77, 79, 146, 153, 156, 167, 211, 220, 237, 268, 319, 359, 364, 373, 455, 457, 470, 474, 488, 491, 517, 537, 538, 540, 541

metotrexato, 158, 164, 165, 169, 173, 198, 199, 200, 204, 263, 264, 397

México, 326, 489

Meyer, Willy, 87, 102, 104, 263

micobactérias, 109, 162, 164

microtúbulos, 173

mielodisplasia, 362, 369

Milosz, Czeslaw, 145

Milstein, Cesar, 485, 488

Ministério da Saúde Britânico, 292

Ministério da Saúde Mexicano, 326

ministro da Saúde dos EUA, 310

Minot, George, 45, 46, 47, 48, 160

mitose, 408, 416, 419, 420, 432, 457, 524

Mizutani, Satoshi, 413

Moloney, William, 176

Monod, Jacques, 37, 405, 406

mononucleose, 212

Montagnier, Luc, 375, 376

Montanha mágica, A (Mann), 58

Moore, Charles, 86

Moore, Michael, 325

626

mopp, 201, 202, 203, 249, 250

Morbid Anatomy of Some of the Most Important Parts of the Human Body, The (Baillie), 75

morfina, 85, 86, 183, 270, 321

Morgan, Thomas Hunt, 403, 406

Morison, Robert, 145

mortalidade do câncer *ver* taxas de mortalidade do câncer

morte da célula (apoptose), 457

morte, oncologistas e, 20, 362, 363, 364, 396

Morton, William, 78

MRI de mama, 538

MRIs, 36, 531, 538

Mukherjee, Leela, 465

Mukherjee, Siddhartha: Berne e, 541, 543, 544; e o nascimento da filha, 465; Orman e, 186, 187, 466; Reed e, 18, 19, 24, 34, 35, 157, 205, 230, 395, 396, 397, 398, 467, 520, 521; relação tabaco-câncer em pacientes de, 326; Sorenson e, 188, 189; tratamento paliativo sugerido por, 269

mulheres, 42, 45, 46, 47, 65, 66, 71, 87, 89, 90, 101, 116, 137, 170, 201, 202, 213, 223, 229, 240, 241, 242, 244, 256, 257, 258, 260, 261, 262, 263, 265, 266, 274, 276, 290, 297, 301, 312, 320, 321, 323, 325, 329, 330, 335, 336, 338, 341, 342, 343, 344, 346, 348, 349, 350, 351, 352, 353, 354, 355, 356, 357, 358, 359, 370, 379, 382, 383, 384, 386, 387, 390, 391, 396, 467, 490, 491, 493, 494, 495, 496, 497, 498, 499, 516, 517, 518, 530, 531, 544

Muller, Hermann Joseph, 407

múmias, 63, 64

Murayama, Hashime, 343

Murphy, Mary Lois, 119

mutações genéticas, 22, 59, 214, 331, 419, 426, 427, 428, 433, 444, 445, 446, 449, 450, 451, 455, 457, 458, 470, 474, 522, 524, 531

mutagenes, mutagênese, 407, 529

MYC, gene, 445, 446, 449, 457, 458, 478, 480, 522, 526, 532

nanismo, 482

Nathan, David, 173

National Breast Cancer Coalition (NBCC), 495, 496

National Breast Screening Study (NBSS), 353, 355

National Surgical Adjuvant Breast and Bowel Project (NSABP), 241, 245, 264

Nature, 415, 444

Nature Medicine, 506

náusea, 99, 201, 243, 247, 337, 361, 541, 542

nazistas, 44, 345

Nelson, Marti, 494, 495, 499

neoplasia, 32, 33

neu, anticorpo, 445, 478, 479, 480, 481, 483, 489, 497, 522

neuroblastoma, 155, 478, 479, 481

neurose, 335

New England Journal of Medicine, 55, 196, 208, 275, 389, 451

New York Amsterdam News, 340

New York Times, 42, 44, 134, 149, 219, 220, 385, 528

Newton, Isaac, 226, 433

Neyman, Jerzy, 238

nicotina, 321, 322, 323; *ver também* cigarrros; hábito de fumar; tabaco; indústria tabagística

Nisbet, Robert, 233

nitrogênio mostarda, 113, 116, 119, 199, 200, 256, 264, 307, 473

Nixon, Richard M., 219, 222, 223, 224, 227, 228

Norris Center, 381

Norton, Larry, 385, 496

Nova York, 50, 84, 85, 87, 117, 118, 140, 146, 162, 164, 168, 193, 200, 204, 210, 228, 229, 235, 281, 293, 302, 320, 341, 344, 349, 350, 362, 372, 374, 375, 377, 403, 416, 417, 421, 470

Novartis, 507, 508, 510

Nowell, Peter, 427

NSCSC *ver* Centro de Serviço Nacional de Quimioterapia do Câncer

Nuland, Sherwin, 58

Ochsner, Alton, 307

Oliver Twist (Dickens), 287

oncogenes, 214, 419, 425, 426, 427, 428, 431, 432, 433, 434, 435, 436, 437, 438, 439, 440, 444, 445, 446, 449, 450, 451, 454, 457, 469, 474, 475, 476, 478, 479, 480, 481, 483, 484, 486, 487, 489, 500, 501, 506, 511, 513, 515, 517, 526, 527, 535, 540; proto *ver* proto--oncogenes

oncologia, oncologistas, 20, 70, 81, 99, 111, 119, 127, 146, 159, 161, 162, 179, 182, 184, 186, 188, 189, 197, 199, 203, 210, 234, 238, 242, 247, 248, 249, 265, 268, 269, 270, 271, 273, 274, 278, 279, 281, 360, 365, 374, 379, 382, 388, 392, 395, 396, 408, 415, 416, 471, 475, 478, 484, 490, 491, 492, 496, 499, 501, 504, 506, 510, 527, 537, 538

OncoMouse, 445, 446

onkos, 540

opiáceos, 455

Oregon Health and Science University (OHSU), 504, 505

Orman, Ben, 185, 186, 187, 189, 190, 466

Osler, William, 66

osteossarcomas (tumores ósseos), 64

ouriço-do-mar, 400

ovários, remoção dos, 257, 258, 540

pacientes de câncer: acesso a terapias experimentais exigido por, 376, 380, 381, 492, 493, 494, 495; e salas de bate-papo na Internet, 509; efeitos colaterais e, 251, 362;

estigma, 157, 373; exames médicos em *ver* exames médicos; fumar e *ver* tabaco e o câncer, relação entre; identidade apagada pelo câncer, 20, 464; relações entre os médicos e, 241, 244, 251, 362, 363, 364, 521

Pack, George, 93

Padhy, Lakshmi Charon, 478, 479, 481, 485

Page, Irvine, 227

Painel de Consultores, 223, 228

países em desenvolvimento: como alvos da indústria tabagística, 326

paleopatologia, 63

paliativo, tratamento, 61, 110, 192, 203, 270, 271

Panzer, Fred, 323

papanicolau, exame, 274, 340, 342, 343, 344, 345, 351, 352, 359, 450, 468

Papanicolau, George, 341, 342, 343, 344, 345, 390, 450, 451

Papanicolau, Maria, 341

papilomavírus (HPV), 212, 445

papiro de Smith, 60

Paré, Ambroise, 71

Paris, Universidade de, 72

Park, Roswell, 41, 66, 162

Parliaments, cigarros, 321

Pasteur, Louis, 78

patologia, patologistas, 24, 28, 30, 33, 36, 58, 63, 69, 72, 113, 191, 250, 298, 342, 399, 427, 508

Patterson, James, 222

Pavilhão dos cancerosos (Soljenítsin), 20, 220, 373, 534

Pearson, Egon, 238

peitoral maior, 87, 88

peitoral menor, 87

pelagra, 139, 275

penicilina, 38, 39, 143, 152, 160, 482, 539, 540

Penicillium, 152

Perkin, William, 106, 107

Peru, 63

pesquisa de câncer: abordagem de "uma causa, uma cura" em, 210, 268; clínicas *ver*-

sus baseadas em laboratório, 395, 397, 414, 415, 439, 529; como historicamente carente de recursos, 41, 42; compreensão da carcinogênese subestimada em, 360; Congresso dos EUA e, 42, 142, 183, 215, 223, 224, 225, 226, 227, 229, 528; ensaios clínicos em *ver* protocolos; eteitos da crise da AIDS na, 376; ousadia *versus* cautela em, 161, 170, 172, 173, 177, 200, 204, 250; relevância do passado em, 539; Segunda Guerra Mundial e, 44; *ver também* cânceres, pesquisadores e terapias específicos

pesticidas, 518, 530

Peters, Vera, 194

Peters, William, 368, 372, 377, 379

Peto, Richard, 290, 326, 536

Philip Morris, 301, 314, 322, 323, 324, 325

Piccolo, Brian, 220

Pim, Isabella, 79

Pinkel, Donald, 153, 203, 204, 205, 206, 207, 216

pituitárias, células, 482

placebo, 163, 165, 376, 496, 497, 498, 542

placenta, 167

Plano de Seguro de Saúde, 349

plaquetas, 35, 178, 508

Platão, 433

Pneumocystis carinii (PCP), 202, 372, 373

pneumonectomia, 290

pneumonia, 65, 66, 69, 138, 202, 288, 371, 372

Poet Physicians, 82

pólio, 39, 121, 122, 212, 275, 401, 539

Popper, Karl, 433

Postmortem Examination, The (Farber), 36

Pott, Percivall, 211, 285, 286, 287, 288, 290, 330, 519

pré-câncer, 147, 310, 340, 529

predição arriscada, 433, 439

prednisona, 158, 173, 175, 176, 183, 200; *ver também* regime VAMP

Premarin, 256

Prêmio Lasker, 229

Prêmio Nobel, 46, 112, 118, 213, 407, 425

pressão alta, 516

prevenção do câncer, 281, 329, 331, 338, 357, 359, 392, 516, 517, 528, 540; entendimento da carcinogênese como fundamental para, 338, 339, 359; fatores de risco e, 65, 294, 306, 312, 329, 410, 518, 529, 531; pesquisa de Auerbach e, 309, 310, 338, 340; primária *versus* secundária, 344; redes sociais e, 516, 517; teste Ames e, 331, 359, 529

Primavera silenciosa (Carson), 240, 530

Primeira Guerra Mundial, 113, 236

procarbazina, 198, 200

progesterona, 529

Programa Nacional para a Conquista do Câncer, 224

"Progresso contra o câncer" (Bailar & Smith), 389

Projeto Genoma Humano, 522

Projeto Manhattan, 127, 149, 150, 151, 226

promielócitos, 475, 476

proteínas, 173, 332, 404, 405, 412, 420, 444, 478, 482, 483, 485, 487, 502, 513, 515

protocolos (ensaios clínicos), 162, 163, 271, 370, 374, 380, 386, 468

"pulmão de ferro", 121

pulmão, doença do, 311; *ver também* câncer de pulmão

purinas, 118

pus, 29, 30

"Queda, A" (Milosz), 145

quimeras, 428, 469

quimioterapia: "células-tronco do câncer" e, 532; adjuvante, 263, 264, 266, 268, 466, 469, 537; afinidade específica em, 110, 111, 112, 114, 504, 511; cânceres secundários como resultado de, 202; como citotóxico, 214; efeitos colaterais de, 35, 153, 202, 247, 251; Ehrlich e, 109; esterilidade causada por, 202; glóbulos brancos e, 157, 372; hostilidades de cirurgiões à, 265; índices de cura de, 274; índices de cura de *ver também* cânceres específicos; limites de dosagem, 365; não tóxica, 511; para câncer de mama, 152, 200, 278, 362, 364, 365; para câncer de pulmão, 365, 455, 470, 471, 514; para leucemia, 36, 37, 38, 45, 47, 48, 49, 52, 53, 54, 55, 119, 127, 129, 131, 132, 152, 163, 164, 165, 167, 173, 174, 175, 203, 204, 205, 206, 364, 397, 468, 514; para linfoma de Hodgkin, 200, 201, 202, 251, 365, 372, 468; para linfomas, 117, 124, 164, 165, 167, 198, 468, 514; percentagem fixa de células mortas por, 174; radiação combinada com, 153, 154, 188, 204, 205, 206, 466; regimes de altas doses de múltiplas drogas na, 176, 183, 205, 208, 365, 382, 384, 509, 515, 530; regimes de altas doses de múltiplas drogas na *ver também* transplantes de medula óssea; regimes específicos; sistema imunológico comprometido por, 202, 372; transplantes de medula óssea em *ver* transplantes de medula óssea; uso indiscriminado de, 252

quinase, 420, 421, 501, 503, 504, 506, 514, 541

R. J. Reynolds, 325
radiação de campo ampliado, 195, 200
rádio (elemento químico), 21, 41, 97, 98, 99, 101, 122, 125, 209, 211, 214, 230, 235, 308, 314, 407, 462
radioterapia/terapia de radiação, 100, 195, 196, 473
"Radium girls", 101
raio X, 40, 41, 65, 153, 169, 186, 193, 205, 307, 321, 345, 350, 354, 357, 371, 454
Ramazzini, Bernardino, 286
Ramsés v, faraó, 61
rapé, 288
ras, gene, 438, 451, 454
Rauscher, Frank, 231, 268, 281
Rb, gene, 439, 440, 441, 442, 443
Reader's Digest, 140
recaídas, 85, 117, 164, 181, 194, 195, 204, 256, 260, 263, 266, 267, 361, 532
receptores de estrogênio, 258, 260, 537

redes sociais, 139, 517
Reed, Carla, 17, 18, 19, 20, 24, 34, 35, 156, 157, 158, 205, 206, 230, 395, 396, 397, 464, 467, 520, 521, 533
regime ABO, 246
regime BVP, 246
regime VAMP, 175, 176, 177, 178, 179, 180, 181, 182, 183, 201, 203, 367
regimes de múltiplas doses *ver* quimioterapia, regimes de múltiplas drogas em altas doses para mieloma múltiplo
registro de câncer, 274, 277
Reimann, Stanley, 151
Reino Unido *ver* Grã-Bretanha
remissões, 119, 120, 131, 153, 179, 204, 207, 256, 265, 267, 371, 478, 492, 508, 513, 529
resistência a drogas, 164
retrovírus, 374, 375, 376, 414, 415, 416, 417, 418, 419, 420, 421, 434, 435, 484
Revlimid, 515
revoluções científicas, 236
Rhoads, Cornelius "Dusty", 119
Richards, A. N, 151
Richardson, Dora, 259
Rieff, David, 362, 363
RNA (ácido ribonucleico), 375, 397, 405, 406, 412, 413, 414, 415, 416, 427, 434
Roe v. Wade, 240
Roentgen, Anna, 96
Roentgen, Wilhelm, 96
Rogers, Paul, 227
Rollin, Betty, 240
Roma, 58, 70
Romeu e Julieta (Shakespeare), 115
Roosevelt, Franklin D., 43, 84, 121, 122, 164, 223, 471
Rosenberg, Barnett, 245
Rosenberg, C. E., 67
Rosenow, Fanny, 44, 45
Rosensohn, Etta, 340
Rous, Peyton, 210, 211, 212, 213, 214, 393, 401, 409, 410, 411, 412, 413, 414, 416, 419, 420, 421, 434, 435, 446, 540

Rowley, Janet, 427, 428, 440, 476, 501
RSV *ver* vírus do sarcoma de Rous (RSV)
Ruijin Hospital, 476, 478

Sabin, Albert, 39, 122
Salecl, Renata, 221
Salk, Jonas, 39
Salmonella, 330, 331
Salomon, Albert, 345
Salvarsan *ver* composto 606
Samuel, Livro de, 361
Sandler, Elliott e Robert, 52, 53, 55, 463
sangue: antígenos do, 332; células tronco hematopoéticas e, 532; na teoria dos humores, 69; umbilical, 465; *ver também* glóbulos vermelhos; glóbulos brancos
São Francisco, Califórnia, 193, 196, 374, 376, 417, 421, 466, 481, 485, 493, 494, 495, 499
sarcoma de Kaposi, 372, 373, 374, 375
sarcomas, 101, 153, 416, 514
sars, 221
Saunders, Cecily, 270, 271
Sawyers, Charles, 507, 508, 509, 513, 514
Schabel, Frank, 368, 369
Scheele, Leonard, 283
Schleiden, Matthias, 31
Schmidt, Benno, 223, 228
Schope, Richard, 212
Schuman, Leonard, 312
Schwann, Theodor, 31
Scientific American, 274, 411
Segunda Guerra Mundial, 38, 44, 45, 151, 160, 161, 274, 349
seguradoras de saúde, 380, 383
6-MP (6-mercaptopurina), 118, 119, 165, 173, 176, 199; *ver também* regime VAMP
seleção natural, 298
Senado dos EUA, 42, 43, 152, 217, 224, 225, 226, 228; *ver também* Congresso dos EUA
Serviço de Saúde Pública dos Estados Unidos, 308
Serviço Nacional de Saúde britânico, 349
Shakespeare, William, 231

Shapiro, Sam, 349, 350, 351, 352, 353, 355, 358
Shepard, Mike, 487, 488, 489, 497
Sheridan, Catherine Variety, 123
Shih, Chiaho, 436, 437, 440
Shimkin, Michael, 135
Shinder, Jason, 464
sífilis, 111, 191, 286
Simpósio sobre Câncer de Mama (San Antonio, Texas), 377
sintéticos químicos, 106, 107, 108, 109, 110, 118, 330
sistema imunológico, 59, 157, 202, 372, 373, 398, 485, 515
Skipper, Howard, 172, 173, 174, 175, 176, 237, 248, 368
Slamon, Dennis, 484, 485, 486, 487, 488, 489, 490, 491, 492, 496, 497, 498, 499, 504
Smith, Anna Deaveare, 361
Smith, Edwin, 17, 60
Smith, Elaine, 275
Smoking and Cancer (Graham), 308
"Smoking and Carcinoma of the Lung" (Doll & Hill), 296
"sociedade afluente", 40
Sociedade Americana de Câncer (ACS), 141, 142, 209, 220, 311, 318, 351, 352
Sociedade Americana de Oncologia Clínica (ASCO), 385, 497, 498, 499
Sociedade Americana para o Controle do Câncer (ASCC), 140, 141, 142, 303, 304; ver também Sociedade Americana de Câncer
Sociedade Médica e Cirúrgica, 191
Sófocles, 379
Soljenítsin, Aleksandr, 20, 21, 220, 373, 534
sono, doença do, 110, 295
Sontag, Susan, 57, 58, 129, 244, 362, 363, 373, 374, 521
Sorenson, Beatrice, 188, 189
Speyer, Maria, 34
Spiegelman, Sol, 226, 416, 417, 418, 419, 422
SRC, gene, 419, 420, 421, 422, 427, 431, 434, 435, 438, 487, 501, 502, 503
St. Bartholomew's Hospital, 235, 285

St. Christopher, casa de repouso, 271

St. Jude's Hospital, 203, 205, 206

St. Louis Hospital, 95, 160, 161, 290, 293, 294, 296, 305, 311, 476

St. Luke's Hospital, 86

St. Thomas' Hospital, 190, 191, 192

STAMP (Solid Tumor Autologous Marrow Program), protocolo, 361, 367, 369, 371, 372, 377, 378, 387, 388

Stein, Gertrude, 273

Sternberg, Carl, 192

Strax, Philip, 349, 350, 351, 352, 353, 355

"SU11248", 542

Subbarao, Yellapragada "Yella", 49, 50, 53, 55, 112

Suécia, 353, 355, 385

sulfas, 111, 139

Sun Tzu, 252

Suprema Corte dos EUA, 316, 318

Swinburne, Algernon Charles, 534

Sylvester, Robert, 54

Symington, Stuart, 225

tabaco e o câncer, relações entre o: campanhas contra o tabaco e, 468, 517; disputa sobre causalidade nas, 303, 304, 305, 306; encontros do autor com, 326, 329; estudo Wynder/Graham e, 293, 294, 295, 296, 302, 303, 304, 305, 306, 312, 315, 468; estudos Doll/Hill e, 294, 295, 296, 297, 298, 300, 301, 302, 303, 304, 312, 315, 329, 349, 410, 468, 529; fumante passivo e, 312; indústria tabagística e, 300, 301, 302, 303, 309, 310, 311, 316; obscurecidas pela prevalência do hábito de fumar, 290; panfleto de J. Hill sobre, 288, 329; política pública e, 308, 309, 310, 311, 312, 313; relatório do ministro da Saúde sobre, 311, 312, 313, 315, 319, 468; *ver também* cigarros; nicotina; hábito de fumar; indústria tabagística

Tabin, Cliff, 446

Taft, William Howard, 42

talidomida, 240, 515

Talman, William, 319

Talpaz, Moshe, 507, 508, 509, 512, 513, 514

tamoxifeno, 259, 260, 262, 263, 266, 268, 475, 529, 531

Tarceva, 528

Tatum, Edward, 404, 405

taxas de mortalidade do câncer, 275, 276, 277, 278, 280, 349, 351, 356, 389, 390, 391, 468, 469, 539

taxas de mortalidade por tuberculose, 275

Taxol, 248, 470, 471, 497, 498

tecnologia, 39, 100, 148, 383, 445, 451, 471, 481, 482, 483, 535, 539

teixos do Pacífico, 248

telefones celulares, glioma e, 518

Temecula, Califórnia, 380, 381, 382

Temin, Howard, 411, 412, 413, 414, 415, 416, 418, 419, 420, 421, 434, 439, 445

teoria celular de doenças, 31

terapia de radiação *ver* radioterapia

terapia hormonal, 267, 268, 537

"terapia total", 205, 206, 207

teratoma, 186

Terry, Luther, 311, 313

teste de Ames, 331, 332, 359, 529

testes de triagem, 186, 334, 335, 345, 358, 507

testosterona, 254, 255, 256, 257, 258

tetraciclina, 39

Thomas, E. Donnall, 366

Thomas, Lewis, 500

Thoreau, Henry David, 58

tifo, 61, 68, 275

Time (revista), 39, 131

timoma, 186

tioguanina, 158

Tocqueville, Alexis de, 136

Tomás de Aquino, São, 459

tomografia, 36, 73, 186, 371, 455, 491, 541

toxicidade da quimioterapia, 101, 170, 250, 474, 508

trabalho infantil, 287

trajetória Ras-Mek-Erk, 526

trajetórias de sinalização, 474

transfusões, 205, 206, 236

transfusões de sangue, 236

transplantes de medula óssea: alogênicos, 366, 505, 510

transplantes de medula óssea, autólogos (AB-MTs), 365, 366, 381, 384, 388; Bezwoda e a falsificação de dados sobre, 386; Bezwoda e os supostos êxitos com, 381, 382, 384, 385, 386, 388, 389, 390, 391, 392, 393, 395; complicações letais associadas a, 385, 386; determinações judiciais para, 383; escalada no uso de, 380, 381, 382, 383, 384, 385; escassez de ensaios clínicos para, 384; protocolo STAMP para, 367, 368, 369, 370, 371, 377, 383, 387; segundo câncer como risco de, 384

Trastuzumabe *ver* Herceptin

Traut, Herbert, 343

Treponema pallidum, 111

Tripathy, Debu, 493

Truman, Harry, 146, 149

Truth or Consequences, 124, 125

Trypan Red, 110, 111

Trypanosoma gondii, 110

tuberculose, 39, 41, 58, 61, 65, 66, 68, 109, 112, 162, 163, 164, 165, 191, 213, 275, 307

Tudo bem quando termina bem (Shakespeare), 231

tumor de Wilms, 153, 154, 156

tumor estromal gastrointestinal (GIST), 541, 542

tumores, 29, 33, 36, 64, 65, 68, 70, 71, 74, 75, 76, 77, 80, 81, 86, 89, 94, 99, 101, 102, 103, 117, 152, 153, 154, 168, 169, 170, 183, 193, 211, 212, 213, 237, 246, 250, 255, 257, 258, 259, 260, 262, 263, 264, 285, 286, 290, 305, 323, 342, 346, 347, 359, 365, 368, 370, 401, 411, 416, 420, 441, 442, 443, 444, 446, 449, 451, 456, 473, 485, 486, 491, 498, 506, 515, 518, 523, 524, 540, 542; *ver também* cânceres específicos

Turner, Charlotte, 383

U. S. Radium, 101

úlceras pépticas, 335

Ullrich, Axel, 483, 484, 485, 486, 487, 489, 497, 504

Undark, 101

Unidade de Guerra Química, 116, 119

Unidade Estatística, 295

Universidade da Califórnia: em Los Angeles (UCLA), 279, 484, 486, 487, 489, 490, 493, 496, 507, 509; em São Francisco (UCSF), 327, 421, 481, 482, 487, 493, 495

Urban, Jerome, 234, 239

ureia, 108, 109

"uso compassivo", 492, 493, 494, 495, 499

Uzbequistão, 327

Variety Club, 122, 209

varíola, 41, 61, 65, 213, 275, 286, 304, 401

varíola bovina, 401

Velcade, 515

Venet, Louis, 349, 350, 351

Verghese, Abraham, 364, 365

Veronesi, Umberto, 265

Vesalius, Andreas, 72, 73, 74, 75, 80, 254, 505

"viés da memória", 518

vincapervinca de Madagascar, 173

vincristina (Oncovin), 158, 173, 175, 176, 183, 198, 200, 473; *ver também* regime VAMP

Virchow, Rudolf, 30, 31, 32, 33, 34, 35, 59, 179, 285, 398, 399, 400, 501, 528

Virginia Slims, cigarros, 319, 321

Virgínia, produção de tabaco na, 289

virologia, virologistas, 212, 410, 420, 421, 422, 539

vírus, 39, 121, 122, 210, 212, 213, 214, 229, 289, 332, 334, 335, 339, 375, 376, 398, 401, 402, 406, 409, 410, 411, 412, 413, 414, 415, 416, 417, 418, 419, 420, 421, 427, 434, 435, 445, 475, 484, 485, 540; formas RNA de *ver* retrovírus

vírus do sarcoma de Rous (RSV), 212, 401, 419

Visco, Frances, 495, 496, 497, 499

vitalismo, 108

vitamina B12, 46, 47, 50
Vogelstein, Bert, 450, 451, 520, 523, 524, 525, 526, 527
Vogt, Peter, 419, 420
Volberding, Paul, 374, 493
Volkmann, Richard von, 84, 85, 86, 87, 90
Von Hansemann, David Paul, 399

Waksman, Selman, 152
Wall Street Journal, 221
Walpole, Arthur, 259, 360
Walters, Barbara, 225
Wang, Zhen Yi, 476, 478
Warren, Robin, 335
Washington Post, 51, 96, 219
Watson, James, 115, 226, 268, 459, 528
Weinberg, Robert, 416, 417, 434, 435, 436, 437, 438, 439, 440, 443, 444, 445, 456, 457, 458, 478, 479, 480, 481, 483, 485, 515
Weissman, George, 314
Welch, William, 85
Western General Hospital, 388
Wiedrich, Bob, 227
Wigler, Michael, 438, 439
Williams, Ted, 130
Williams, William Carlos, 362

Wills, Lucy, 46, 47, 48
Wit (Edson), 247, 251
Witwatersrand, Universidade de, 381, 384, 385, 386, 387
Woglom, William, 104
Wöhler, Friedrich, 108, 109
Wolfe, Thomas, 120, 467
Wolff, James, 54
Wolfler, Anton, 84
Women's Field Army, 140, 141
Wood, Francis Carter, 67
Woodard, Frank, 137
Woodard, Mary, 136, 137
Wynder, Ernst, 293, 294, 296, 300, 302, 304, 305, 306, 307, 312, 315, 468

Yale/New Haven Hospital, 271
Yarborough, Ralph, 223, 224
Young, Hugh Hampton, 94
Ypres, Bélgica, 113, 115

Ziegler, John, 249
Zimmermann, Jürg, 503, 506
Zubrod, Gordon, 161, 162, 163, 164, 165, 166, 170, 172, 173, 176, 177, 178, 181, 198, 199, 200, 209, 241, 248, 311

1ª EDIÇÃO [2012] 15 reimpressões

ESTA OBRA FOI COMPOSTA PELO GRUPO DE CRIAÇÃO EM MINION E
IMPRESSA PELA GRÁFICA SANTA MARTA EM OFSETE SOBRE PAPEL PÓLEN DA
SUZANO S.A. PARA A EDITORA SCHWARCZ EM FEVEREIRO DE 2025

A marca FSC® é a garantia de que a madeira utilizada na fabricação do papel deste livro provém de florestas que foram gerenciadas de maneira ambientalmente correta, socialmente justa e economicamente viável, além de outras fontes de origem controlada.